思维导图式急诊影像诊断

主　　编　刘　军　李咏梅

副主编　曾文兵　何晓静　唐茁月

科学出版社

北　京

内 容 简 介

本书重点收集了全身各系统100余种影像科常见急诊病例的平片、CT和MRI影像资料，共分10章19节，病例丰富，包括了800余幅高清影像图片，以思维导图形式展开，形式新颖简明，涵盖了除影像知识外更多的疾病相关临床和实验结果等内容，详尽介绍了病例的影像诊断思维过程。

本书特别适用于影像科住培医生、住院医师及临床相关科室的医师，其作为急诊影像诊断学习的工具书，可帮助他们提高急诊岗位胜任力。

图书在版编目（CIP）数据

思维导图式急诊影像诊断/刘军，李咏梅主编. —北京：科学出版社，2023.5

ISBN 978-7-03-075351-9

Ⅰ.①思… Ⅱ.①刘… ②李… Ⅲ.①急诊-影像诊断 Ⅳ.①R495.7 ②R445

中国国家版本馆CIP数据核字（2023）第060627号

责任编辑：王 颖/责任校对：宁辉彩

责任印制：李 彤/封面设计：陈 敬

科学出版社 出版

北京东黄城根北街16号

邮政编码：100717

http://www.sciencep.com

北京捷迅佳彩印刷有限公司 印刷

科学出版社发行 各地新华书店经销

*

2023年5月第 一 版 开本：787×1092 1/16

2023年5月第一次印刷 印张：20 1/2

字数：486 000

定价：168.00元

（如有印装质量问题，我社负责调换）

《思维导图式急诊影像诊断》编写委员会

（按姓氏汉语拼音排序）

陈　姣　重庆大学附属中心医院，重庆市急救医疗中心

陈　垚　重庆大学附属三峡医院

陈　瑶　重庆大学附属三峡医院

代林泉　重庆医科大学附属第一医院

邓　铁　重庆大学附属中心医院，重庆市急救医疗中心

冯俊榜　重庆大学附属中心医院，重庆市急救医疗中心

郭　轶　重庆大学附属中心医院，重庆市急救医疗中心

何　成　重庆大学附属中心医院，重庆市急救医疗中心

何昌银　重庆大学附属中心医院，重庆市急救医疗中心

何晓静　重庆医科大学附属第二医院

黄　杰　重庆市人民医院

蒋　伟　重庆医科大学附属第二医院

李传明　重庆大学附属中心医院，重庆市急救医疗中心

李咏梅　重庆医科大学附属第一医院

刘　军　重庆大学附属中心医院，重庆市急救医疗中心

刘　倩　重庆市人民医院

刘　芸　重庆大学附属中心医院，重庆市急救医疗中心

刘欣杰　重庆医科大学附属第二医院

刘洋洋　重庆医科大学附属第二医院

吕　蕾　重庆大学附属中心医院，重庆市急救医疗中心

吕佳益　重庆大学附属中心医院，重庆市急救医疗中心

彭钰玲　重庆医科大学附属第一医院

宋广存　重庆大学附属中心医院，重庆市急救医疗中心

唐茁月　重庆市人民医院

王　静　重庆大学附属三峡医院

王婧霏　重庆大学附属中心医院，重庆市急救医疗中心

王文静　重庆大学附属中心医院，重庆市急救医疗中心

王忠睿　重庆大学附属中心医院，重庆市急救医疗中心
谢　丹　重庆大学附属中心医院，重庆市急救医疗中心
谢艳君　重庆市合川区人民医院
杨明光　重庆大学附属中心医院，重庆市急救医疗中心
杨清宁　重庆大学附属中心医院，重庆市急救医疗中心
余　飞　重庆大学附属中心医院，重庆市急救医疗中心
余　满　重庆市人民医院
余加懿　重庆市人民医院
曾文兵　重庆大学附属三峡医院
郑　伟　重庆大学附属中心医院，重庆市急救医疗中心
周　君　重庆医科大学附属第二医院
周士玲　重庆大学医学院

序

随着社会城市化进程、交通多元化和医疗水平的进步，急诊患者就诊率逐年增加，2020年全国各地区医疗机构急诊病人约2亿人次。影像学检查是绝大多数急诊患者的首选检查，患者需要得到快速而精准的诊断，但在实际工作中影像科医师的急诊影像诊断水平参差不齐，尤其是大多数年轻医师没有经过规范的急诊影像诊断系统化培训，容易造成漏诊或者误诊，因而迫切需要一本适合医师学习、参考的与急诊病例影像相关的书籍。

《思维导图式急诊影像诊断》一书契合了我国对住院医师的要求，坚持“能力导向、问题牵引、集思广益、实事求是”的原则，一切从实战出发，一切为了实战，这也是住院医师规范化培训的指导方针、方法和目的。该书按器官与系统分章节，分类收集了各亚专业组在临床工作中遇到的大量急诊病例资料，病种符合国家对住院医师规范化培训内容与标准的要求。每个病例的临床资料、实验室检查及影像资料内容翔实，同时附有丰富高质量的图片。在每个章节，对每一种急诊病例，配以典型或少见的影像图片，从疾病的临床表现、病理病生、影像特征及鉴别诊断方面进行阐述，重在论述疾病的影像诊断思路。相比其他影像诊断方面的书籍，该书最大特点与优势是采用了分析思维导图的方式、结合临床症状及实验室检查，对急诊病例进行诊断思路的基本功训练，融合临床症状及实验室检查，分析疾病影像学特点，形式新颖简明，引导读者掌握相应疾病的诊断技巧。同时还采用视频教学，对病变影像特征较复杂、用一张或几张影像图片难以清楚显示的病例，读者可以通过扫描二维码观看影像诊断的动态演示和讲解，使诊断过程一目了然，体现了纸数融合的新形态教学方式。

该书由重庆大学附属中心医院（重庆市急救医疗中心）放射科刘军教授和重庆医科大学附属第一医院放射科李咏梅教授组织编写，她们在急诊影像诊断方面深耕多年，造诣深厚，既有丰富的教学相关的基础理论知识，又有影像诊断的实战经验分析思路。该书汇总了多种急诊病例的重点影像知识点，具有较强的临床指导性和实用性。

2023年3月

前　言

党的二十大指出要把保障人民健康放在优先发展的战略位置，努力提高基层防病治病和健康管理的能力。在推进健康中国的目标中，基层医疗质量是核心重点之一。为了有效发展及壮大医疗卫生队伍，对基层医院的年轻医师进行规范化培训是一种有效方法。

重庆大学附属中心医院（重庆市急救医疗中心）作为最早的影像规培基地之一，在影像科医生的规范化培训方面做了不少工作。在临床工作中，我们发现年轻医师的影像诊断实战能力欠缺，在独立承担值班任务时面对急危重症会有较大的压力。因我院是以急救医疗为主的综合性三甲医院，我在复杂创伤、心脑血管疾病以及急腹症等急危重症的诊治上累积了较多经验，于是就想编写一本这方面的书，既能为读者提供更多的影像图片、弥补在校学习期间教材图片不足的遗憾；又能为读者提供疾病的诊断思路、帮助读者学会病例分析的方法，最终能精准地诊断各类急危重症，以期帮助越来越多新进入临床工作的年轻医师缓解独立值班的压力。

我的这种想法得到重庆医科大学附属第一医院李咏梅教授及重庆医科大学附属第二医院何晓静教授的支持，她们在教授医学影像学方面具有丰富的经验。随后我们又将此想法与重庆大学附属三峡医院及重庆市人民医院影像专业的主任探讨，得到了他们的赞同。于是大家根据自己的专业特长自选内容，经过微调及整合后开始编写。全书共分 10 章，包括颅脑，脊髓、脊柱，头颈，胸部、心血管，胃肠，肝、胆、胰腺、脾，泌尿系统，生殖系统，腹膜、肠系膜及骨骼肌肉系统，基本涵盖了各系统的急诊病例。在选择病例上，由于外伤诊断相对容易，我们更多侧重于非创伤性急诊病变，以典型病例作为分析的起点，以思维导图作为载体，配合视频形式，让读者体验纸数融合新形态的学习方式。本书采用思维导图式编写，结合临床资料、实验室检查来体现临床分析过程，增加了诊断条理的清晰性。

在本书的编写过程中，医院各级领导、同事们都给予了我们多方面的支持和鼓励，在此一并感谢。由于编者水平有限，不足之处在所难免，恳请读者批评指正。

刘　军

2023 年 1 月

目　录

第一章　颅　　脑

第一节　创伤性病变

一、头皮及颅骨外伤

【病例 1-1-1】 患者，男，15 岁，车祸受伤 1 小时，伴有头晕不适，程度较难忍受。查体：头皮肿胀。CT 检查如图 1-1-1 所示。

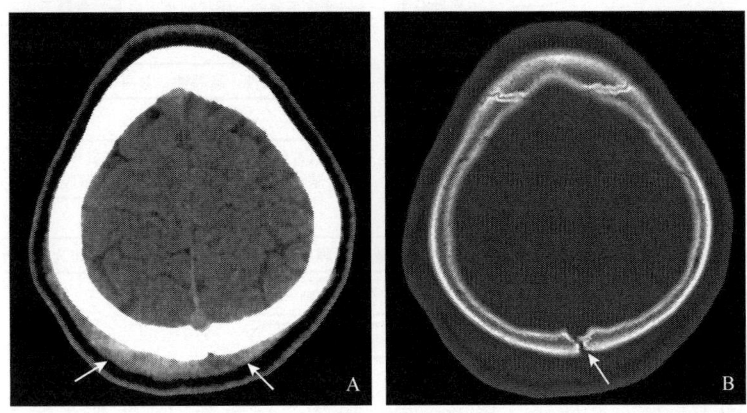

图 1-1-1　右侧顶部帽状腱膜下血肿

右侧顶部头皮下弧形高密度影，跨矢状缝（图 A 白箭头），骨窗示矢状缝分离骨折（图 B 白箭头）

【分析思维导图】

思维导图见下页。

【扩展病例 1-1-1】 患者，男，20 天，足月顺产，头皮血肿 20 天。CT 检查如图 1-1-2 所示。

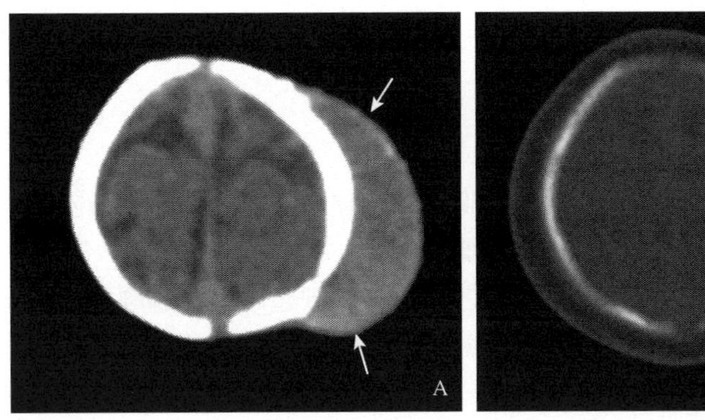

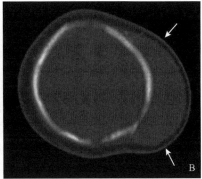

图 1-1-2　左侧顶部骨膜下血肿

左侧顶部皮下弧形软组织密度影（图 A 白箭头），位于颅骨外板表面，骨窗显示骨膜下血肿（图 B 白箭头）未跨越矢状缝

【扩展病例 1-1-2】 患者，男，39 岁，从 2 米高处坠落后出现意识障碍 3 天，CT 检查

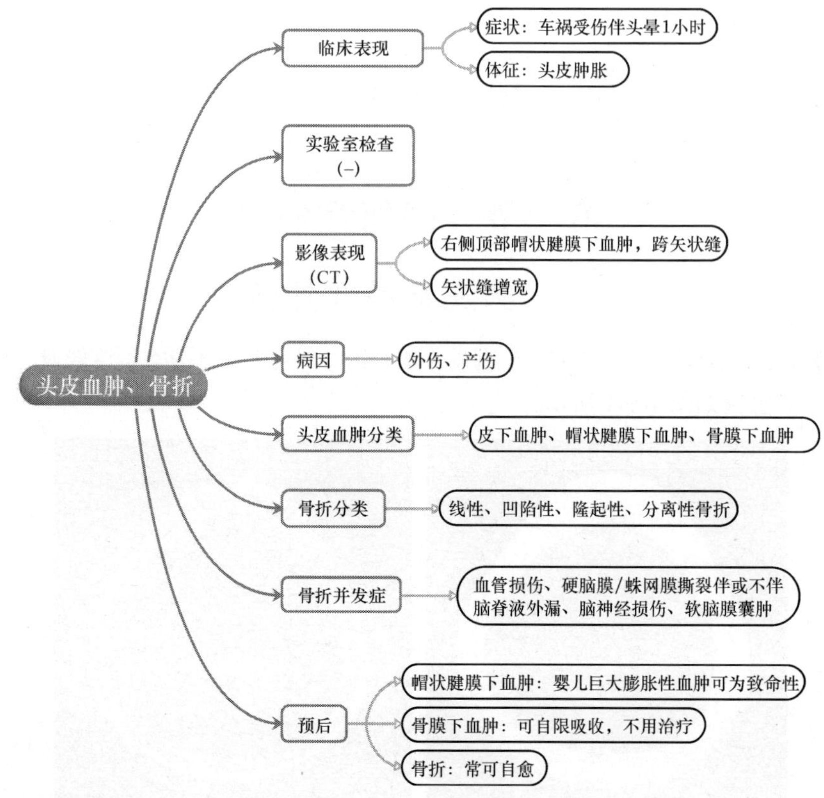

及三维重建如图1-1-3A～C所示。患者，男，39岁，短暂意识丧失伴头痛2天，CT检查如图1-1-3D所示。患者，男，2岁，摔伤后头痛2小时，呕吐2次，CT检查及三维重建如图1-1-3E、F所示。

【病理生理及临床】

头皮损伤常伴骨膜下血肿和（或）帽状腱膜下血肿。骨膜下血肿常见于新生儿，发病率约1%，多因仪器助产所致，可自限吸收。帽状腱膜下血肿常见于头颅外伤，任何年龄均可见。

颅骨骨折分一般骨折和粉碎性骨折，常可自愈；根据形态分为线性骨折、凹陷性骨折、隆起性骨折、分离性骨折。

【影像表现】

1. 帽状腱膜下血肿位于枕额肌的帽状腱膜下，在骨膜外面，不受颅缝限制，范围可以很大，能延展至颅骨周围一圈，CT呈高密度影。

2. 头颅骨膜下血肿位于颅骨外板和骨膜之间，骨膜掀起，不跨越颅缝，相当于硬膜外血肿发生在颅外，常为单侧、体积小、圆球形或半球形高密度影。

3. 线性骨折见锐利、边界清楚的透亮线；凹陷性骨折见粉碎性骨折片向内爆裂；隆起性骨折见隆起、旋转的颅骨片；分离性骨折见扩大的颅缝或软骨联合，常伴有线性骨折。

【鉴别诊断】

1. 血管压迹 边界清楚，不如骨折锐利或有透亮线影，周围无头皮血肿。

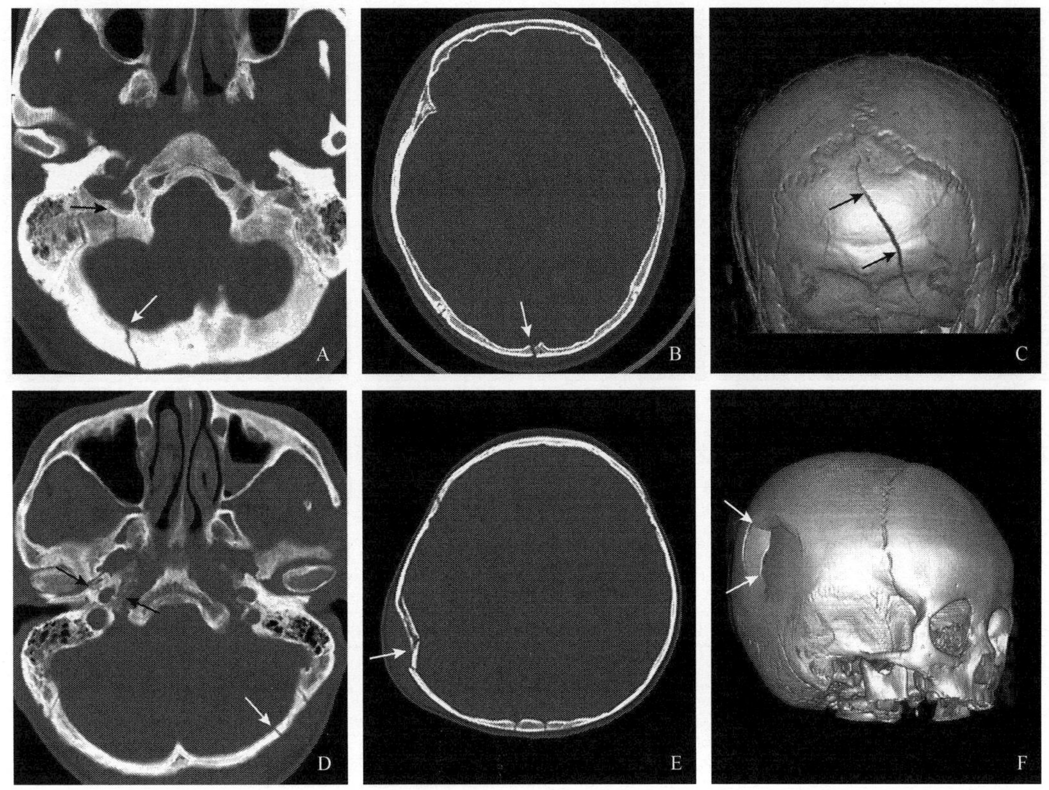

图 1-1-3 颅骨骨折

颅后窝骨折累及枕骨右侧（图 A 白箭头）及右侧颈静脉孔（图 A 黑箭头）。枕骨骨折累及上矢状窦（图 B 白箭头），三维重建（VR）图清晰显示枕骨线性骨折（图 C 黑箭头）。枕骨左侧骨折（图 D 白箭头），骨折线累及右侧颈动脉管前后壁（图 D 黑箭头）。右侧顶骨凹陷性骨折（图 E 白箭头），VR 图直观显示凹陷性骨折（图 F 白箭头）

2. 颅缝 在特定的区域（冠状缝、矢状缝、乳突等），宽度≤2mm 且附近没有线性颅骨骨折，边缘致密，不如骨折清晰。

3. 缝间骨 常见，50% 的儿童缝间骨超过 1 个，发生于典型部位，如人字缝；表面软组织无外伤表现。

【重要关注点】

1. 颅底骨折（颞骨、斜坡、鼻窦等）时注意骨折线是否累及动脉或静脉通路，斜坡骨折极有可能伴随神经血管损伤，须做计算机体层血管成像（CTA）检查。

2. CT 多平面薄层重建利于观察复杂颅底骨折，三维表面遮盖重建（SSD）尤其适用于凹陷性骨折、分离性骨折。

3. MRI 主要用于评估并发症，并非用于急性期检查。

二、硬膜外血肿

【病例 1-1-2】 患者，男，64 岁，不慎摔倒后出现头痛伴呕吐 1 天。CT 检查如图 1-1-4 所示。

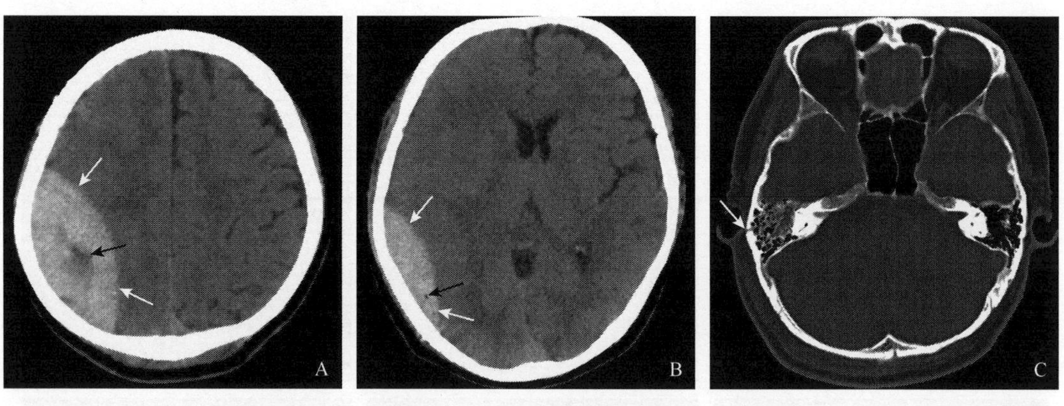

图 1-1-4　急性硬膜外血肿

右侧顶部颅内板下梭形高密度影（图 A 白箭头），其内低密度“漩涡征”（图 A 黑箭头），下方层面硬膜外血肿（图 B 白箭头）内少许积气（图 B 黑箭头）。骨窗显示下方层面右侧乳突骨折（图 C 白箭头）

【分析思维导图】

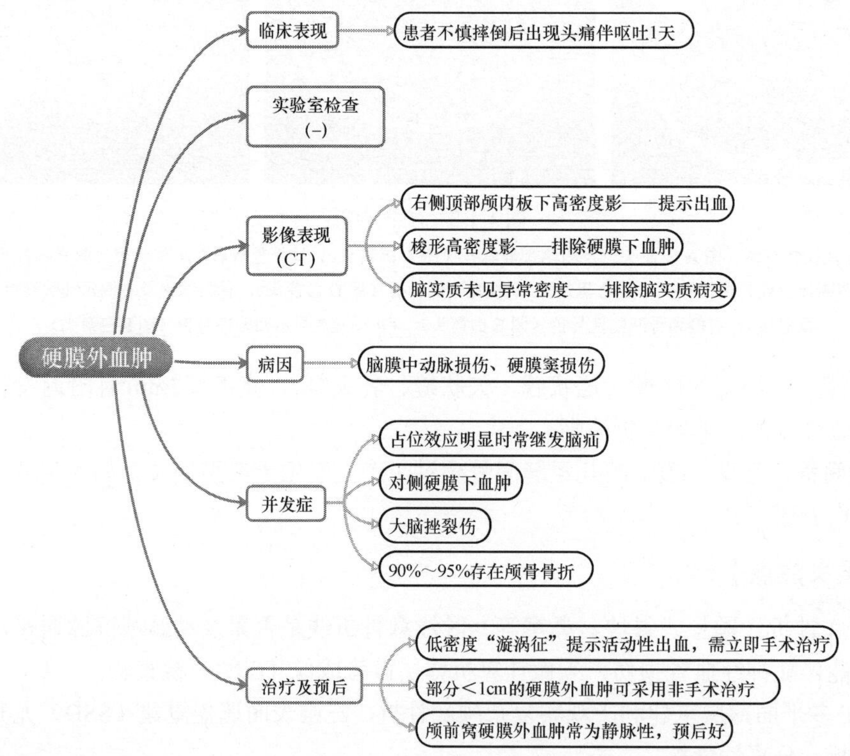

【扩展病例 1-1-3】 患者，男，52 岁，不慎从 2 米高处摔下 2 小时，伤后头痛明显。CT 检查如图 1-1-5 所示。

【扩展病例 1-1-4】 患者，男，54 岁，入院前 40 分钟从 3 米高坠落。CT 检查如图 1-1-6 所示。

【病理生理及临床】

硬膜外血肿是颅骨与硬膜间的积血。动脉性硬膜外血肿（90%～95%）最常见于脑膜

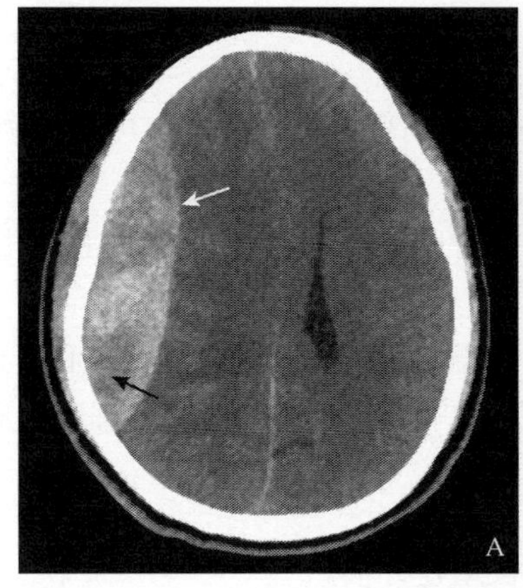

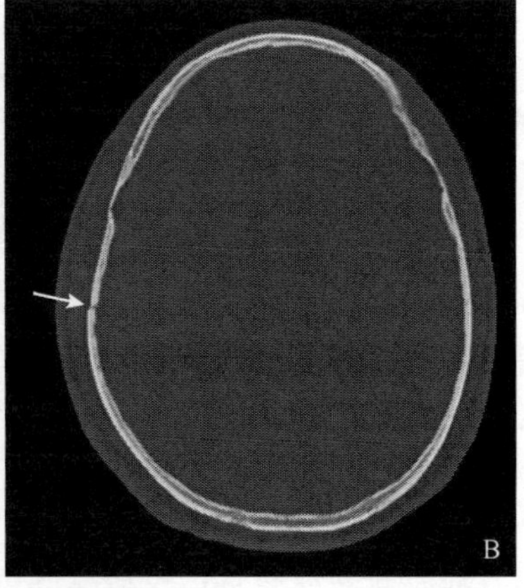

图 1-1-5 急性硬膜外血肿（1）

右侧额顶部双凸形高密度影（图 A 白箭头）伴占位效应，血肿内相对低密度灶（图 A 黑箭头），提示急性硬膜外血肿急剧膨大。骨窗显示右侧顶骨骨折（图 B 白箭头）

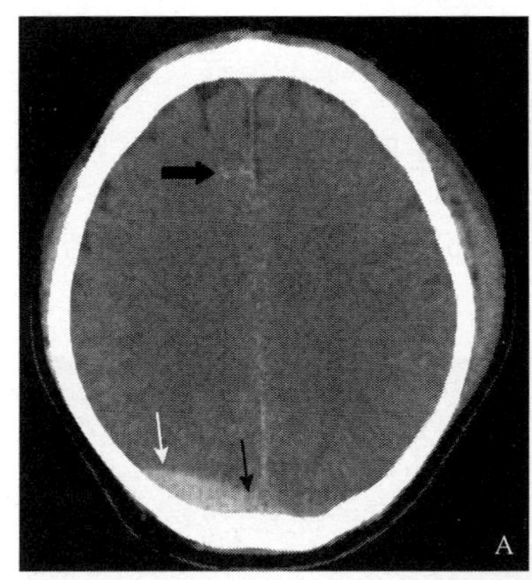

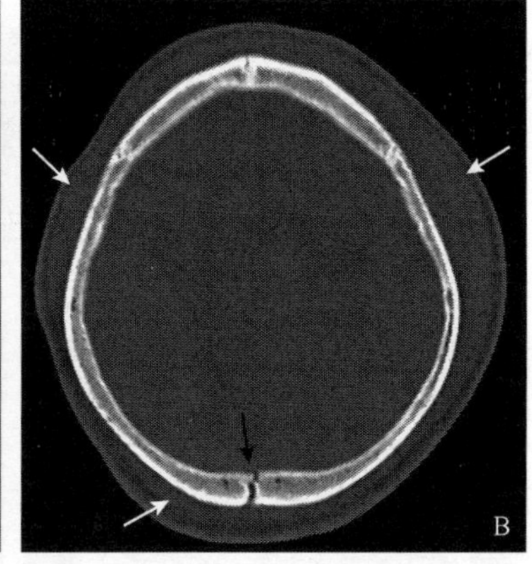

图 1-1-6 急性硬膜外血肿（2）

右侧枕部颅内板下双凸形高密度影（图 A 白箭头），与矢状窦相邻（图 A 黑细箭头）。骨窗显示矢状缝增宽（图 B 黑箭头），累及上矢状窦，提示该硬膜外血肿可能为静脉性；同时可见蛛网膜下腔出血（图 A 黑粗箭头）及帽状腱膜下血肿（图 B 白箭头）

中动脉附近的骨折；静脉性硬膜外血肿（5%～10%）见于邻近硬膜窦骨折，好发于顶骨及颅前窝、颅中窝。硬膜外血肿 1/3～1/2 伴有其他损伤：占位效应明显时继发脑疝；对侧硬膜下血肿；脑挫裂伤；颅骨骨折。约 50% 患者有典型“中间清醒期”，其时间越短，发现和治疗越及时，治疗效果越好。部分宽度＜1cm 的硬膜外血肿可采用非手术治疗。颅前窝硬膜外血肿常为静脉性，预后好。

【影像表现】

1. CT 为高密度（CT 值 60～90Hu）或混杂密度影，双凸形，＞95% 为单侧，常位于幕上，除非存在静脉损伤、颅缝分离或骨折，否则不跨颅缝；邻近蛛网膜下腔、脑实质受压或移位，如图 1-1-4 所示。

2. 出现低密度“漩涡征”提示活动性出血或剧烈出血。

3. 血肿内空气提示窦或者乳突骨折。

4. MRI 多为 T_1WI 等信号，T_2WI 高或低信号不等。

【鉴别诊断】

1. 急性硬膜下血肿 颅内脑外新月形高密度或高低混杂密度影。可跨越颅缝，但受限于硬脑膜附着处，如大脑镰、小脑幕。

2. 肿瘤 与脑膜瘤、骨肿瘤的软组织部分（骨膜下）、源于硬脑膜的肿瘤相鉴别，肿瘤增强有不同程度强化。

3. 硬膜外积脓 形态与硬膜外血肿相同；常继发于骨髓炎，合并脑炎和（或）脑水肿。CT 为低密度，MRI 为 T_1WI 低信号、T_2WI 高信号，DWI 弥散受限；增强脓肿周边强化。

【重要关注点】

颅顶硬膜外血肿容易被忽视，可通过冠状位重建评估。

【给临床医生的建议】

1. 10%～25% 患者在第一个 36 小时内会出现血肿扩大，故需在此期间复查 CT 监测血肿变化情况。

2. 表现为混杂密度的急性硬膜外血肿需要更早、更积极的治疗。

三、硬膜下血肿

【病例 1-1-3】 患者，女，71 岁，跌倒致头部疼痛 2 小时，伴右耳流血。CT 检查如图 1-1-7 所示。

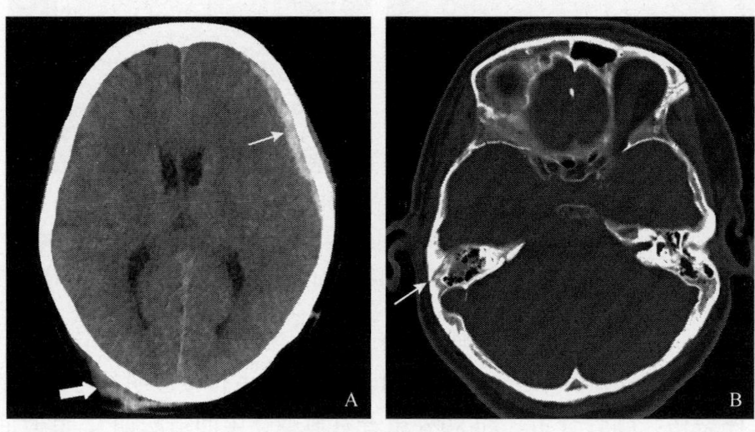

图 1-1-7　急性硬膜下血肿

左侧额颞部颅内板下弧形高密度影（图 A 白箭头），右侧枕部头皮血肿（图 A 白粗箭头）。右侧颞骨骨折累及乳突（图 B 白箭头）

【分析思维导图】

思维导图见下页。

【扩展病例 1-1-5】 患者，女，77 岁，入院前 9 小时被机动车撞伤倒地，伤后出现头晕、呕吐。CT 检查如图 1-1-8 所示。

【扩展病例 1-1-6】 患者，男，68 岁，头部外伤后头痛 1 个月，CT 检查如图 1-1-9A、B 所示。患者，男，68 岁，突发左侧肢体无力半个月，CT 检查如图 1-1-9C 所示。

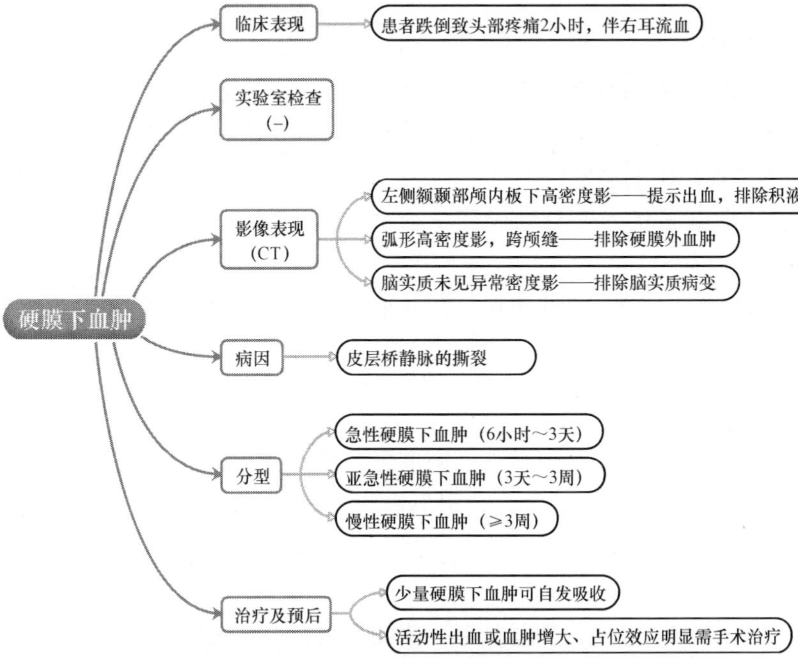

- 硬膜下血肿
  - 临床表现
    - 患者跌倒致头部疼痛2小时，伴右耳流血
  - 实验室检查（–）
  - 影像表现（CT）
    - 左侧额颞部颅内板下高密度影——提示出血，排除积液、积脓
    - 弧形高密度影，跨颅缝——排除硬膜外血肿
    - 脑实质未见异常密度影——排除脑实质病变
  - 病因
    - 皮层桥静脉的撕裂
  - 分型
    - 急性硬膜下血肿（6小时～3天）
    - 亚急性硬膜下血肿（3天～3周）
    - 慢性硬膜下血肿（≥3周）
  - 治疗及预后
    - 少量硬膜下血肿可自发吸收
    - 活动性出血或血肿增大、占位效应明显需手术治疗

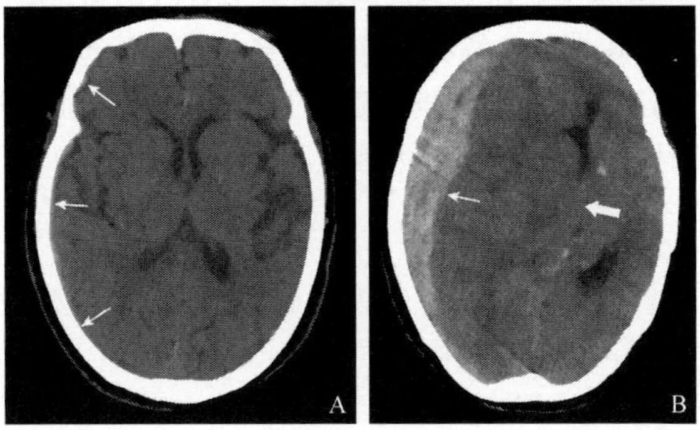

图 1-1-8　硬膜下血肿（1）

右侧额顶颞部硬膜下少量出血（图 A 白箭头）。8 天后症状加重伴意识障碍，右侧硬膜下血肿明显进展（图 B 白细箭头），右侧脑实质受压，中线结构明显向左移位（图 B 白粗箭头），提示脑疝形成

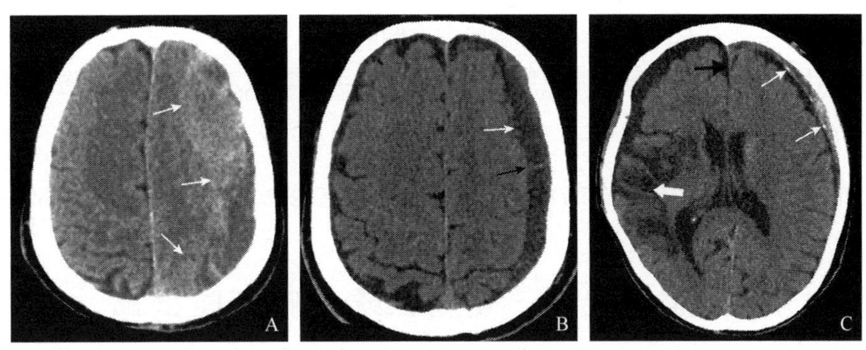

图 1-1-9　硬膜下血肿（2）

左侧额顶部亚急性硬膜下血肿，呈等、稍高及稍低混杂密度影（图 A 白箭头），左侧脑沟消失。1 个月后复查硬膜下血肿呈低密度影（图 B 白箭头），桥静脉显示（图 B 黑箭头）。右侧颞叶脑软化灶（图 C 白粗箭头），左侧额部少许慢性硬膜下血肿并脑膜钙化（图 C 白细箭头），不跨越中线（图 C 黑箭头）

【病理生理及临床】

急性硬膜下血肿为在硬脑膜和蛛网膜之间的急性出血。常继发于创伤后，由于皮质桥静脉的撕裂（因其跨过硬膜下间隙流入硬膜窦）引起硬膜下出血。老年人可能见于轻微创伤，也可见于严重凝血障碍的自发性出血。

当部分血液呈半凝固状为亚急性硬膜下血肿，血液再吸收后，肉芽组织包绕形成包膜。

慢性硬膜下血肿可合并较急性的出血。在儿童出现混杂血液时，要警惕非外伤性硬膜下出血。

【影像表现】

1. 急性硬膜下血肿 颅内脑外新月形高密度影，沿大脑凸面分布，在蛛网膜和硬膜内层之间，幕上最常见，可跨越颅缝，不跨越硬脑膜附着处；可沿大脑镰、小脑幕和颅前窝、颅中窝底延伸。40% 因存在急性蛛网膜撕裂，凝血块与脑脊液混合，呈高、等密度混杂影（“漩涡征”）。血肿强化提示血肿会增大。

2. 亚急性硬膜下血肿 颅内脑外新月形等至低密度影，其内侧可见向中线移位的“多点状”低密度脑脊液，并见脑皮髓质交界区内移。增强硬脑膜和软脑膜强化。

3. 慢性硬膜下血肿 新月形的脑外积液，常呈分隔样、包裹性，可存在液-液平面，CT 窗宽设为 150～200Hu 可以发现小的慢性硬膜下血肿。分隔样血肿提示再出血风险较高，而合并脑膜增厚或钙化时，很少再出血。增强血肿周边及硬脑膜可强化。

【鉴别诊断】

1. 硬膜下积液 呈新月形，形态与硬膜下血肿一致。CT 接近脑脊液密度，MRI 为 T_1WI 低信号、T_2WI 高信号，增强无强化。

2. 硬膜下脓肿 呈新月形，形态与硬膜下血肿一致。CT 为低密度，MRI 为 T_1WI 低信号、T_2WI 高信号，DWI 弥散受限，增强脓肿周边强化。

3. 硬膜外血肿 双凸形，可以跨越硬膜附着点，但受颅缝限制，CT 为高密度。

【重要关注点】

1. 高窗位、窄窗宽有利于急性微小硬膜下血肿的显示。

2. MRI 对于发现和确定硬膜下血肿范围更灵敏，并且可以用于评估非创伤原因。

【给临床医生的建议】

如无外伤史，则须考虑潜在的血管病变或硬脑膜转移病灶，建议 CTA 或 MRI 增强进一步检查。

四、脑挫裂伤、创伤性蛛网膜下腔出血

【病例 1-1-4】 患者，男，58 岁，高处坠落后出现意识丧失 20 小时。CT 检查如图 1-1-10 所示。

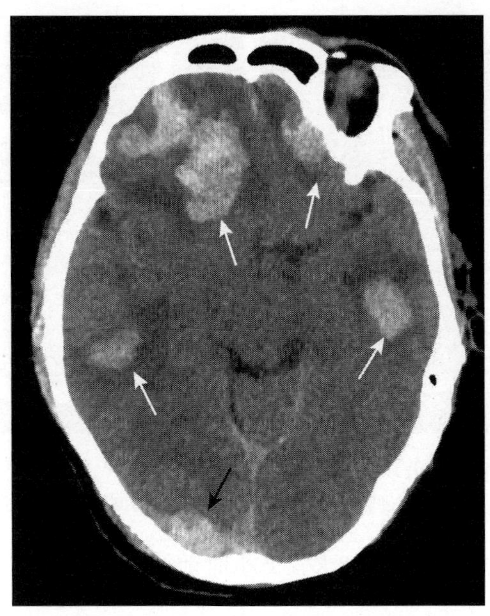

图 1-1-10 脑挫裂伤、硬膜外血肿（1）

双侧额颞叶多发斑片状高密度影（白箭头），周围环绕低密度水肿带，提示脑挫裂伤。右侧枕部硬膜外血肿（黑箭头）

【分析思维导图】

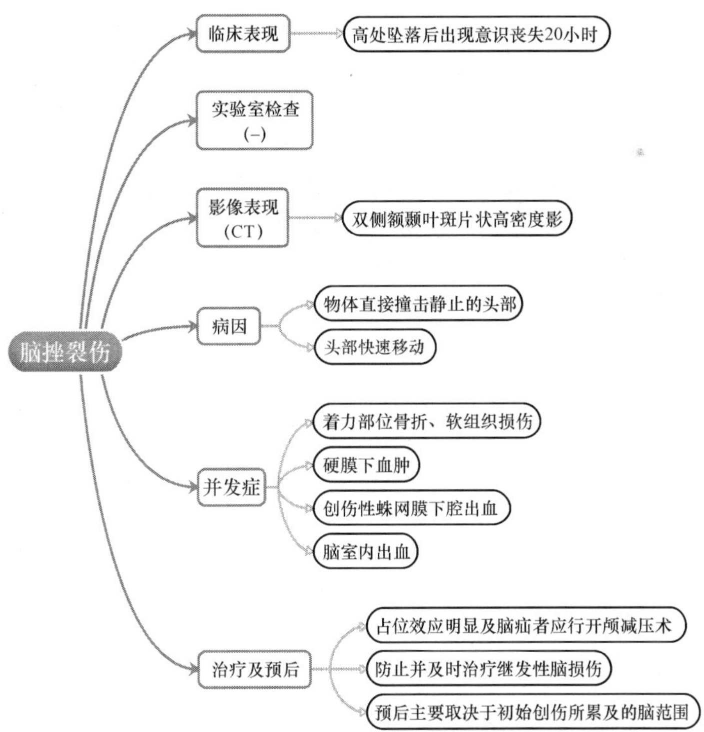

【扩展病例 1-1-7】 患者，男，52 岁，9 小时前被车撞伤，并逐渐出现意识障碍。CT 检查如图 1-1-11 所示。

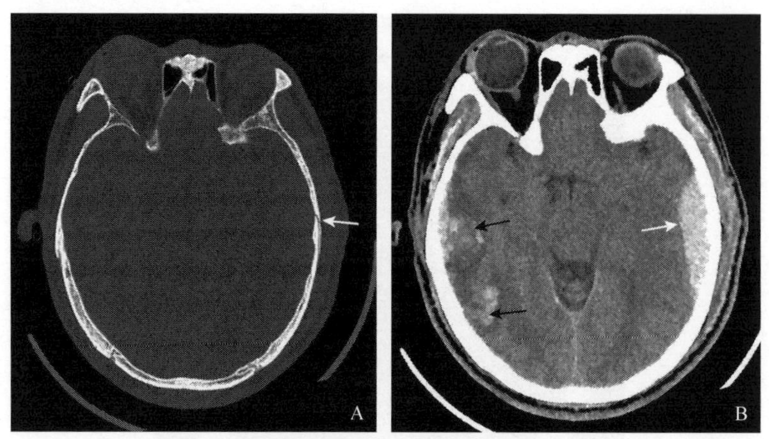

图 1-1-11 脑挫裂伤、硬膜外血肿（2）

左侧颞顶骨骨折（图 A 白箭头），左侧颞部硬膜外血肿（图 B 白箭头），右侧颞叶脑挫裂伤（图 B 黑箭头），提示对冲伤

【扩展病例 1-1-8】 患者，女，58 岁，2 小时前被人打伤头部，出现意识障碍。CT 检查如图 1-1-12 所示。

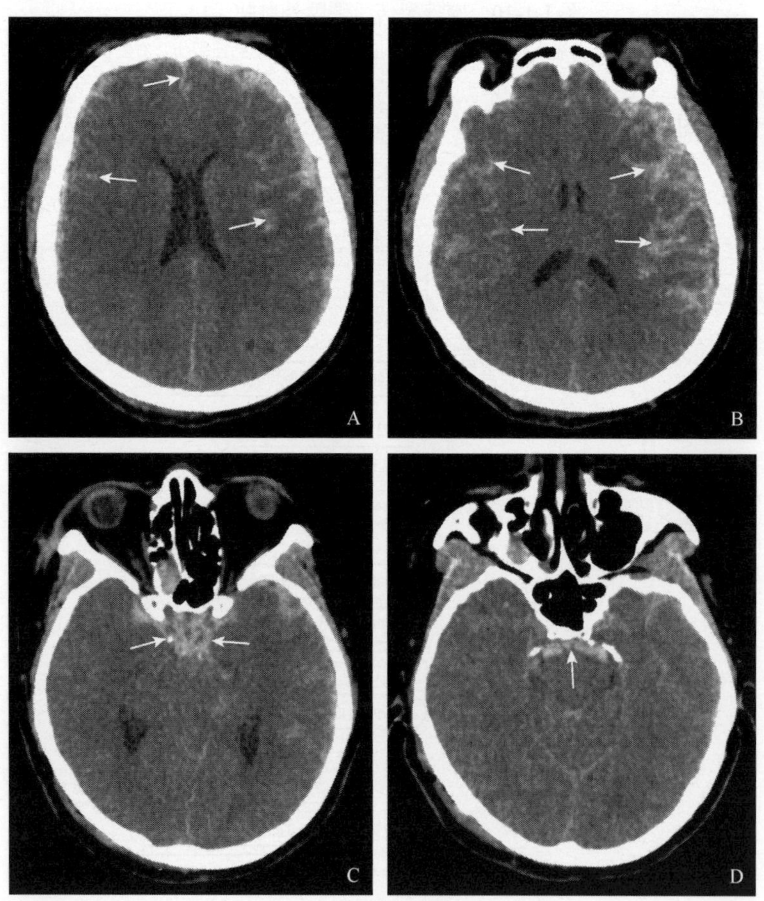

图 1-1-12 创伤性蛛网膜下腔出血

双侧额颞叶脑沟及前纵裂（图 A 白箭头）、双侧外侧裂池（图 B 白箭头）、鞍上池（图 C 白箭头）、桥前池（图 D 白箭头）密度增高

【病理生理及临床】

脑挫裂伤是脑表面包括灰质及其邻近的皮质下脑白质的损伤，90% 为双侧多发病灶。根据受伤机制分为冲击点伤和对冲伤。冲击点伤是着力部位处的直接脑损伤；对冲伤是作用力对侧的脑损伤，往往较冲击点伤更严重。外伤性蛛网膜下腔出血，是由于外伤导致蛛网膜下腔血管撕裂，出血位于软脑膜与蛛网膜之间。

临床上表现为不同程度的意识障碍、头痛、呕吐、脑膜刺激征。

【影像表现】

1. 脑挫裂伤　以额叶及颞叶前下部最常见，CT 为斑片状高密度影，周围环绕低密度水肿带。早期：沿脑回的脑表面散在分布点片状、线状出血灶；24～48 小时：出血增多，可能出现新发病灶；慢性期：伴有脑萎缩改变的脑软化灶形成。

2. 外伤性蛛网膜下腔出血　CT 上脑沟、脑池呈高密度，孤立的幕上脑沟出血常见。少量蛛网膜下腔出血可只表现为脚间池高密度。MRI 上 T_1WI 比脑脊液信号高，T_2WI 与脑脊液相比为等信号，FLAIR 呈高信号。

【鉴别诊断】

1. 出血性脑梗死　无外伤史，病灶位于血管分布区。CT 以低密度为主，内见斑片状高密度影；DWI 弥散受限。

2. 非创伤性蛛网膜下腔出血　可通过计算机体层血管成像（CTA）、数字减影血管造影（DSA）、磁共振血管成像（MRA）鉴别。

【重要关注点】

颅前窝底混杂密度的脑挫裂伤不要误认为是眶顶引起的伪影。

【给临床医生的建议】

初诊未见异常，而临床症状持续 24～48 小时的患者，应再次检查。

五、弥漫性轴索损伤

【**病例 1-1-5**】 患者，男，52 岁，摔伤致意识障碍约 12 小时。CT 检查如图 1-1-13 所示。

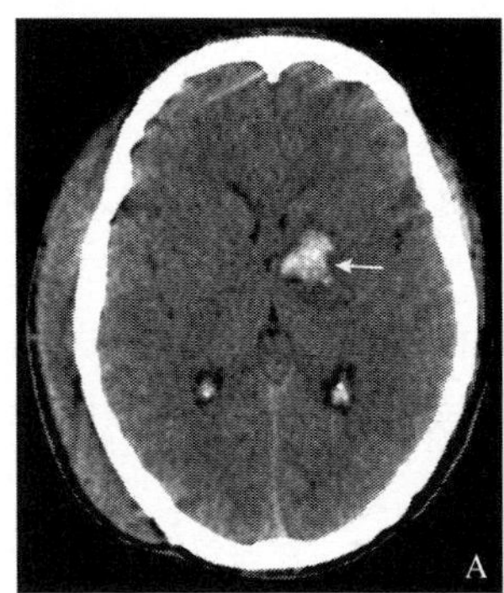

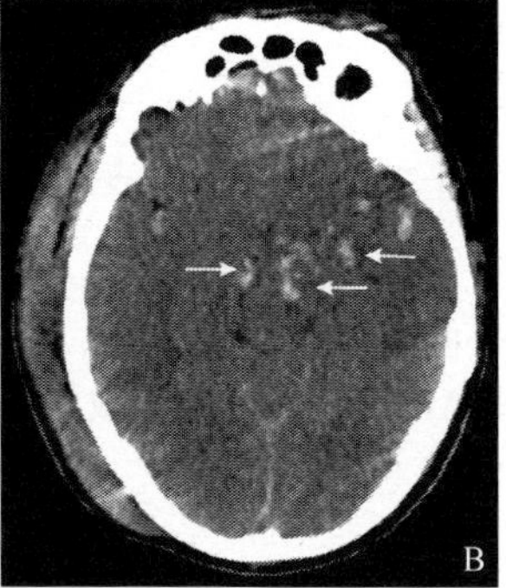

图 1-1-13　弥漫性轴索损伤（1）

左侧基底节区（图 A 白箭头）、左侧额颞叶皮层下白质、中脑（图 B 白箭头）多发斑片状及点状出血灶

【分析思维导图】

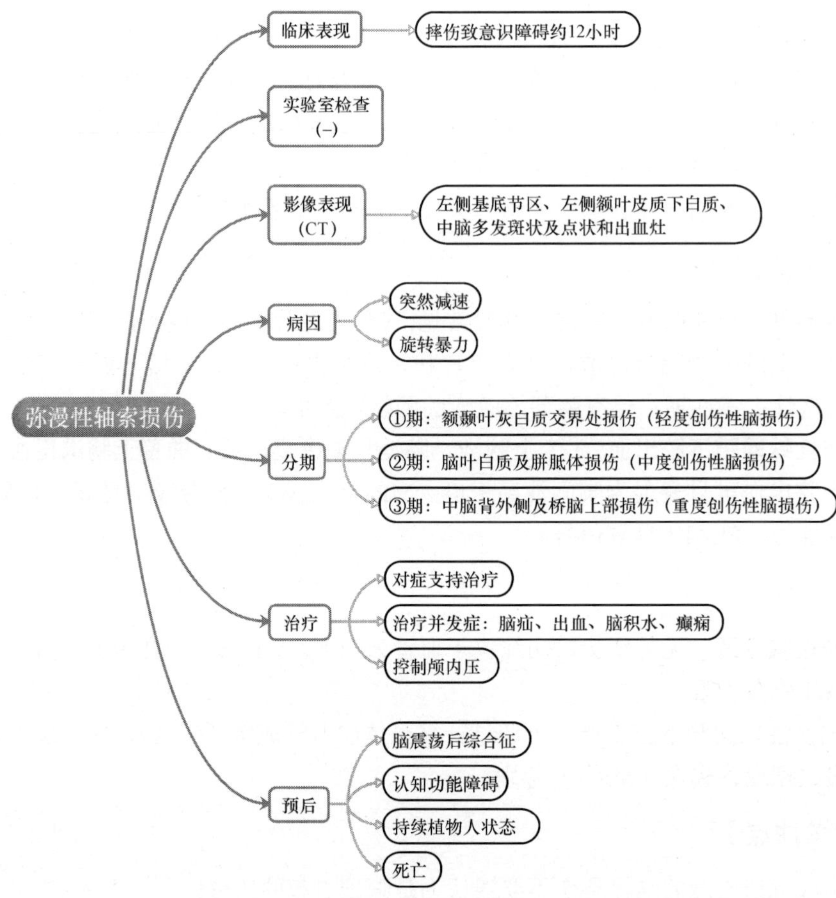

【扩展病例 1-1-9】 患者，男，72 岁，摔伤后头痛伴呕吐 3 小时。CT 检查如图 1-1-14 所示。

【病理生理及临床】

突然减速或旋转暴力引起轴索牵引性损伤，很少断裂。常位于胼胝体压部、白质深部、脑干等灰、白质交界处。临床上常有较重的意识障碍。如果临床症状与影像表现不相符，要考虑弥漫性轴索损伤，位置越深，病情越严重。

【影像表现】

1. 50%～80% CT 平扫无异常，或表现为皮质延髓束、胼胝体、深部脑灰质及脑干点状至 15mm 高密度影。

2. T_1WI 多无异常；T_2WI 及 FLAIR 序列非出血性病灶呈高信号，出血性病灶呈低信号；DWI 可能弥散受限和 ADC 值降低；磁敏感加权成像（SWI）发现出血灶比 GRE 更敏感。

【鉴别诊断】

1. 胼胝体变性 患者长期酗酒、营养不良导致的胼胝体压部损伤。CT 见胼胝体对称性密度减低，后期胼胝体萎缩。MRI 为 T_1WI 等或稍低信号，T_2WI 高信号，液体抑制反转恢

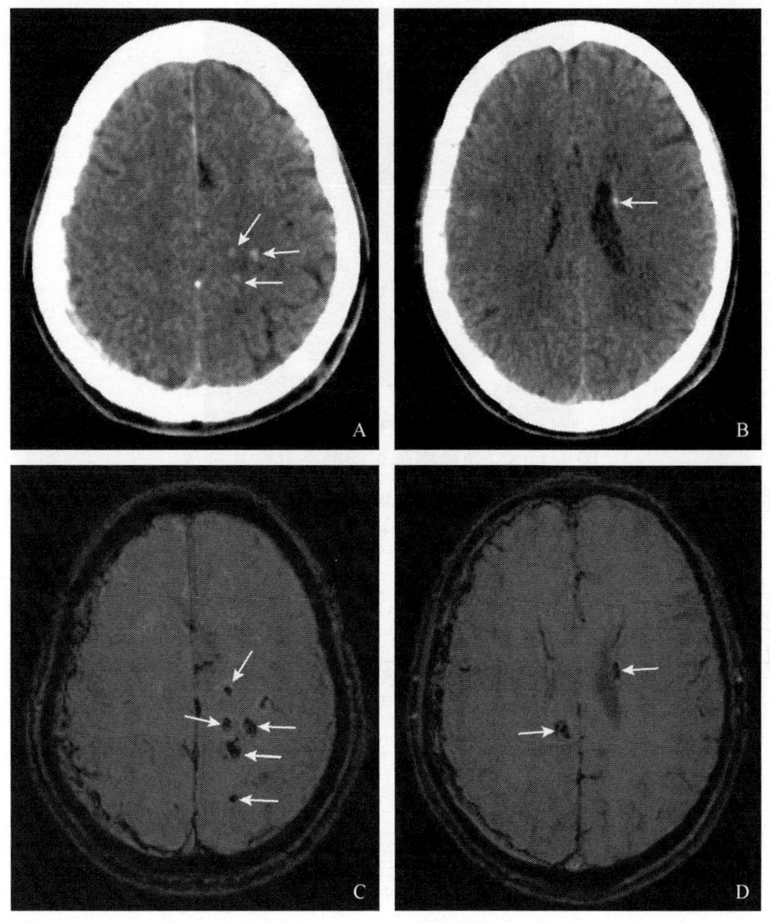

图 1-1-14　弥漫性轴索损伤（2）

CT 平扫左侧半卵圆中心、侧脑室体旁多发点状出血灶（图 A、B 白箭头）。SWI 左侧半卵圆中心及胼胝体压部可见更多点状低信号出血灶（图 C、D 白箭头），比 CT 更敏感

复序列（FLAIR）可呈周围高信号环、中央低信号核的特征性表现，增强扫描病灶强化不均匀。

2. 脑淀粉样血管病　中老年人多发，血压正常，无外伤史。影像上表现为脑叶点状出血，常破入蛛网膜下腔。

3. 海绵状血管瘤　各年龄段均可出血。CT 呈等或稍高密度影。MRI 为 T_1WI 等或稍低信号，T_2WI 高信号，当反复出血时信号不均匀，典型表现为爆米花征，增强不均匀强化或不强化。

【重要关注点】

1. 如果临床症状与影像表现不相符，要考虑弥漫性轴索损伤，建议行 SWI 检查。
2. FLAIR 用于非出血性弥漫性轴索损伤，SWI 用于出血性弥漫性轴索损伤。

六、脑疝综合征

【病例 1-1-6】　患者，男，75 岁，患者不慎摔倒受伤 2 小时，伤后出现意识障碍，呼之不应，伴恶心、呕吐。CT 检查如图 1-1-15 所示。

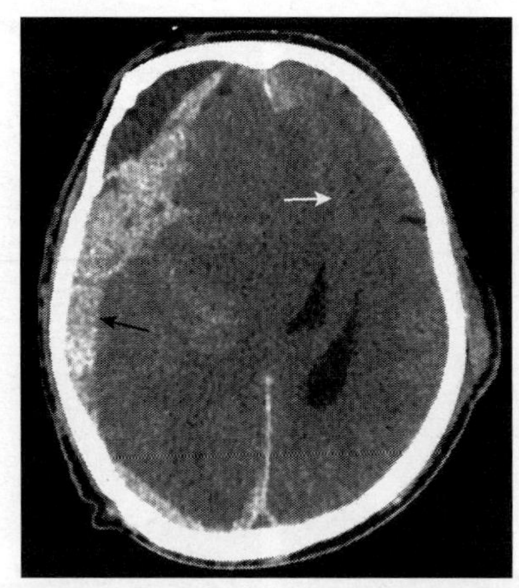

图 1-1-15 急性硬膜下血肿合并脑疝形成

右侧额顶颞部硬膜下血肿（黑箭头），脑实质受压向左移位，双侧脑室受压，中线明显向左移位，扣带回疝入大脑镰（白箭头），提示大脑镰下疝

【分析思维导图】

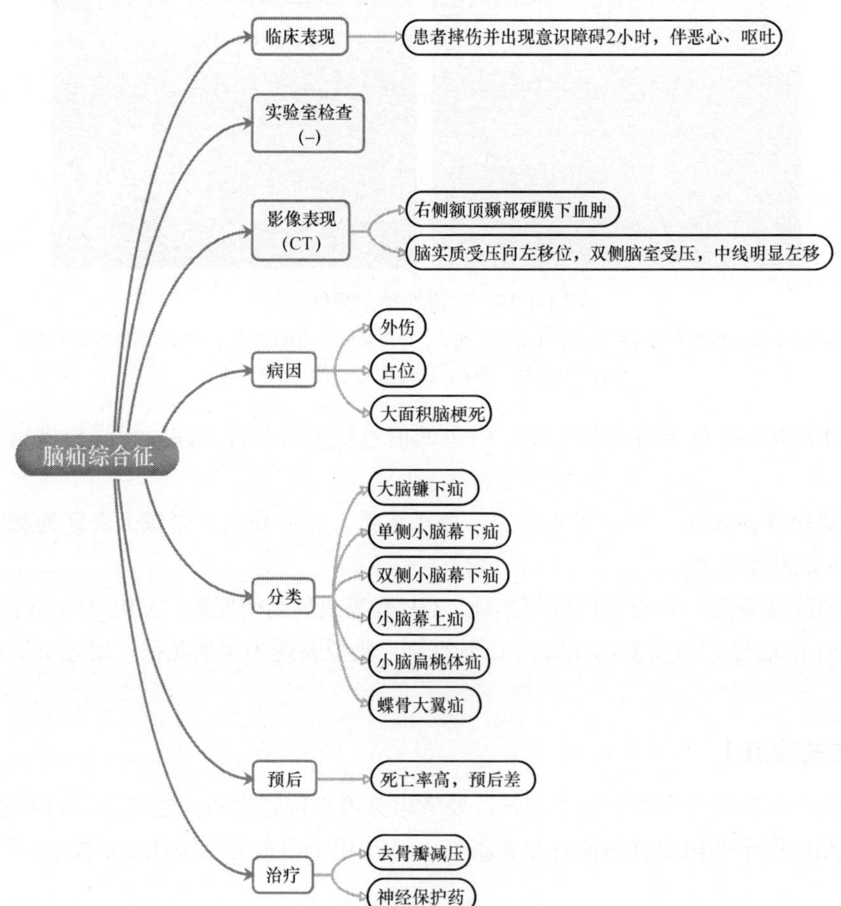

【扩展病例 1-1-10】 患者，女，81 岁，突发意识障碍 3 小时。CT 检查如图 1-1-16 所示。

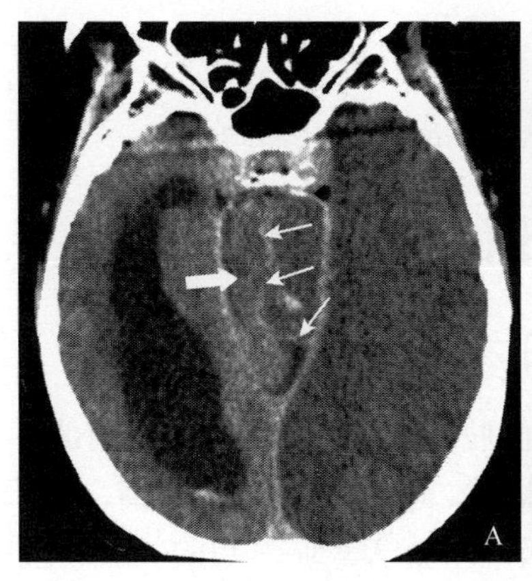

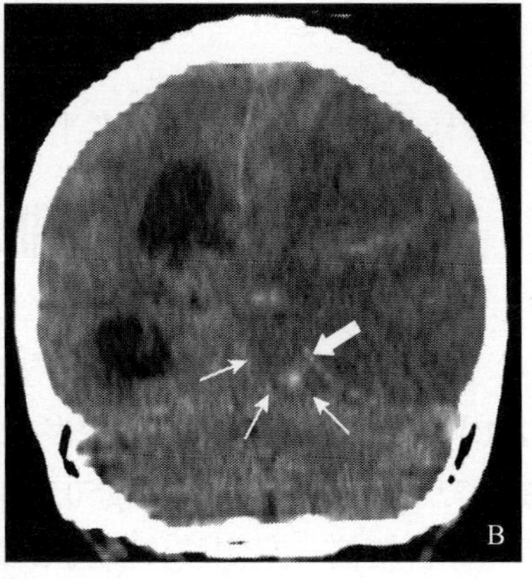

图 1-1-16　单侧小脑幕下疝

左侧大脑半球出血性脑梗死，左侧大脑半球肿胀并疝入左侧小脑幕下（图 A 白细箭头），脑干受压（图 A 白粗箭头）；冠状位见左侧大脑实质（图 B 白细箭头）位于左侧小脑幕（图 B 白粗箭头）下方

【病理生理及临床】

正常脑组织是通过颅盖骨或硬膜边界分开的，脑疝是指脑组织从一个空间挤进另一个空间。常见病因是外伤、占位性病变、大范围梗死和炎症性病变。脑疝使颅内压增高，引起血流动力学改变，可导致缺血和梗死。如果颅内压继续增高，占位效应不减弱，会导致脑死亡。

【影像表现】

1. 大脑镰下疝（扣带回疝） 最常见的脑疝。扣带回移位到大脑镰下，同侧侧脑室受压，越过中线移位。早期由于室间孔阻塞导致对侧侧脑室扩大，后期大脑前动脉移位被大脑镰游离缘挤压，导致动脉闭塞及继发脑梗死。

2. 单侧小脑幕下疝（颞叶沟回疝） 脑疝中发病率第二。颞叶内移被挤进小脑幕切迹，鞍上池消失。

3. 双侧小脑幕下疝 少见，见于严重的幕上占位效应。双侧颞叶疝入小脑幕间隙，中脑被挤撞上颅底，鞍上池-脑脊液间隙闭塞。

4. 小脑幕上疝（小脑蚓部疝） 小脑通过幕切迹向上移位，四叠池以及背盖受压变扁。

5. 小脑扁桃体疝 颅后窝占位引起的最常见脑疝。小脑扁桃体被压入枕骨大孔，小脑延髓池消失。

6. 蝶骨大翼疝 罕见，向上（颅中窝占位）或向下（额部占位），脑组织及大脑中动脉越过蝶骨翼。

7. 经脑膜疝/经颅疝 罕见，脑实质受压通过硬脑膜和颅骨的缺损处。

【鉴别诊断】

1. 低颅压综合征 脑组织被牵拉，不是被挤压。垂体饱满，硬脑膜增厚。

2. Chiari 畸形（Ⅰ型） 小脑扁桃体先天性解剖学低位，常合并脊髓中央管扩张。脑部其他部分正常。

【重要关注点】

CT 平扫为最佳的快速扫描方法，多平面 MRI 可用于观察并发症。

第二节　非创伤性病变

一、高血压自发性脑出血

【病例 1-2-1】 患者，男，45 岁，突发左侧肢体无力伴言语含糊 16 小时，高血压病史 7 年。查体：BP 172/117mmHg（1mmHg=0.133kPa），意识模糊，言语不清，左侧鼻唇沟稍浅，口角向右歪斜，伸舌左偏，左侧肢体肌力 2^+级，左侧巴宾斯基（Babinski）征阳性。CT 检查如图 1-2-1 所示。

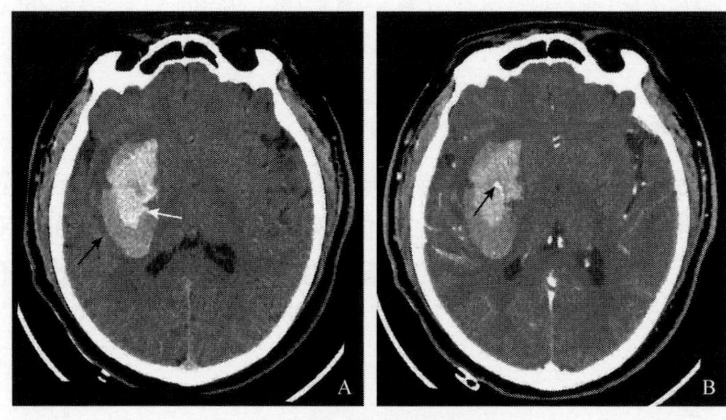

高血压性脑出血

图 1-2-1　高血压自发性脑出血

右侧外囊区脑出血，呈混杂高密度影（图 A 白箭头），周围环绕低密度水肿带（图 A 黑箭头）；增强血肿内见斑点状强化影（图 B 黑箭头），为持续性出血的标志"斑点征"

【分析思维导图】

思维导图见下页。

【扩展病例 1-2-1】 患者，男，74 岁，突发右侧肢体无力 2 天余，既往高血压病史 8 年。查体：BP 216/101mmHg，右侧面部、肢体、躯干痛觉减退。MRI 及 CT 检查如图 1-2-2 所示。

【病理生理及临床】

高血压自发性脑出血是神经外科常见疾病，占颅内自发性脑出血 50%～70%，长期的高血压会导致颅内小血管及穿支血管的退行性改变，容易破裂，导致基底节区、丘脑、脑干等脑区成为高血压脑出血的常见部位。血肿压迫脑组织是造成患者临床症状的直接原因。超过 30% 的患者术后会出现不同程度的神经功能障碍。

临床起病急骤，为突发剧烈头痛，恶心、呕吐，伴有躁动、嗜睡或昏迷。血肿对侧偏瘫，早期为两侧瞳孔缩小，当血肿扩大、脑水肿加重致颅高压，则出现瞳孔散大等脑疝危象，并呼吸衰竭、血压升高，持续加重可转为中枢性衰竭。

【影像表现】

1. CT 平扫　急性期血肿为均匀高密度影，边界清楚，周围环绕低密度水肿带，邻近

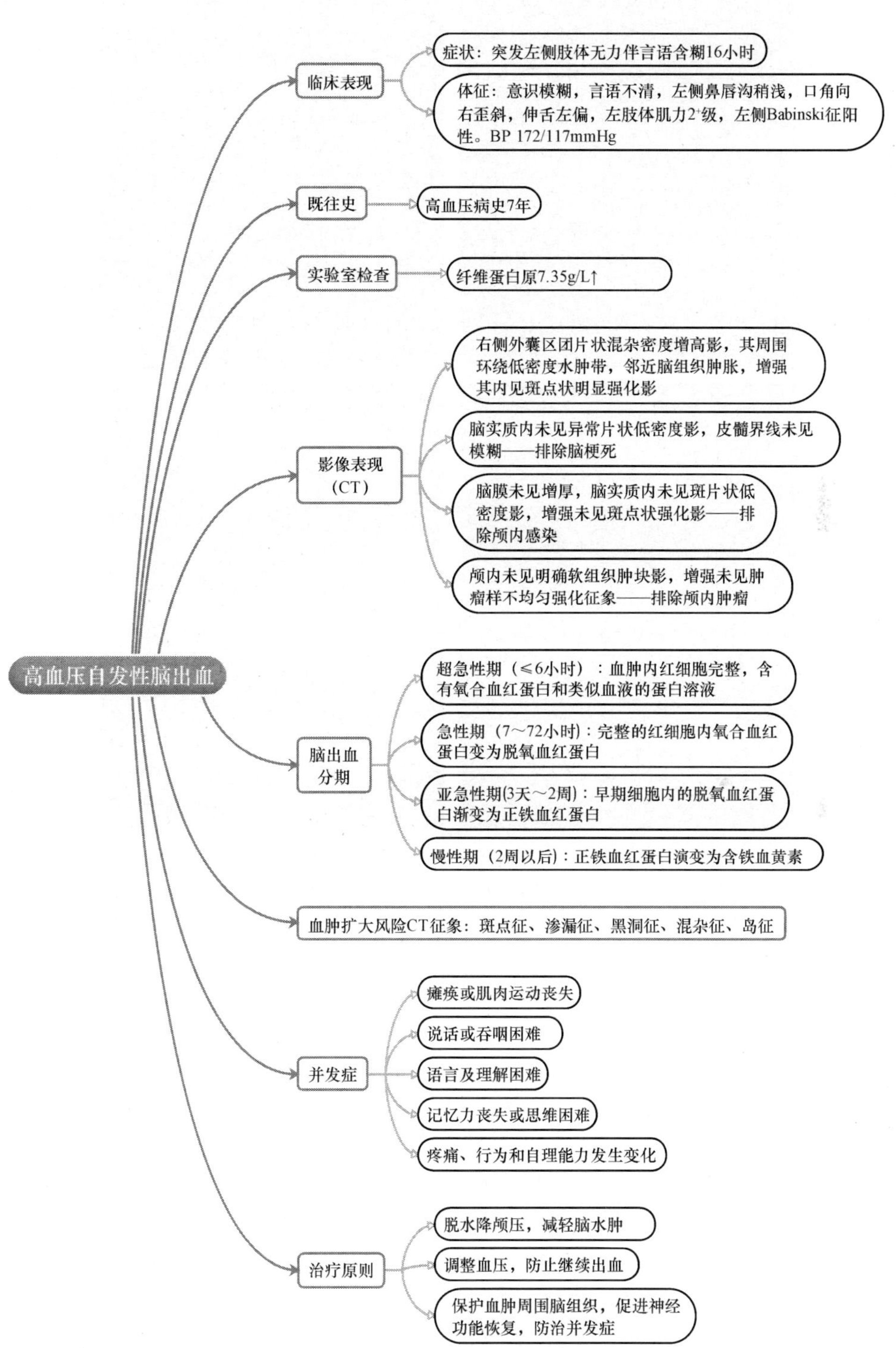
高血压自发性脑出血
临床表现
症状：突发左侧肢体无力伴言语含糊16小时
体征：意识模糊，言语不清，左侧鼻唇沟稍浅，口角向右歪斜，伸舌左偏，左肢体肌力2+级，左侧Babinski征阳性。BP 172/117mmHg
既往史
高血压病史7年
实验室检查
纤维蛋白原7.35g/L↑
影像表现（CT）
右侧外囊区团片状混杂密度增高影，其周围环绕低密度水肿带，邻近脑组织肿胀，增强其内见斑点状明显强化影
脑实质内未见异常片状低密度影，皮髓界线未见模糊——排除脑梗死
脑膜未见增厚，脑实质内未见斑片状低密度影，增强未见斑点状强化影——排除颅内感染
颅内未见明确软组织肿块影，增强未见肿瘤样不均匀强化征象——排除颅内肿瘤
脑出血分期
超急性期（≤6小时）：血肿内红细胞完整，含有氧合血红蛋白和类似血液的蛋白溶液
急性期（7～72小时）：完整的红细胞内氧合血红蛋白变为脱氧血红蛋白
亚急性期(3天～2周)：早期细胞内的脱氧血红蛋白渐变为正铁血红蛋白
慢性期（2周以后）：正铁血红蛋白演变为含铁血黄素
血肿扩大风险CT征象：斑点征、渗漏征、黑洞征、混杂征、岛征
并发症
瘫痪或肌肉运动丧失
说话或吞咽困难
语言及理解困难
记忆力丧失或思维困难
疼痛、行为和自理能力发生变化
治疗原则
脱水降颅压，减轻脑水肿
调整血压，防止继续出血
保护血肿周围脑组织，促进神经功能恢复，防治并发症

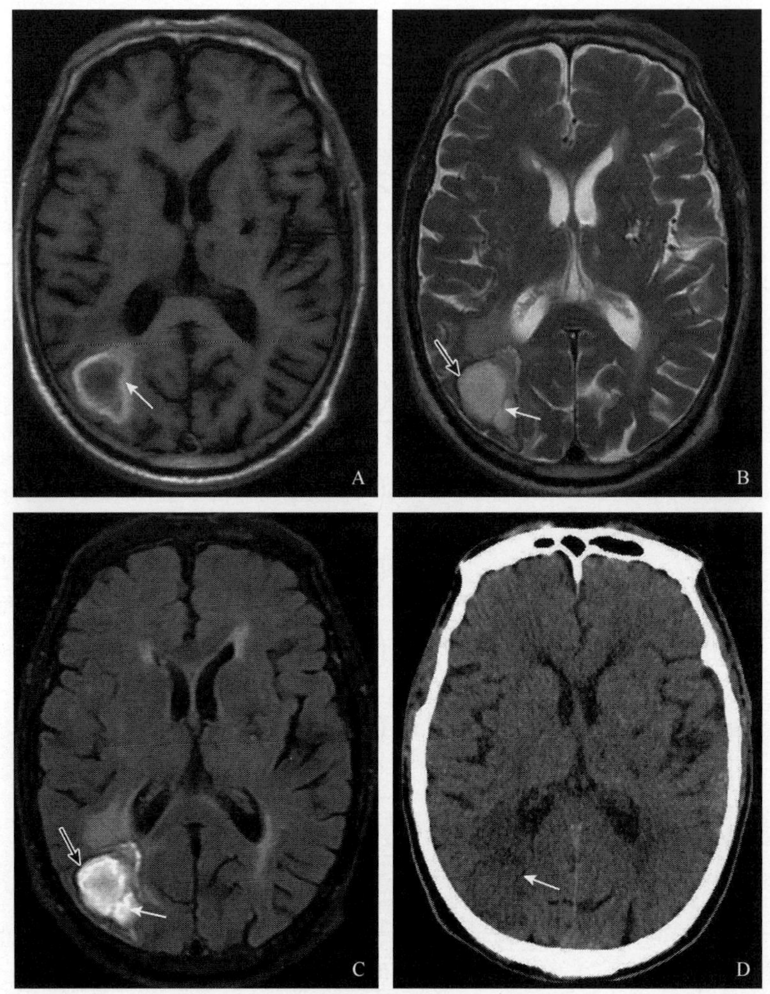

图 1-2-2 高血压性脑出血（亚急性期）

T_1WI 右侧顶枕叶不规则环形高信号影（图 A 白箭头）；T_2WI 及 FLAIR 呈高信号（图 B、C 白箭头），周围环绕少量低信号影（图 B、C 黑箭头），提示含铁血黄素沉着。CT 平扫显示右侧顶枕叶片状稍低密度影（图 D 白箭头），周围伴低密度水肿带

脑室、脑池受压变窄，中线结构移向对侧。吸收期血肿密度降低，边缘模糊，占位效应减轻，部分增强可见环形强化。囊变期较小血肿可完全吸收、不留痕迹，大的则残留囊腔。

2. 提示血肿扩大的 CT 征象

（1）斑点征：CTA 上血肿内 1～2mm 的斑点状血管样增强影。

（2）渗漏征：首次 CTA 检查 5 分钟后病变区 CT 值变化＞10%。

（3）黑洞征：低密度区域被高密度血肿完全包裹。

（4）混杂征：血肿内混杂高低密度区域，CT 值相差＞18Hu。

（5）岛征：≥3 个与主要血肿分开的小血肿；≥4 个部分或全部与主要血肿相连的小血肿。

3. 血肿在不同时期，MRI 信号强度不一

（1）超急性期（≤6 小时）：T_1WI 呈等低信号，T_2WI 呈高信号。

（2）急性期（7～72 小时）：T_1WI 为等信号，T_2WI 为低信号。

（3）亚急性期（3 天～2 周）：T_1WI 出现高信号，由周边开始，向内发展，达 6～8 天，

T_2WI 亦呈高信号，从周边向中央扩散。

（4）慢性期（2 周以后）：T_2WI 血肿与水肿之间出现低信号环。

【鉴别诊断】

1. 血管畸形出血 血管造影、CTA 及 MRA 均可见异常血管团，大部分可显示引流静脉和增粗的供血动脉。

2. 出血性脑肿瘤 血肿一侧可见瘤体，增强瘤体或瘤壁可发生强化。瘤体发生囊变出血时可见液面。脑转移瘤多为位于皮髓质交界部，合并卒中可见一处或多处出血灶，瘤周水肿比单纯脑出血明显。

3. 脑淀粉样血管病 血压正常的痴呆患者。T_2WI 及 SWI 均表现为多灶性点状低信号影。

【重要关注点】

1. 血肿的大小及部位，邻近脑室及中线结构受压情况。

2. 是否存在血肿进一步扩大风险，是否为肿瘤出血。

二、动脉瘤性蛛网膜下腔出血

【病例 1-2-2】 患者，女，56 岁，突发剧烈头痛伴恶心、呕吐 8 小时余。脑脊液蛋白定性试验（潘氏试验）阳性、脑脊液有核细胞计数 1366/L↑，红细胞镜检（++++），脑脊液 IgG 99.50mg/L↑，凝血因子Ⅱ（活性）121.90mg/L↑，凝血因子Ⅴ（活性）136.00mg/L↑，凝血因子Ⅹ（活性）139.40mg/L↑。CT 检查如图 1-2-3 所示。

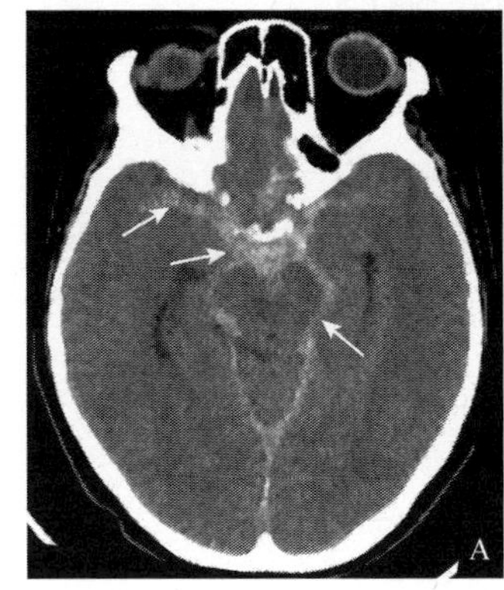

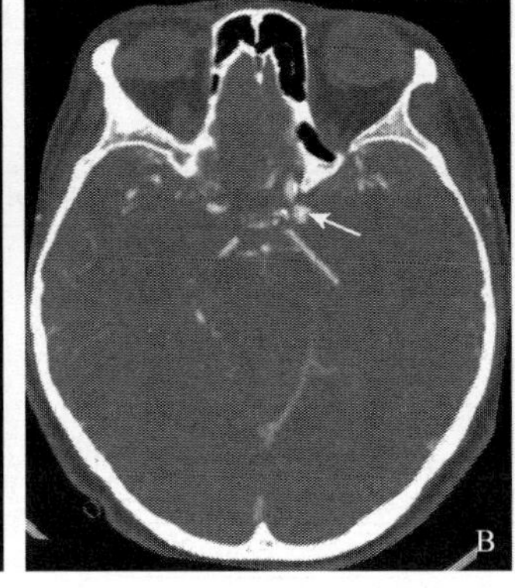

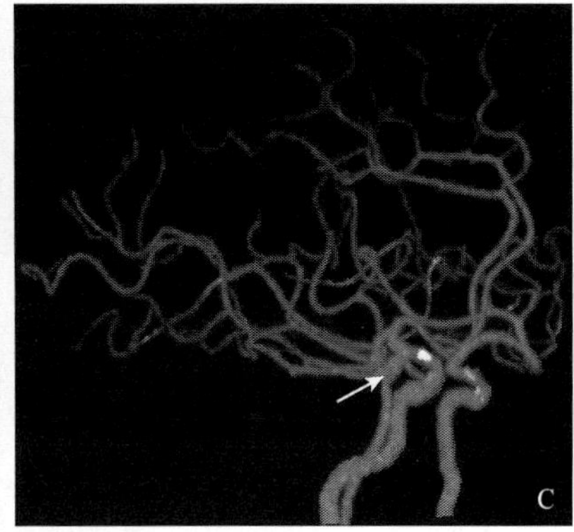

图 1-2-3 动脉瘤性蛛网膜下腔出血（1）

鞍上池、双侧裂池、脚间池及环池密度增高（图 A 白箭头）；CTA 左颈内动脉交通段见结节状突起（图 B 白箭头）；脑血管最大密度投影（MIP）左颈内动脉交通段局部见囊袋状突起（图 C 白箭头），提示动脉瘤形成

【分析思维导图】

思维导图见下页。

【扩展病例 1-2-2】 患者，男，52 岁，突发剧烈头痛伴恶心、呕吐 7 小时。既往有高血压病史。NEU% 84.1%↑，潘氏试验阳性，脑脊液有核细胞计数 38×10^6/L↑，红细胞镜检（++++），皱缩红细胞（+++）↑，脑脊液蛋白 2.93mg/L↑，脑脊液 IgG 507.80mg/L↑。CT 检查如图 1-2-4 所示。

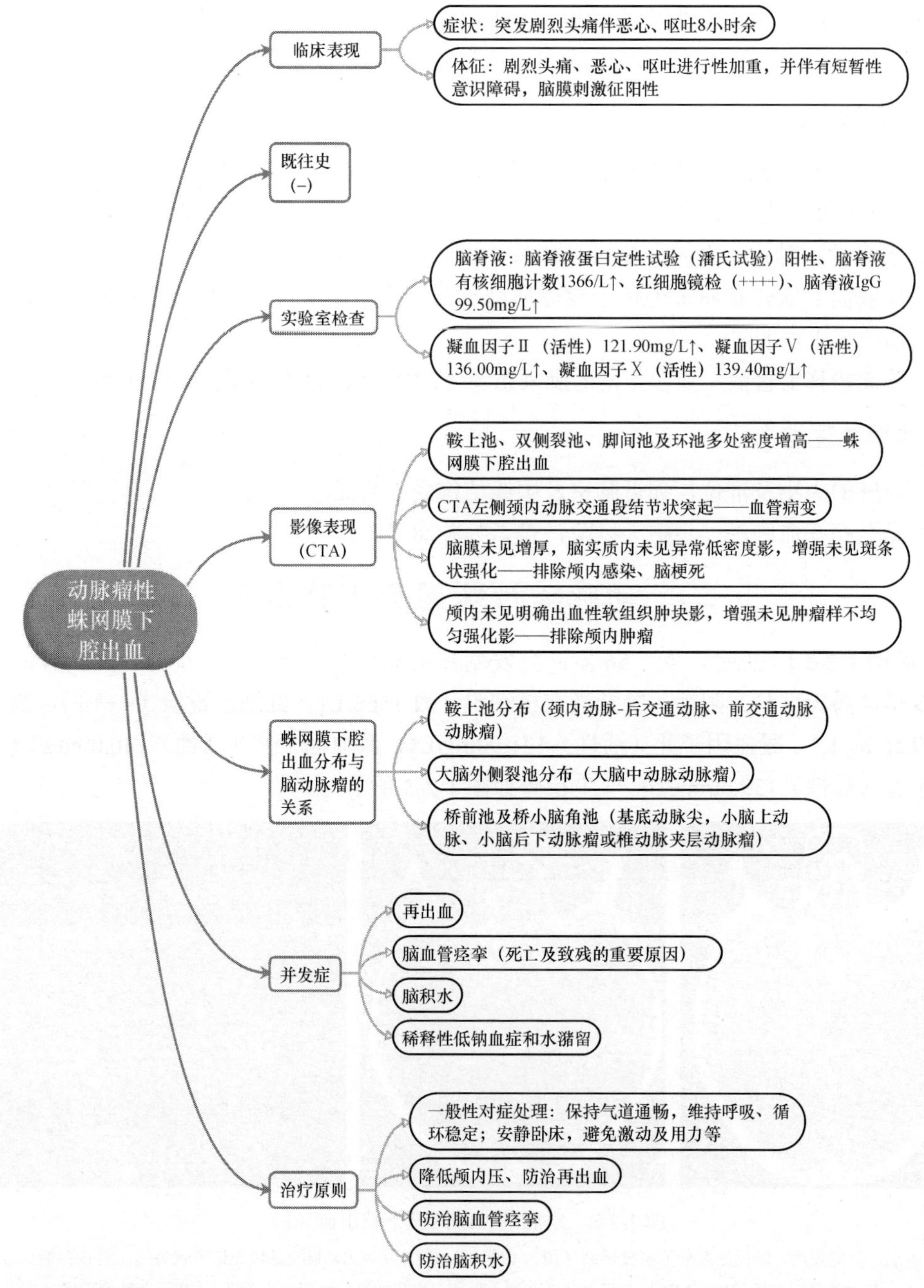

【病理生理及临床】

动脉瘤性蛛网膜下腔出血是颅内动脉瘤破裂，血液进入蛛网膜下腔所致，在自发性蛛网膜下腔出血中最多见，具高致残率和死亡率。可发生于任何年龄，以30～40岁发病率最高。氧合血红蛋白在脑脊液中可引起无菌性脑膜炎；血细胞崩解产生的血管收缩因子或机械刺激可使脑血管痉挛，导致脑水肿，甚至脑梗死；急性期颅内压力增高，慢性期蛛网膜颗粒阻塞可导致脑积水。

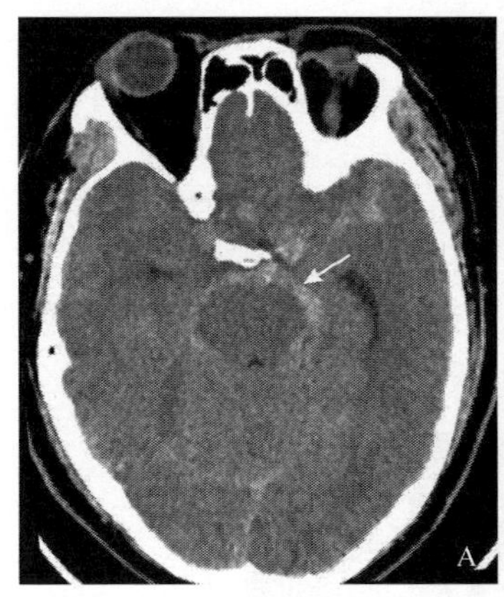

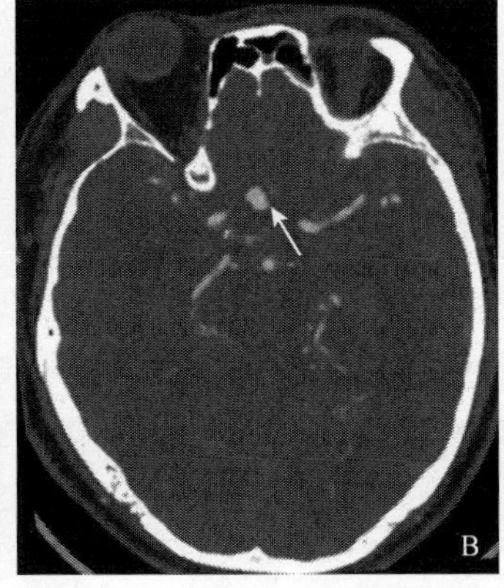

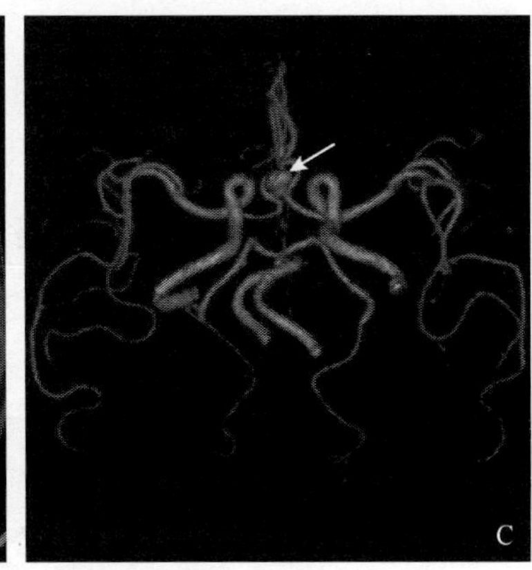

图 1-2-4 动脉瘤性蛛网膜下腔出血（2）

左外侧裂池、桥前池、环池密度增高（图 A 白箭头）；CT 增强见前交通动脉处结节状突起（图 B 白箭头）；脑血管 VR 前交通动脉处局部见囊袋状突起（图 C 白箭头），提示动脉瘤形成

临床表现为突发性的剧烈头痛、恶心、呕吐，并脑膜刺激征，伴或不伴局灶性体征。当颅内压快速升高，可导致眼球内出血。腰穿见血性脑脊液。

【影像表现】

1. CT 平扫的直接征象为脑沟、脑池密度增高，其出血分布随动脉瘤的位置而变化（见本病思维导图）。间接征象包括脑水肿、脑梗死、脑积水、脑室内出血、脑内血肿、脑疝等。CTA 对≥2mm 的动脉瘤发现率为 90%～95%。

2. MRI FLAIR 序列上脑沟、脑池为高信号，但缺乏特异性，T_2^*GRE 序列呈开花征，如果脑血管痉挛出现脑缺血，DWI 可呈局灶性弥散受限征象。TOF MRA 对≥3mm 动脉瘤的敏感性为 85%～95%。

【鉴别诊断】

1. 非动脉瘤性蛛网膜下腔出血 中脑周围蛛网膜下腔出血，主要局限在中脑周围的脑池中，常由脑静脉出血导致。非外伤性脑凸面蛛网膜下腔出血，其出血部位多局限于一个或几个脑皮质表面，而不扩散至外侧裂、基底池和脑室内，其主要病因为淀粉样血管病及可逆性血管收缩。

2. 假性蛛网膜下腔出血 鞘内对比剂残留、脑膜炎等导致脑脊液密度增高。CT 能谱成像可用于鉴别对比剂和脑出血：脑出血在能谱物质分离的水基图像上为高密度，碘基图像无碘剂存在，对比剂外渗则反之。

【重要关注点】

1. 蛛网膜下腔出血的分布位置。

2. 在 CTA 或 MRA 上是否存在动脉瘤，以及动脉瘤的位置、形态。

3. 少量蛛网膜下腔出血与对比剂外渗的鉴别可用 CT 能谱成像。

三、脑血管畸形并出血

脑血管畸形并出血是脑内非外伤性出血的常见原因，仅次于高血压性脑出血。脑血管畸形为先天性脑血管发育异常，一般包括动静脉畸形、海绵状血管瘤、毛细血管扩张症和静脉畸形，其中以动静脉畸形最多见。脑血管畸形可发生在任何年龄，但好发于中青年，男性稍多于女性。

（一）脑动静脉畸形并出血

【病例 1-2-3】 患者，男，22 岁，突发神志不清 18 天；在当地医院行血肿清除术和去骨瓣减压术，为求进一步诊治，急诊转至上级医院。CT 检查如图 1-2-5 所示。

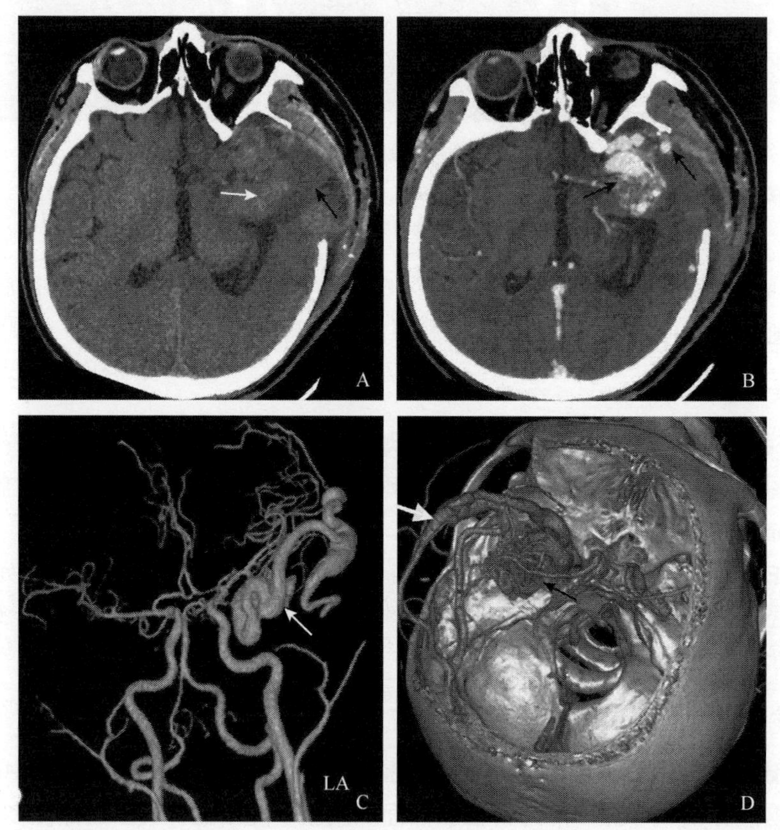

脑血管畸形并出血

图 1-2-5　动静脉畸形伴脑出血（1）

左侧颞叶及基底节区团片状不均匀低密度影（图 A 黑箭头）及稍高密度影（图 A 白箭头），邻近脑组织肿胀膨出；增强见左侧基底节及颞叶区多发粗细不等迂曲血管影（图 B 黑箭头）；脑血管 VR 见迂曲血管团（图 C 白箭头、图 D 黑箭头），与左大脑中动脉相连，并见粗大引流静脉汇入上矢状窦（图 D 白箭头）

【分析思维导图】

思维导图见下页。

【扩展病例 1-2-3】 患者，女，15 岁，头晕头痛 1 天，突发意识障碍 4 小时。查体：意识呈浅昏迷状，对光反射迟钝。白细胞（WBC）22.53×10^9/L↑，NEU% 94.7%↑，中性粒细胞数 21.35×10^9/L↑，活化部分凝血活酶时间 23.90 秒↓，D-二聚体 1.98mg/L↑，FDP 定量 5.50mg/L↑。CT 及 MRI 检查如图 1-2-6 所示。

【病理生理及临床】

脑动静脉畸形是由一支或几支弯曲扩张的供血动脉和引流静脉形成的病态血管团，体

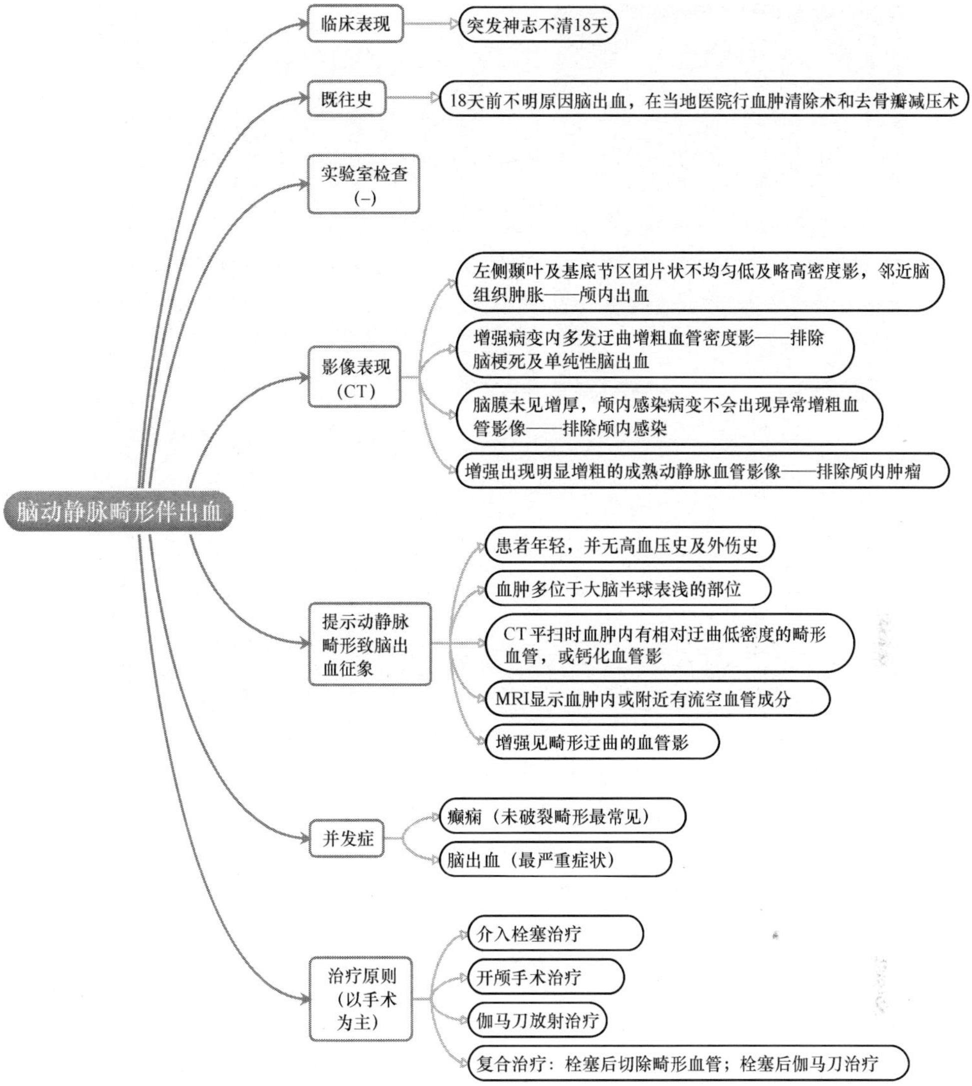

脑动静脉畸形伴出血

- 临床表现
  - 突发神志不清18天
- 既往史
  - 18天前不明原因脑出血，在当地医院行血肿清除术和去骨瓣减压术
- 实验室检查（–）
- 影像表现（CT）
  - 左侧颞叶及基底节区团片状不均匀低及略高密度影，邻近脑组织肿胀——颅内出血
  - 增强病变内多发迂曲增粗血管密度影——排除脑梗死及单纯性脑出血
  - 脑膜未见增厚，颅内感染病变不会出现异常增粗血管影像——排除颅内感染
  - 增强出现明显增粗的成熟动静脉血管影像——排除颅内肿瘤
- 提示动静脉畸形致脑出血征象
  - 患者年轻，并无高血压史及外伤史
  - 血肿多位于大脑半球表浅的部位
  - CT平扫时血肿内有相对迂曲低密度的畸形血管，或钙化血管影
  - MRI显示血肿内或附近有流空血管成分
  - 增强见畸形迂曲的血管影
- 并发症
  - 癫痫（未破裂畸形最常见）
  - 脑出血（最严重症状）
- 治疗原则（以手术为主）
  - 介入栓塞治疗
  - 开颅手术治疗
  - 伽马刀放射治疗
  - 复合治疗：栓塞后切除畸形血管；栓塞后伽马刀治疗

积可随人体发育而生长，其中有的血管极度扩张、扭曲，有时动静脉直接相通。畸形血管团内有脑组织，常因缺血而萎缩，呈胶质增生带。血管团内有些血管壁仅一层内皮细胞，易破裂出血。脑动静脉畸形可发生于任何年龄，男性略多于女性。约85%发生于幕上，15%发生于颅后窝，绝大多数单发，少数多发。

临床表现为出血、癫痫和头痛，以及进行性神经功能障碍，主要表现为运动或感觉性瘫痪，此外还可以有智力减低、眼球突出及颅内血管噪声等症状。

【影像表现】

1. CT常呈混杂密度，供血及引流血管呈迂曲条样等/稍高密度，病灶内可见条样或点状钙化，病变边缘常不清楚，增强及CTA见迂曲扩张的血管团及粗大的引流静脉。MRI见蠕虫袋状、匐行纠缠的蜂窝状流空影。

2. 近2/3的脑动静脉畸形会发生出血，出血多位于大脑半球表浅部位。可行脑血管造影检查明确诊断。

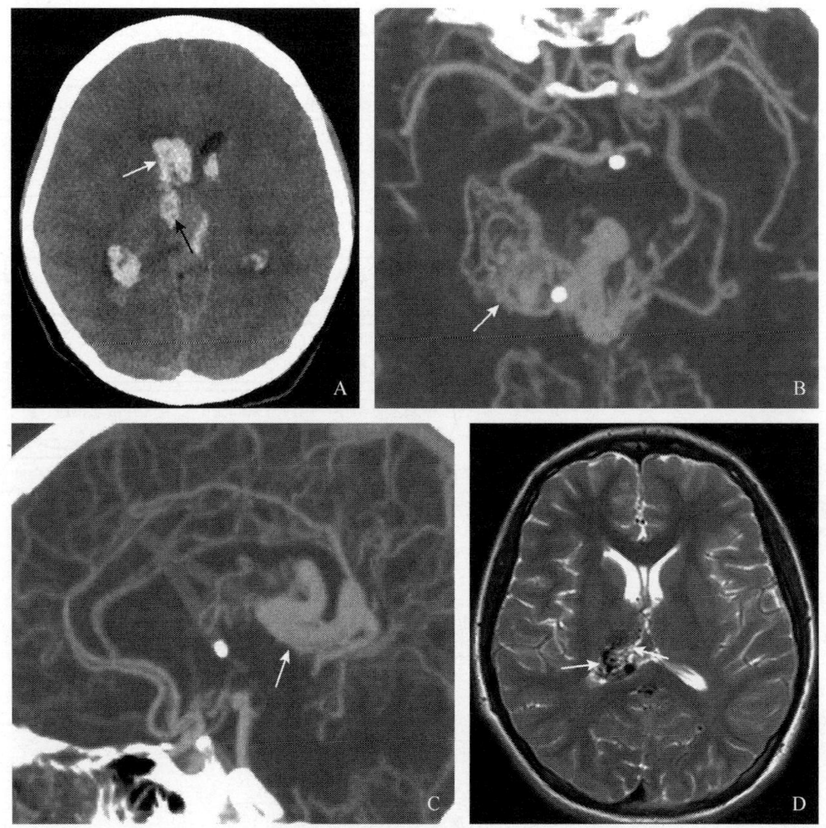

图 1-2-6　动静脉畸形伴脑出血（2）

CT 平扫右侧丘脑出血（图 A 黑箭头），并脑室系统积血（图 A 白箭头），中线结构左移；MIP 右侧丘脑、右侧脑室后角及三脑室区见迂曲血管团及粗大引流静脉（图 B、C 白箭头）。1 个月后复查 MRI，T_2WI 见右侧丘脑出血基本吸收，并少量含铁血黄素沉着，右侧丘脑及右侧脑室后角区见多发迂曲流空血管影（图 D 白箭头）

【鉴别诊断】

1. 高血压性脑出血　出血位置多见于基底节区、丘脑、脑干或小脑。CTA 及 MRI 无迂曲血管影。

2. 海绵状血管瘤出血　主要特点是反复多次少量出血，MRI 病灶内多种信号混杂，较特征性的表现为 T_2WI 有含铁血黄素所致的环形低信号影。增强轻度强化或无明显强化，无粗大血管影。

3. 脑肿瘤伴出血　CT 为不均匀高密度血肿，血肿内或一侧可见瘤体；增强瘤体或瘤壁可发生强化。

【重要关注点】

1. CTA 是否有迂曲血管团、供血动脉、引流静脉，是否合并血管瘤。

2. MRI 上出血灶内是否有条状血管密度或血管流空影像。

（二）脑海绵状血管瘤并出血

【病例 1-2-4】 患者，男，58 岁，反复头晕头痛 1 月余。凝血因子Ⅱ（活性）144.00%↑，凝血因子Ⅶ（活性）135.70%↑，凝血因子Ⅷ（活性）220.50%↑，凝血因子Ⅺ（活性）

154.10%↑。CT 及 MRI 检查如图 1-2-7 所示。

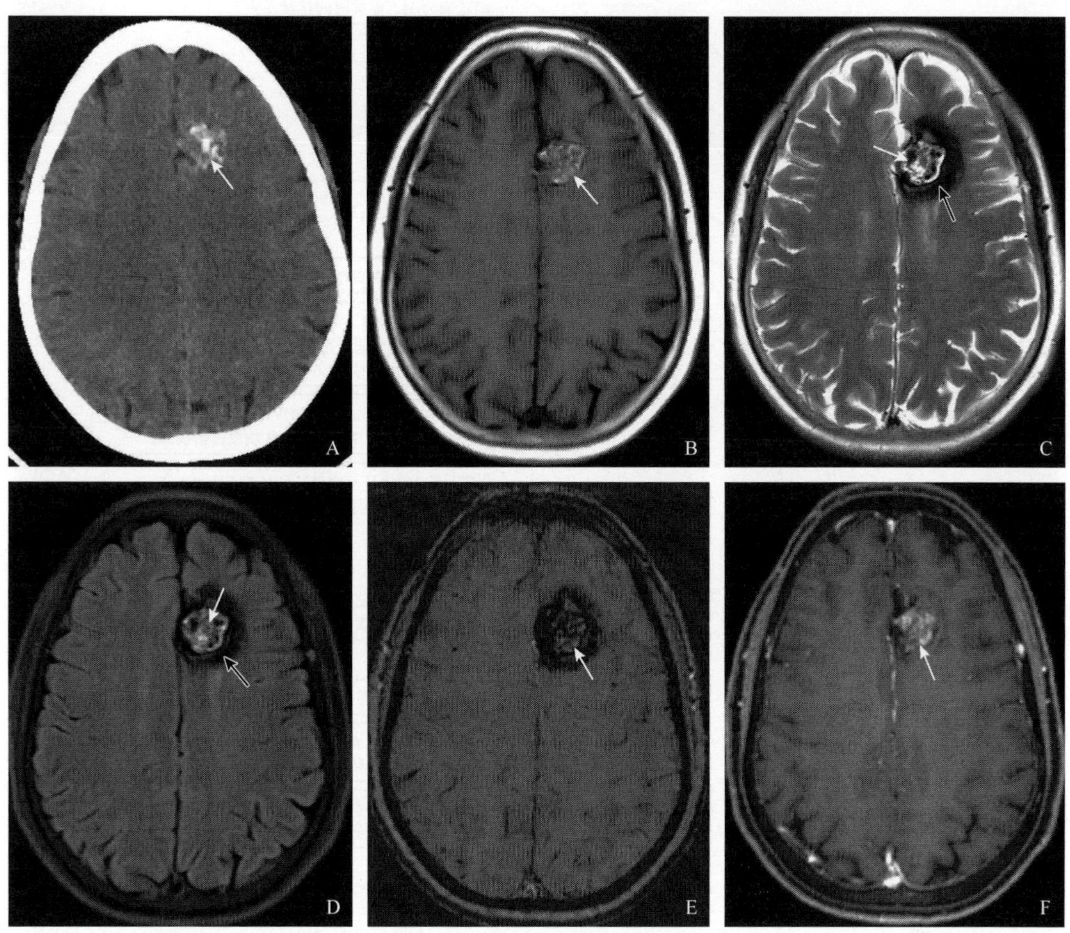

图 1-2-7 海绵状血管瘤伴出血（1）

CT 平扫左侧额叶不均匀高密度结节影（图 A 白箭头）。T_1WI 呈不均匀高信号（图 B 白箭头），T_2WI 及 FLAIR 呈高低混杂信号（图 C、D 白箭头），边缘为更低信号环（图 C、D 黑箭头），SWI 呈不均匀低信号（图 E 白箭头），增强不均匀强化（图 F 白箭头）

【分析思维导图】

思维导图见下页。

【扩展病例 1-2-4】 患者，女，44 岁，反复头晕 10 余年，发作性上肢抽搐 3 月余；既往史：10 余年前因车祸致头部外伤。查体及实验室检查未见明显异常。CT 及 MRI 检查如图 1-2-8 所示。

【病理生理及临床】

脑实质海绵状血管瘤是一种先天性脑血管畸形，是隐藏性疾病。在普通人群中的发病率为 4.0%～8.0%，占所有脑血管畸形的 20%～25%。病灶由海绵状血管腔隙组成，其血管壁由胶原纤维组成，并衬有扁平内皮细胞。由于病灶血管壁很薄，发育不良，缺乏弹性，所以容易出血，且常为少量、多次、反复出血，因此病灶内常见钙质沉积。

临床上可无任何症状和体征，或以癫痫、头痛及局灶神经功能障碍为主要症状。

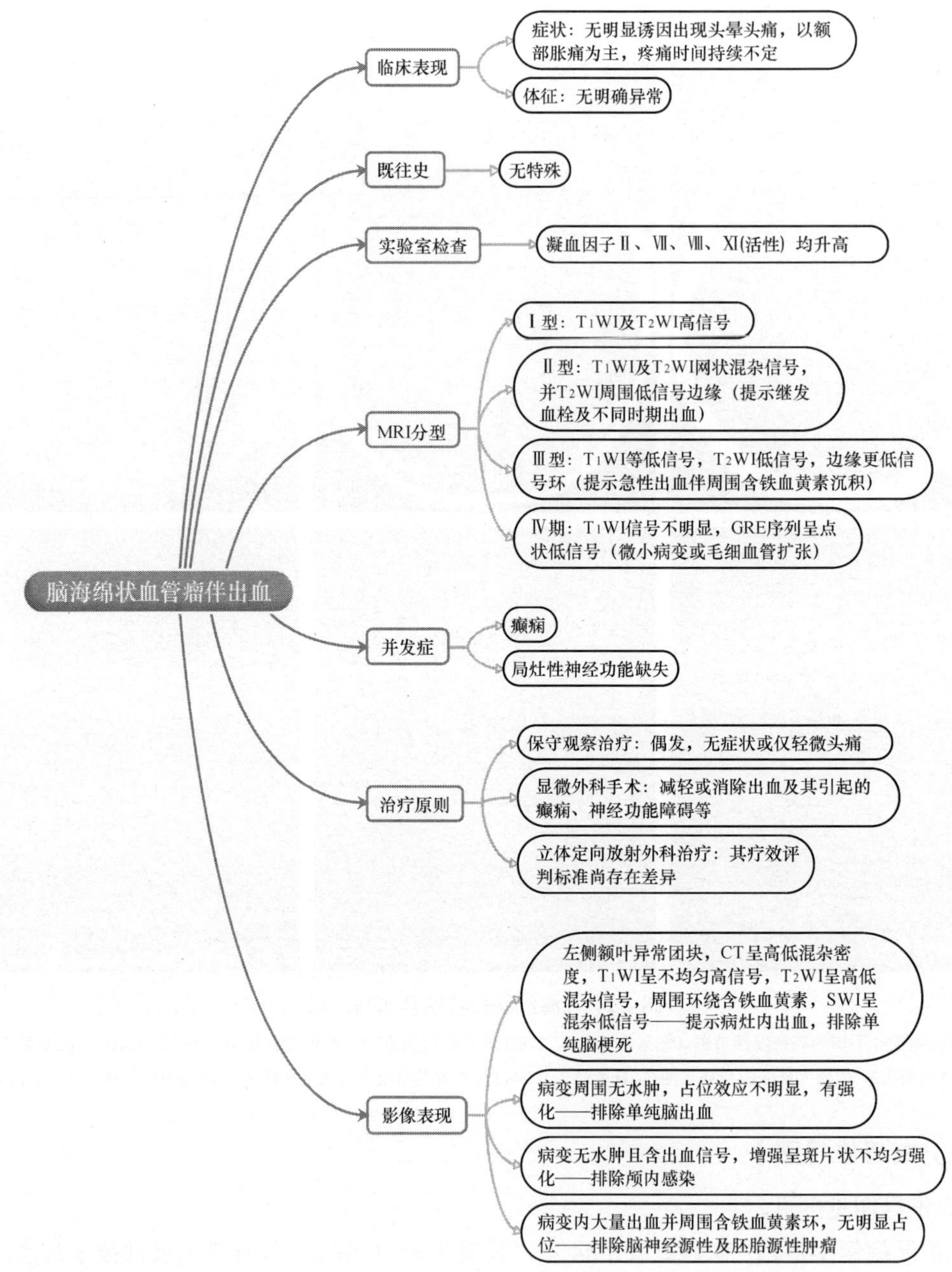

【影像表现】

1. CT 为边界清楚的圆形或类圆形高密度影，常无灶周水肿或仅有轻度水肿，常伴有钙化，严重者可全部钙化，增强扫描可见轻度强化或不强化，增强程度与钙化成反比。

2. T_2WI 病灶中央有网状或斑点状混杂信号，呈爆米花征，病灶周围有均匀的低信号含铁血黄素环，因此 MRI 是目前诊断本病的最佳手段。

【鉴别诊断】

1. 单纯脑出血 起病急，临床症状较严重。病变占位效应明显，周围水肿区较大。MRI 上符合血肿信号的演变规律。

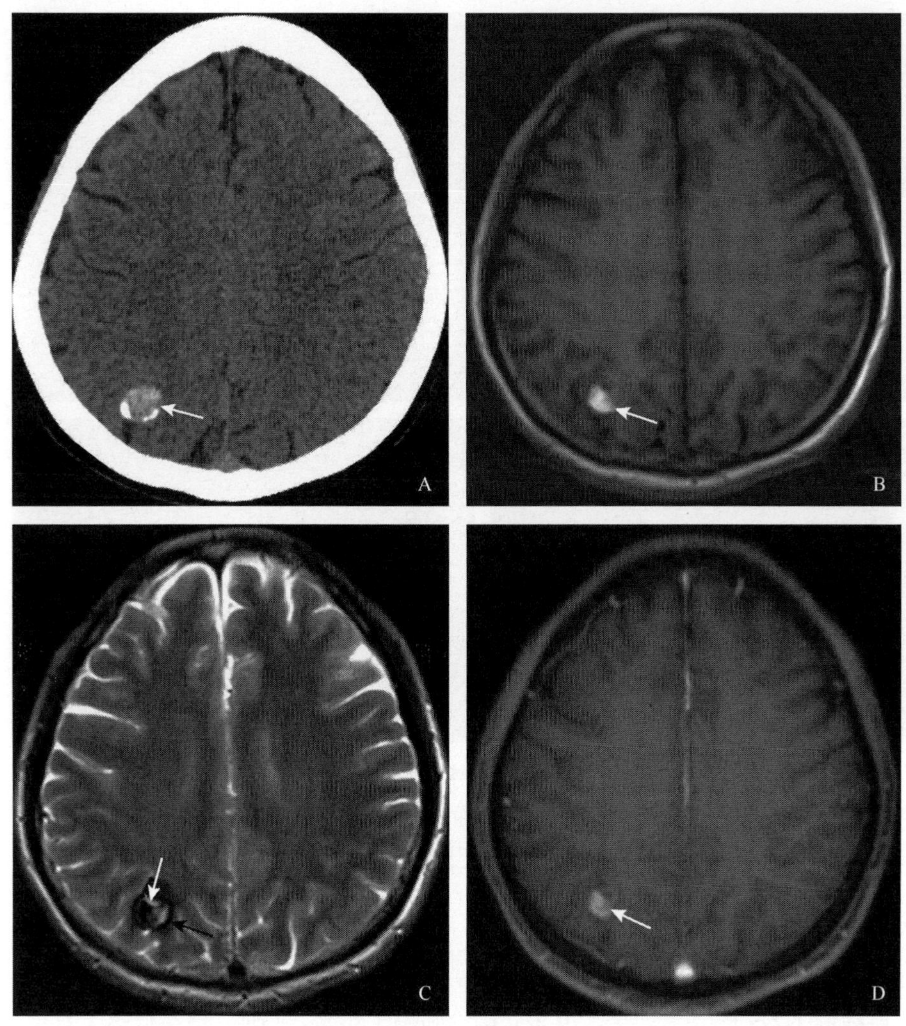

图 1-2-8　海绵状血管瘤伴出血（2）

CT 平扫右侧顶叶见高密度结节影，周围见钙化灶（图 A 白箭头）。MRI 上 T_1WI 呈等及局部高信号（图 B 白箭头），T_2WI 呈高低混杂信号（图 C 白箭头），并周围低信号环（图 C 黑箭头），增强病变未见明显强化（图 D 白箭头）

2. 肿瘤合并出血　常有肿瘤周围水肿及明显的占位效应。增强扫描可见肿瘤组织呈不规则团块状或环状强化。

【重要关注点】

1. CT 病变是否有钙化，以及病灶周围水肿情况。

2. T_2WI 病灶周围是否伴低信号环，增强强化程度，周围是否有异常血管。

四、瘤　卒　中

【病例 1-2-5】 患者，男，29 岁，视物模糊 4 年，加重 1 月余，头痛 1 天。查体：嗜睡，表情痛苦，双侧瞳孔对光反射迟钝，右眼视力仅存光感，左眼能数指，粗测双颞侧视野缺损。实验室检查：促甲状腺激素 0.183mIU/L↓，泌乳素 519.50μIU/ml↑。CT 及 MRI 检查如图 1-2-9 所示。

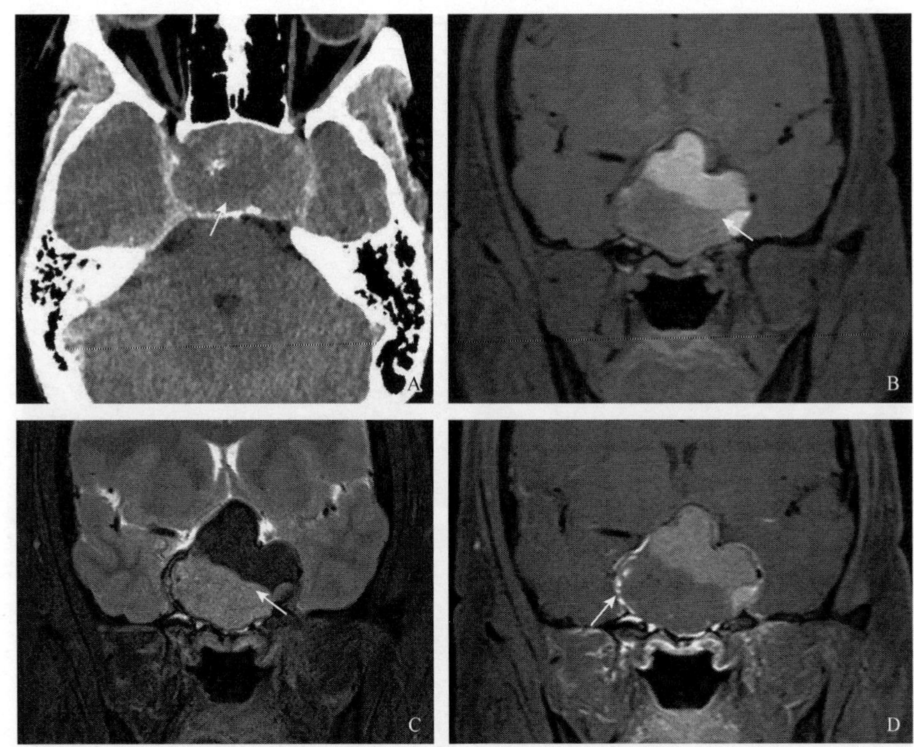

图 1-2-9　垂体瘤伴瘤卒中

CT 平扫垂体窝扩大，其内不均匀稍低密度肿块影（图 A 白箭头）。冠状位 T_1WI 病变呈“雪人征”，为上高下低混合信号（图 B 白箭头），T_2WI 呈上低下高混合信号（图 C 白箭头），增强病变边缘局部轻度强化（图 D 白箭头）

【分析思维导图】

思维导图见下页。

【扩展病例 1-2-5】 患者，男，70 岁，确诊肺癌 1 年余，心烦、情绪低落 1 月余。查体：焦虑面容。实验室检查未见异常。MRI 检查如图 1-2-10 所示。

【病理生理及临床】

颅内肿瘤出血性卒中是除脑血管原因以外自发性颅内出血的一个重要原因，占颅内出血的 1%～11%。以脑转移瘤、颅内黑色素瘤、神经母细胞瘤等恶性肿瘤以及垂体腺瘤多见，脑肿瘤出血的主要原因是由于肿瘤生长速度太快，肿瘤内大量结构不成熟的血管形成，从而导致肿瘤中心发生坏死、出血。

临床上常以缓慢发生、逐渐加重的神经系统局灶或全脑损害为表现，及慢性颅内高压症状为特点，但临床上不少表现为卒中样起病，易与急性脑血管病混淆。

【影像表现】

1. 脑肿瘤出血部位随肿瘤类型而定，多位于脑叶，其中转移瘤多位于灰白质交界处。灶周水肿与血肿期限不符，瘤卒中早期即有明显灶周水肿，此时主要是肿瘤性水肿。

2. 病灶形态不规则、密度不均匀，出血区一侧可见瘤体、钙化或坏死灶，囊变肿瘤出血可见液平面，增强后瘤体或瘤壁强化。MRI 病灶内可见不规则、厚度不均匀低信号的含

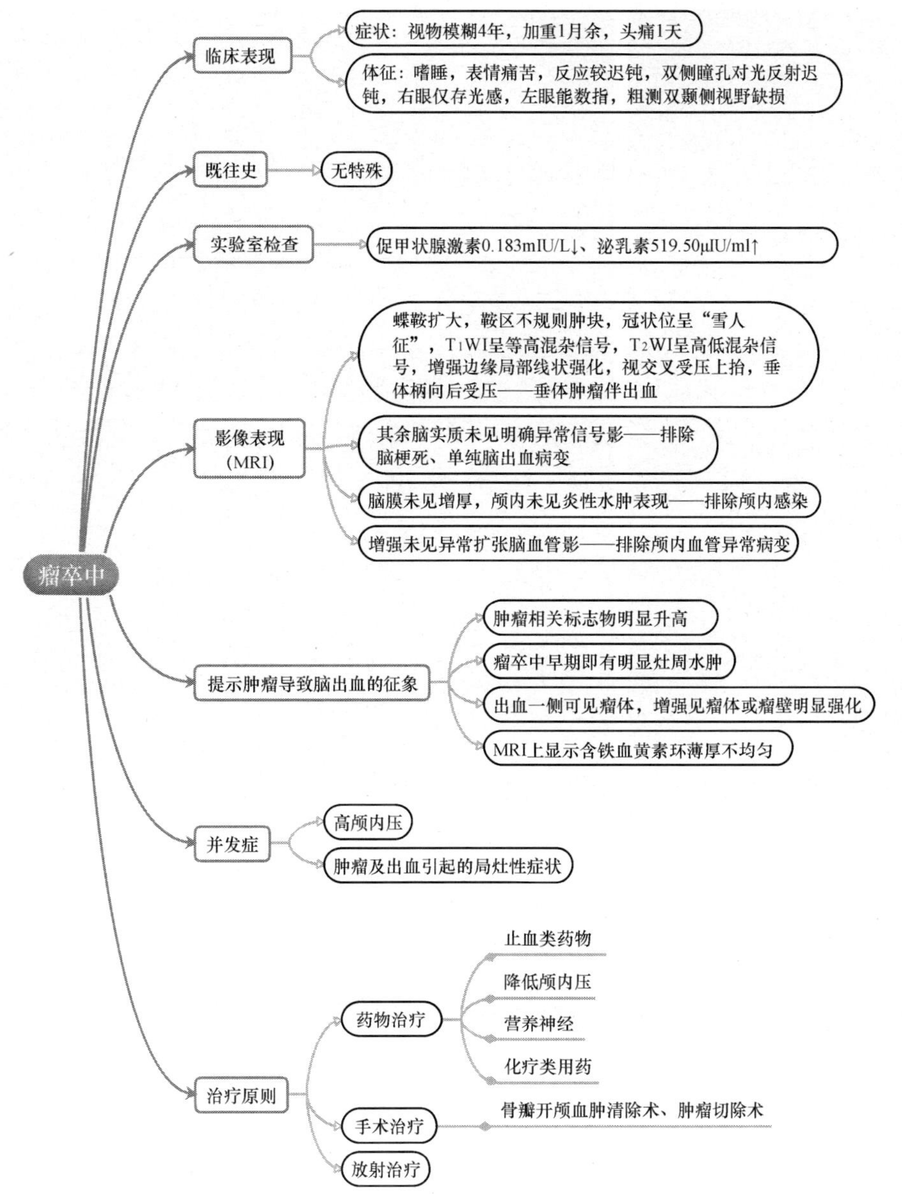

铁血黄素环影像，在瘤卒中的诊断中具有特征性。

【鉴别诊断】

高血压性脑出血：多位于基底节区。CT 急性期多为均匀高密度影，灶周水肿一般 3 小时后出现。MRI 血肿信号强度不一（详见第一章第二节高血压自发性脑出血章节）。血肿几乎不强化，当血肿吸收期周围肉芽组织增生时表现为环形强化。

【重要关注点】

1. 病灶的发生部位，病变周围水肿程度是否和期限相符。
2. 增强是否有瘤体或瘤壁的强化。

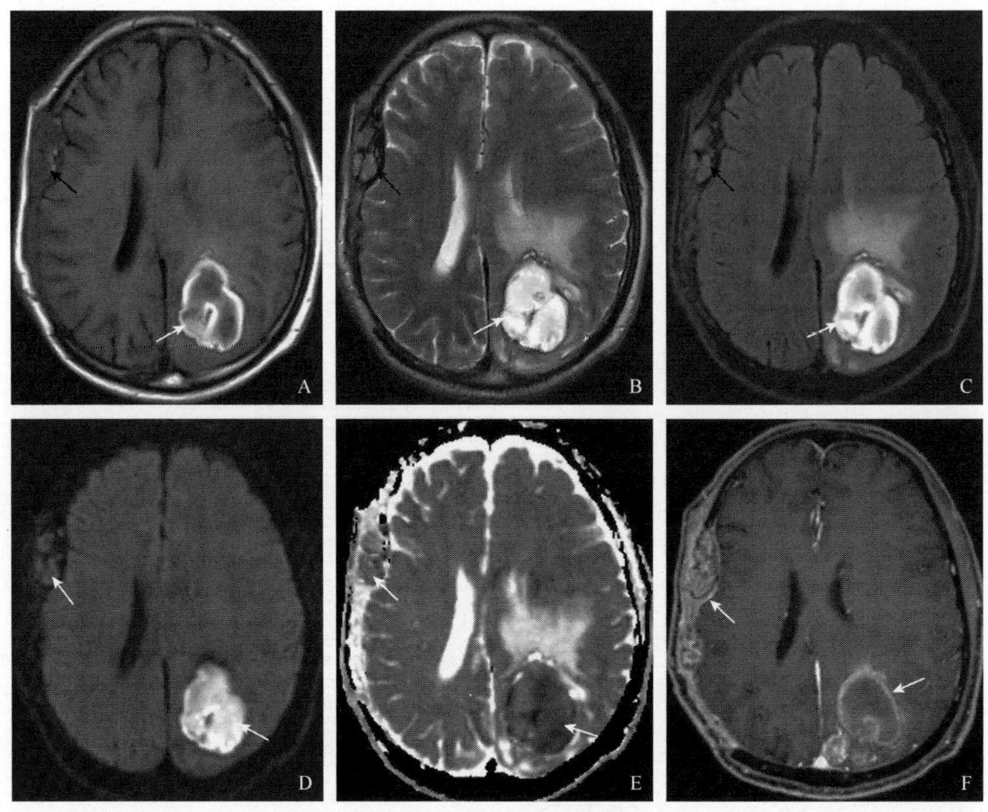

图 1-2-10 脑转移瘤并瘤卒中

T_1WI、T_2WI 及 FLAIR 可见左侧顶叶不均匀高信号肿块（图 A～C 白箭头），周围伴片状水肿，右侧颅骨局部膨胀性改变并混杂信号（图 A～C 黑箭头），DWI 及 ADC 示两个病变均弥散受限（图 D、E 白箭头），增强左顶叶病灶呈不均匀环形强化，右侧颅骨广泛明显不均匀强化，局部呈结节状明显强化（图 F 白箭头）

五、急性脑缺血/脑梗死

【病例 1-2-6】 患者，女，46 岁，突发左侧肢体无力 3 小时。10 余天前于外院诊断为“高脂血症”。查体：神志不清，昏睡，吐词欠清。左肢体肌力 0 级，左侧 Babinski 征阳性。活化部分凝血活酶时间 19.90 秒，D-二聚体 1.04mg/L↑，WBC 13.69×10^9/L↑，中性粒细胞（NEU）9.43×10^9/L↑，淋巴细胞数 3.37×10^9/L，单核细胞数 0.85×10^9/L↑。CT 检查如图 1-2-11 所示。

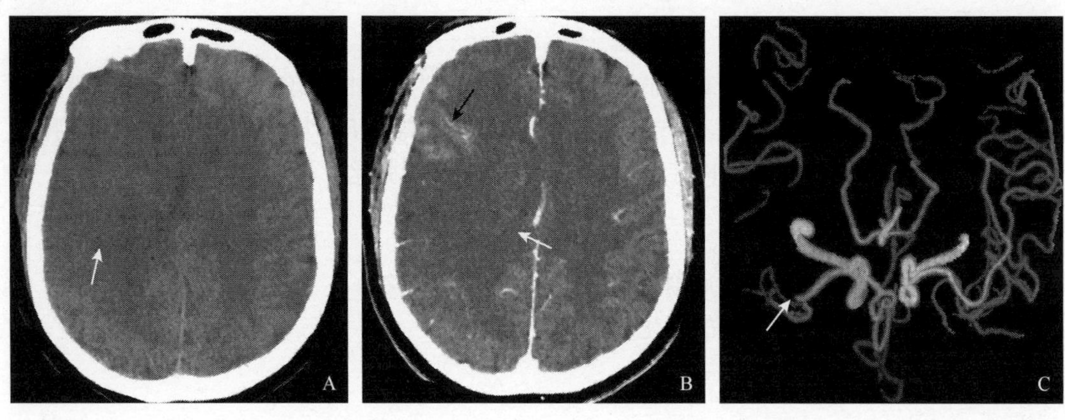

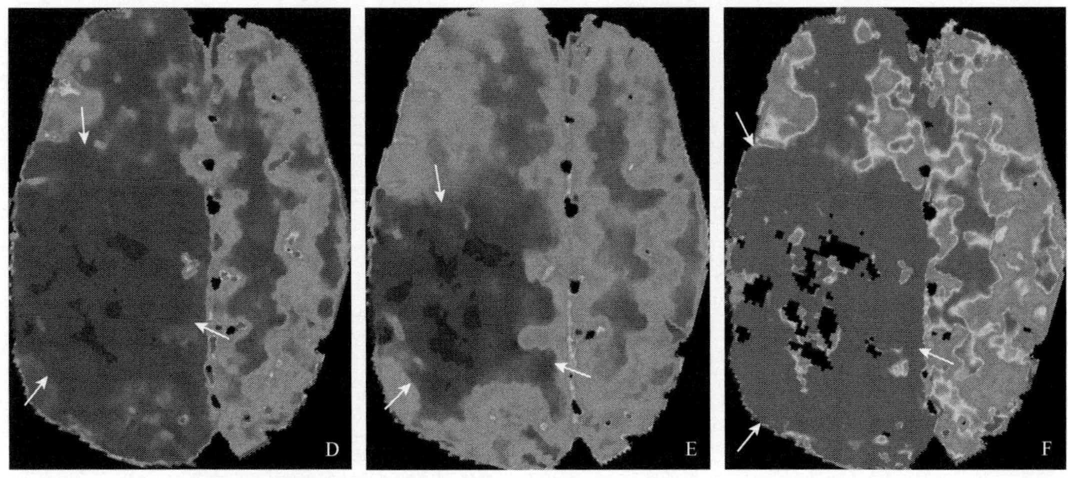

图 1-2-11 脑梗死（1）

右侧额顶叶大片状稍低密度影（图 A 白箭头），中线结构稍左偏；增强局部脑回状强化（图 B 黑箭头），脑组织肿胀（图 B 白箭头），MIP 右侧大脑中动脉 M1 远段闭塞（图 C 白箭头），脑血流量（CBF）、脑血容量（CBV）病变区血流量及血容量减低（图 D、E 白箭头），平均通过时间（MTT）明显延迟（图 F 白箭头），与 CBV 范围不匹配，提示存在缺血半暗带

【分析思维导图】

思维导图见下页。

【扩展病例 1-2-6】 患者，男，49 岁，突发左侧肢体无力 11 天。既往血糖升高 10 年余，血糖控制可。查体：左侧肢体肌力 3 级，肌张力稍增高，腱反射（++），左侧 Babinski 征阳性，左侧上下肢浅感觉消失，右侧肢体腱反射（++）。甘油三酯 1.87mmol/L↑，低密度脂蛋白胆固醇 4.17mmol/L↑，脂蛋白（a）146.40mmol/L↑，D-二聚体 0.83mg/L↑。CT 及 MRI 检查如图 1-2-12 所示。

【病理生理及临床】

急性脑缺血/脑梗死是由脑血管疾病中动脉硬化、血管栓塞等引起的疾病，占卒中患者的大部分，其致死率、致残率和复发率很高。脑梗死多因动脉粥样硬化、血栓或异物阻塞血管，致脑局部血液供应障碍，导致脑组织缺血、缺氧、坏死。

脑梗死的前驱症状无特殊性，部分患者可能有头晕、一过性肢体麻木、无力等短暂性脑缺血发作。脑梗死起病急，多在休息或睡眠中发病，其临床症状在发病后数小时或 1～2 天达到高峰。常见症状和体征包括偏身感觉障碍、偏瘫、偏盲、失语等，小脑或脑干梗死时常伴共济失调、吞咽困难、呛咳等。

【影像表现】

1. CT 平扫

（1）脑动脉高密度征：当大脑动脉及主要分支发生血栓时，CT 平扫上可见相应血管密度轻度增高。

（2）局部脑肿胀征：脑沟消失，基底节不对称，脑室受压和中线对侧移位。

（3）脑实质密度减低：指脑梗死区水肿导致病变组织 X 线吸收降低，早期可表现为基底核、皮髓质界线模糊等征象，后期形成液性囊腔。

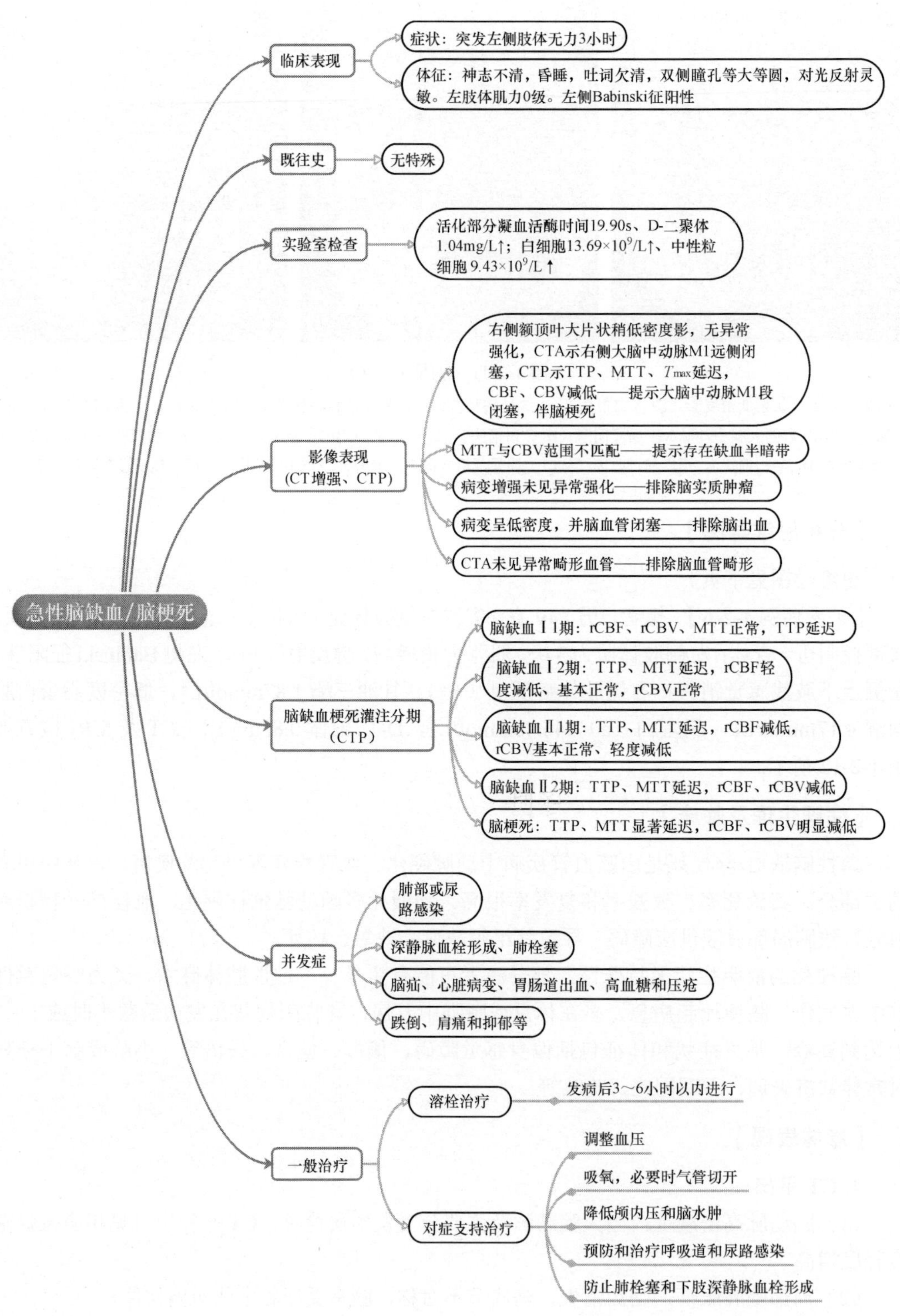

急性脑缺血/脑梗死
临床表现
症状：突发左侧肢体无力3小时
体征：神志不清，昏睡，吐词欠清，双侧瞳孔等大等圆，对光反射灵敏。左肢体肌力0级。左侧Babinski征阳性
既往史
无特殊
实验室检查
活化部分凝血活酶时间19.90s、D-二聚体1.04mg/L↑；白细胞13.69×10⁹/L↑、中性粒细胞9.43×10⁹/L↑
影像表现(CT增强、CTP)
右侧额顶叶大片状稍低密度影，无异常强化，CTA示右侧大脑中动脉M1远侧闭塞，CTP示TTP、MTT、Tmax延迟，CBF、CBV减低——提示大脑中动脉M1段闭塞，伴脑梗死
MTT与CBV范围不匹配——提示存在缺血半暗带
病变增强未见异常强化——排除脑实质肿瘤
病变呈低密度，并脑血管闭塞——排除脑出血
CTA未见异常畸形血管——排除脑血管畸形
脑缺血梗死灌注分期(CTP)
脑缺血Ⅰ1期：rCBF、rCBV、MTT正常，TTP延迟
脑缺血Ⅰ2期：TTP、MTT延迟，rCBF轻度减低、基本正常，rCBV正常
脑缺血Ⅱ1期：TTP、MTT延迟，rCBF减低，rCBV基本正常、轻度减低
脑缺血Ⅱ2期：TTP、MTT延迟，rCBF、rCBV减低
脑梗死：TTP、MTT显著延迟，rCBF、rCBV明显减低
并发症
肺部或尿路感染
深静脉血栓形成、肺栓塞
脑疝、心脏病变、胃肠道出血、高血糖和压疮
跌倒、肩痛和抑郁等
一般治疗
溶栓治疗
发病后3～6小时以内进行
对症支持治疗
调整血压
吸氧，必要时气管切开
降低颅内压和脑水肿
预防和治疗呼吸道和尿路感染
防止肺栓塞和下肢深静脉血栓形成

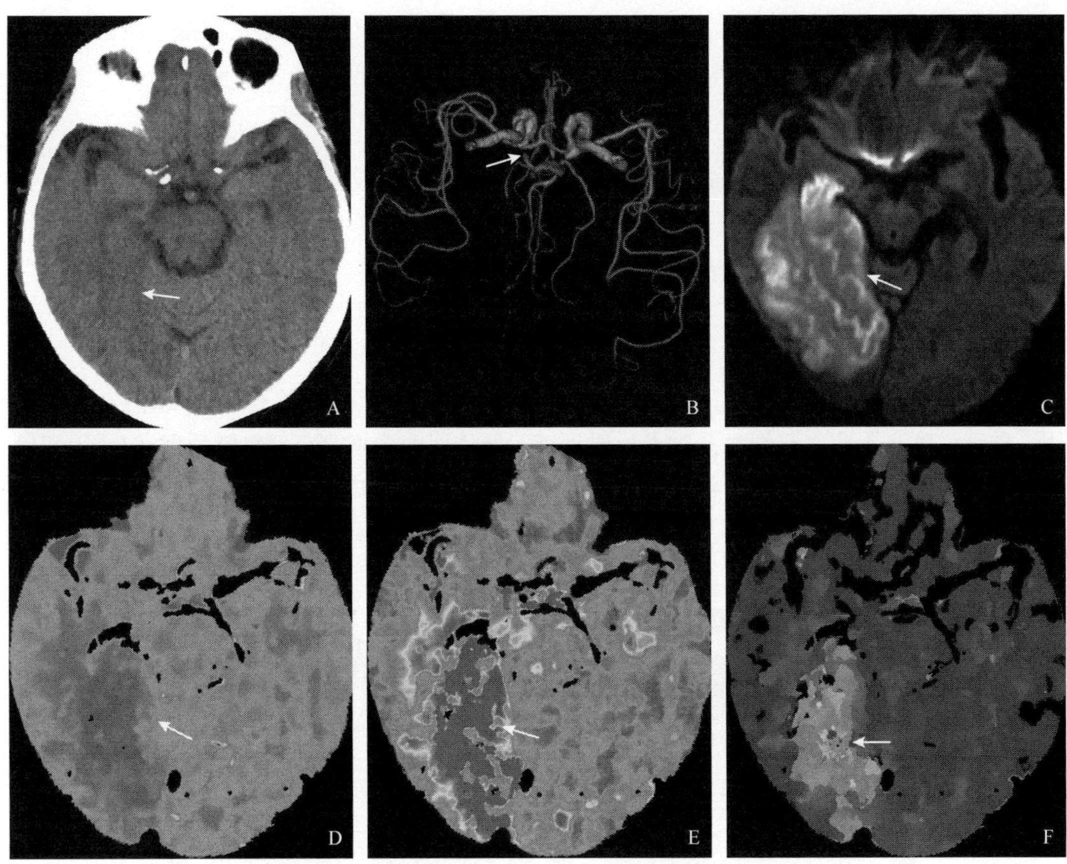

图 1-2-12 脑梗死（2）

右侧枕叶片状稍低密度影（图 A 白箭头）；VR 图右侧大脑后动脉 P1 段闭塞（图 B 白箭头），DWI 右侧枕叶弥散受限（图 C 白箭头），CBF 相应脑区血流量减低（图 D 白箭头），平均通过时间（MTT）及达峰时间（TTP）延迟（图 E、F 白箭头）

2. CT 增强及 CTA

（1）脑回状、环状或结节状强化：主要由血-脑屏障破坏、新生毛细血管和血液灌注过度所致。

（2）CTA 检查脑梗死的责任血管及受累情况。

3. 血流灌注成像（CTP） 通过局部脑血流量（rCBF）、局部脑血容量（rCBV）、平均通过时间（MTT）和达峰时间（TTP）等相关参数的降低或延迟来评估脑梗死的进程。目前脑血流量与脑血容量不匹配是急诊状态下快速评价缺血半暗带最简单、实用的方法，但最新研究显示其结果并非完全准确。

4. MRI 扫描 梗死 6 小时之内，DWI 即可呈高信号，ADC 值减低，T_2WI 呈等或稍高信号。此后因血管源性水肿、血-脑屏障破坏、细胞死亡及髓鞘脱失，出现 T_1WI 低、T_2WI 高信号；梗死后期，脑组织坏死形成软化灶，T_1WI 及 T_2WI 呈脑脊液信号。

【鉴别诊断】

1. 低级别胶质瘤 起病缓慢，T_1WI 低信号、T_2WI 高信号，边界清或不清，占位效应不明显，无强化或轻度强化。病灶与动脉血供范围不一致。

2. 脑脱髓鞘疾病　形态常不规则，无明确占位效应，多位于侧脑室周围。增强可见斑片状强化或无强化。

【重要关注点】

1. CT 平扫注意急性期脑梗死的发病部位、范围及特征性表现。

2. CTA 中是否存在脑梗死责任血管。

3. 脑血流灌注情况以及是否存在缺血半暗带。

六、静脉性脑梗死

【病例 1-2-7】 患者，男，52 岁，头晕头痛 12 天，症状加重伴意识障碍 1 天。查体：昏迷，呼之不应，双侧瞳孔对光反射迟钝，肢体肌张力增高，双侧腱反射（++），双侧 Babinski 征阳性。脑脊液检查：潘氏试验阳性，有核细胞计数 37×10^6/L↑，红细胞镜检（+++）/HP↑，乳酸脱氢酶 35.00U/L↑，氯 134.7mmol/L↑，脑脊液蛋白 1.05g/L↑，IgG 146.20mg/L↑。CT 检查如图 1-2-13 所示。

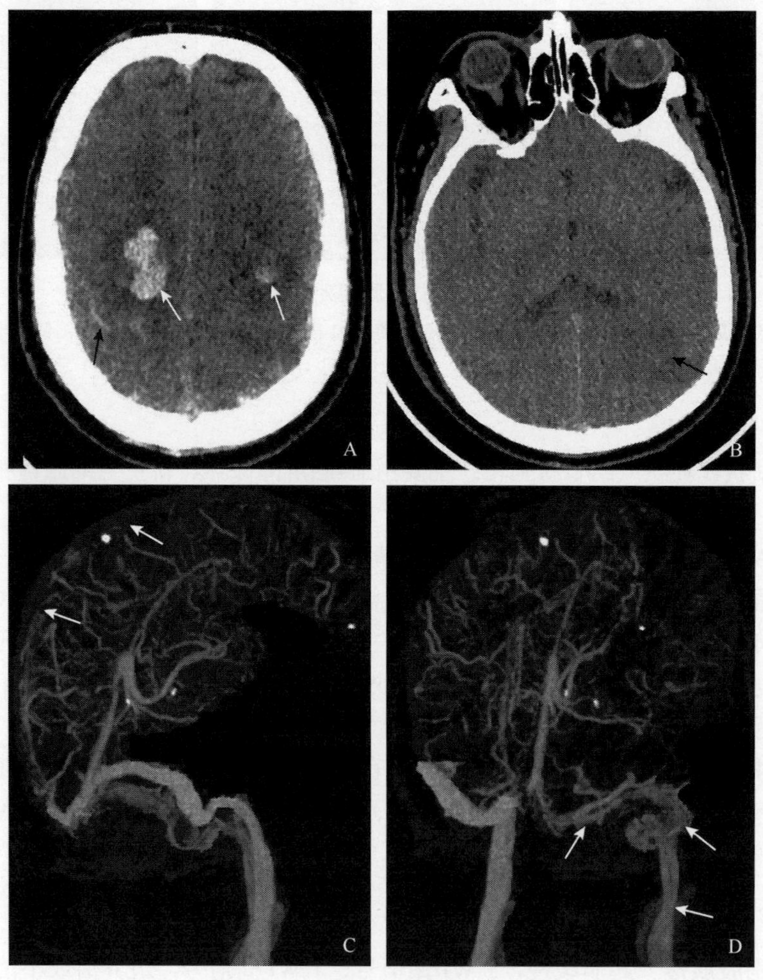

图 1-2-13　静脉性脑梗死（1）

双侧额叶斑片状脑出血（图 A 白箭头），蛛网膜下腔出血（图 A 黑箭头），左侧枕叶片状稍低密度影（图 B 黑箭头），脑静脉 MIP 上矢状窦未显影（图 C 白箭头），左侧横窦、乙状窦及左颈内静脉显影浅淡（图 D 白箭头）

【分析思维导图】

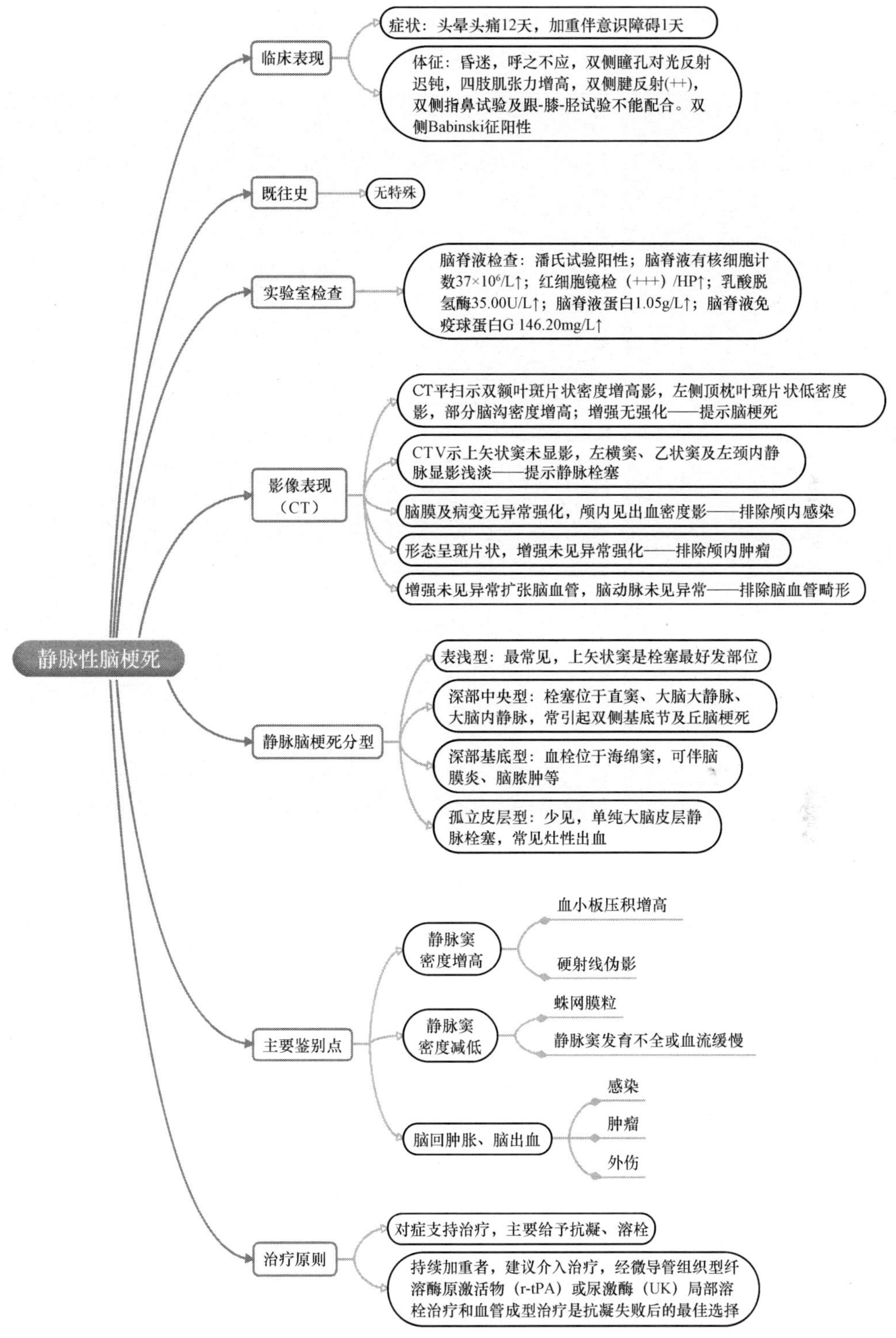
静脉性脑梗死
临床表现
症状：头晕头痛12天，加重伴意识障碍1天
体征：昏迷，呼之不应，双侧瞳孔对光反射迟钝，四肢肌张力增高，双侧腱反射(++)，双侧指鼻试验及跟-膝-胫试验不能配合。双侧Babinski征阳性
既往史
无特殊
实验室检查
脑脊液检查：潘氏试验阳性；脑脊液有核细胞计数37×10⁶/L↑；红细胞镜检（+++）/HP↑；乳酸脱氢酶35.00U/L↑；脑脊液蛋白1.05g/L↑；脑脊液免疫球蛋白G 146.20mg/L↑
影像表现（CT）
CT平扫示双额叶斑片状密度增高影，左侧顶枕叶斑片状低密度影，部分脑沟密度增高；增强无强化——提示脑梗死
CTV示上矢状窦未显影，左横窦、乙状窦及左颈内静脉显影浅淡——提示静脉栓塞
脑膜及病变无异常强化，颅内见出血密度影——排除颅内感染
形态呈斑片状，增强未见异常强化——排除颅内肿瘤
增强未见异常扩张脑血管，脑动脉未见异常——排除脑血管畸形
静脉脑梗死分型
表浅型：最常见，上矢状窦是栓塞最好发部位
深部中央型：栓塞位于直窦、大脑大静脉、大脑内静脉，常引起双侧基底节及丘脑梗死
深部基底型：血栓位于海绵窦，可伴脑膜炎、脑脓肿等
孤立皮层型：少见，单纯大脑皮层静脉栓塞，常见灶性出血
主要鉴别点
静脉窦密度增高
血小板压积增高
硬射线伪影
静脉窦密度减低
蛛网膜粒
静脉窦发育不全或血流缓慢
脑回肿胀、脑出血
感染
肿瘤
外伤
治疗原则
对症支持治疗，主要给予抗凝、溶栓
持续加重者，建议介入治疗，经微导管组织型纤溶酶原激活物（r-tPA）或尿激酶（UK）局部溶栓治疗和血管成型治疗是抗凝失败后的最佳选择

【**扩展病例 1-2-7**】 患者，女，21 岁，突发头痛 9 天，右侧肢体无力 1 天。查体：昏睡，不能言语，颈阻可疑。右侧鼻唇沟变浅，剩余脑神经查体不配合，疼痛刺激可见左侧肢体自主活动，右侧肢体活动差，共济运动、双侧深浅感觉无法配合，四肢腱反射（+）。Padua 评分 3 分低危。格拉斯哥昏迷量表（GCS）评分 8 分。MRI 检查如图 1-2-14 所示。

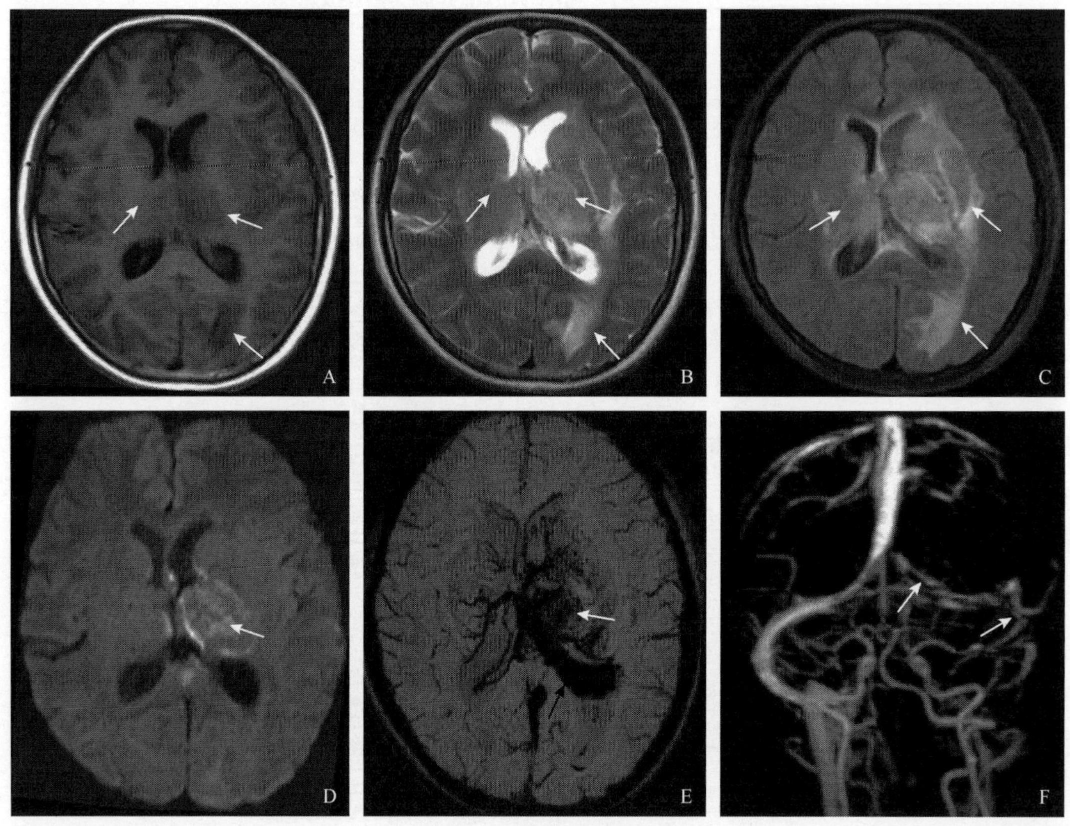

图 1-2-14　静脉性脑梗死（2）

T_1 加权成像（T_1WI）双侧丘脑、双侧基底节及左侧枕叶区见斑片状稍低信号影（图 A 白箭头），T_2 加权成像（T_2WI）及 FLAIR 呈高信号（图 B、C 白箭头），弥散加权成像（DWI）左侧丘脑及基底节局部信号增高（图 D 白箭头），磁敏感加权成像（SWI）双侧大脑内静脉及左侧脉络丛明显增粗，左侧丘脑及基底节区斑状出血灶（图 E 白箭头），磁共振静脉成像（MRV）左侧横窦、乙状窦及左颈内静脉未显影（图 F 白箭头）

【病理生理及临床】

静脉性脑梗死是脑血管性疾病的一种特殊类型，多为静脉窦血栓或脑内引流静脉血栓形成所致，其临床表现无特异性，临床常易误诊误治，且致死率、致残率高。脑静脉闭塞早期血管内压力骤然上升，皮质脑血流量减少，随之储备毛细血管功能恢复和脑血容量增加。但当静脉内压力超过静脉循环的代偿能力，就会产生代谢紊乱，乳酸堆积，毛细血管通透性增加，血-脑屏障破坏，脑组织出现血管源性水肿，最终坏死、出血。

临床表现多样，其严重程度取决于静脉血栓的部位、范围、侧支循环的代偿及静脉引流系统的差异。最常见的症状包括头痛、局灶性神经功能缺损、癫痫发作、意识障碍及视神经盘水肿等。

【影像表现】

1. CT 梗死部位表浅，大多发生于脑皮质或皮质下脑组织，并且与其引流静脉闭塞部位一致，呈不规则低密度影，可以双侧对称，常伴明显脑肿胀。CT 平扫显示静脉、静脉窦密度增高，可伴脑出血、脑水肿；CTV 静脉、静脉窦充盈缺损。

2. MRI T_1WI 呈低信号或等信号，T_2WI 呈高信号，边界稍模糊；出血时 T_1WI、T_2WI 可均为高信号。梗死病灶邻近静脉（窦）内常见血栓，以 T_1WI、T_2WI 均为高信号最常见，血管流空信号消失。增强后急性和亚急性期血栓表现为静脉窦充盈缺损，慢性期血栓可明显强化。

【鉴别诊断】

1. 动脉性脑梗死 脑血管主干的梗死多同时累及灰白质，病灶形状与梗塞脑动脉的供血区域基本一致。穿支动脉、分水岭区梗死的 CT 表现为局限性、分水岭区低密度影，单侧多见。MRI 为 T_1WI 低信号，T_2WI 高信号，DWI 弥散受限。动脉性脑梗死多无出血，或由梗死后再灌注引起出血，出血多较晚。

2. 脑内炎性病变及其他 结合临床病史、体征以及脑脊液检查，较易区别。

【重要关注点】

1. 梗死病变范围是否与动脉血管分布相符。
2. 静脉窦内是否存在异常密度或信号影，增强是否存在充盈缺损。

七、一氧化碳中毒迟发性脑病

【病例 1-2-8】 患者，女，66 岁，意识障碍 22 天，认知功能下降 6 天。查体：意识模糊，言语减少，计算力、记忆力、定向力下降，对答部分切题。四肢腱反射（++）。GCS 评分 15 分，Padua 评分 1 分。WBC 9.4×10^9/L，中性粒细胞百分比（NEU%）84.5%↑，C 反应蛋白（CRP）33.1mg/L↑。CT 及 MRI 检查如图 1-2-15 所示。

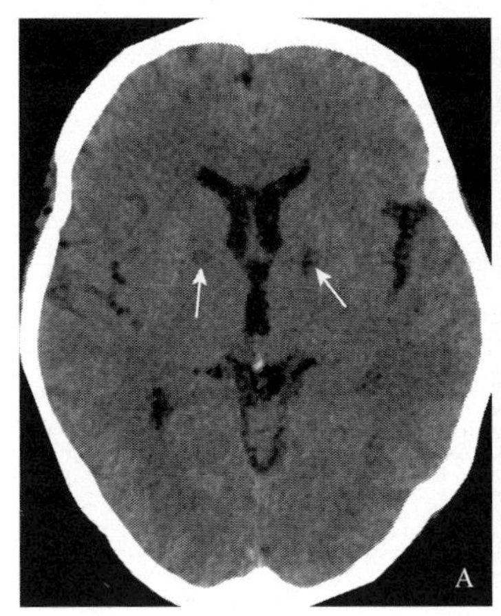

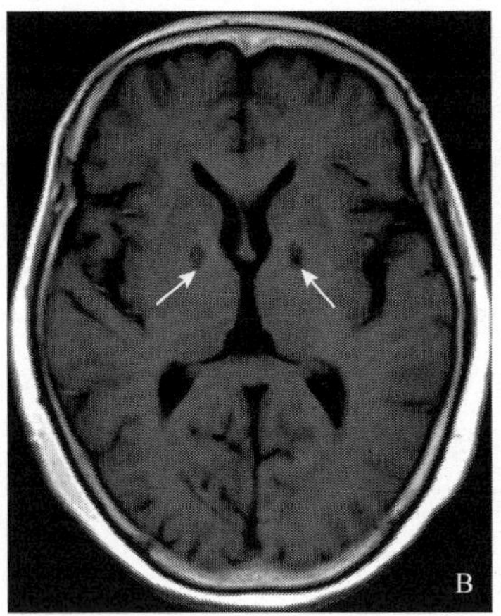

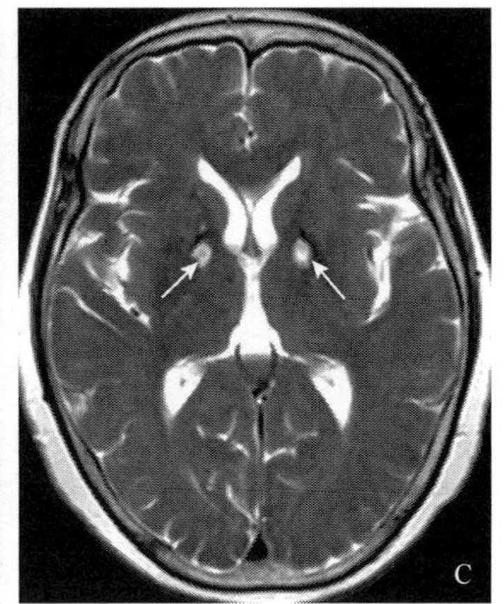

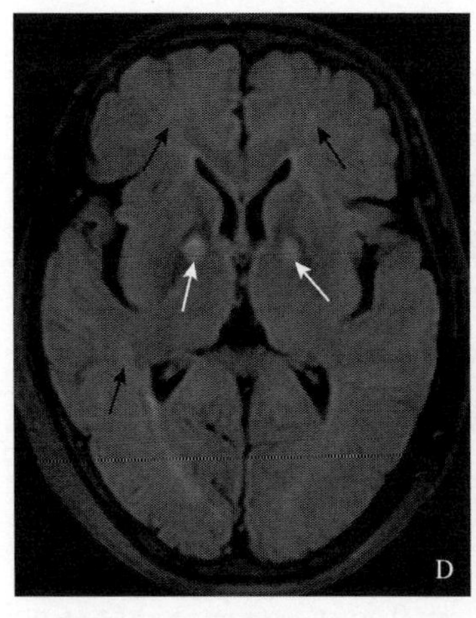

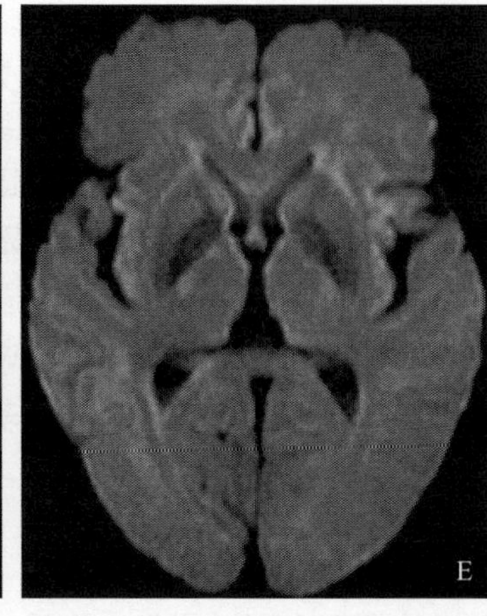

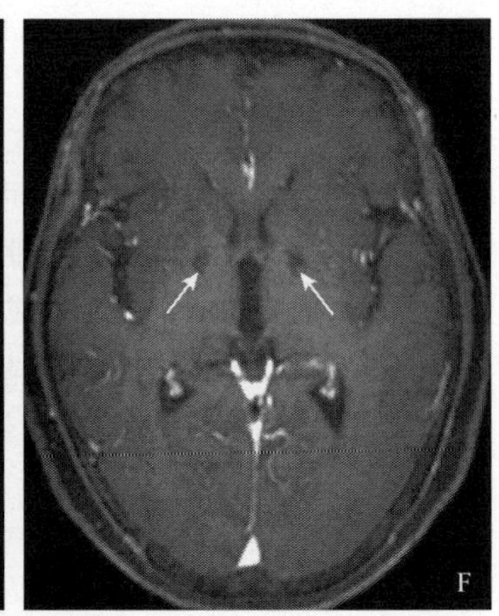

图 1-2-15 一氧化碳中毒迟发性脑病（1）

CT 双侧苍白球对称性斑点状低密度影（图 A 白箭头）。T_1WI 双侧苍白球区对称性斑点状低信号（图 B 白箭头），T_2WI 及 FLAIR 呈高信号（图 C、D 白箭头），FLAIR 示双侧局部脑白质信号稍增高（图 D 黑箭头），DWI 无弥散受限（图 E），增强双侧苍白球病变点状强化（图 F 白箭头）

【分析思维导图】

思维导图见下页。

【扩展病例 1-2-8】 患者，男，56 岁，29 天前曾一氧化碳中毒，智力减退伴少语 6 天。查体：意识模糊，语言减少，反应迟钝。脑电图提示中度异常脑电图。MRI 检查如图 1-2-16 所示。

【病理生理及临床】

一氧化碳（CO）中毒后迟发性脑病是指部分急性一氧化碳中毒患者在急性中毒症状缓解或消失后，经过 2～60 天的“假愈期”，又突然出现以痴呆、精神异常和锥体外系症状为主的神经精神障碍。CO 过量吸入后，与血红蛋白结合成碳氧血红蛋白，致血氧浓度降低及组织缺氧。脑血管先痉挛后扩张，缺氧后脑水肿、苍白球软化或坏死，脑白质脱髓鞘改变。这些病理改变需要一定时间，故患者经过一段假愈期后又出现相关神经精神症状。

急性一氧化碳中毒在病情好转数天或数周后部分患者可再次出现病情加重，表现为精神症状，反应迟钝，智力低下，四肢肌张力增高，大小便失禁甚至昏迷。

【影像表现】

1. CT 早期并无异常改变，通常在脑病症状出现 2 周后双侧大脑皮质下白质、苍白球、内囊可见大致对称的密度减低影，后期可见脑室扩大、脑沟增宽。

2. MRI 呈 T_1WI 低信号，T_2WI 及 DWI 高信号，ADC 图呈稍低信号或等信号。病灶主要位于半卵圆中心和侧脑室周围白质，严重者病变还可出现在皮质下白质、胼胝体和内外囊，常为对称性，呈片状或弥漫性。

【鉴别诊断】

1. 肝豆状核变性 生化检查血清铜蓝蛋白显著降低和（或）肝铜增高以及角膜色素环（K-F 环）等。

基底节神经核团对称性 T_1WI 低信号、T_2WI 高信号影，其中壳核和尾状核头部受累最

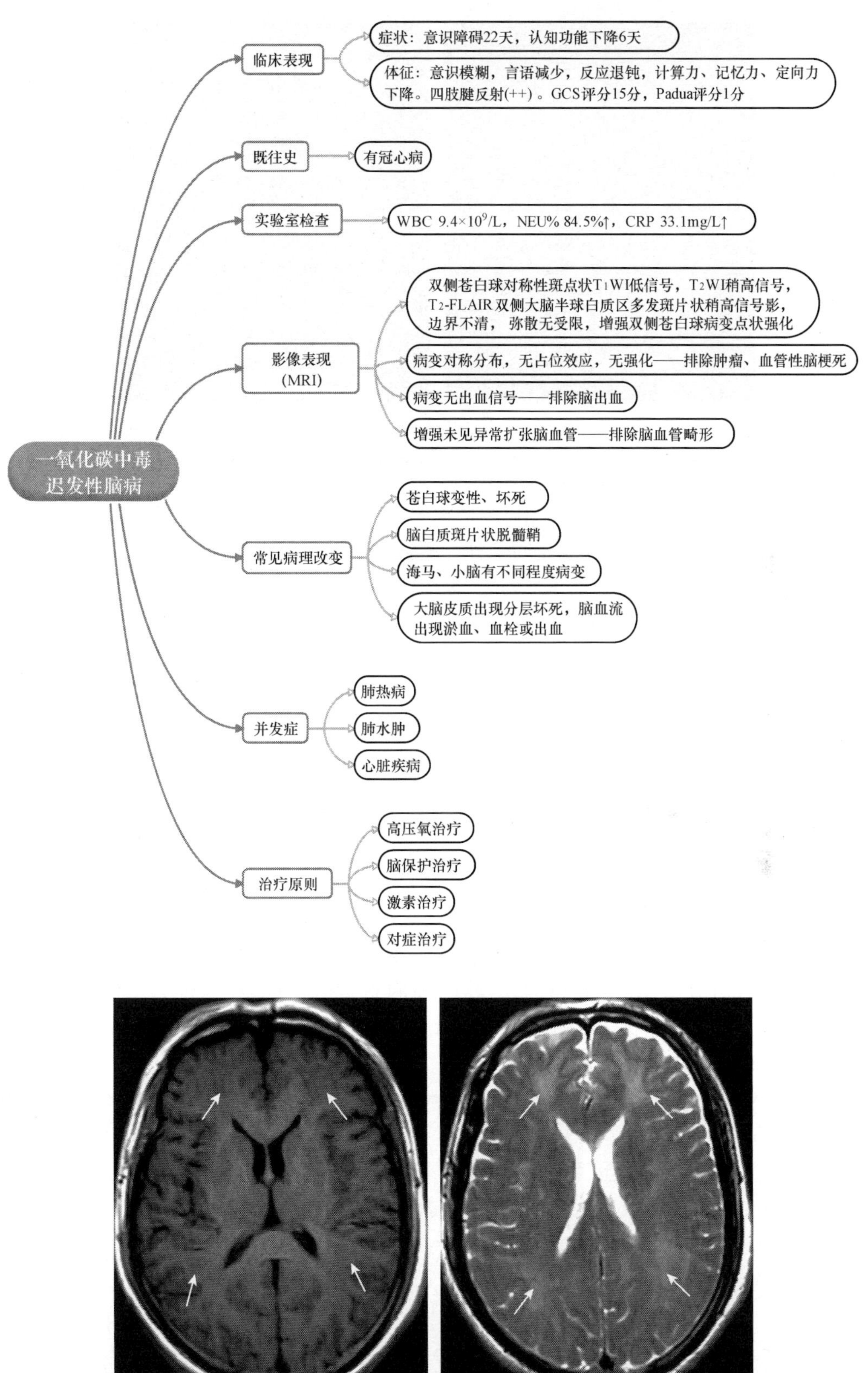

一氧化碳中毒迟发性脑病
临床表现
症状：意识障碍22天，认知功能下降6天
体征：意识模糊，言语减少，反应退钝，计算力、记忆力、定向力下降。四肢腱反射(++)。GCS评分15分，Padua评分1分
既往史
有冠心病
实验室检查
WBC 9.4×10⁹/L，NEU% 84.5%↑，CRP 33.1mg/L↑
影像表现(MRI)
双侧苍白球对称性斑点状T1WI低信号，T2WI稍高信号，T2-FLAIR双侧大脑半球白质区多发斑片状稍高信号影，边界不清，弥散无受限，增强双侧苍白球病变点状强化
病变对称分布，无占位效应，无强化——排除肿瘤、血管性脑梗死
病变无出血信号——排除脑出血
增强未见异常扩张脑血管——排除脑血管畸形
常见病理改变
苍白球变性、坏死
脑白质斑片状脱髓鞘
海马、小脑有不同程度病变
大脑皮质出现分层坏死，脑血流出现淤血、血栓或出血
并发症
肺热病
肺水肿
心脏疾病
治疗原则
高压氧治疗
脑保护治疗
激素治疗
对症治疗
A
B

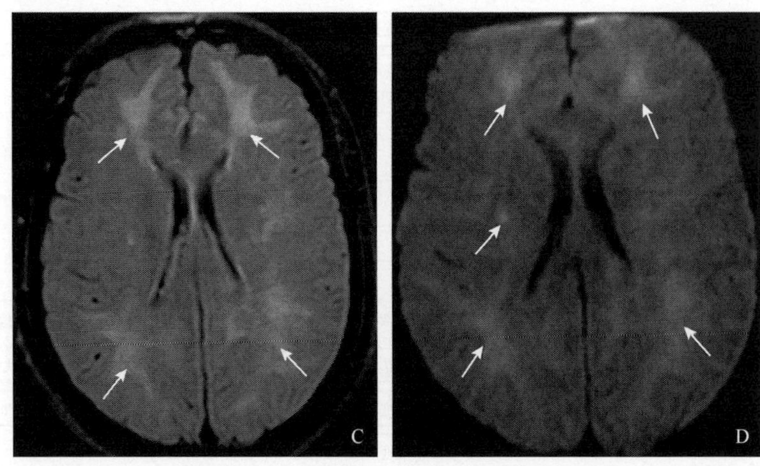

图 1-2-16　一氧化碳中毒迟发性脑病（2）

T_1WI 双侧脑白质信号稍减低（图 A 白箭头），T_2WI、FLAIR 及 DWI 双侧脑白质见对称性稍高信号影（图 B～D 白箭头）

常见，丘脑常局部受累，脑干病灶则以脑桥和中脑为主。

2. 脑白质疏松　老年性脑改变的一种。侧脑室周围片状 T_1WI 低信号，T_2WI、FLAIR 为高信号，DWI 为低信号。

3. 线粒体脑肌病　皮质及皮质下对称或不对称病变，不符合血管分布，且边界不清。急性期 DWI 呈等或低信号。

【重要关注点】

颅内异常信号的分布部位、累及范围。

八、脑膜脑炎（病毒性、化脓性、结核性）

（一）病毒性脑炎

【病例 1-2-9】 患者，女，4 岁 4 个月，发热 1 周，言语障碍 1 天。查体：神清，烦躁，吐词不清。咽充血，指鼻试验、跟-膝-胫试验、闭目难立征不配合。WBC 13.78×10^9/L↑，中性粒细胞百分比（NEU%）78.9%，淋巴细胞百分比（L%）16.5%↑，血小板（PLT）29.3×10^9/L↓。脑脊液常规：白细胞 20×10^9/L↑，单核细胞百分比 93.9%↑，多核细胞百分比 6.1%↓。MRI 检查如图 1-2-17 所示。

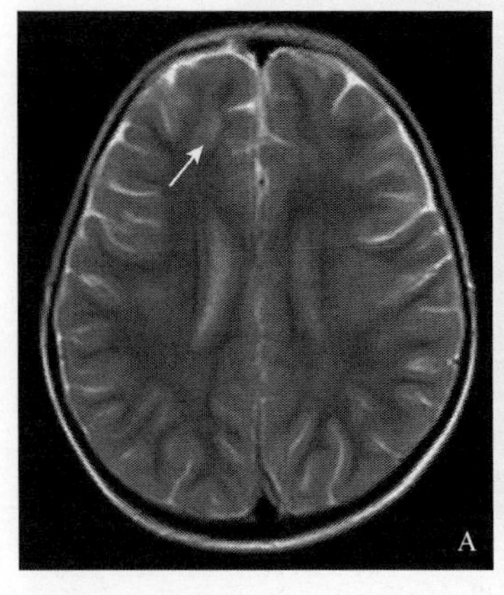

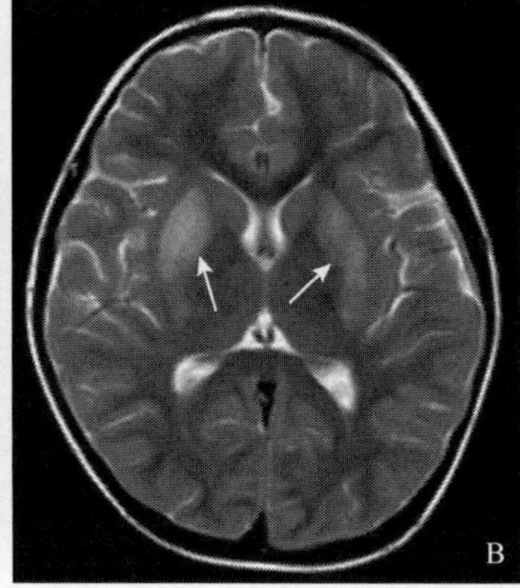

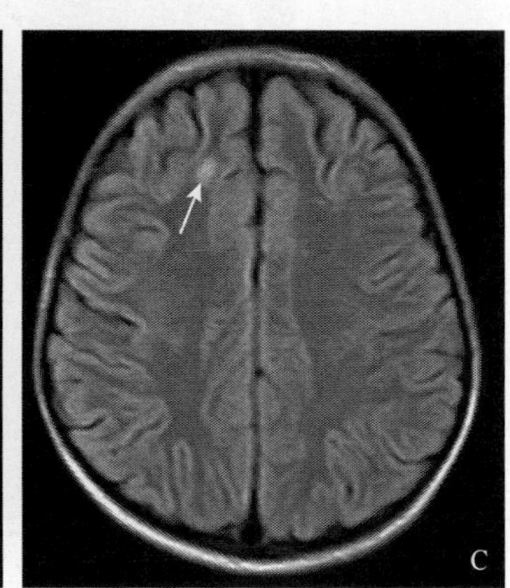

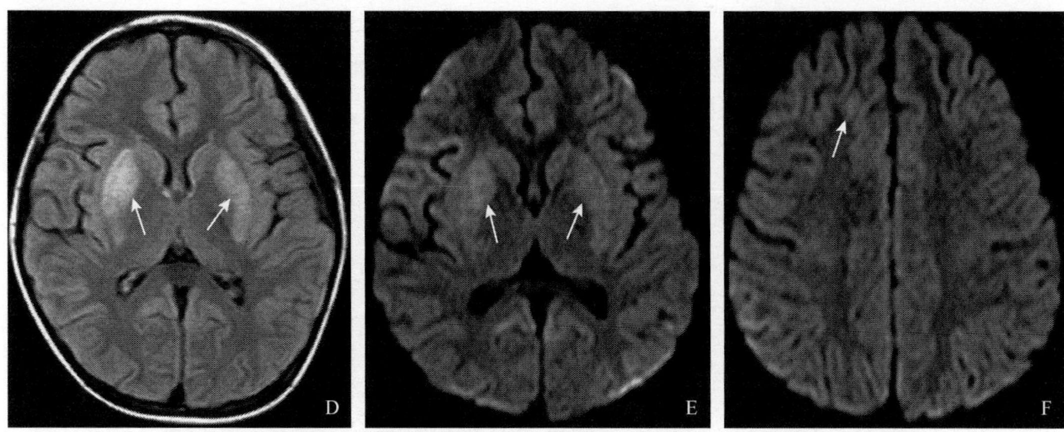

图 1-2-17 病毒性脑炎（1）

T_2WI 及 FLAIR 右侧额叶、双侧基底节区对称性斑片状稍高信号影（图 A～D 白箭头），DWI 双侧基底节及右侧额叶病灶弥散轻度受限（图 E、F 白箭头）

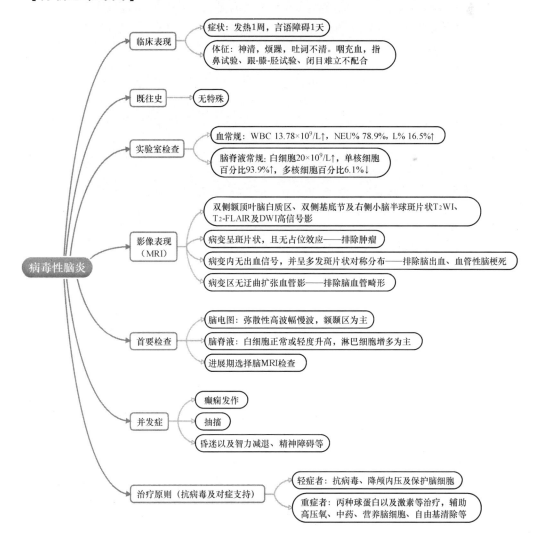

【分析思维导图】

- 病毒性脑炎
  - 临床表现
    - 症状：发热1周，言语障碍1天
    - 体征：神清，烦躁，吐词不清。咽充血，指鼻试验、跟-膝-胫试验、闭目难立不配合
  - 既往史
    - 无特殊
  - 实验室检查
    - 血常规：WBC 13.78×10^9/L↑，NEU% 78.9%，L% 16.5%↑
    - 脑脊液常规：白细胞20×10^9/L↑，单核细胞百分比93.9%↑，多核细胞百分比6.1%↓
  - 影像表现（MRI）
    - 双侧额顶叶脑白质区、双侧基底节及右侧小脑半球斑片状T_2WI、T_2-FLAIR及DWI高信号影
    - 病变呈斑片状，且无占位效应——排除肿瘤
    - 病变内无出血信号，并呈多发斑片状对称分布——排除脑出血、血管性脑梗死
    - 病变区无迂曲扩张血管影——排除脑血管畸形
  - 首要检查
    - 脑电图：弥散性高波幅慢波，额颞区为主
    - 脑脊液：白细胞正常或轻度升高，淋巴细胞增多为主
    - 进展期选择脑MRI检查
  - 并发症
    - 癫痫发作
    - 抽搐
    - 昏迷以及智力减退、精神障碍等
  - 治疗原则（抗病毒及对症支持）
    - 轻症者：抗病毒、降颅内压及保护脑细胞
    - 重症者：丙种球蛋白以及激素等治疗，辅助高压氧、中药、营养脑细胞、自由基清除等

【扩展病例 1-2-9】 患者，男，5 岁，无明显诱因出现发热 5 天，伴间断抽搐。查体：T 39.3℃，急性危重病容，浅昏迷状，反应差；双侧瞳孔等大等圆，直径 2mm，对光反射迟钝。面色苍白，颈阻阳性；四肢肌张力增高，肌力检查无法配合。双侧 Babinski 征阳性。MRI 检查如图 1-2-18 所示。

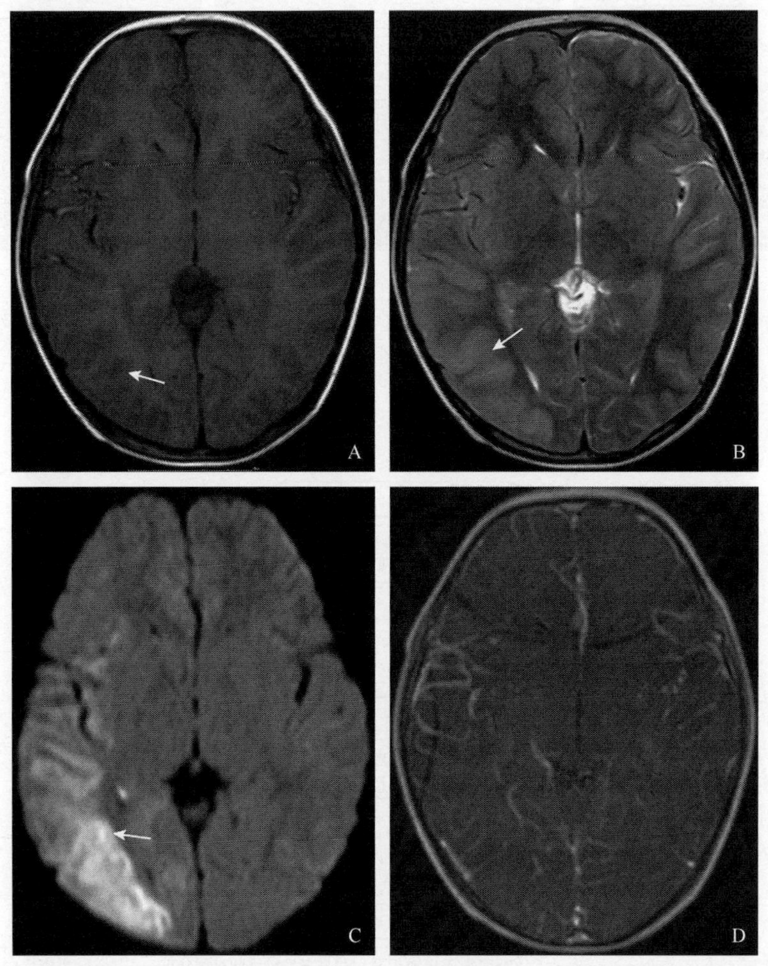

图 1-2-18　病毒性脑炎（2）

T_1WI 显示右侧颞枕叶皮质肿胀增厚（图 A 白箭头）；T_2WI 见右侧颞枕叶脑组织肿胀并信号稍增高（图 B 白箭头）；DWI 相应脑区弥散受限（图 C 白箭头）；增强未见明确异常强化影，脑血管未见狭窄（图 D）

【病理生理及临床】

病毒性脑炎是常见的中枢神经系统感染性疾病，以病毒感染脑实质为主，经常累及脑膜，还可累及脊髓及神经根（脑脊髓炎、脑脊髓神经根炎）。常见病原体为单纯疱疹病毒、柯萨奇病毒等。病毒感染直接损害脑神经组织，同时引发炎症反应及氧化应激等过程，进一步加重脑组织损伤。

急性病毒性脑炎的临床表现决定于神经系统受累的部位、病毒致病的强度、患儿的免疫反应等。主要症状有发热、头痛、精神症状等。重者可在发热、头痛、精神症状后出现癫痫发作甚至癫痫持续状态，甚至出现意识障碍和呼吸功能障碍。

【影像表现】

1. CT 急性早期可表现正常，后期（5～7 天）可表现为脑内单发或多发斑片状低密度灶、混杂密度灶，无清晰边界，病变范围大则占位效应明显，增强扫描可见结节状或斑片状强化。

2. MRI 上病灶多为双侧多发、少数病例为单发，以双侧颞、额、顶叶受累最多见，呈 T_1WI 低信号、T_2WI 及 FLAIR 高信号，并脑回肿胀，脑沟变浅，皮质与白质界线不清；早期 DWI 可出现弥散受限，病程延长弥散不受限。亚急性期以后，由于血-脑屏障受损，增强扫描多呈斑片或斑点状强化，累及脑膜时可出现脑膜增厚强化。

【鉴别诊断】

1. 脑梗死 多继发于脑动脉硬化、高血压、高血脂及糖尿病等疾病。主干脑血管的梗死多同时累及灰质、白质。病灶形状与梗死脑动脉的供血区域相仿。

2. 多发性硬化 多发于 20～40 岁女性，常有缓解和复发交替出现。病灶多发，在轴位上多垂直于侧脑室排列，冠状位呈条形，活动期有显著异常增强。激素治疗后病灶可缩小。

3. 肝豆状核变性脑病 以豆状核受累显著，尾状核、丘脑、脑干、大脑皮质等位置均可受累。以双侧对称性分布为主，呈 T_1WI 低信号、T_2WI 及 FLAIR 高信号，DWI 为稍高信号。

【重要关注点】

1. 颅内异常信号的分布和形态。
2. 增强病变是否强化及强化程度。

（二）化脓性脑炎

【病例 1-2-10】 患者，男，65 岁，头痛 4 月余，加重 4 天伴呕血 1 天。查体：嗜睡，呼之可应，双侧瞳孔等大等圆 3mm，左上肢肌力 1 级。脑脊液（CFS）常规检查：微浑，潘氏试验阳性，脑脊液白细胞计数 500×10^6/L↑。脑脊液生化：氯 112.0mmol/L↓，脑脊液蛋白 0.94g/L↑，脑脊液 IgG 168.20mg/L↑。MRI 检查如图 1-2-19 所示。

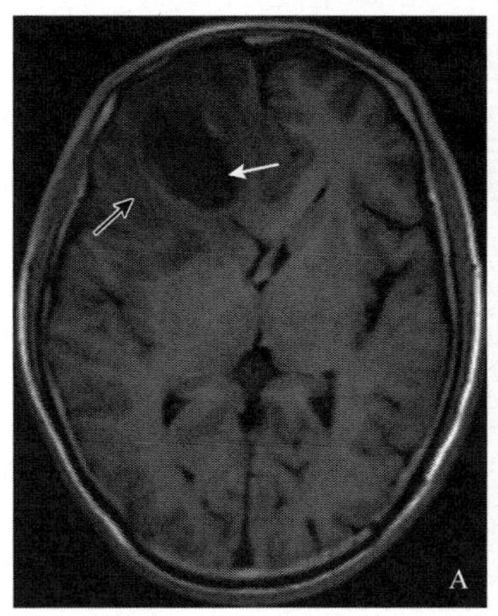

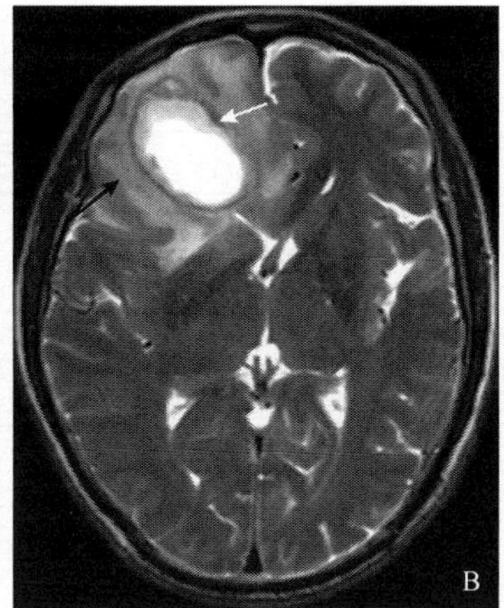

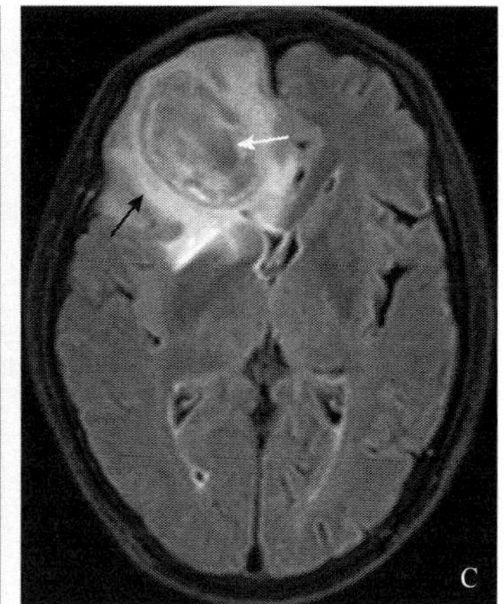

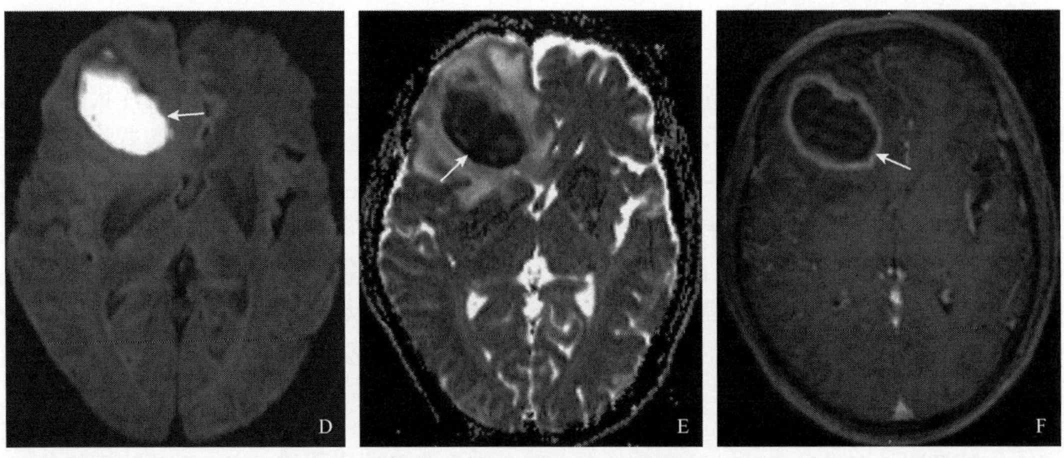

图 1-2-19　化脓性脑炎、脑脓肿形成

T_1WI 右侧额叶类圆形低信号影（图 A 白箭头），T_2WI 及 FLAIR 呈高信号（图 B、C 白箭头），边缘伴稍低信号环，周围见大片状水肿（图 A～C 黑箭头），DWI 病变内部弥散明显受限（图 D、E 白箭头），边缘为环状低信号，增强病变呈环形明显强化（图 F 白箭头）

【分析思维导图】

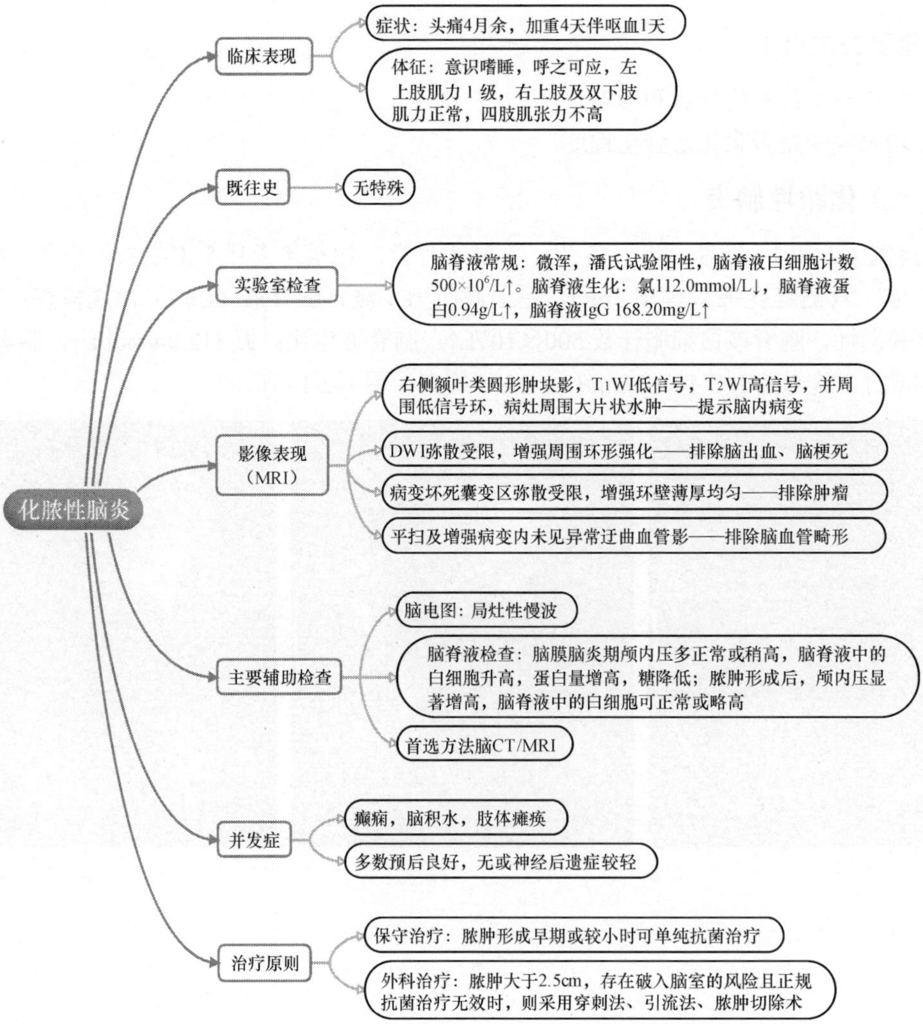

化脓性脑炎

- 临床表现
  - 症状：头痛4月余，加重4天伴呕血1天
  - 体征：意识嗜睡，呼之可应，左上肢肌力 1 级，右上肢及双下肢肌力正常，四肢肌张力不高
- 既往史
  - 无特殊
- 实验室检查
  - 脑脊液常规：微浑，潘氏试验阳性，脑脊液白细胞计数 500×10^6/L↑。脑脊液生化：氯112.0mmol/L↓，脑脊液蛋白0.94g/L↑，脑脊液IgG 168.20mg/L↑
- 影像表现（MRI）
  - 右侧额叶类圆形肿块影，T_1WI低信号，T_2WI高信号，并周围低信号环，病灶周围大片状水肿——提示脑内病变
  - DWI弥散受限，增强周围环形强化——排除脑出血、脑梗死
  - 病变坏死囊变区弥散受限，增强环壁薄厚均匀——排除肿瘤
  - 平扫及增强病变内未见异常迂曲血管影——排除脑血管畸形
- 主要辅助检查
  - 脑电图：局灶性慢波
  - 脑脊液检查：脑膜脑炎期颅内压多正常或稍高，脑脊液中的白细胞升高，蛋白量增高，糖降低；脓肿形成后，颅内压显著增高，脑脊液中的白细胞可正常或略高
  - 首选方法脑CT/MRI
- 并发症
  - 癫痫，脑积水，肢体瘫痪
  - 多数预后良好，无或神经后遗症较轻
- 治疗原则
  - 保守治疗：脓肿形成早期或较小时可单纯抗菌治疗
  - 外科治疗：脓肿大于2.5cm，存在破入脑室的风险且正规抗菌治疗无效时，则采用穿刺法、引流法、脓肿切除术

【扩展病例 1-2-10】 患者，女，5 岁 10 个月，头痛、呕吐 6 天，抽搐 2 次。1 岁左右曾行先天性心脏病手术。查体：意识模糊，反应差，面色口唇发绀，双侧瞳孔不等大，对光反射迟钝。WBC 18.4×10^9/L↑，NEU% 92.0%↑，淋巴细胞百分比 39%，Hb 140g↑，PLT 38.9×10^9/L↑，CRP 39.09mg/L↑。脑脊液常规：乳白色，微浑，蛋白阳性；红细胞 1～3/HP↑，白细胞 78.67×10^6/L↑。MRI 检查如图 1-2-20 所示。

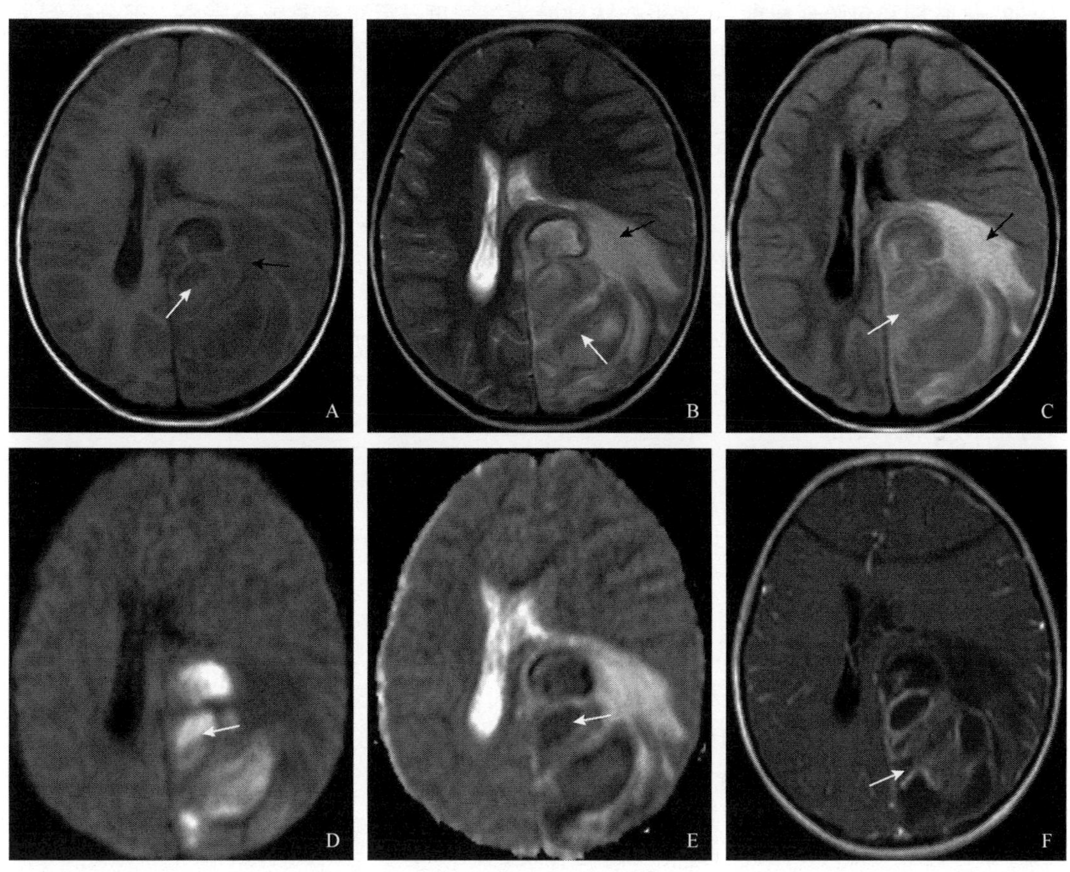

图 1-2-20　化脓性脑炎

T_1WI 左侧顶叶大片状不均匀低信号影（图 A 白箭头），周围脑组织肿胀（图 A 黑箭头），左侧脑室受压，中线结构右侧偏移，T_2WI 及 FLAIR 病变呈不均匀高信号（图 B、C 白箭头），周围伴大片状水肿（图 B、C 黑箭头），DWI 病变内部多处弥散受限（图 D、E 白箭头），增强病变呈多房状环形明显强化（图 F 白箭头），中心无强化

【病理生理及临床】

化脓性细菌侵入颅内形成化脓性脑炎及脑脓肿，以幕上多见，颞叶居多，任何年龄均可发病，以青壮年最常见。脑脓肿主要分为急性脑炎期、化脓期以及包膜形成期。包膜形成期一般在感染后 7～14 天初步形成，而完全形成需要 4～8 周。

早期表现为发热、头痛、呕吐、白细胞升高等急性感染症状，脓肿形成期即开始有颅内压增高症状，并且可出现偏盲、失语等与部位有关的局灶性症状，有些患者全身感染症状不明显，仅表现为脑局部定位征或颅内压增高等不典型表现。

【影像表现】

1. 早期脑炎期 CT 平扫为边界模糊低密度区，占位明显。MRI 表现为 T_1WI 稍低信号伴周围低信号水肿带，T_2WI 中心为稍高信号，DWI 呈等或低信号；增强多为不连续环状强化，偶见结节状强化、邻近脑回状强化。

2. 化脓期和包膜形成期 CT 平扫脓肿壁为等密度，壁可完整或不完整，部分病例见低密度脓腔。MRI 脓腔及周围水肿呈 T_1WI 低信号、T_2WI 高信号，脓肿壁呈 T_1WI 等信号、T_2WI 等或低信号，脓腔 DWI 呈显著高信号，表观弥散系数（ADC）值减低，脓肿壁则信号相反；增强脓肿壁显著强化，壁光滑、无结节。

【鉴别诊断】

1. 囊性星形细胞瘤 囊内壁不规则，增强环状明显强化，可伴壁结节，周边瘤体可强化。低级别星形细胞瘤水肿轻，高级别星形细胞瘤水肿较重，肿瘤与周围水肿分界较清。

2. 转移瘤 常见于中老年人，有原发肿瘤病史。多位于皮髓质交界区，常多发，单发者多较大。多呈小病灶大水肿，易囊变、坏死和出血。DWI 瘤体实性部分呈高信号，增强多呈结节及环状强化。

【重要关注点】

是否有环形脓肿壁形成，增强壁是否光滑，DWI 脓腔信号是否受限。

（三）颅内结核

【病例 1-2-11】 患者，男，47 岁，反复发热伴咳嗽、咳痰 4 月余，咳白色黏液痰，偶有痰中带血，左手震颤 10 余天。白蛋白 34.3g/L↓，乳酸脱氢酶 269.00U/L↑，超敏 C 反应蛋白 460mg/L↑，WBC 18.7×10^9/L↑，NEU% 80.7%↑，Hb 103g/L↓。痰涂片：结核抗酸杆菌（++），结核抗体阳性。MRI 检查如图 1-2-21 所示。

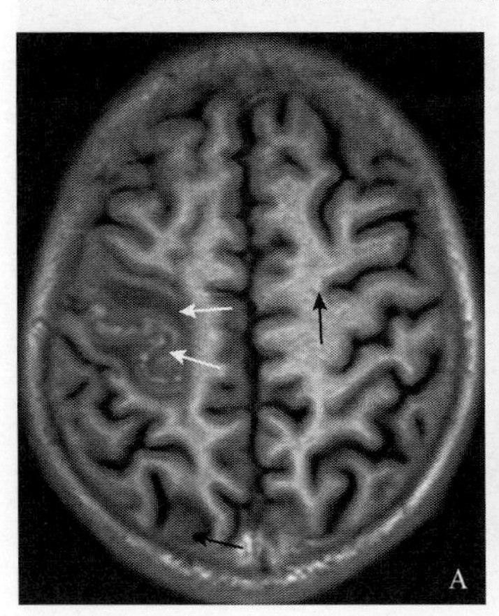

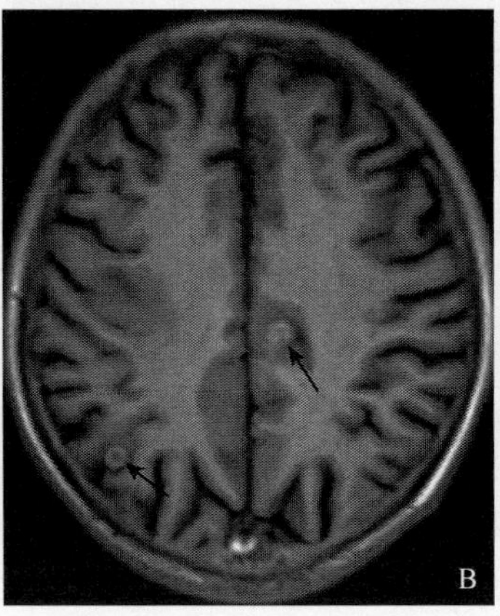

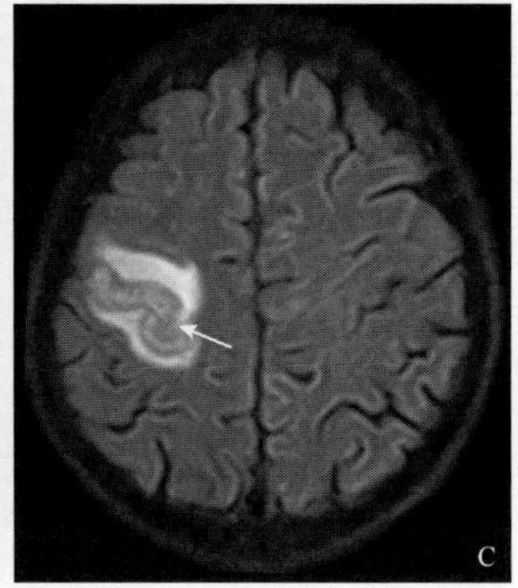

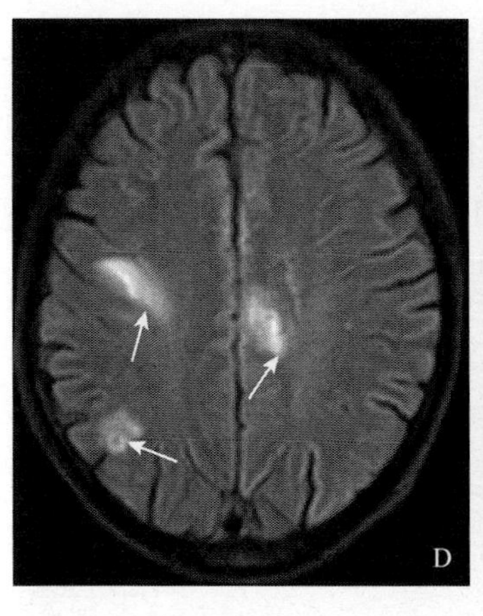

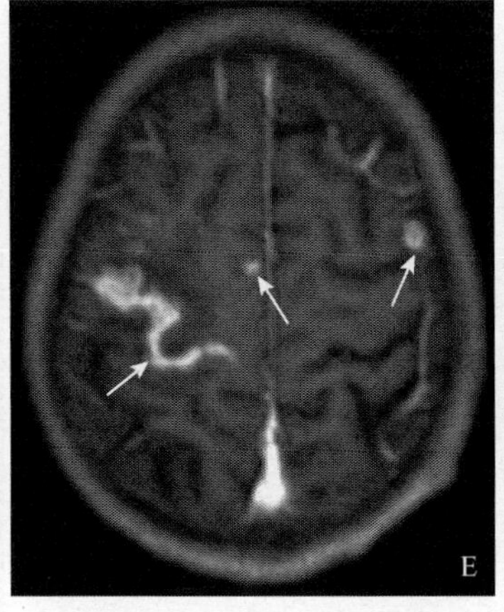

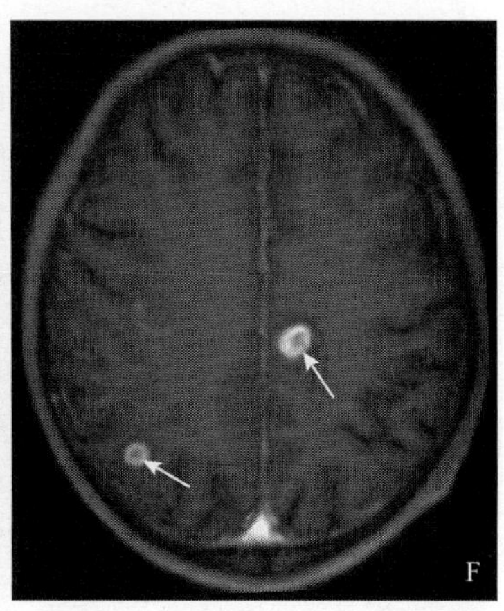

图 1-2-21　颅内结核（1）

T_1WI 右侧额叶皮质表面斑条状稍高及低信号影（图 A 白箭头），右侧顶叶及左侧额叶皮层表面见多个环形稍高信号（图 A、B 黑箭头），T_2WI 相应病变呈不均匀高信号（图 C、D 白箭头），周围片状高信号水肿带，增强病变呈条状及环形明显强化（图 E、F 白箭头）

【分析思维导图】

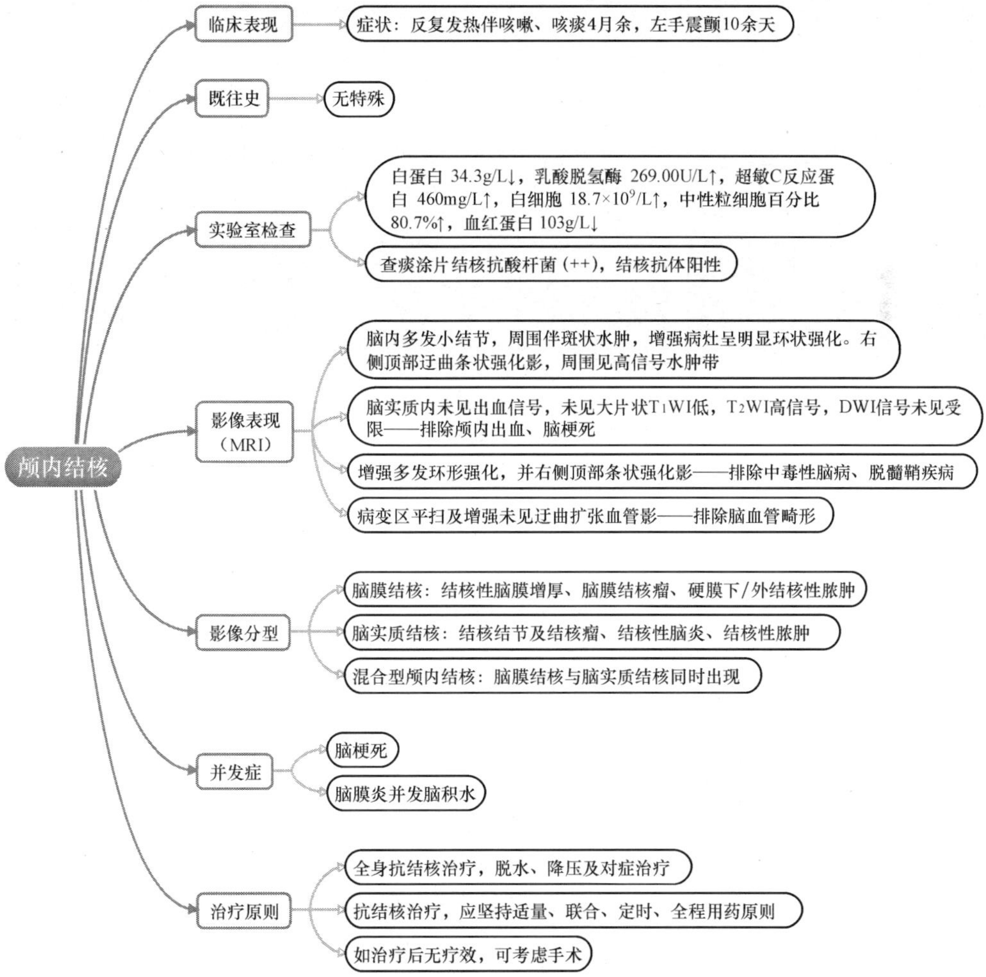

颅内结核

- 临床表现
  - 症状：反复发热伴咳嗽、咳痰4月余，左手震颤10余天
- 既往史
  - 无特殊
- 实验室检查
  - 白蛋白 34.3g/L↓，乳酸脱氢酶 269.00U/L↑，超敏C反应蛋白 460mg/L↑，白细胞 18.7×10^9/L↑，中性粒细胞百分比 80.7%↑，血红蛋白 103g/L↓
  - 查痰涂片结核抗酸杆菌（++），结核抗体阳性
- 影像表现（MRI）
  - 脑内多发小结节，周围伴斑状水肿，增强病灶呈明显环状强化。右侧顶部迂曲条状强化影，周围见高信号水肿带
  - 脑实质内未见出血信号，未见大片状T_1WI低，T_2WI高信号，DWI信号未见受限——排除颅内出血、脑梗死
  - 增强多发环形强化，并右侧顶部条状强化影——排除中毒性脑病、脱髓鞘疾病
  - 病变区平扫及增强未见迂曲扩张血管影——排除脑血管畸形
- 影像分型
  - 脑膜结核：结核性脑膜增厚、脑膜结核瘤、硬膜下/外结核性脓肿
  - 脑实质结核：结核结节及结核瘤、结核性脑炎、结核性脓肿
  - 混合型颅内结核：脑膜结核与脑实质结核同时出现
- 并发症
  - 脑梗死
  - 脑膜炎并发脑积水
- 治疗原则
  - 全身抗结核治疗，脱水、降压及对症治疗
  - 抗结核治疗，应坚持适量、联合、定时、全程用药原则
  - 如治疗后无疗效，可考虑手术

【扩展病例 1-2-11】 患者，男，42 岁，发热 1 周，头痛 4 天。查体：嗜睡，颈阻阳性，右侧戈登征阳性。WBC 5.96×10^9/L，NEU% 88.8%↑，淋巴细胞百分比 6.1%↓。结核杆菌涂片检查：抗酸染色找到抗酸杆菌（++++），脑脊液蛋白 2.23g/L↑，脑脊液 IgG 1211.70mg/L↑，脑脊液有核细胞计数 32×10^6/L↑，潘氏试验阳性。MRI 检查如图 1-2-22 所示。

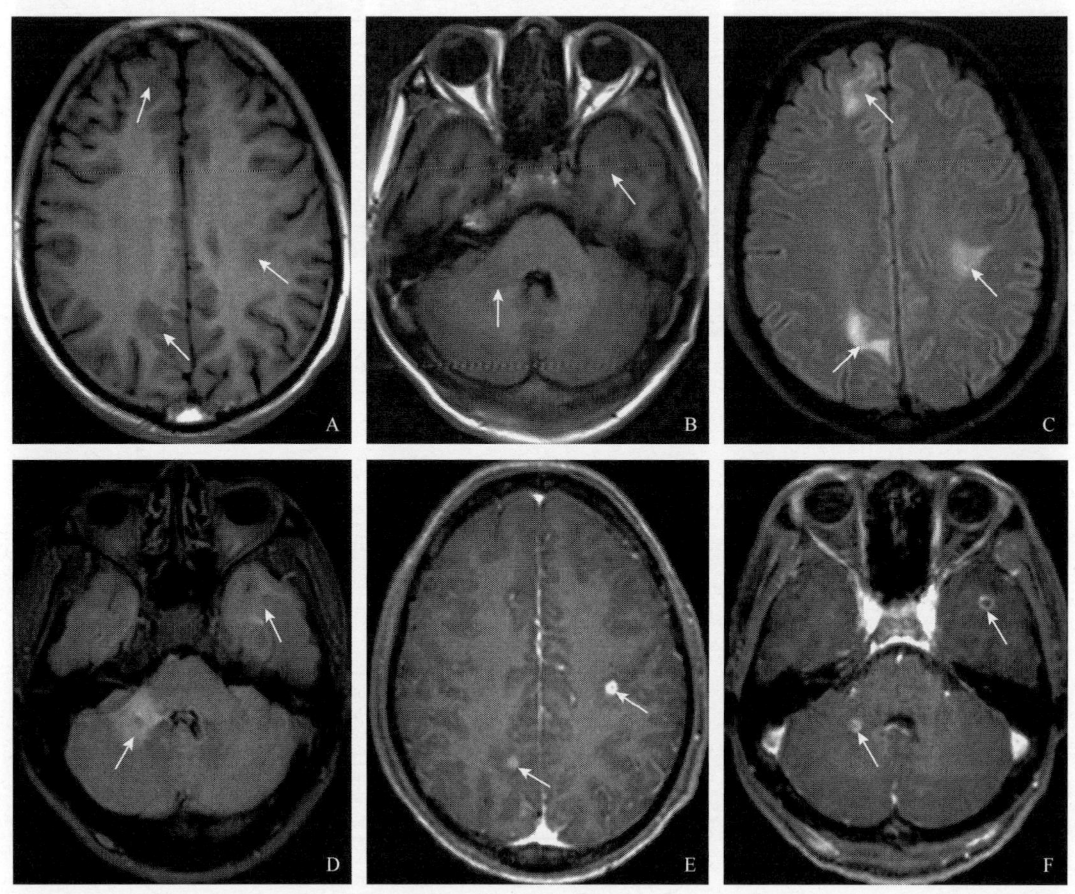

图 1-2-22　颅内结核（2）

T_1WI 双侧大脑半球表面、右侧小脑半球散在小环形稍低信号结节（图 A、B 白箭头），FLAIR 呈稍高信号，周围有水肿（图 C、D 白箭头），增强明显环形强化（图 E、F 白箭头）

【病理生理及临床】

颅内结核是结核分枝杆菌通过血行播散引起的严重的中枢神经系统疾病，常表现为脑膜结核、脑实质结核和混合型颅内结核，占所有结核病相关死因的 1.5%～3.2%。基本病理变化为渗出、增生和变质，这三种改变可相互转化。结核性脑膜炎常位于颅底，表现为脑沟、脑池炎性渗出，脑膜肉芽肿性炎症，为纤维蛋白性渗出；脑实质内多为干酪样结节；结核性脑脓肿常为多房性，与化脓性脑脓肿相似，周边主要为结核肉芽组织；脑积水为渗出物粘连和机化所致；结核性血管内膜炎可引起脑梗死。

临床早期发热、头痛、盗汗，烦躁不安、呕吐，晚期表现为意识丧失，可有频繁抽搐。颅底神经较易受累，颈项强直，布鲁津斯基征阳性，克尼格征阳性。可有局灶性中枢神经系统损害表现，或肢体瘫痪，癫痫。

【影像表现】

1. 结核性脑膜炎 CT 平扫示蛛网膜下腔密度增高，以鞍上池、外侧裂池多见；增强呈线状、结节状不规则强化；MRI 常表现为颅底脑池 T_1WI 信号增高，T_2WI 呈高信号，增强脑膜明显增厚强化，可伴梗阻性脑积水。

2. 脑结核瘤 CT 平扫呈等密度、高密度或混杂密度，可有钙化；MRI 上结核瘤表现为 T_1WI 低信号，瘤包膜为等信号，T_2WI 多数信号不均匀，包膜信号可低或高，周围可有轻度水肿；DWI 呈等或混杂低信号，部分呈高信号；增强呈环状、结节状强化或不强化（干酪样坏死）。

3. 结核性脑脓肿 平扫和增强与化脓性脑脓肿类似，但其内无气体，且病变常为多发。

【鉴别诊断】

1. 脑囊虫病 囊虫存活期呈囊性病灶，内见偏心性 T_1WI 等、T_2WI 低信号头节，增强囊壁和头节可强化，周围无水肿。变性死亡期头节消失，周围大片水肿，增强囊壁强化。吸收钙化期水肿消失，病灶呈低信号，无强化。

2. 转移瘤 常见于中老年人，有原发肿瘤病史。特征性表现为小病灶大水肿，实性部分 DWI 呈高信号，增强呈结节或环形强化。

3. 细菌性脑脓肿 有发热等急性感染症状和颅内压升高，进展快，好发于额顶叶灰白质交界区。脓肿壁 T_1WI 及 T_2WI 呈等信号，增强呈环形强化，DWI 脓液呈高信号。

【重要关注点】

病变内是否有钙化，以及 T_2WI 是否为混杂信号。增厚强化脑膜的位置分布。

（陈 垚 陈 瑶 王 静 曾文兵）

第二章　脊髓、脊柱

第一节　创伤性病变

一、寰、枢椎骨折

【**病例 2-1-1**】患者，男，65 岁，摔伤致颈部疼痛 5 小时。CT 检查如图 2-1-1 所示。

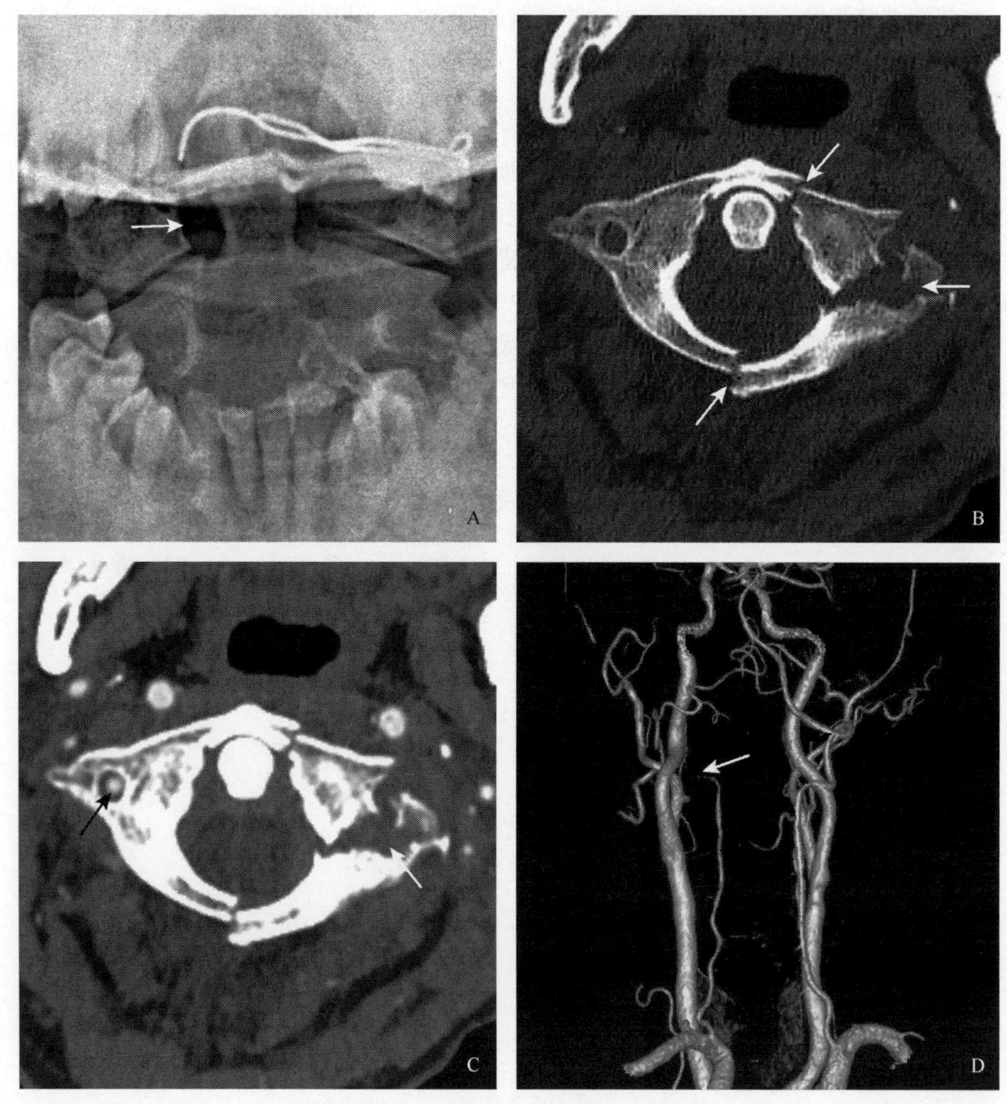

图 2-1-1　寰椎骨折并左侧椎动脉损伤

右侧寰齿关节间隙增宽（图 A 白箭头），C_1（寰椎）前、后弓及左侧附件骨折，累及左侧横突孔（图 B 白箭头），增强右侧椎动脉寰椎段显示（图 C 黑箭头），左侧椎动脉寰椎段未见确切显示（图 C 白箭头），VR 示左椎动脉寰椎段及其远段未见显影（图 D 白箭头），提示左椎动脉寰椎段损伤

【分析思维导图】

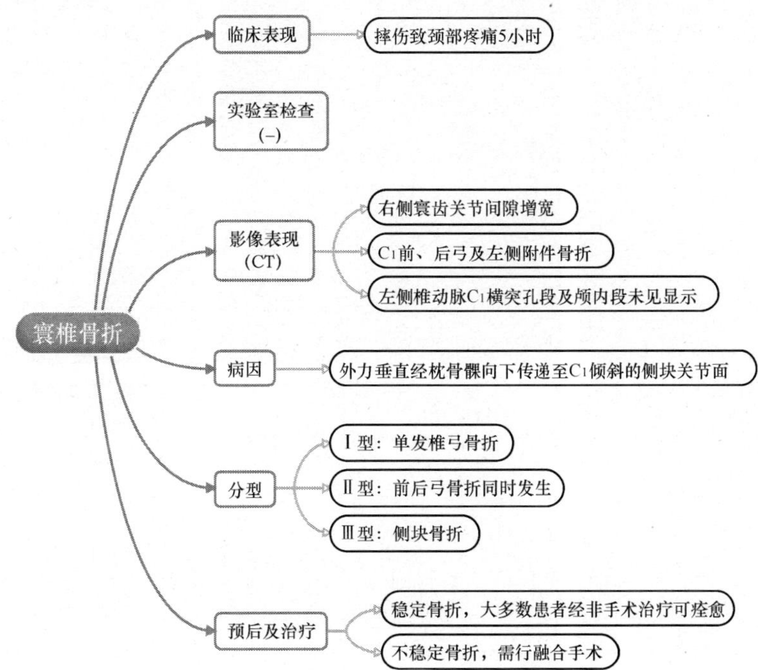

【扩展病例 2-1-1】 患者，男，51 岁，摔伤致颈部疼痛 5 小时，CT 检查如图 2-1-2A、B 所示。患者，男，27 岁，摔伤致全身多处疼痛 3 小时，CT 检查如图 2-1-2C、D 所示。患者，女，59 岁，2 小时前车祸伤致颈部疼痛，CT 检查如图 2-1-2E、F 所示。

【病理生理及临床】

Jefferson 骨折，也叫杰斐逊型寰椎骨折，常伴随 C_2 骨折以及更低层面的骨折。常由施加于颅顶、垂直经枕骨髁向 C_1 倾斜的侧块关节面传递的外力所致。

C_2 齿状突骨折常见于跌倒的老年骨质疏松症患者。齿状突骨折在解剖学上被分为三型。Ⅰ型：齿状突尖端翼状韧带附着处撕脱骨折。Ⅱ型：沿齿状突基底部横向骨折。Ⅲ型：从齿状突基底部延伸至椎体的斜向骨折。

Hangman 骨折，指 C_2 上下关节突之间的骨质连接区的骨折，可伴有或不伴有 C_2 前脱位。

【影像表现】

1. Jefferson 骨折　又称寰椎前后弓骨折。由于头部受垂直暴力致使枕骨髁撞击寰椎引起寰椎侧块与前后弓交界处发生骨折，骨折的特征是骨折片向四周移位，影像上可表现如下征象：张口位 X 线片见齿状突与 C_1 侧块间距增宽：当 C_1 侧块内缘与齿状突外缘距离＞4mm 考虑横韧带断裂，寰枢关节间隙增宽＞7mm 断定横韧带断裂；C_1 侧块内侧横韧带附着处撕脱骨折片提示不稳定骨折。

2. C_2 齿状突骨折　X 线和 CT 可见穿过齿状突尖端（Ⅰ型）或基底部（Ⅱ型）伴或不伴延伸至 C_2 椎体（Ⅲ型）的透亮骨折线。

3. C_2 双侧椎弓根骨折　C_2 椎体相对于 C_3 椎体向前移位，寰椎椎弓与颅骨伴随 C_2 椎体前移，其后半部分及 C_2、C_3 棘突椎板线正常，屈伸可加剧 C_2～C_3 半脱位，脊髓受累和椎动脉损伤相关，33% 病例合并其他椎体骨折，以 C_1 最常见，椎体前软组织水肿。

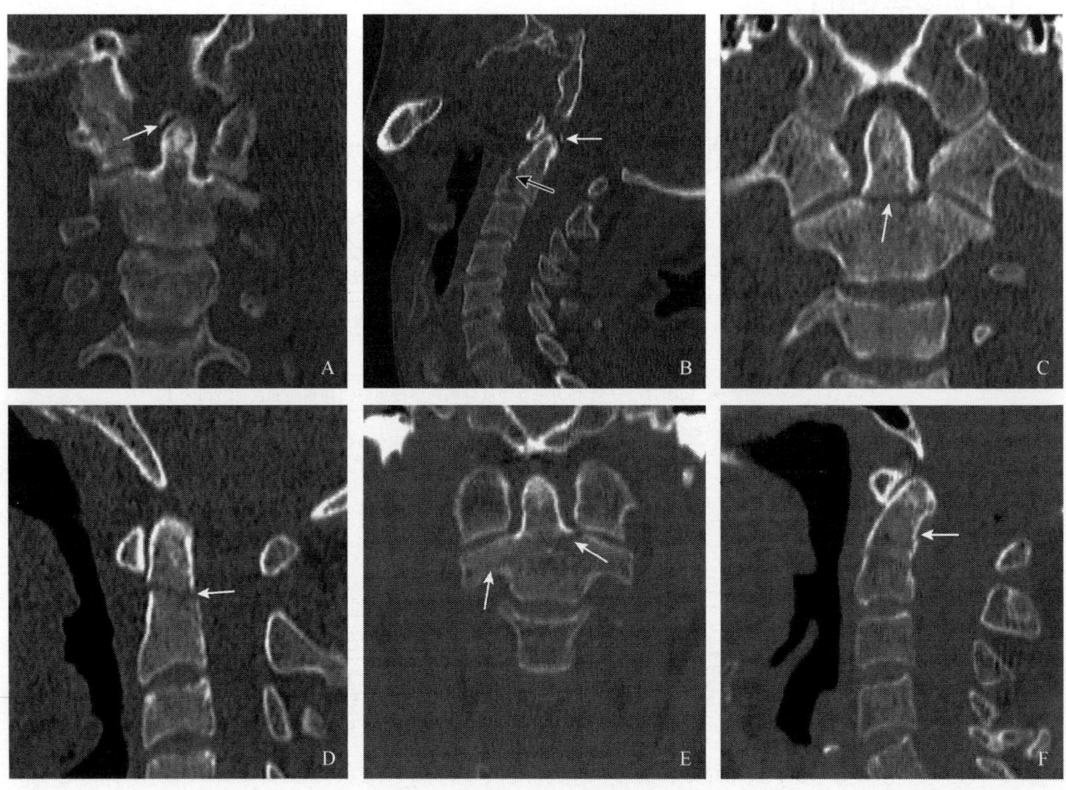

图 2-1-2　枢椎（C_2）齿状突骨折

图 A、B 示 C_2 齿状突骨折Ⅰ型，CT 冠状位、矢状位见齿状突尖端撕脱骨折（图 A、B 白箭头），C_2 椎体骨折（图 B 黑箭头）；图 C、D 示 C_2 齿状突骨折Ⅱ型，CT 冠状位、矢状位见齿状突基底部横向骨折（图 C、D 白箭头）；图 E、F 示 C_2 齿状突骨折Ⅲ型，CT 冠状位、矢状位见齿状突基底部延伸至椎体的斜向骨折（图 E、F 白箭头）

【鉴别诊断】

1. 寰椎先天性发育异常　椎弓发育不良类型较多，后弓裂发生率为 4%，其中 97% 位于中线，3% 穿过椎动脉沟。前弓裂发生率 0.1%；椎弓裂、先天发育缺损的骨皮质边缘光滑完整。

2. 游离齿状突　齿状突为游离小骨，与 C_2 椎体不连续，平片、CT 上边缘可见完整骨皮质，无软组织肿胀，近期无外伤史，无疼痛。

3. 第三枕骨髁（先天变异）　枕骨大孔处骨结构异常的一种类型，由第一生骨节残余形成；枕骨大孔前唇中央骨钉，可能与齿状突形成关节，类似齿状突Ⅰ型骨折。

4. 齿状突终末小骨　12 岁以后齿状突终末端游离小骨（齿状突尖端骨骺）与齿状突体部不融合。

【重要关注点】

1. 初次评价颅颈交界外伤患者的病情时，应首先关注颅颈交界的椎骨排列是否整齐，然后才描述具体骨折情况。

2. 任何平片张口位见 C_1 侧块侧方移位的患者均需行 CT 检查，且行轴位薄层（≤1mm）CT 骨算法重建。

3. 颈椎骨折-脱位、分离性损伤、颈部穿通伤、累及横突孔须做 CTA 检查。

4. 评估颈段较低水平是否同时存在骨折。

二、下颈椎骨折

【病例 2-1-2】 患者，男，29 岁，2 小时前车祸致颈部疼痛，伴颈部以下感觉活动障碍。CT 检查如图 2-1-3 所示。

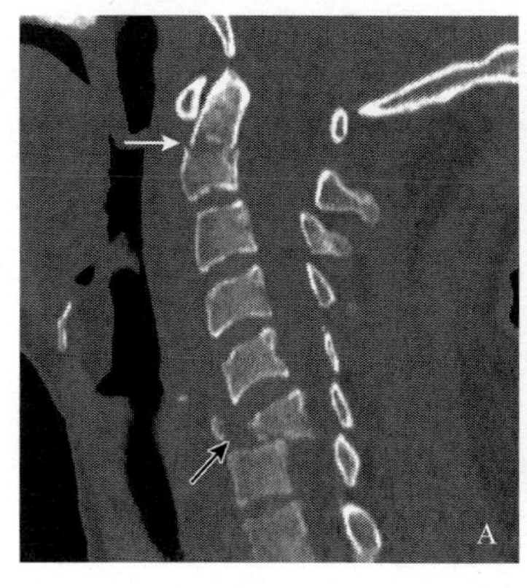

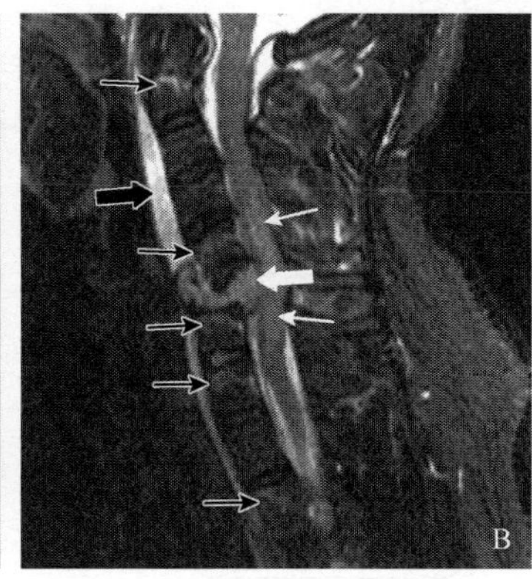

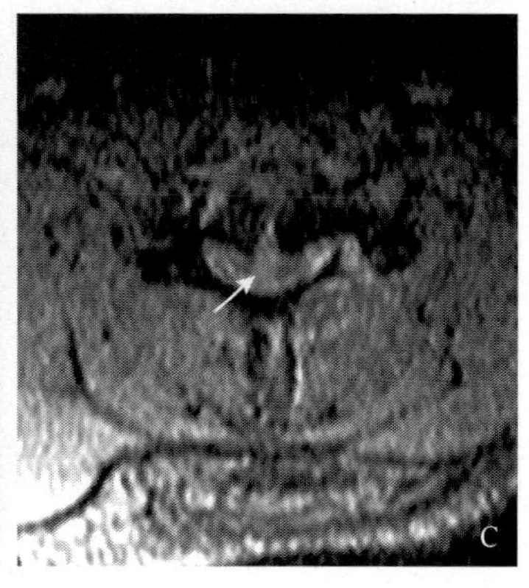

图 2-1-3　枢椎及下颈椎骨折

CT 矢状位 C_2 齿状突骨皮质不连续（图 A 白箭头）、C_6 爆裂性骨折（图 A 黑箭头）。MRI 矢状位 T_2WI 见 C_6 椎体爆裂性骨折并部分骨折块后突（图 B 白粗箭头），椎管狭窄并脊髓损伤（图 B 白细箭头），C_2、C_5、C_7、T_1、T_3 椎体骨髓水肿（图 B 黑细箭头），椎前软组织肿胀（图 B 黑粗箭头），C_6 椎体后柱纵向骨折（图 C 白箭头）

【分析思维导图】

思维导图见下页。

【损伤分类】

根据假定的受伤机制，颈椎骨折按功能分类：

1. 颈椎过屈伤　受压情况下颈椎过度屈曲或过度屈曲伴分离/剪切造成的损伤。包含普通的压缩骨折、“铲土者骨折”（C_7～T_1 棘突撕脱）。

2. 颈椎过伸伤　压力导致的颈椎过度伸展或过度伸展伴分离/剪切造成的损伤。

3. 颈椎过伸-旋转性损伤　颈椎过度伸展损伤并伴有偏中心的力引起旋转或不对称损伤，易导致关节柱骨折。

4. 颈椎侧屈伤　从头侧或上颈部侧面施加暴力造成的颈椎损伤。

5. 颈椎后柱损伤　后柱在压力下、张力下、剪切力下损伤。

【影像表现】

1. 颈椎过屈伤　椎体前部受压变形，椎体轻度向前移位，泪滴形骨折；下位椎体向后滑脱，脊柱局部后凸。过屈伴离断：相邻椎体棘突间隙扩大、离断，后部复合韧带损伤，椎间小关节突移位，导致关节半脱位。

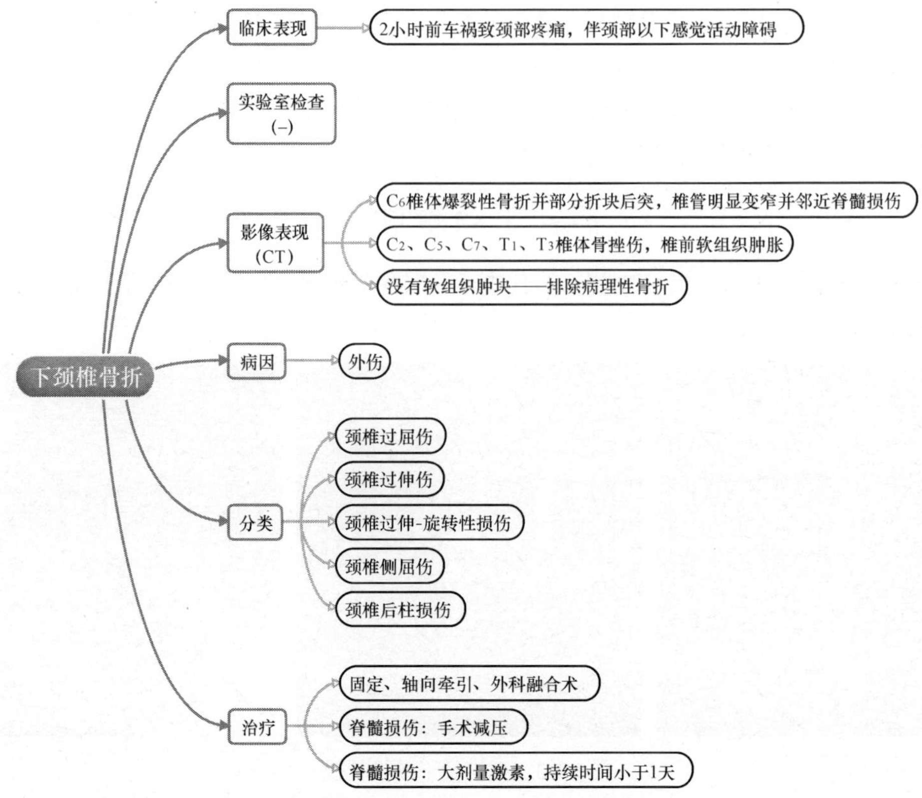

2. 颈椎过伸伤　单侧或双侧椎体后部骨折，颈椎椎弓骨折，椎体前后韧带损伤，椎间隙前部增宽，上方邻近椎体向后移位。

3. 颈椎过伸-旋转性损伤　关节面骨折、关节突骨折、椎弓根和同侧椎板同时骨折。

4. 颈椎侧屈伤　椎体侧面受压骨折或关节突骨折，横突骨折、钩突骨折。

5. 颈椎后柱损伤　上或下关节突骨折，关节突关节骨折，棘突、椎板骨折。棘间韧带、黄韧带、小关节囊中断。

【重要关注点】

1. CT 薄层重建，同时显示骨算法和软组织重建法的图像，重建成矢状面和冠状面图像，这些对病变观察很重要。

2. MRI（STIR 序列）用于评估韧带及脊髓情况。

3. 骨折线通过横突孔时注意是否伤及椎动脉，可行 CTA 检查。

三、胸、腰椎骨折

【病例 2-1-3】 患者，男，25 岁，入院前 5 小时从 12 米高处摔下，感多处疼痛。CT 检查如图 2-1-4 所示。

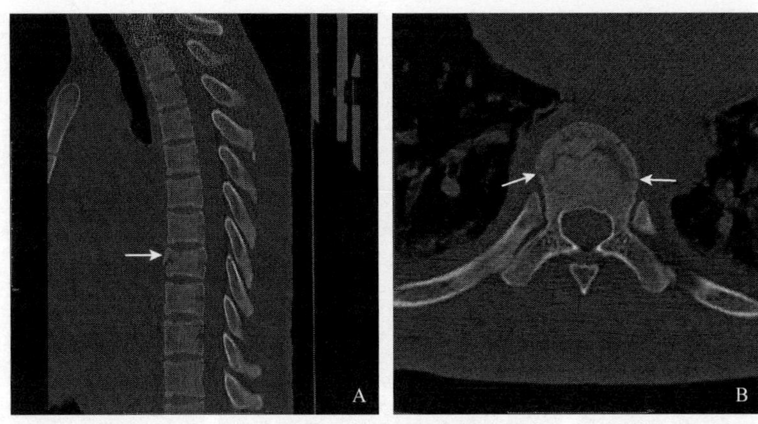

图 2-1-4 胸椎骨折

矢状位 T_8 椎体前柱高度稍变矮并骨折（图 A 白箭头）；轴位见椎体前柱骨折（图 B 白箭头），后柱无骨折

【分析思维导图】

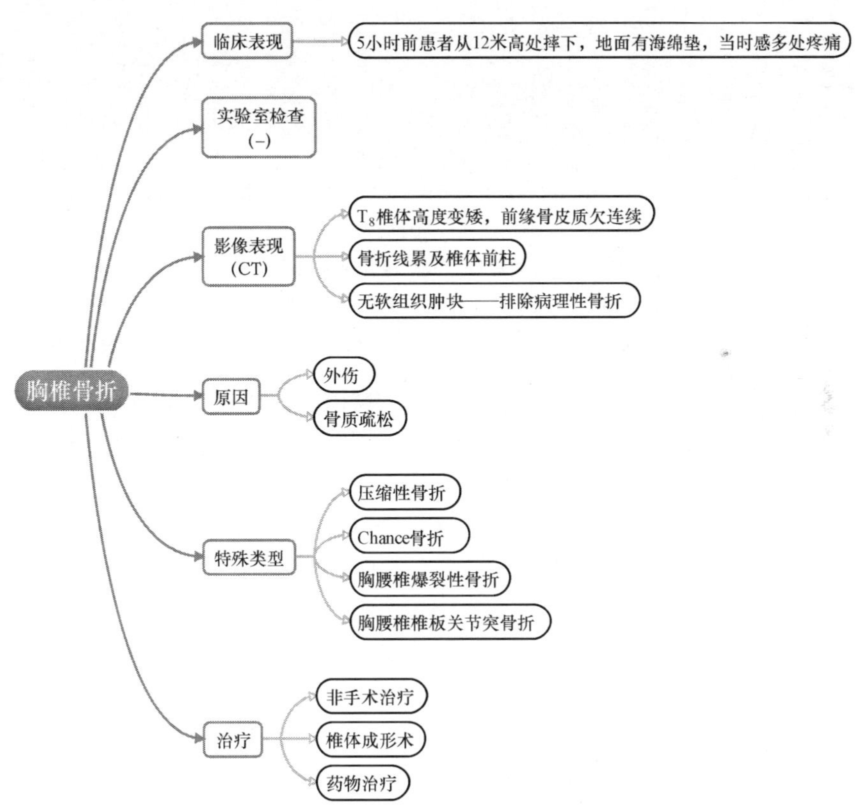

【扩展病例 2-1-2】 患者，男，55 岁，被树砸伤致腰痛 1 小时。CT 检查如图 2-1-5 所示。

【病理生理及临床】

前柱包括前纵韧带、椎体的前 1/2 及纤维环前部；中柱包括后纵韧带，椎体的后 1/2 及纤维环后部；后柱包括椎弓、小关节囊韧带、黄韧带、棘间韧带及棘上韧带。移行区（T_{11}～L_1）椎体极易发生骨折。

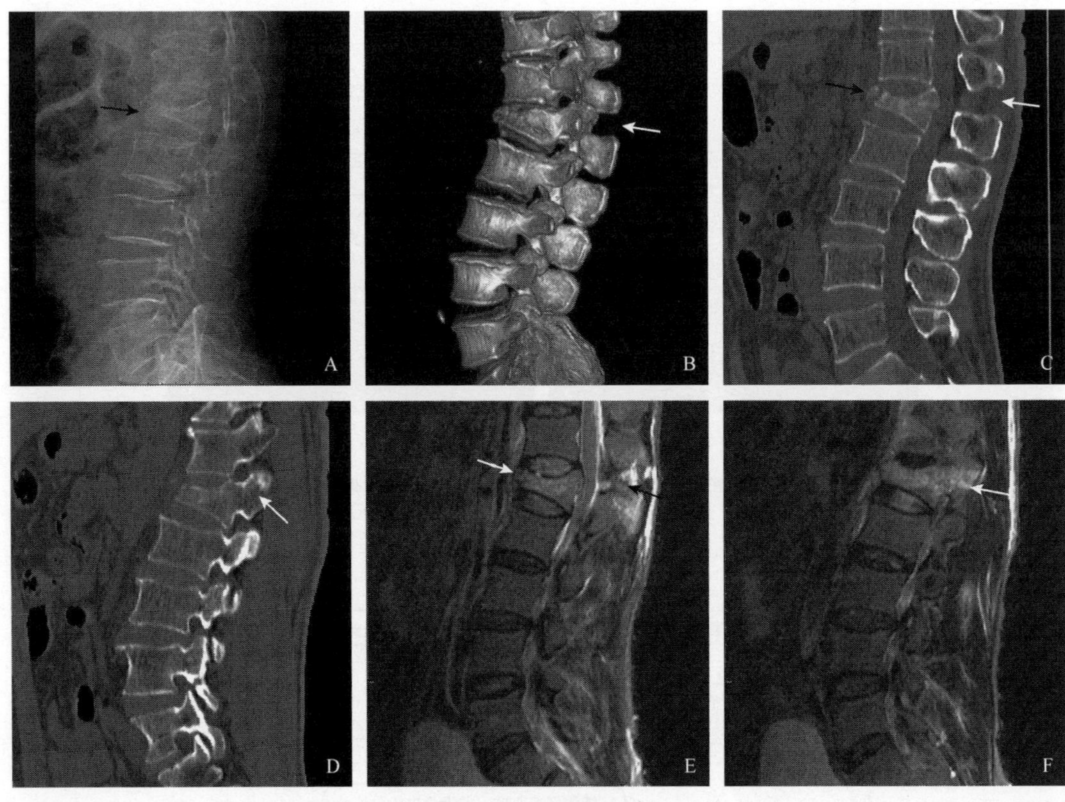

图 2-1-5 腰椎骨折

DR 侧位片示 L_1 高度变矮，前柱压缩更明显（图 A 黑箭头）。CT VR 示 L_1/L_2 棘突间隙增宽（图 B 白箭头），矢状位示 L_1 椎体 Chance 骨折（图 C 黑箭头），棘突间隙增宽（图 C 白箭头），左侧椎弓水平骨折（图 D 白箭头）。MRI 中 T_2WI 示 L_1 椎体 Chance 骨折（图 E 白箭头），棘间韧带断裂（图 E 黑箭头），左侧椎弓水平骨折（图 F 白箭头）

压缩性骨折是轴位负荷导致椎体前部的骨折。脊柱轻度屈曲下，轴向负荷作用于脊柱上。中下段胸椎及上段腰椎常见，多见于外伤患者。老年人合并骨质疏松时，多个椎体可能受累。

椎体爆裂性骨折是轴位负荷导致的椎体骨折，累及前柱和中柱，伴或不伴有后柱骨折。通常发生于胸腰椎移行处，60% 发生于 T_{11}～L_1。青少年椎体后部可有青枝骨折。

Chance 骨折是过屈-分离性骨折，也叫安全带骨折，前柱压缩性骨折伴中、后柱分离。通常发生于 T_{11}～L_3。如果骨密度正常，40%～50% 楔形骨折都是 Chance 骨折。

胸腰椎椎板关节突骨折是更大范围胸腰椎骨折的一部分，是脊柱后柱骨折或椎弓骨折。

【影像表现】

1. 压缩性骨折 椎体前部变扁，椎体后部骨皮质完整、椎弓不受累。骨折急性期表现为骨髓 T_1WI 低、T_2WI 高信号，随时间推移信号恢复正常。外伤压缩性骨折椎体压缩小于 40%，棘突间隙正常。骨质疏松压缩性骨折可使椎体完全变扁，椎板可受累，多节段椎体骨折常见。

2. 椎体爆裂性骨折 椎体变扁，骨折累及椎体后部骨皮质，椎体后部垂直骨折，伴或不伴椎体后部骨皮质后移。椎弓可发生骨折，骨折线为垂直方向，椎弓根间隙增宽，更严重的病例可见椎板骨折。骨折线在 MRI 上不如 CT 清晰，但骨折周围见骨髓带状水肿。棘间韧带正常。

3. Chance 骨折　椎体前部楔形变伴有后部骨折或棘突间距离增大、棘间韧带损伤。单个的关节突骨折及棘突骨折，不伴椎体半脱位。

【鉴别诊断】

1. 肿瘤导致的病理性骨折　骨小梁及骨皮质破坏，伴或不伴有椎旁或硬脊膜外软组织肿块。发现其他部位的肿瘤有助于鉴别诊断。多节段椎体受累时，与骨质疏松引起的多个椎体压缩性骨折之间鉴别困难。

2. 感染性脊柱炎　化脓性或分枝杆菌感染造成椎体破坏压缩，根据病史及实验室检查、椎旁或硬膜外蜂窝织炎、脓肿可以明确诊断。

3. 生理性椎体楔形变　10% 或以上正常人的胸椎中段至 L_1 水平椎体前缘可有轻度楔形变。

【重要关注点】

1. 薄层螺旋 CT 必须进行冠状位及矢状位重建。

2. 椎体骨折片后移，应报告椎管狭窄百分比。

3. MRI 用于评估是否伴脊髓损伤、是否有硬膜外血肿。MRI 评估应包括矢状位 T_1WI、STIR。

四、骶椎骨折

【病例 2-1-4】 患者，女，29 岁，高处坠落致全身多处疼痛 1 天。CT 检查如图 2-1-6 所示。

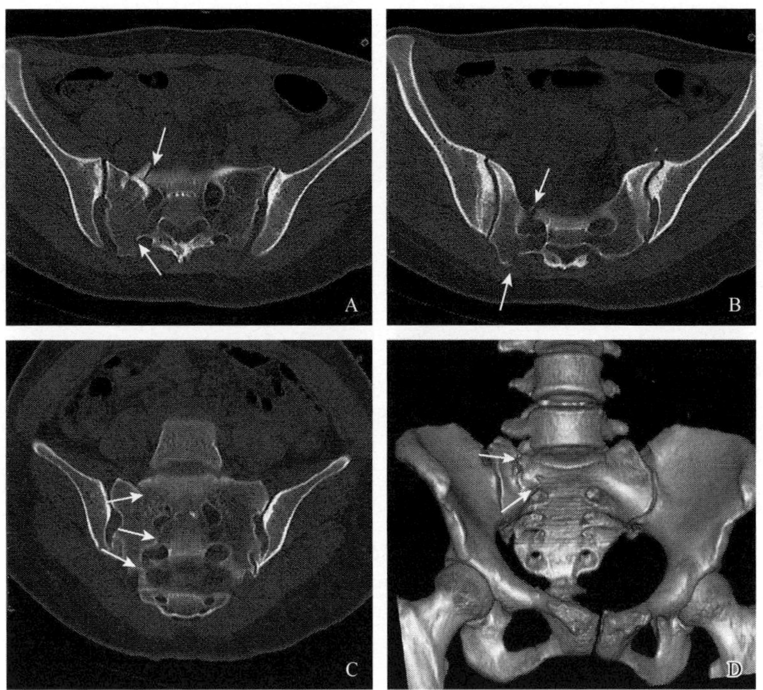

图 2-1-6　骶骨骨折

骶骨右侧骨折，折线穿过右侧神经孔（图 A 白箭头），在较下方层面也可看见折线穿过右侧神经孔（图 B 白箭头），薄层重组斜冠状位可见骨折累及右侧神经孔（图 C 白箭头），VR 直观显示折线累及右侧神经孔（图 D 白箭头）

【分析思维导图】

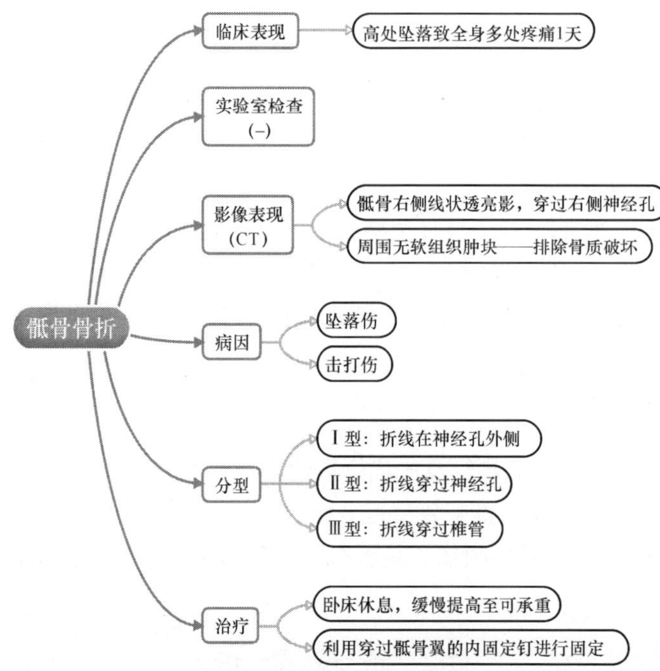

【扩展病例 2-1-3】 患者，男，66 岁，摔伤致腰部疼痛 1 天，CT 检查如图 2-1-7A 所示。患者，男，48 岁，车祸伤致全身多处疼痛 3 小时，CT 检查如图 2-1-7B 所示。

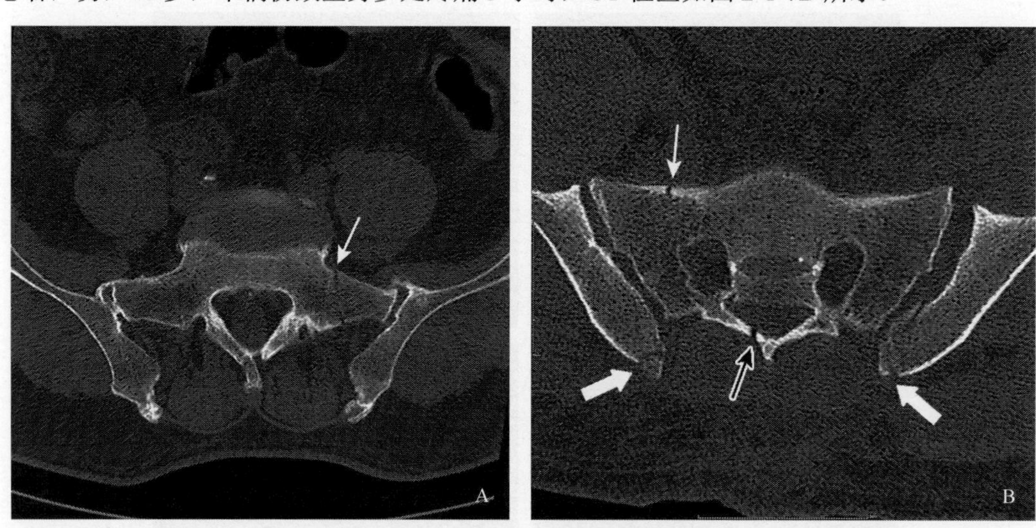

图 2-1-7　不同分型骶骨骨折

骶骨左侧骨折（图 A 白箭头），折线在神经孔外侧，为Ⅰ型。骶骨右侧骨折（图 B 白细箭头），折线穿过神经孔，为Ⅱ型，并折线穿过椎管（图 B 黑箭头），为Ⅲ型；另可见双侧髂骨骨折（图 B 白粗箭头）

【病理生理及临床】

常规 X 线检查很难发现骶椎骨折，CT 可显示平片上不明显的移位，MRI 上难以观察到骨折，MRI 用于评估神经根损伤。骶椎骨折可伴发腰椎、骨盆骨折和神经、血管、输尿管损伤。根据解剖部位分为：Ⅰ型，折线在神经孔外侧；Ⅱ型，折线穿过神经孔；Ⅲ型，折线穿过椎管。

神经损伤的 Gibbons 分级系统：1 级，无神经损伤；2 级，仅有感觉异常；3 级，运动减弱；4 级，肠道/膀胱控制功能丧失。

【影像表现】

表现为骨盆环中断，或神经孔连续性中断，或骶孔连续性中断。95% 垂直方向或斜向骨折，5% 水平方向骨折。

【鉴别诊断】

1. 肿瘤　CT 可见圆形或卵圆形骨小梁破坏区，MRI 见圆形或卵圆形 T_2WI 高信号区。

2. 副骨化中心　见于儿童和青少年，位于骶骨侧缘，边缘光滑，有骨皮质，通常双侧对称。

3. 尾骨正常变异　骶尾联合可见成角，MRI 检查周围软组织及骨质无水肿表现可排除外伤改变。

【重要关注点】

1. 在高速损伤患者中注意寻找骨盆环中断的相关征象。

2. 如果观察到 L_5 横突骨折，应怀疑骶骨骨折。

五、脊髓损伤

【病例 2-1-5】 患者，女，38 岁，从约 1 米高处头部朝下摔落至充气床垫，继之出现颈部疼痛，伴颈部以下皮肤感觉障碍，二便失禁。MRI 检查如图 2-1-8 所示。

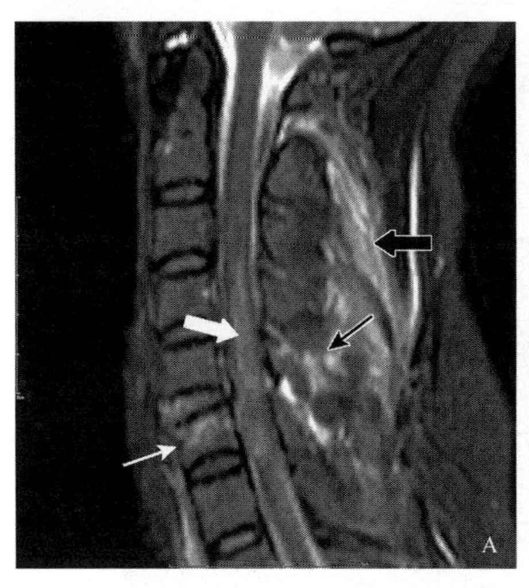

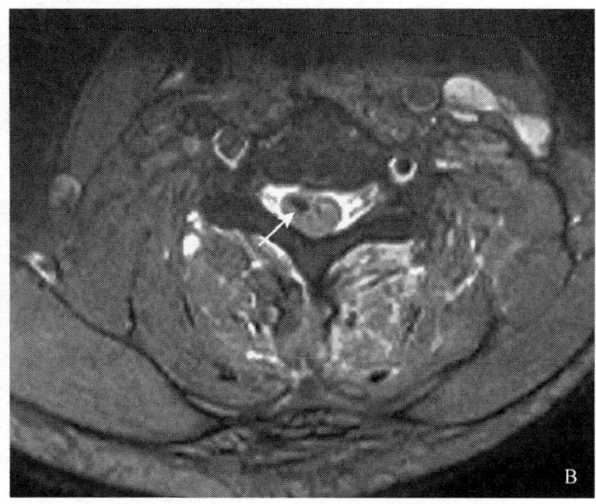

图 2-1-8　颈椎骨折并颈髓损伤

T_2WI 矢状位 C_6 椎体爆裂性骨折（图 A 白细箭头），C_5 棘突骨折（图 A 黑细箭头），脊髓见斑条状不均匀高信号（图 A 白粗箭头），提示脊髓损伤，伴颈后部软组织肿胀（图 A 黑粗箭头），轴位 T_2WI 见脊髓内点状低信号（图 B 白箭头），提示少许出血

【分析思维导图】

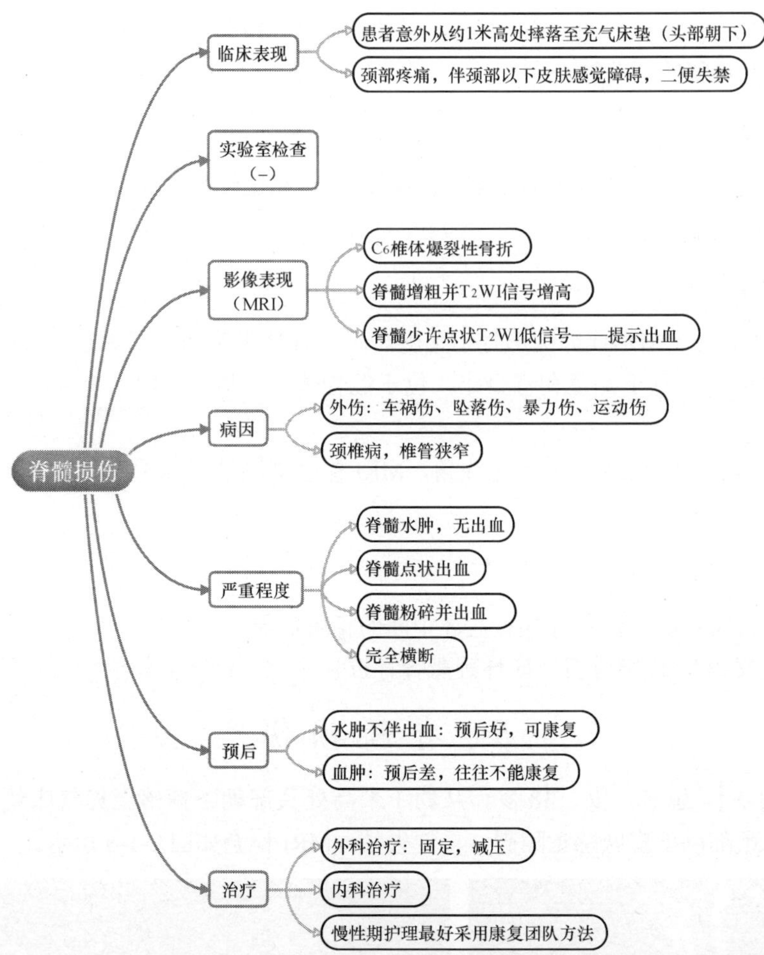

脊髓损伤
临床表现
患者意外从约1米高处摔落至充气床垫（头部朝下）
颈部疼痛，伴颈部以下皮肤感觉障碍，二便失禁
实验室检查（–）
影像表现（MRI）
C6椎体爆裂性骨折
脊髓增粗并T2WI信号增高
脊髓少许点状T2WI低信号——提示出血
病因
外伤：车祸伤、坠落伤、暴力伤、运动伤
颈椎病，椎管狭窄
严重程度
脊髓水肿，无出血
脊髓点状出血
脊髓粉碎并出血
完全横断
预后
水肿不伴出血：预后好，可康复
血肿：预后差，往往不能康复
治疗
外科治疗：固定，减压
内科治疗
慢性期护理最好采用康复团队方法

【扩展病例 2-1-4】 患者，男，47 岁，从 5 米高处坠落，多处疼痛不适，活动受限。CT 及 MRI 检查如图 2-1-9 所示。

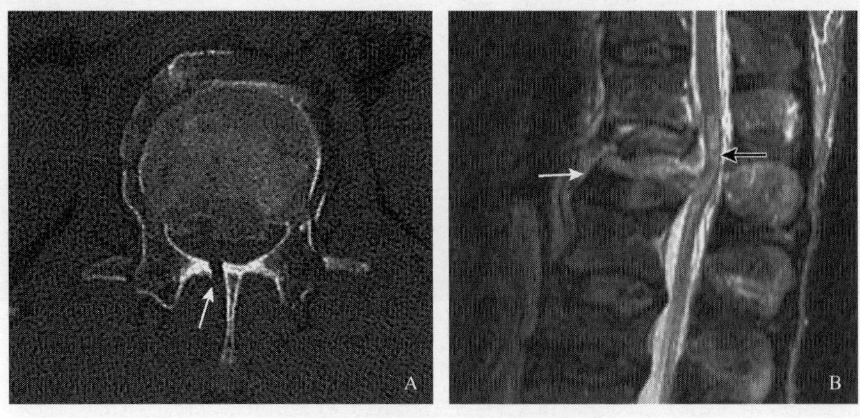

A
B

图 2-1-9 腰椎骨折伴脊髓损伤

CT 轴位示 L_1 椎体爆裂性骨折，累及右侧椎板（图 A 白箭头）。MRI T_2WI 示 L_1 椎体爆裂性骨折，椎体后缘向椎管内突入（图 B 白箭头），致骨性椎管变窄，相应水平脊髓圆锥受压并斑条状不均匀高信号（图 B 黑箭头），提示脊髓损伤

【扩展病例 2-1-5】 患者，男，58 岁，因车祸致全身多处疼痛不适 2 小时，伴乏力。MRI 检查如图 2-1-10 所示。

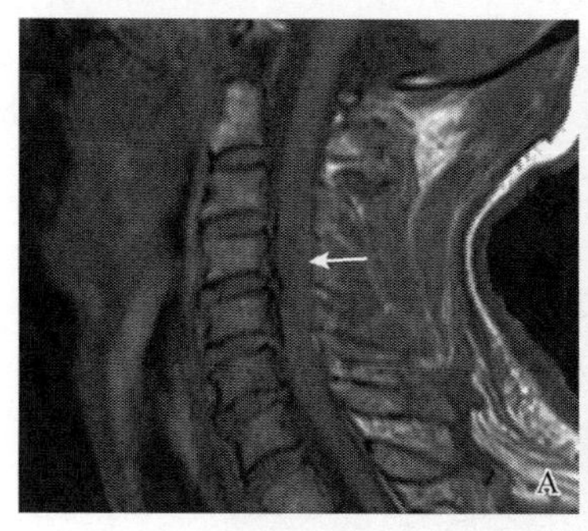

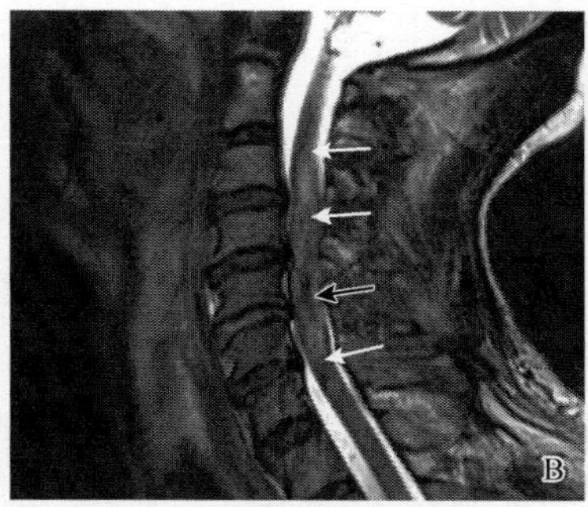

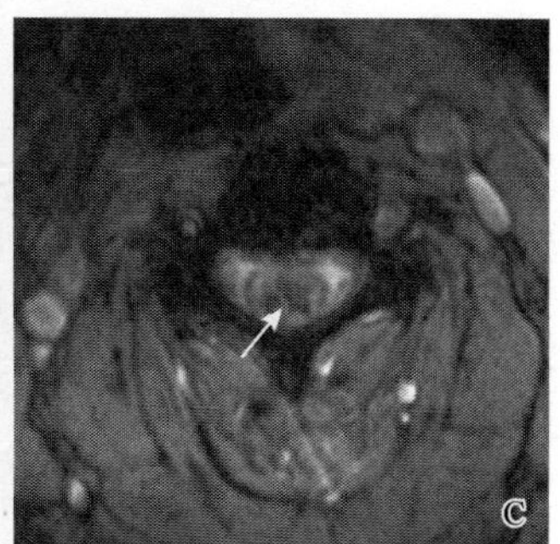

图 2-1-10 颈椎骨折伴脊髓损伤

T_1WI 矢状位 C_3～C_6 椎体水平颈髓增粗（图 A 白箭头），T_2WI 示 C_3～C_6 椎体水平颈髓增粗并斑条状不均匀高信号，提示损伤（图 B 白箭头），其内斑状低信号（图 B 黑箭头），轴位 T_2WI 脊髓内斑点状低信号（图 C 白箭头），提示出血

【病理生理及临床】

脊髓损伤表现为脊髓水肿和（或）出血。最常见于 C_4～C_6 水平，通常伴发骨折或半脱位，外伤性无骨折脱位型脊髓损伤常见于儿童（＜8 岁），有退行性改变基础（椎管狭窄）的脊髓损伤倾向于发生在老年人。水肿不伴出血预后好，可康复；伴血肿预后差，往往不能康复。

脊髓前综合征：脊髓的前 2/3 损伤，运动、痛温觉受影响，后方功能（本体感觉、轻触觉、振动觉）不受累，与外伤性椎间盘突出密切相关，也可伴发脊髓前动脉梗死。

脊髓中央综合征：运动损伤，明显影响上肢，膀胱功能障碍，不同程度的感觉丧失，病史上与中央血肿及明显的白质损伤有关。

脊髓后综合征：少见，背柱功能丧失。

布朗-塞卡（Brown-Séquard）综合征：脊髓半侧损伤，同侧触觉、运动功能丧失，对侧痛温觉丧失，经常与脊髓中央综合征重叠。

【影像表现】

在 CT 上通常表现为阴性。MRI 上可见脊髓肿胀，脊髓异常信号，T_1WI 呈等低信号，T_2WI 呈高信号。矢状位 STIR 对脊髓水肿敏感，还可显示韧带及肌肉损伤、骨髓水肿。

【鉴别诊断】

1. 脊髓炎 T_2WI 上斑状高信号，很少伴梭形膨大。

2. 脊髓梗死 DWI 呈高信号，无外伤病史。

3. 脊髓空洞 脊髓内梭形液体信号，无外伤病史。

【重要关注点】

1. 对所有有症状的脊髓损伤患者应行 MRI 检查。

2. T_2WI 上异常高信号或肉眼可见的脊柱韧带结构不连续提示韧带损伤，STIR 和 T_2WI-FS 序列最适于评价脊柱韧带损伤。

第二节 非创伤性病变

一、急性脊髓炎

【病例 2-2-1】 患者，女，51 岁，突发双下肢无力 1 天，加重伴小便障碍半天。1 周前无明显诱因出现咳嗽、咳少量白色黏痰。查体：T 37.1℃，左下肢肌力 3 级，髂前上棘平面及其以下浅感觉、振动觉减退，左下肢位置觉减退，左下肢腱反射消失，右下肢腱反射减弱，右侧 Babinski 征阳性。脑脊液生化：乳酸脱氢酶 36.00U/L↑。MRI 检查如图 2-2-1 所示。

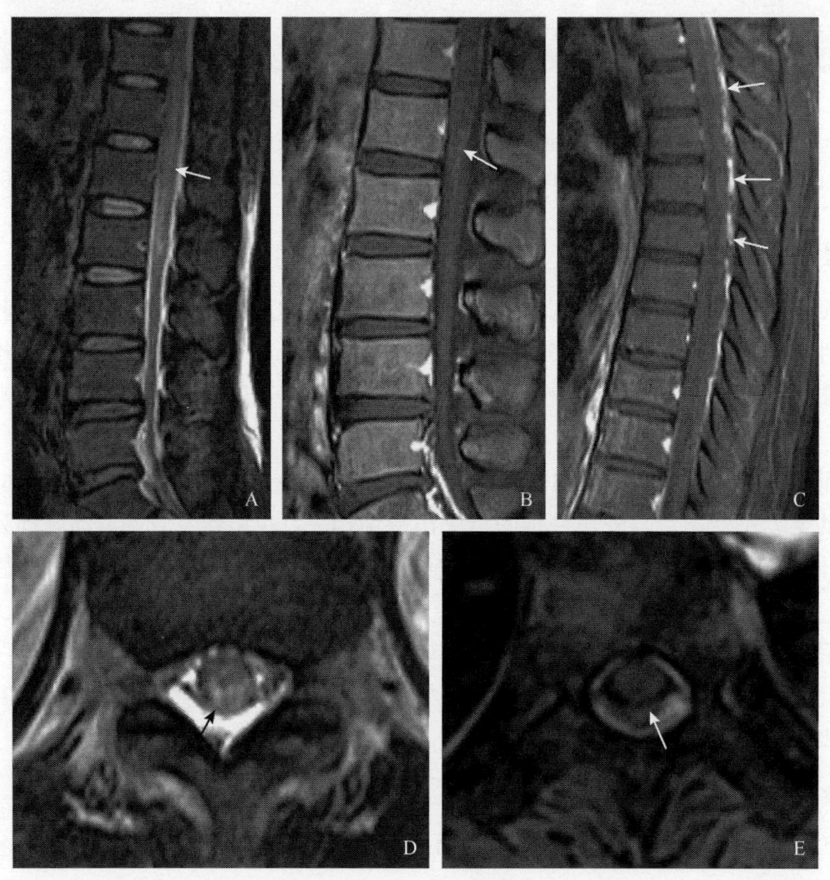

图 2-2-1 急性脊髓炎

T_2WI 示 T_{10}～L_1 段脊髓及脊髓圆锥稍增粗，并呈条片状高信号（图 A 白箭头，图 D 黑箭头），T_1WI 增强见线状强化（图 B、E 白箭头），胸腰段椎管后方硬脊膜增厚、强化（图 C 白箭头）

【分析思维导图】

思维导图见下页。

【扩展病例 2-2-1】 患者，女，73 岁，突发双下肢无力 2 天。既往有脊髓炎病史，好转后反复发作数次。查体：双下肢肌力 3 级，右侧 Babinski 征阳性，T_4 水平以下感觉障碍。脑脊液生化：乳酸脱氢酶 45.00U/L↑，脑脊液蛋白 0.73g/L↑，脑脊液 IgG 121.60mg/L↑，葡萄糖 9.97mmol/L↑。穿刺液培养：多重耐药，葡萄球菌腐生亚种。MRI 检查如图 2-2-2 所示。

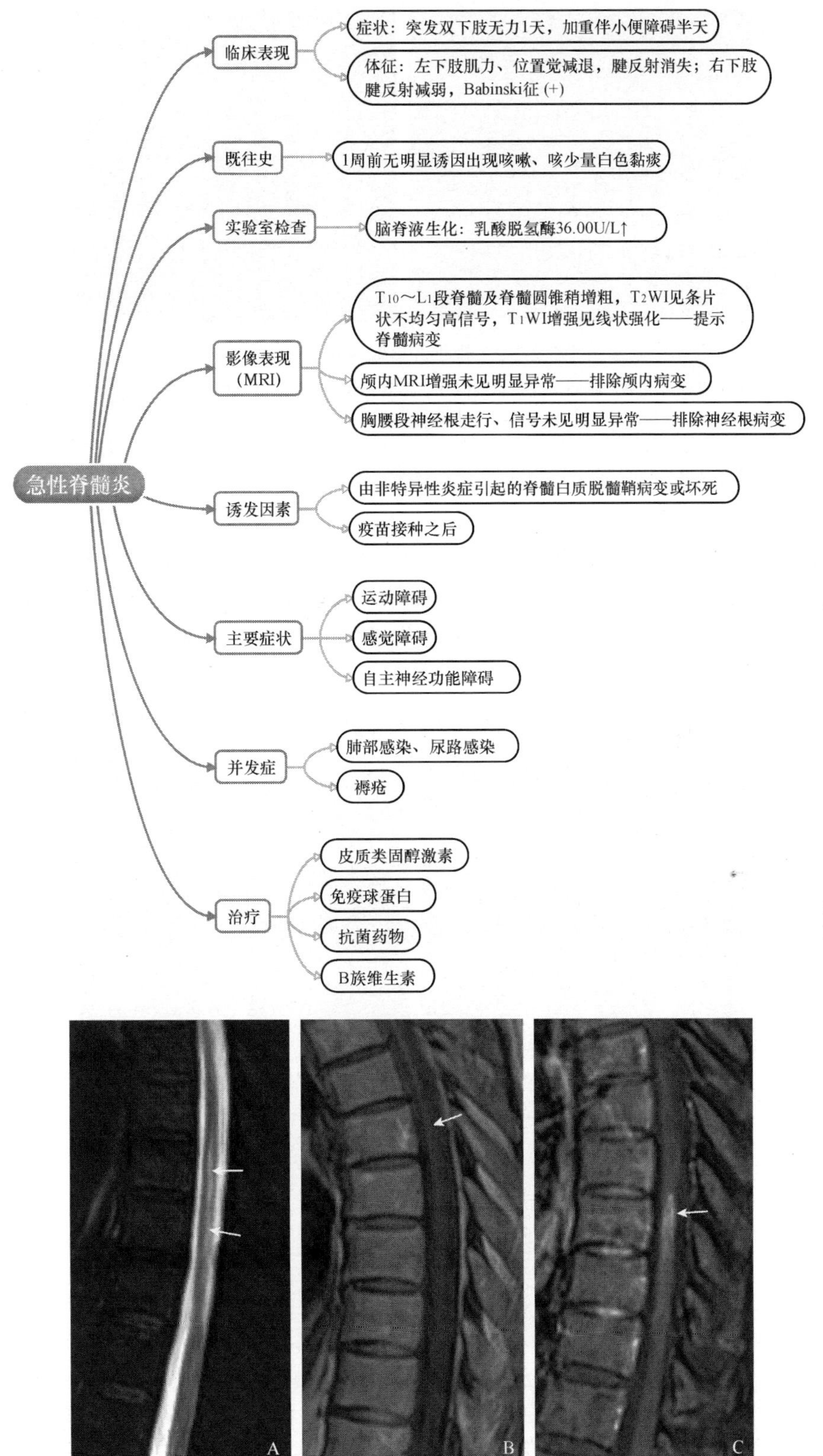
急性脊髓炎
临床表现
症状：突发双下肢无力1天，加重伴小便障碍半天
体征：左下肢肌力、位置觉减退，腱反射消失；右下肢腱反射减弱，Babinski征（+）
既往史
1周前无明显诱因出现咳嗽、咳少量白色黏痰
实验室检查
脑脊液生化：乳酸脱氢酶36.00U/L↑
影像表现（MRI）
T10～L1段脊髓及脊髓圆锥稍增粗，T2WI见条片状不均匀高信号，T1WI增强见线状强化——提示脊髓病变
颅内MRI增强未见明显异常——排除颅内病变
胸腰段神经根走行、信号未见明显异常——排除神经根病变
诱发因素
由非特异性炎症引起的脊髓白质脱髓鞘病变或坏死
疫苗接种之后
主要症状
运动障碍
感觉障碍
自主神经功能障碍
并发症
肺部感染、尿路感染
褥疮
治疗
皮质类固醇激素
免疫球蛋白
抗菌药物
B族维生素
A
B
C

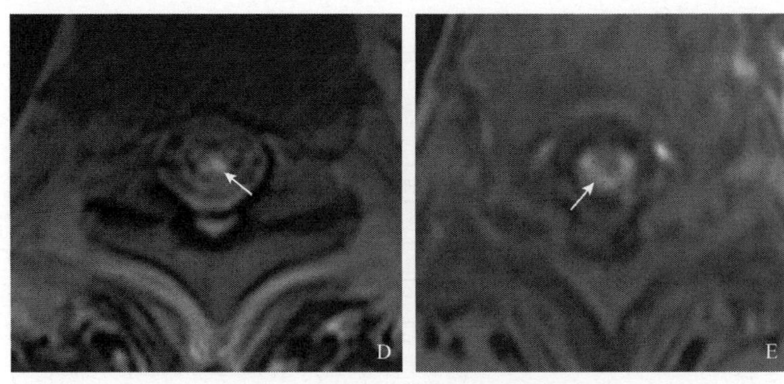

图 2-2-2 视神经脊髓炎谱系疾病

T_1WI 示胸髓中上段局部萎缩、变细，胸髓下段条状低信号（图 B 白箭头），T_2WI 胸髓下段条状高信号（图 A、D 白箭头），T_1WI 增强呈斑条状强化（图 C、E 白箭头）

【扩展病例 2-2-2】 患者，女，63 岁，视物成双伴左侧眼睑下垂 2 个月，右下肢胀痛 15 天，意识不清 9 小时。查体：意识模糊，运动性失语，光反射迟钝，双眼向左凝视，左侧额纹变浅、闭眼无力、眼裂增宽。下肢肌力 1 级，四肢腱反射对称（++），膝反射减弱，颈硬。脑脊液蛋白定性（潘氏试验）阳性，有核细胞计数 237×10^6/L↑；脑脊液生化：乳酸脱氢酶 222.00U/L↑；葡萄糖 0.06mmol/L↓；脑脊液蛋白 7.76g/L↑；脑脊液 IgG 694.30mg/L↑。MRI 检查如图 2-2-3 所示。

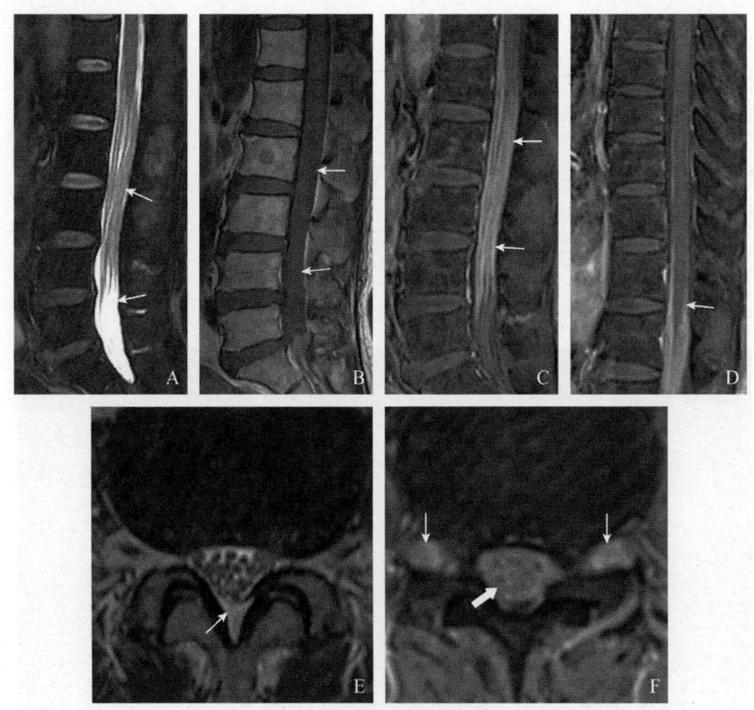

图 2-2-3 结核性脊髓蛛网膜炎

T_1WI 示胸腰段椎管内条片状低信号（图 B 白箭头），T_2WI 呈高信号（图 A、E 白箭头），T_1WI 增强病变区条片状明显强化，脊膜增厚、强化（图 C、D 白细箭头，图 F 白粗箭头），部分神经根增粗（图 F 白细箭头）

【病理生理及临床】

急性脊髓炎又称急性横贯性脊髓炎，是由非特异性炎症引起的脊髓白质脱髓鞘病变或坏死，髓鞘肿胀、脱失、轴突变性、血管扩张及血管周围炎症细胞浸润，晚期神经细胞萎缩消失、神经纤维髓鞘脱失，导致脊髓萎缩。青壮年居多。

临床有明确的损伤平面以下的感觉障碍，运动功能障碍则主要累及下肢，多伴有自主神经功能障碍。少部分患者可复发。

【影像表现】

1. 发病急、进展快，发病前多有感染或疫苗接种史。

2. 病变以上胸段及颈段脊髓发病为主，T_3～T_5 椎体水平最常见，受累脊髓范围较长，多累及 3 个椎体节段以上。

3. 急性期病变脊髓呈节段性轻度增粗，脊髓内多发斑点状或条片状 T_1WI 低信号、T_2WI 高信号，边界欠清，增强多不强化或有小斑片状、细线状轻度强化。DWI 为稍高信号。

4. 慢性期可见脊髓萎缩。

【鉴别诊断】

1. 多发性硬化　病情缓解与复发交替，或呈阶梯式进展；IgG 指数增高或出现寡克隆带为重要依据；累及范围较广，脑、视神经、脊髓均可受累。脊髓受累多小于 2 个椎体节段并小于横截面的一半，呈偏心分布于白质，T_2WI 多为散在斑片状高信号，增强扫描活动期病变强化。

2. 脊髓亚急性联合变性　由维生素 B_{12} 缺乏引起。多有“手套袜套样”感觉障碍。外周血和脑脊液白细胞、脑脊液蛋白含量明显增高。病变呈纵行条带状分布于脊髓后索或侧索，T_2WI 为高信号，典型有“反兔耳征”。病程越短越易强化，陈旧性病变无强化。

3. 视神经脊髓炎（扩展病例 2-2-1）　以视神经和脊髓受累为主的中枢神经系统（CNS）炎性脱髓鞘疾病。视神经受累表现为视力急性显著下降、视野缺损，甚至失明；脊髓受累表现为急性起病的截瘫或四肢瘫，大小便障碍，伴脊髓损害平面根性疼痛或莱尔米特（Lhermitte）征。纵向延伸的脊髓长节段横贯性损害，多超过 3 个椎体节段，T_1WI 低信号，T_2WI 高信号，轴位多呈圆形或 H 形。急性期病变节段肿胀，增强呈斑片状、线状强化。

4. 结核性脊髓蛛网膜炎（扩展病例 2-2-2）　较少见。脑脊液有核细胞数升高，蛋白质含量明显升高，糖、氯化物含量降低。病变呈 T_1WI 低信号、T_2WI 高信号，增强可呈线状、管状、串珠样明显强化，脊膜明显增厚，蛛网膜下腔狭窄或闭塞。

【重要关注点】

病灶累及范围、脊髓增粗及外缘情况，病灶信号及增强表现。

二、脊髓梗死

【病例 2-2-2】 患者，女，34 岁，突发眩晕伴恶心、呕吐 1 天余，伴左侧面部及左手指腹麻木感。13 年前妊娠后左下肢静脉血栓，抗凝治疗 2 年余，后血小板减少停药；高血压病史 2 年。查体：双眼顺时针旋转性粗大眼震，闭目难立征闭眼偏斜。NEU% 94.2%↑；

葡萄糖 6.31mmol/L↑；D-二聚体 0.62mg/L↑；活化部分凝血活酶时间 22.70 秒↓。MRI 检查如图 2-2-4 所示。

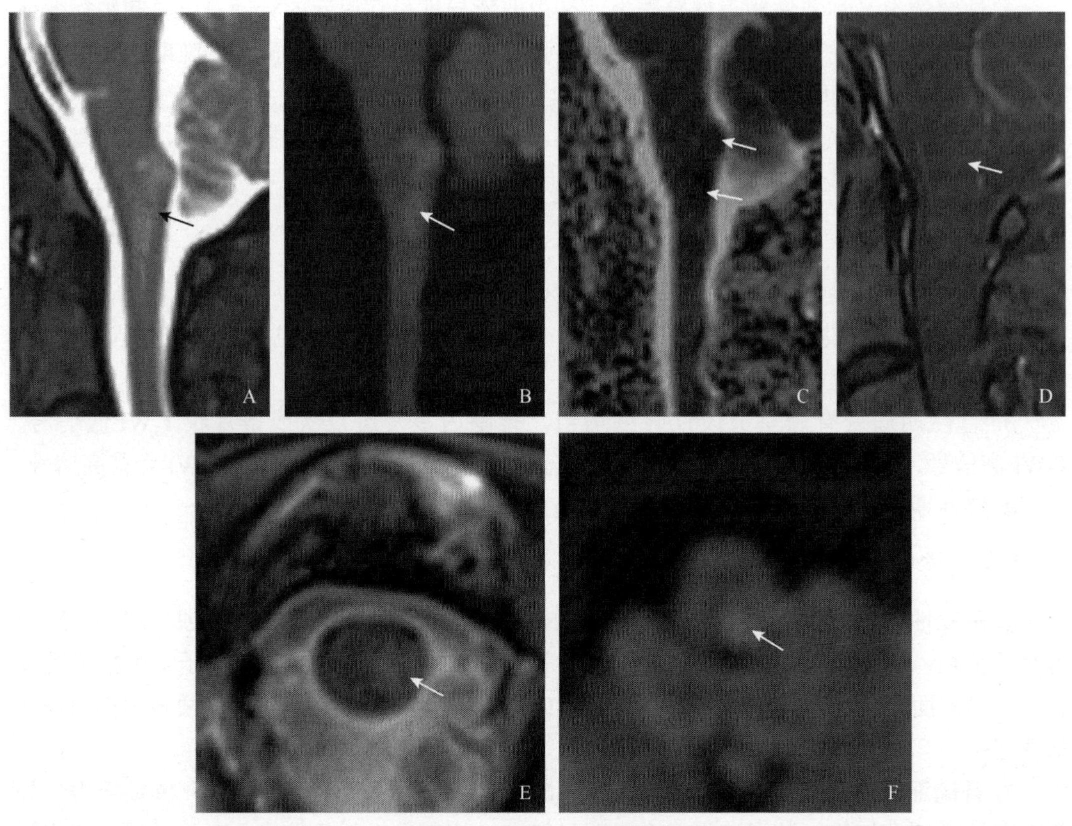

图 2-2-4　延髓、颈髓梗死

T_2WI 延髓及颈髓上段斑片状高信号（图 A 黑箭头、图 E 白箭头），DWI 呈高信号（图 B、F 白箭头），ADC 信号减低（图 C 白箭头），T_1WI 增强无明显强化（图 D 白箭头）

【分析思维导图】

思维导图见下页。

【扩展病例 2-2-3】 男，79 岁，四肢麻木无力 10 年，3 个月前明显加重伴双侧肩部疼痛、双下肢无力。高血压病史 10 年。查体：四肢肌张力稍低，双上肢肌容积明显减小，部分肌肉萎缩伴肌束震颤。痰液检查提示肺炎克雷伯菌核酸阳性，流感嗜血杆菌核酸阳性。MRI 检查如图 2-2-5 所示。

【病理生理及临床】

脊髓梗死非常少见，由于脊髓供血通路发生中断导致脊髓低灌注，以至于脊髓神经细胞缺血坏死而导致神经功能的缺损，可由创伤、血管栓塞、炎性动脉疾病等引起，脊髓前动脉闭塞较多见，而累及颈髓时症状最重，预后较差。

脊髓前动脉梗死表现为病变以下瘫痪及分离性感觉障碍，伴有括约肌功能障碍，急性期可出现脊髓休克；脊髓后动脉梗死时病变以下单侧深感觉丧失及感觉共济失调。

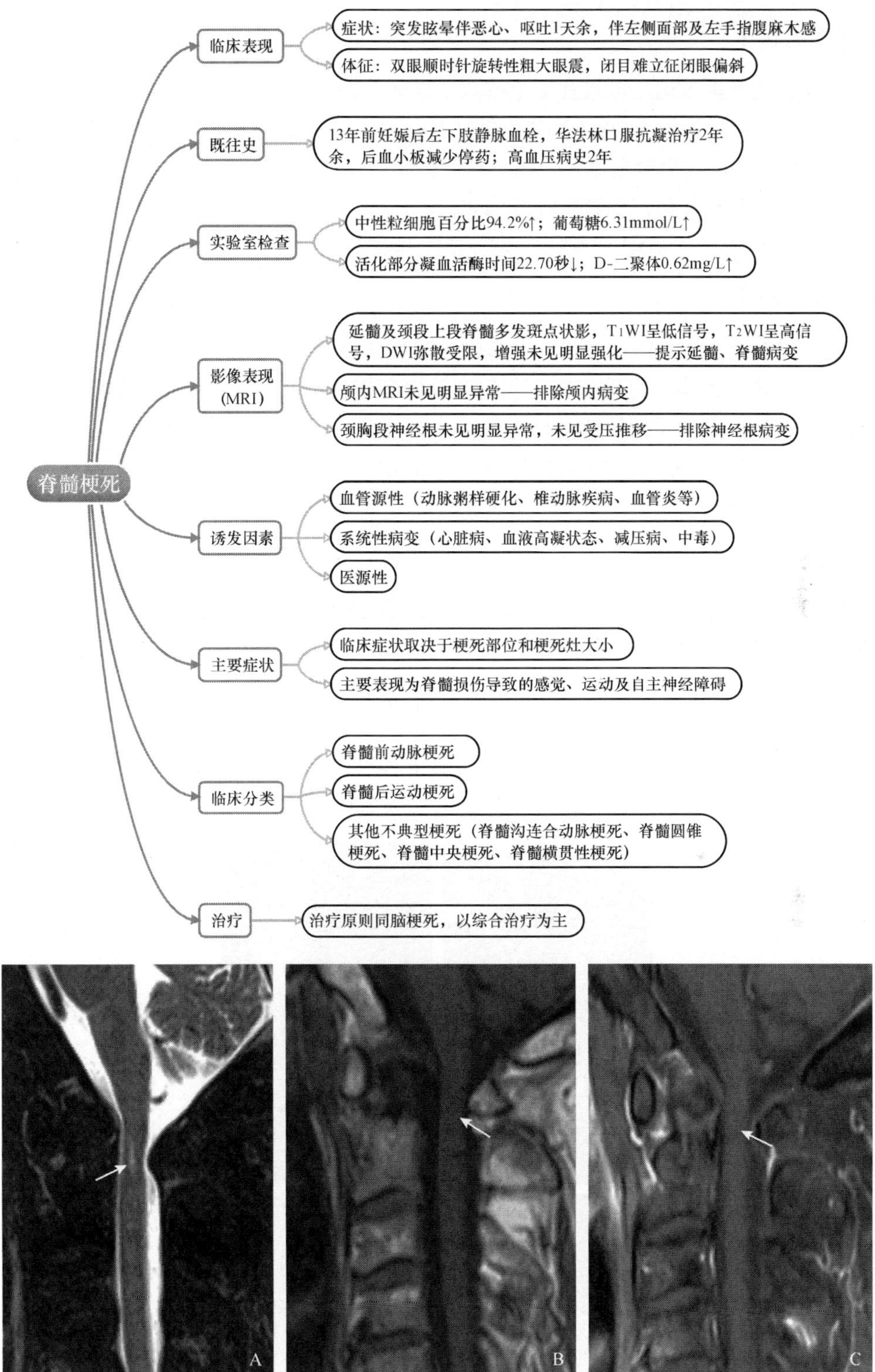

脊髓梗死
临床表现
症状：突发眩晕伴恶心、呕吐1天余，伴左侧面部及左手指腹麻木感
体征：双眼顺时针旋转性粗大眼震，闭目难立征闭眼偏斜
既往史
13年前妊娠后左下肢静脉血栓，华法林口服抗凝治疗2年余，后血小板减少停药；高血压病史2年
实验室检查
中性粒细胞百分比94.2%↑；葡萄糖6.31mmol/L↑
活化部分凝血活酶时间22.70秒↓；D-二聚体0.62mg/L↑
影像表现(MRI)
延髓及颈段上段脊髓多发斑点状影，T1WI呈低信号，T2WI呈高信号，DWI弥散受限，增强未见明显强化——提示延髓、脊髓病变
颅内MRI未见明显异常——排除颅内病变
颈胸段神经根未见明显异常，未见受压推移——排除神经根病变
诱发因素
血管源性（动脉粥样硬化、椎动脉疾病、血管炎等）
系统性病变（心脏病、血液高凝状态、减压病、中毒）
医源性
主要症状
临床症状取决于梗死部位和梗死灶大小
主要表现为脊髓损伤导致的感觉、运动及自主神经障碍
临床分类
脊髓前动脉梗死
脊髓后运动梗死
其他不典型梗死（脊髓沟连合动脉梗死、脊髓圆锥梗死、脊髓中央梗死、脊髓横贯性梗死）
治疗
治疗原则同脑梗死，以综合治疗为主
A
B
C

图 2-2-5　寰椎平面缺血性脊髓血管病、下运动神经元综合征

T_2WI 寰椎平面脊髓内短条状高信号（图 A 白箭头），T_1WI 呈稍低信号（图 B 白箭头），T_1WI 增强无明显强化（图 C 白箭头）

【影像表现】

1. 以颈胸髓受累多见，可累及 1 个或数个椎体节段。

2. T_1WI 为等/低信号，T_2WI 为非特征性高信号，伴有脊髓肿胀，合并出血时信号不均匀。轴位病变多局限在脊髓前 2/3 区域，典型病变可表现为“铅笔征”或“猫头鹰眼征”。

3. 增强多无明显强化，少数可轻度强化。

4. DWI 为高信号，ADC 值减低，其特异性及敏感性均较高。

【鉴别诊断】

1. 急性脊髓炎　详见第二章第二节急性脊髓炎章节。

2. 脊髓损伤　大部分有外伤史；非创伤性脊髓损伤则有肿瘤、退变等病史。脊髓损伤层面以下的感觉、运动及括约肌功能部分或全部丧失。脊髓损伤节段表现为非特异性小斑状、短条状 T_1WI 低信号、T_2WI 高信号影，增强无明显强化。

3. 多发性硬化　详见第二章第二节急性脊髓炎章节鉴别诊断。

【重要关注点】

1. DWI 弥散受限为诊断要点，有疑问时可短期复查 DWI 变化情况。

2. 必要时可行血管检查协助诊断。

三、非创伤性脊髓损伤

【病例 2-2-3】 患者，男，69 岁，上肢疼痛并四肢乏力、麻木 4 天。查体：颈后部压痛，双上、下肢肌力 4 级，肌张力不高，疼痛敏感。实验室检查（−）。MRI 检查如图 2-2-6 所示。

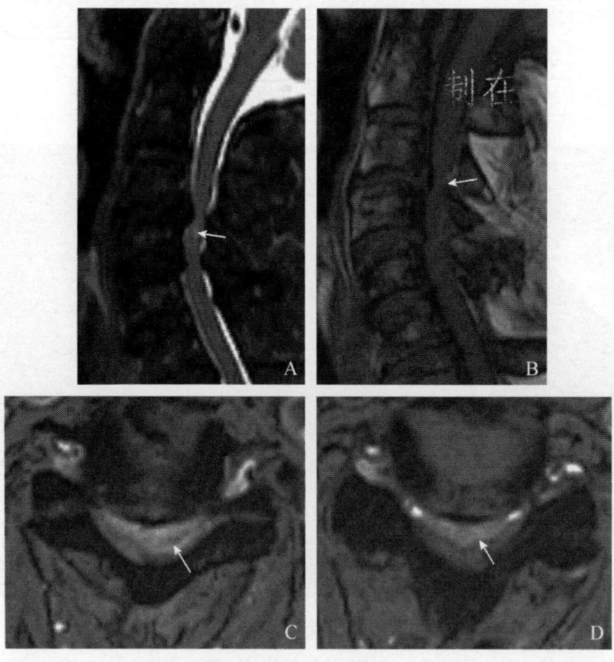

图 2-2-6　颈椎椎管狭窄致颈部脊髓损伤（Frankel 分级 D 级）

T_2WI 颈椎多个椎间盘向后突出，椎管变窄，相应层面脊髓受压并斑点状高信号（图 A、C、D 白箭头），提示脊髓损伤；T_1WI 同层面椎管明显狭窄（图 B 白箭头）

【分析思维导图】

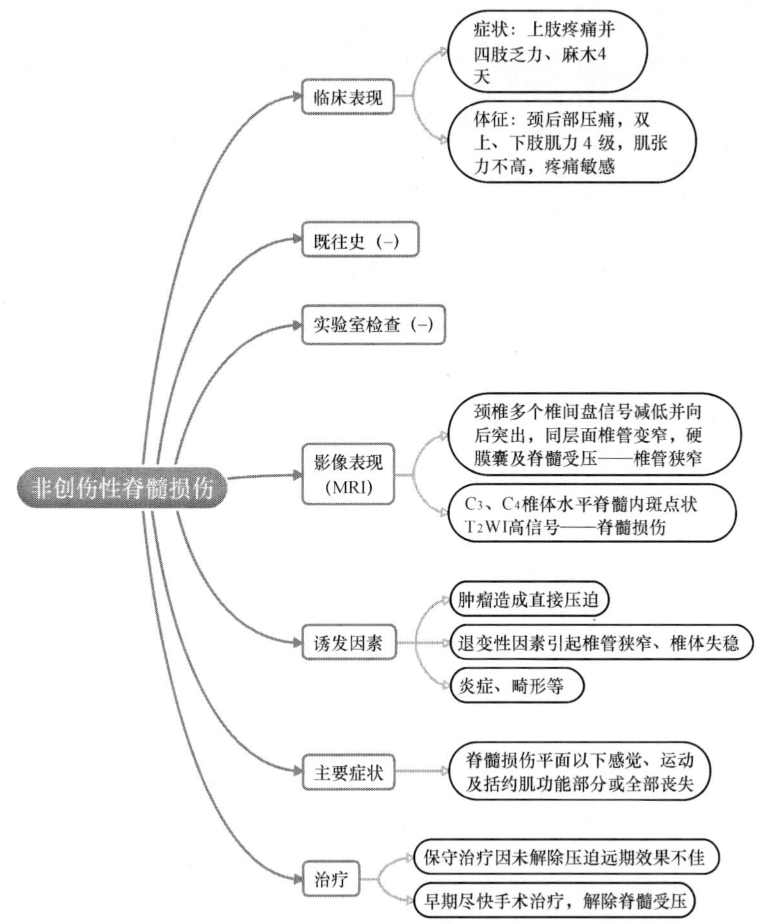

【扩展病例 2-2-4】 患者，男，42 岁，走路不稳 5 年余，加重 1 年余，伴双下肢麻木，颈部活动伴疼痛。查体：双上肢肌肉挛缩畸形，双侧霍夫曼征、闭目难立征阳性，双下肢肌张力增高，左下肢肌力 3 级，右下肢肌力 4 级，双侧膝反射、跟腱反射活跃，双侧踝阵挛阳性，双侧跟-膝-胫试验阳性，双侧 Babinski 征阳性。实验室检查（-）。CT 及 MRI 检查如图 2-2-7 所示。

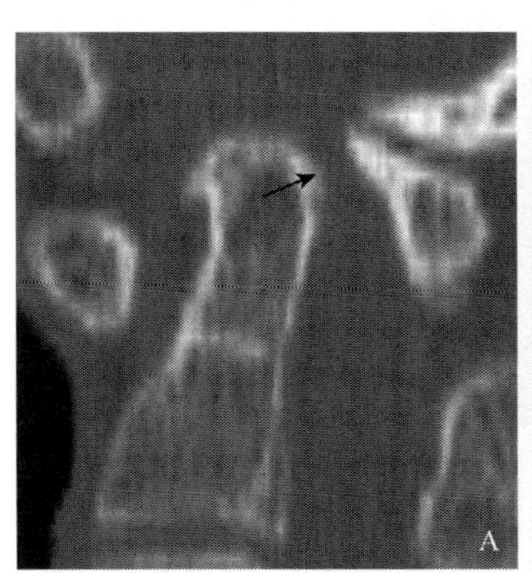

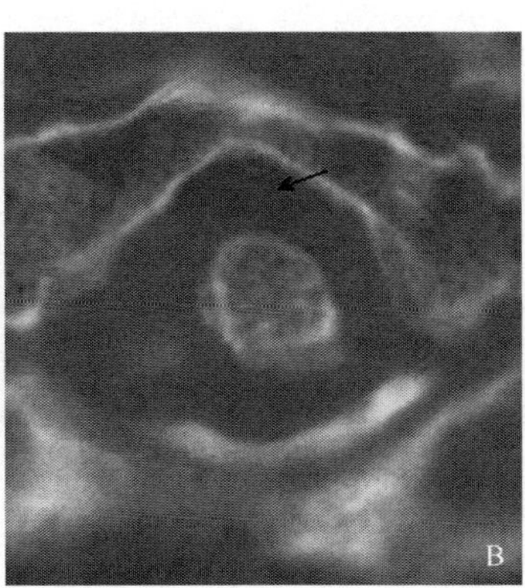

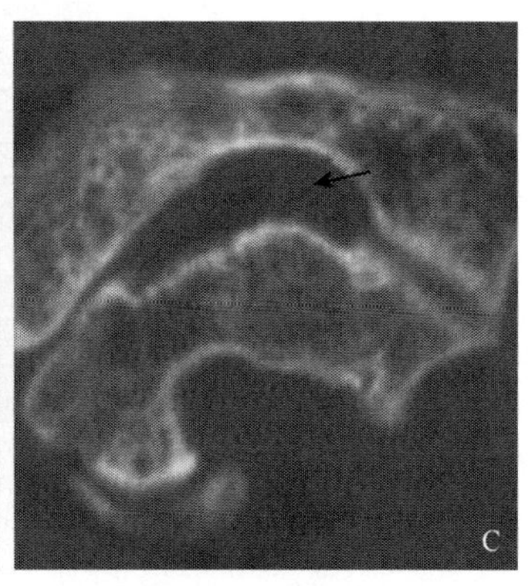

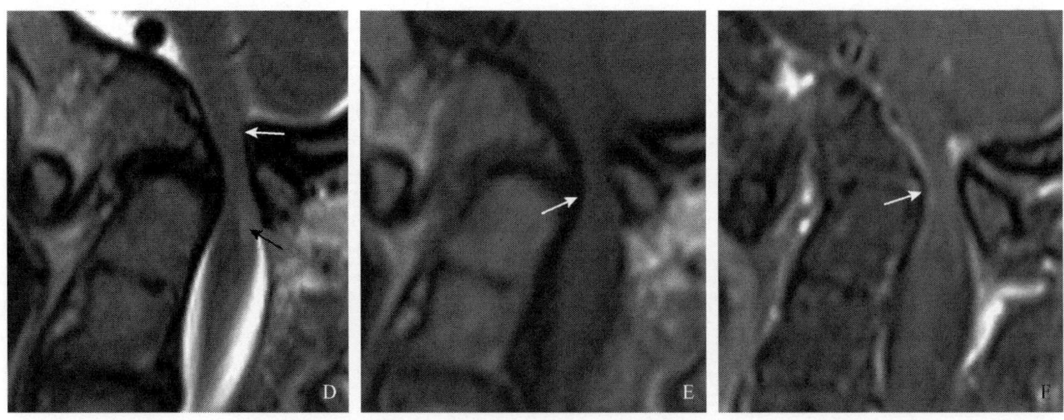

图 2-2-7　先天性寰枢椎脱位、颈椎椎管狭窄、颈部脊髓损伤（ASIA 分级 A 级）

颈椎 CT 矢状位及轴位显示寰枢关节脱位，骨性椎管变窄，颅底凹陷（图 A～C 黑箭头）。MRI 示 C_1 水平骨性椎管变窄，脊髓明显受压变细（图 D、E 白箭头），T_2WI 相应层面颈髓内小斑状高信号（图 D 黑箭头），提示脊髓损伤，T_1WI 增强无明显强化（图 F 白箭头）

【扩展病例 2-2-5】 患者，男，80 岁，突发右侧肢体无力 14 小时。查体：意识稍模糊，言语不清，右侧鼻唇沟稍变浅，口角稍向左歪斜，伸舌偏右，右上肢肌力 0 级，右下肢肌力 2 级，四肢腱反射（+），共济运动无法合作，右侧 Babinski 征阳性。Padua 评分：5 分。CRP 19.52mg/L↑；超敏肌钙蛋白-T 0.015ng/ml；肌红蛋白 177.00ng/ml；B 型利钠肽 836.20pg/ml↑。MRI 检查如图 2-2-8 所示。

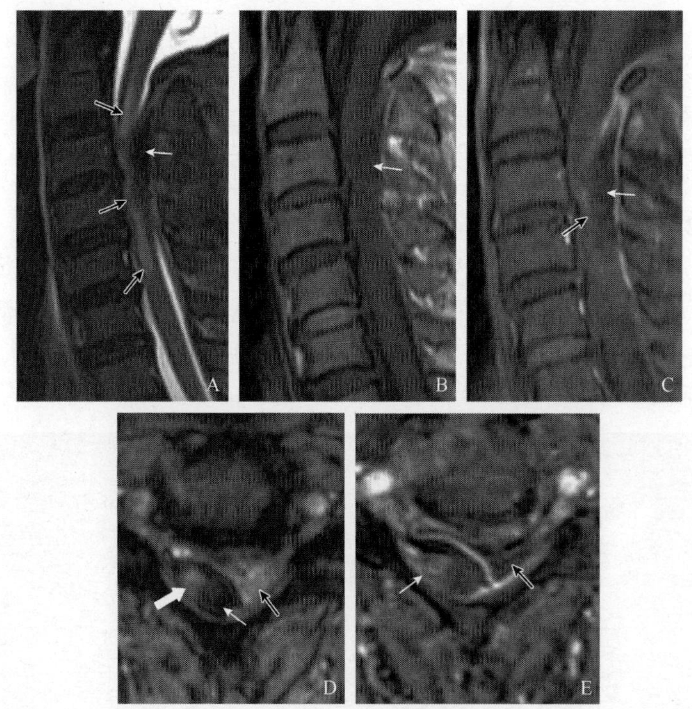

图 2-2-8　颈椎管内占位致颈部脊髓损伤

T_1WI 示 C_2～C_5 椎管内硬膜外梭形等低信号（图 B 白箭头），T_2WI 病灶呈低信号（图 A、D 白细箭头），病灶内斑状高信号（图 D 白粗箭头），增强病灶边缘条状强化（图 C 黑箭头、图 E 白箭头）；T_2WI 脊髓受压并条状高信号（图 A、D 黑箭头），无明显强化（图 E 黑箭头）

【病理生理及临床】

非创伤性脊髓损伤主要分先天性损伤和获得性损伤，先天性脊髓损伤多为发育性椎管狭窄所致，椎管直径减少 30% 时，脊髓活动空间明显缩小，轻微外力便可导致急性脊髓损伤；获得性脊髓损伤多见于肿瘤和椎间盘突出，当病变引起椎管狭窄时，脊髓持续性压迫导致脊髓慢性损伤。除此外还可因血管畸形、脊髓炎、感染等导致。

临床表现为损伤层面以下脊髓神经功能（运动、感觉、括约肌和自主神经功能）的部分或全部丧失。

【影像表现】

1. X 线 仅显示脊柱稳定性改变及骨性椎管狭窄情况。

2. CT 显示脊柱稳定性改变及骨性椎管狭窄情况，还可显示椎间盘突出及椎管内占位。

3. MRI 可显示脊髓损伤原因，更准确地判断椎管狭窄程度、脊髓受压节段及信号改变情况。脊髓受压节段可见非特异性小斑状、短条状 T_1WI 低信号、T_2WI 高信号影，脊髓因受压而无增粗表现。增强无明显强化。

4. MRI 功能检查

（1）弥散加权成像（DWI）：在脊髓损伤的早期阶段敏感性高，并可区分细胞毒性水肿和血管源性水肿。

（2）弥散张量成像（DTI）：通过显示纤维束走行及纤维结构完整性，判断脊髓损伤程度及恢复情况。

（3）磁敏感加权成像（SWI）：可显示损伤脊髓的微出血情况。

【鉴别诊断】

应与急性脊髓炎及脊髓梗死鉴别。

【重要关注点】

1. 椎管狭窄情况，脊髓受压程度及异常信号。

2. 必要时 MRI 功能检查（DWI、DTI、SWI 等），综合评价脊髓损伤情况。

四、椎管内动静脉病变（髓周动静脉瘘）

【病例 2-2-4】 患者，男，53 岁，右侧下肢乏力伴麻木 1 年，加重半个月。查体：右下肢肌力Ⅳ级，右侧痛觉减退，跛行。实验室检查（−）。脊髓血管造影术见畸形血管由 T_9 的肋间动脉供血，畸形团块主要位于 T_9～T_{10}，L_1 节段见粗大回流静脉。MRI 检查如图 2-2-9 所示。

【分析思维导图】

思维导图见第 73 页。

【病理生理及临床】

椎管内血管性病变分为肿瘤性病变（血管母细胞瘤、海绵状血管瘤）、脊髓动脉瘤及动静脉病变［动静脉瘘（AVF）、动静脉畸形（AVM）］。根据发病部位分为硬膜下髓内型、硬膜下髓周型、硬脊膜型及硬膜外型（位于硬膜外和脊柱旁）。其中髓周动静脉瘘是由动脉盗

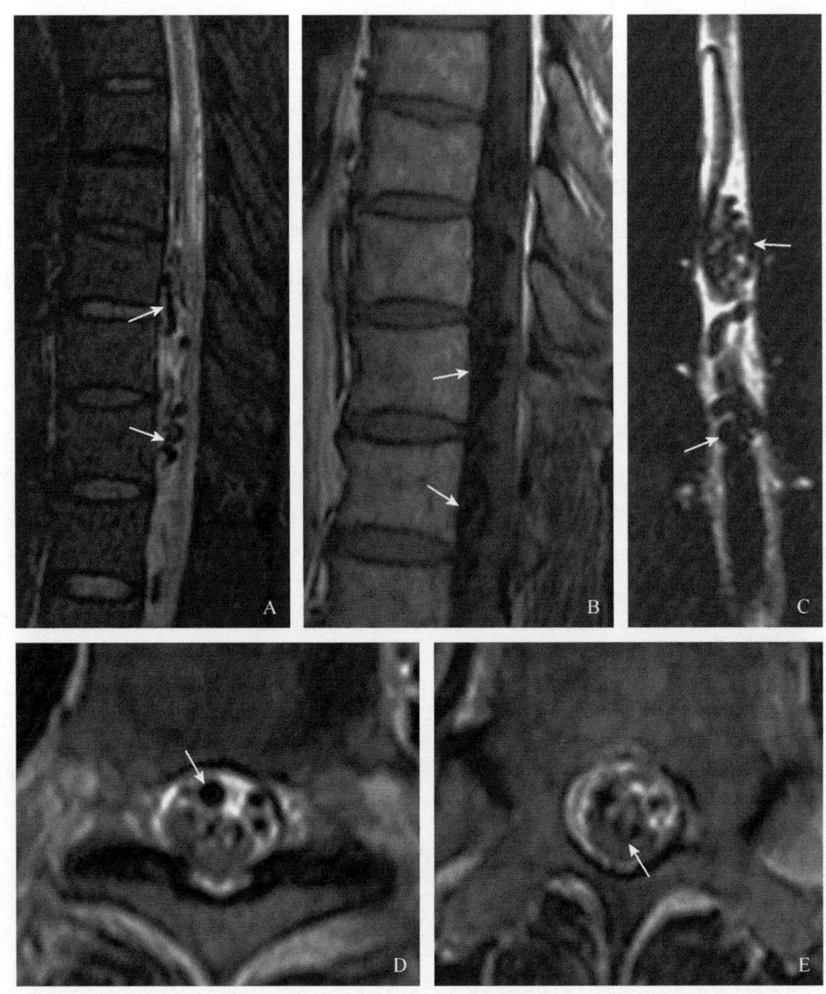

图 2-2-9 髓周动静脉瘘

T_1WI、T_2WI 示 T_7～L_1 椎管内增粗迂曲血管（图 A、B 白箭头），磁共振脊髓水成像见椎管内畸形血管团（图 C 白箭头），轴位 T_2WI 椎管内较多迂曲血管，部分突入脊髓内（图 D、E 白箭头）

血引起静脉高压，从而发生反复出血、异常血管压迫脊髓以及脊髓缺血等改变。椎管内动静脉病变虽不是常见病，但致残率较高。CTA 及 MRI 均可对脊髓血管进行成像检查，但对于动静脉瘘和动静脉畸形鉴别较困难，DSA 仍是脊髓血管检查的金标准。

患者由脊髓受压、神经根受压、出血及缺血引起下肢无力和（或）不同平面的感觉障碍，大小便功能障碍，多缓慢起病、进行性加重，部分患者因出血或血栓急性起病。

【影像表现】

1. 髓周动静脉瘘可见脊髓周围增粗、迂曲的流空血管影，无畸形血管团，瘘口多位于脊髓前正中裂，由脊髓前动脉分支供血，引流静脉迂曲扩张，在脊髓表面向头部或骶部引流。

2. 脊髓内可见水肿、出血等异常信号，有时可见脊髓萎缩。

【鉴别诊断】

1. 脊髓动静脉畸形（SAVM） 其脊髓功能损伤的临床表现改变与髓周动静脉瘘不能区

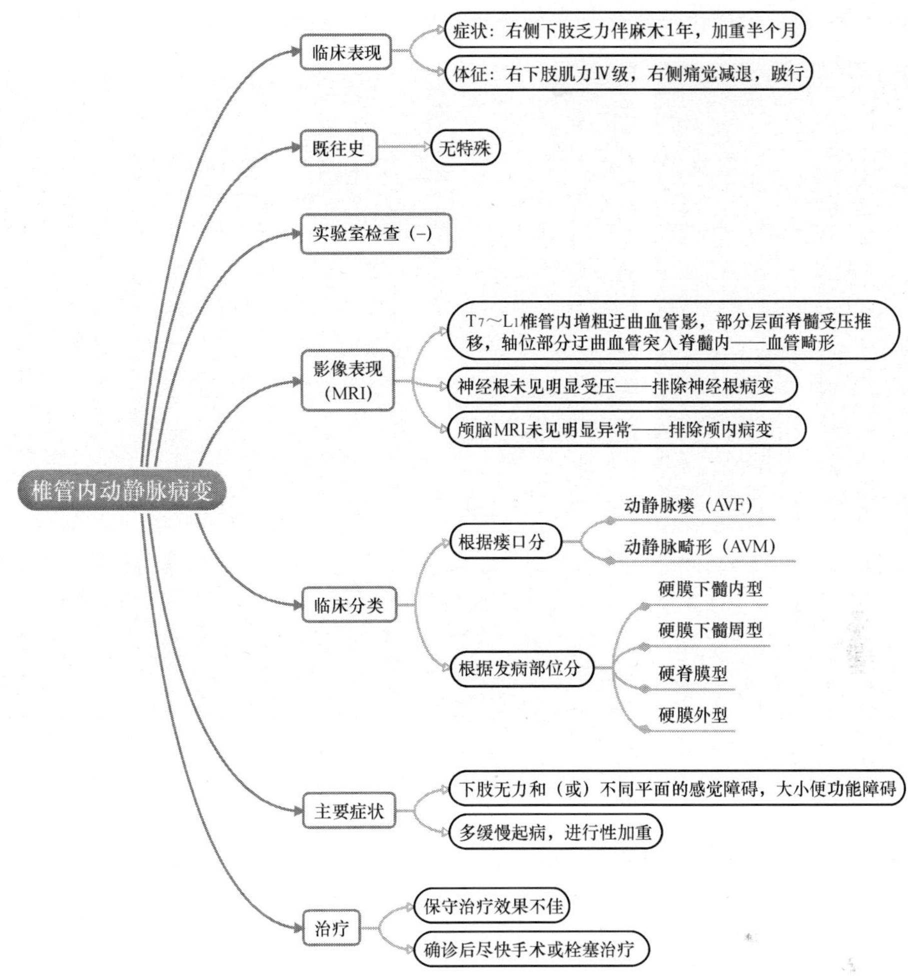

分。并发脊髓内或硬脊膜下血肿较多，呈急性出血或渐进性症状改变。无瘘口，有位于髓内的畸形血管团，由脊髓根髓动脉分支供血，大部分可见位于髓内的引流静脉，与髓周动静脉瘘鉴别较困难，有时只能通过DSA区分。部分合并脊髓水肿、蛛网膜下腔出血、中央导水管扩张积血。

2. 硬脊膜动静脉瘘及硬脊膜外动静脉瘘　其脊髓功能损伤的临床表现改变与髓周动静脉瘘不能区分，出血少见。无畸形团，有瘘口，分别位于硬脊膜上和硬脊膜外。硬脊膜动静脉瘘供血动脉为根髓动脉，引流静脉在脊髓表面，冠状位在中线部位，侧位在背侧。硬脊膜外动静脉瘘供血动脉为根髓动脉或椎旁动脉，引流静脉呈片状或球状，多数在硬膜外引流。

【重要关注点】

1. 病灶位置，是在髓内、髓外硬膜下还是硬膜外；是否伴有出血。
2. 病灶的供血动脉、畸形血管团、有无瘘口、引流静脉。

五、海绵状血管瘤

【病例2-2-5】　患者，女，58岁，腰骶部疼痛3年，加重伴双下肢疼痛、麻木16天。查体：腰部棘突叩击痛、按压痛，并伴腰椎屈伸活动受限，右小腿后外侧感觉减退；双下肢直腿抬高试验（45° +），双侧病理征（−）。实验室检查（−）。MRI 检查如图 2-2-10 所示。

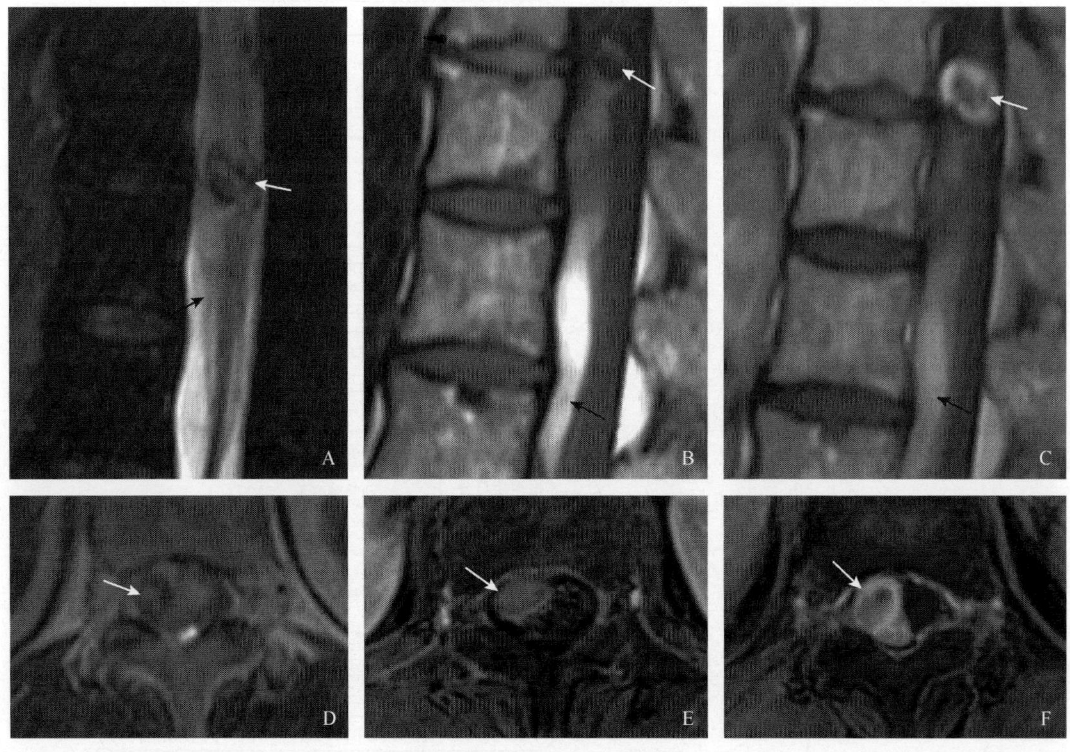

图 2-2-10　海绵状血管瘤

T_1WI、T_2WI 见 T_{11}～T_{12} 椎管内偏右侧结节状高低混杂信号（图 A、B、D 白箭头），T_{12}～L_2 椎管内条状 T_1WI、T_2WI 高信号（图 A、B 黑箭头），T_1WI 增强扫描结节呈明显不均匀强化（图 C、E、F 白箭头），椎管内前侧条状影无强化（图 C 黑箭头），提示椎管内出血

【分析思维导图】

思维导图见下页。

【扩展病例 2-2-6】 患者，女，48 岁，四肢无力，小便障碍 5 天。查体：肌张力右侧亢进。左侧肌力 3 级，左侧下肢颤抖，四肢腱反射（+）。右侧肢体痛温觉消失、肢体麻木。脑脊液生化：乳酸脱氢酶 53.00U/L↑；脑脊液蛋白 1.35g/L↑；脑脊液 IgG 172.40mg/L↑；WBC 9.83×10^9/L；NEU% 78.0%↑；D-二聚体 0.93mg/L↑。MRI 检查如图 2-2-11 所示。

【病理生理及临床】

中枢神经系统海绵状血管瘤又称海绵状血管畸形（CMs），为紧密充填的血窦样良性血管瘤结构，内衬以血管内皮细胞，并非真正肿瘤。病灶可因反复出血压迫周围脊髓，导致微循环改变。脊髓 CMs 中 15%～17% 可共存颅内 CMs，其破坏性更强，且部分具有家族遗传性。

临床表现大致有 4 种类型（见本病思维导图）。CMs 易出血，出血发生后二次出血风险较高，可迅速导致急性神经功能恶化。

【影像表现】

1. 脊髓 CMs 发病部位以中胸段（T_3～T_9）居多，部分可共存颅内 CMs。

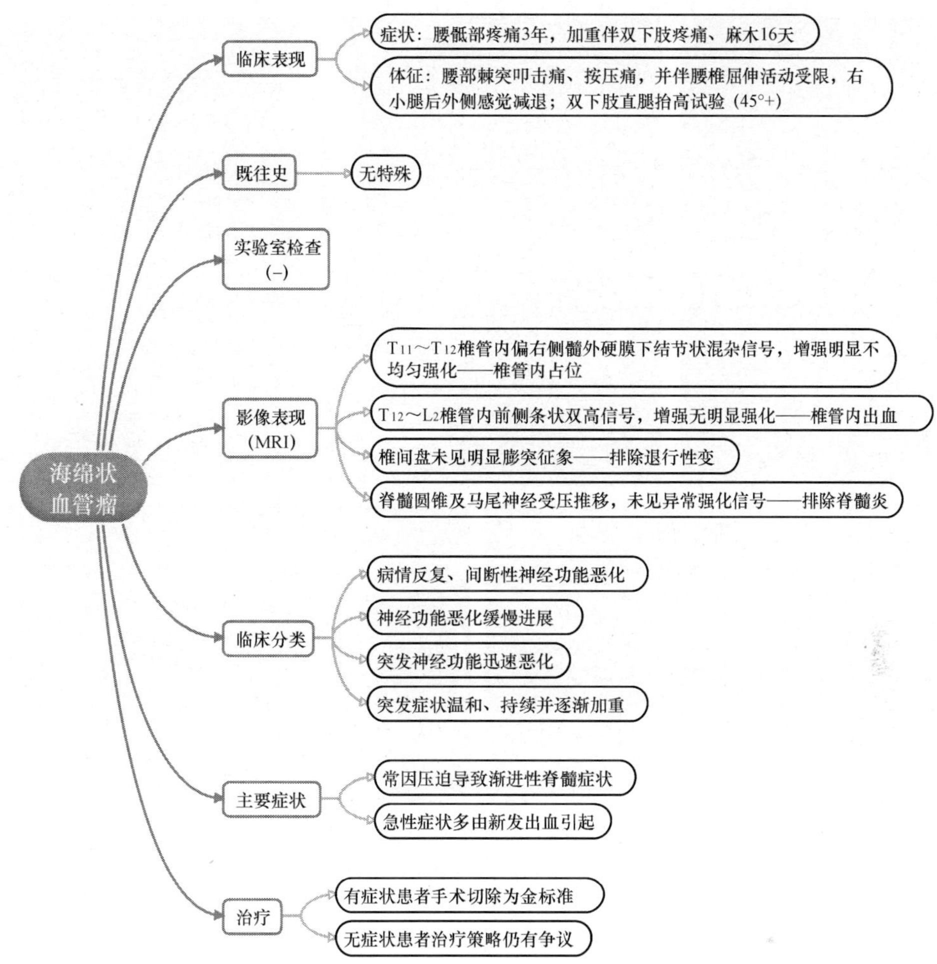

2. 病灶多呈长梭形或长椭圆形，邻近脊髓受压；部分病灶可通过椎间孔向椎管外生长，但无骨质破坏；T_1WI 呈等或稍低信号，T_2WI 呈高信号，当反复出血时病灶内含铁血黄素沉着导致信号不均，常在病灶周围形成环状低信号，呈典型爆米花样改变；增强呈不均匀强化。

3. SWI 序列在 CMs 的诊断中至关重要，很容易观察伴随的发育性静脉异常（DVA）。

4. 不推荐使用导管血管造影评价 CMs，除非考虑动静脉畸形的鉴别诊断。

5. 没有脊髓症状的脑内 CMs 患者，不推荐常规脊髓 MRI 检查，但家族型病例可选择脊髓 MRI 明确诊断，为后期管理提供信息。

【鉴别诊断】

1. 椎管内动静脉病变 多为缓慢起病，进行性加重，如有出血或血栓形成则表现为急性起病。MRI 表现为椎管内增多迂曲的流空血管影，多有供血动脉及引流静脉，脊髓动静脉畸形（SAVM）可见畸形血管团。

2. 脊膜瘤 脊髓胸段好发，多位于髓外硬膜下间隙，也可同时位于硬膜内外。表现为生长较缓慢、压迫脊髓时间较长会造成乏力、根性疼痛、肢体麻木等症状。大部分病灶 T_1WI 呈等/稍低信号，T_2WI 等/稍高信号，当有钙化时病灶内斑点状低信号；增强多为慢性均匀强化，部分有特征性“脊膜尾征”。

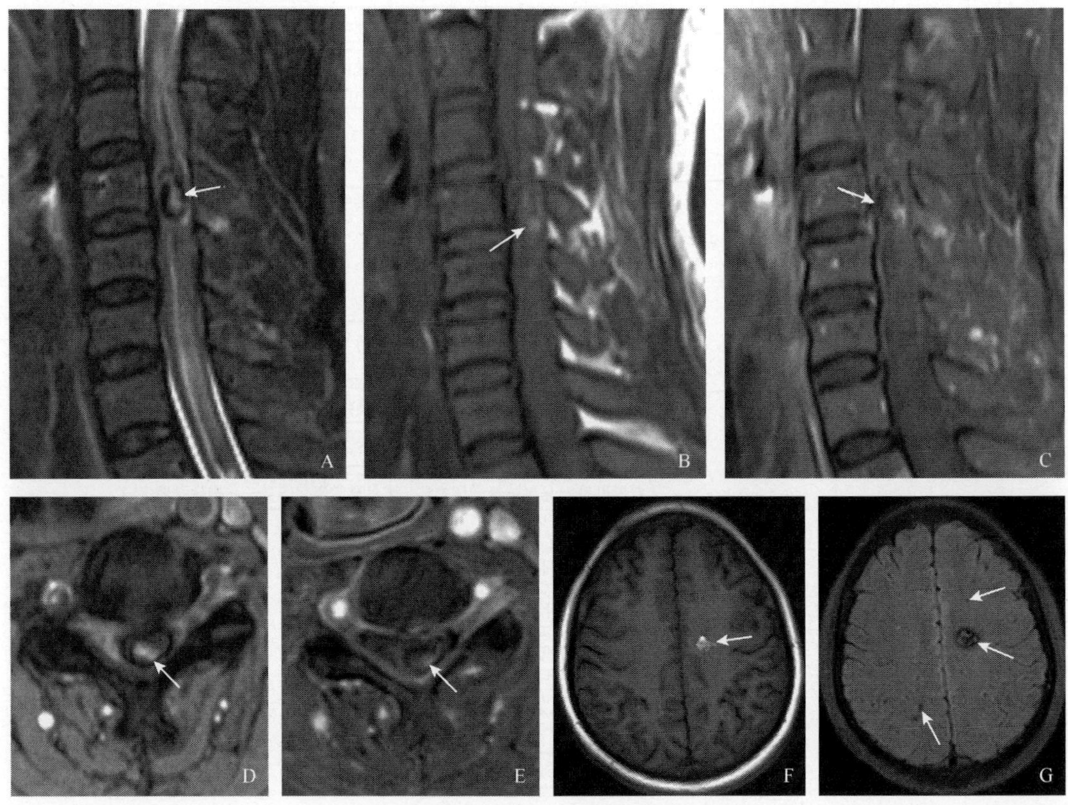

图 2-2-11 海绵状血管瘤卒中

T_1WI 示 C_4 髓内结节状高信号，中心为斑点状稍低信号（图 B 白箭头），T_2WI 边缘低信号，中心高信号（图 A、D 白箭头），T_1WI 增强病变不均匀强化（图 C、E 白箭头）。颅脑 T_1WI 左侧半卵圆中心见结节状高信号（图 F 白箭头），FLAIR 双侧大脑半球多发低信号状结节（图 G 白箭头），为脊髓及脑内多发海绵状血管瘤

3. 黑色素瘤 椎管内黑色素瘤极其罕见，常在中年发病，女性略多于男性。生长较缓慢，临床表现多为疼痛或因肿瘤压迫脊髓出现症状。T_1WI 呈高信号，T_2WI 呈等或低信号，强化较均匀。

【重要关注点】

1. 病灶位于髓内或髓外，脊髓累及情况。是否有含铁血黄素沉着或新鲜出血信号。

2. 建议疑似海绵状血管瘤的患者均完善 MRI 增强及 SWI 序列，如有颅脑损伤临床表现则需行颅脑检查。

六、非血管源性肿瘤并出血

【病例 2-2-6】 患者，男，53 岁，腰背部疼痛伴右下肢疼痛、麻木 2 月余，加重 7 天。查体：腰段棘突轻度叩压痛，伴右下肢麻木及活动受限，右下肢直腿抬高试验（30°+），右下肢直腿抬高加强试验（15°+）。Caprini 评分 1 分低危。实验室检查（−）。MRI 检查如图 2-2-12 所示。

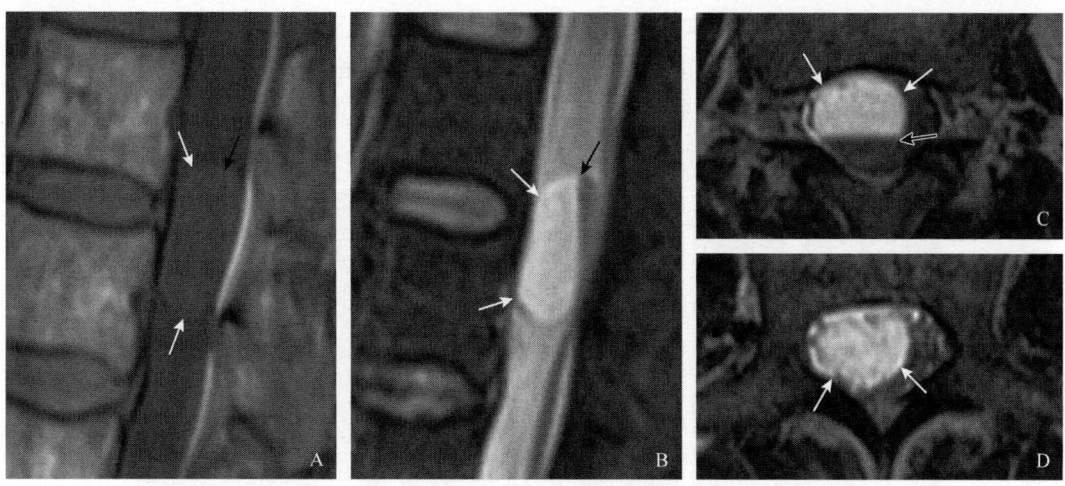

图 2-2-12　神经鞘瘤伴出血囊性变

L_1～L_2椎管内髓外硬膜下囊状影，内可见液-液平面，T_1WI抑脂病灶呈稍低信号（图A白箭头），底层信号稍高（图A黑箭头），T_2WI以高信号为主（图B～D白箭头），底层为低信号（图B、C黑箭头）

【分析思维导图】

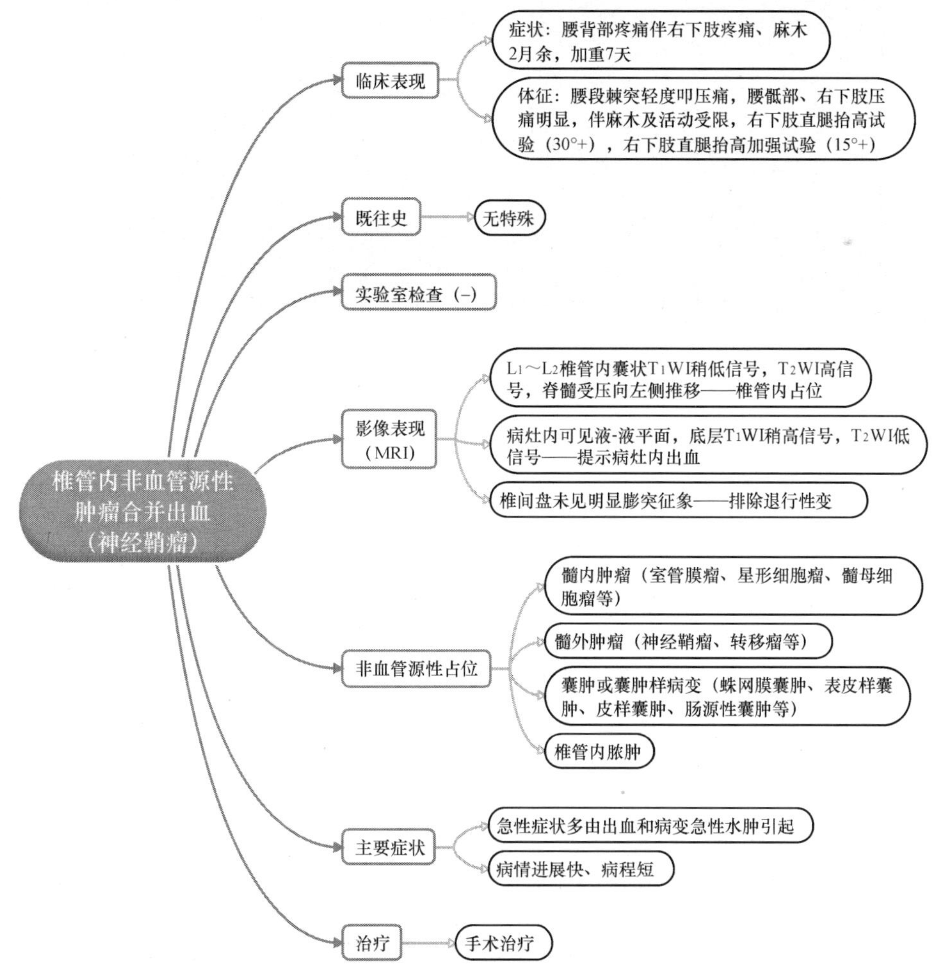

【扩展病例 2-2-7】 患者，女，38 岁，反复右下肢疼痛 1 年。查体：右下肢痛觉过敏，右侧小腿中段以远感觉减退，肛门括约肌肌力减退，四肢肌张力高；肱二头肌及肱三头肌肌腱反射（左++，右++），桡反射（左++，右++）；膝反射、跟腱反射（+++）。实验室检查（−）。MRI 检查如图 2-2-13 所示。

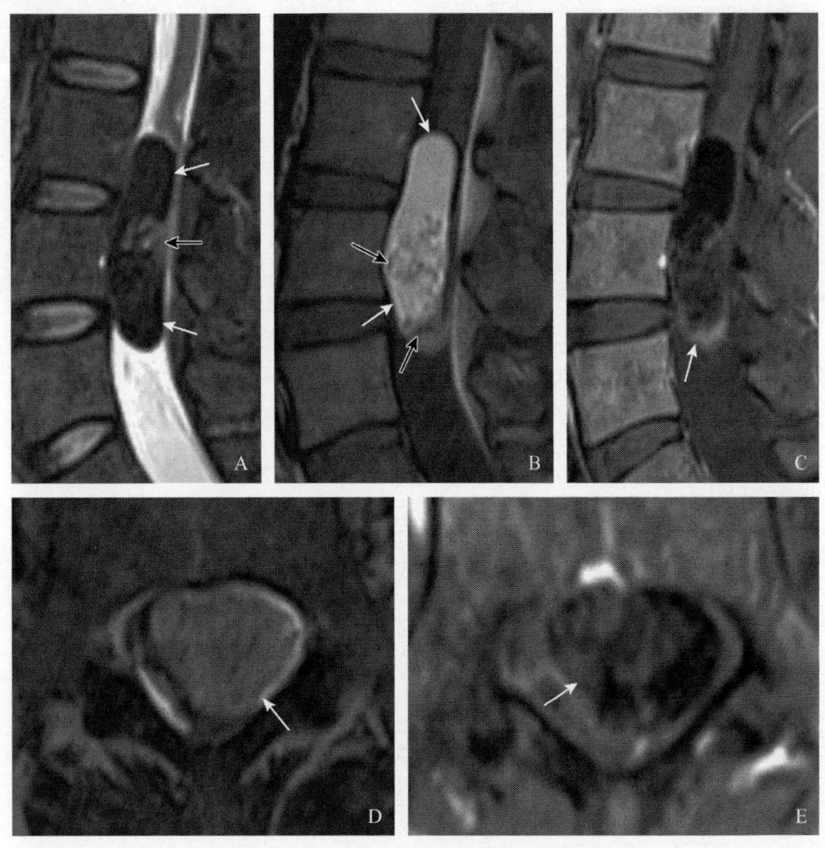

图 2-2-13　椎管成熟性囊性畸胎瘤

T_1WI 见 L_3～L_5 椎管内圆柱状高信号（图 B 白箭头），T_2WI 抑脂呈极低信号（图 A 白箭头），内斑点状高信号（图 A 黑箭头），轴位信号不均（图 D 白箭头），马尾神经受压向右侧推移，T_1WI 增强病变边缘不均匀强化（图 C、E 白箭头）

【病理生理及临床】

椎管内非血管源性肿瘤急性发病多因为病变突然增大，其起因多为出血和急性水肿。髓内易出血的肿瘤有星形细胞瘤和室管膜瘤，髓外肿瘤出血较少见。神经鞘瘤囊变坏死多与瘤体中心缺血或瘤体细胞外间隙缩小有关，可出现不同程度的出血坏死。

神经鞘瘤属于常见的良性肿瘤，病程较长，初期常无明显症状，后随着病情加剧逐渐出现感觉、运动障碍。因出血突发急性症状罕见。

【影像表现】

1. 神经鞘瘤多为单发，椎管内颈胸段发病较多，以髓外硬膜下较常见，且多位于脊髓的双侧及后侧，呈圆形、类圆形结节，包膜完整。

2. 易囊变，实性部分 T_1WI 多呈等信号，T_2WI 呈等/稍高信号，囊变区为 T_1WI 低信号、T_2WI 高信号。本例病变因出血，囊变区内形成液-液平面，底层 T_1WI 为稍高信号，T_2WI

呈低信号。脊髓受压推移，局部可伴有脊髓水肿。

3. 增强实质部分多为均匀强化，囊变区无强化，囊壁可见较厚的清晰环状或花边样强化，硬脊膜无明显强化。

【鉴别诊断】

部分病灶内含有脂肪成分的肿瘤，如畸胎瘤（扩展病例 2-2-7）或皮样囊肿，T_1WI 及 T_2WI 均为高信号，不要误认为出血，压脂后为低信号，与出血鉴别。

【重要关注点】

病灶内是否有出血信号；脊髓受压、水肿情况，伴或不伴脊髓空洞。

七、自发性硬膜外血肿

【病例 2-2-7】 患者，男，81 岁，突发背痛、双下肢无力 10 小时，伴小便失禁。高血压 10 余年，不规律口服降压药。查体：双下肢肌力 1 级，腱反射（++），双侧 Babinski 征阳性。格拉斯哥昏迷量表（GCS）评分 15 分（睁眼反应 4 分、语言反应 5 分、运动反应 6 分）。实验室检查（-）。MRI 检查如图 2-2-14 所示。

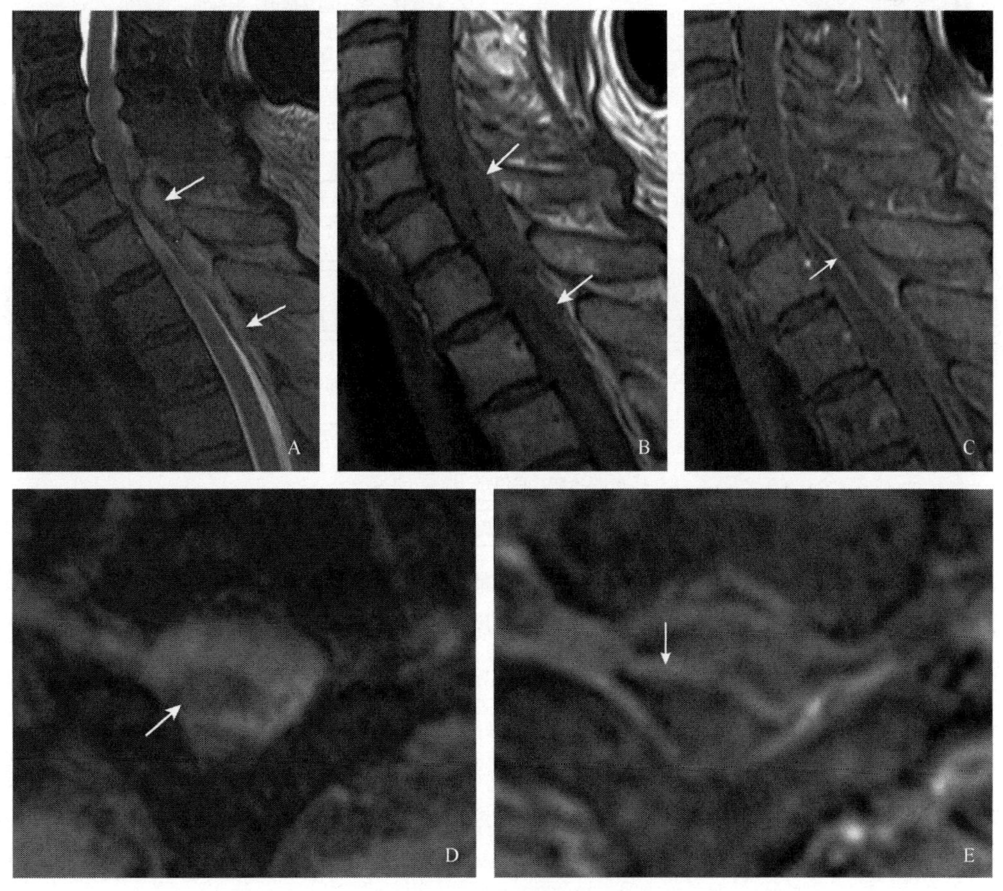

图 2-2-14　硬脊膜外血肿

T_2WI 示 C_6～T_3 椎体水平椎管内硬膜外梭形低及稍高混杂信号（图 A、D 白箭头），T_1WI 呈稍低信号（图 B 白箭头），T_1WI 增强病灶边缘呈线状强化（图 C、E 白箭头）

【分析思维导图】

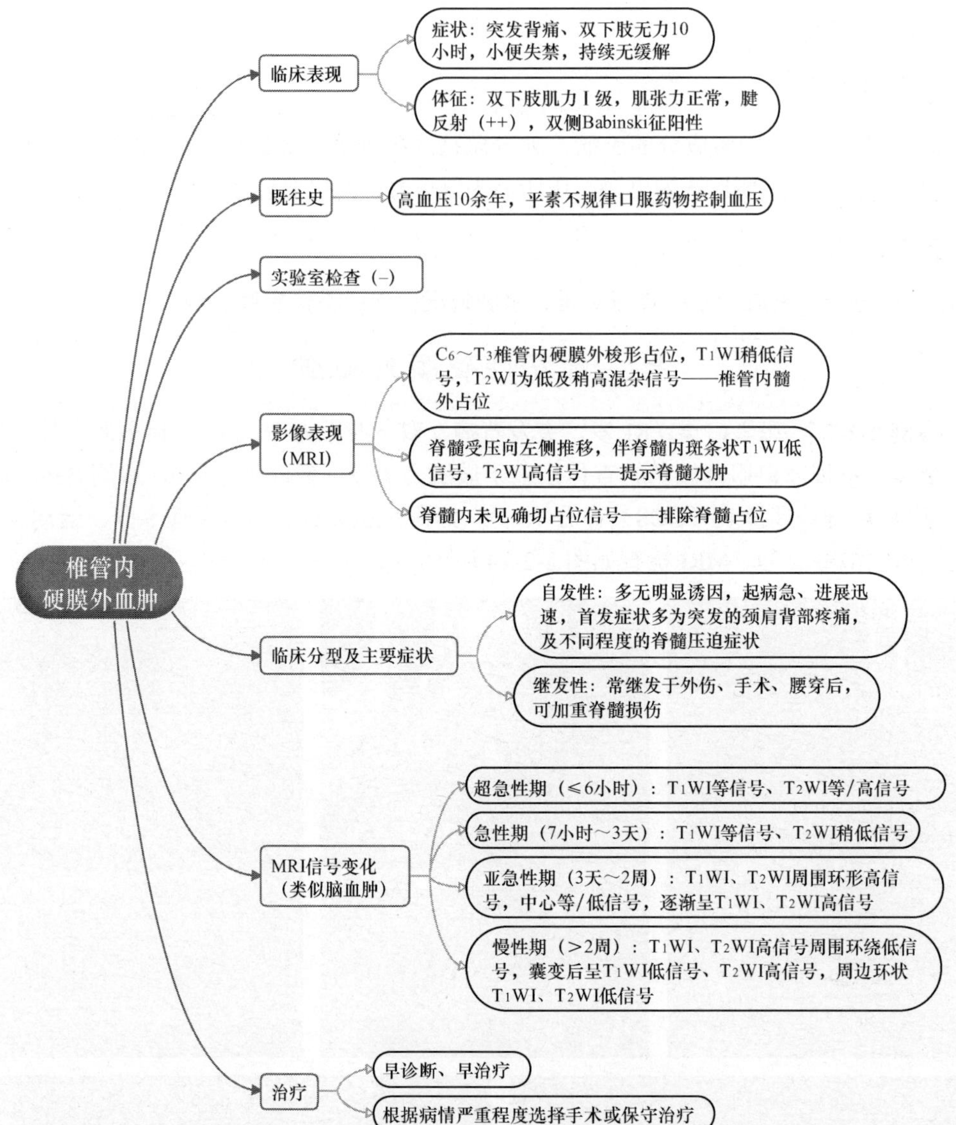

【扩展病例 2-2-8】 患者，男，78 岁，头痛、腰痛及双下肢麻木、无力 1 周。查体：双下肢肌力 4 级，感觉减退，肌张力正常，生理反射存在，病理征未引出。实验室检查（−）。MRI 检查如图 2-2-15 所示。

【病理生理及临床】

急性自发性椎管内血肿是一种非外伤情况下少见的神经外科急症，其诱因尚未明确，老年患者可能与高血压、动脉硬化有关。发病部位以颈胸段最常见，多位于背侧。分为硬膜外血肿、硬膜下血肿及脊髓内血肿，以硬膜外血肿相对多见。而椎管内及颅内同时出现硬膜下血肿非常罕见。

自发性椎管内硬膜外血肿多为急性起病，早期临床表现缺乏特异性，首发症状多为突发性颈肩部或胸腰背部节段性疼痛，数分钟到数小时内出现肢体运动功能障碍和感觉功能

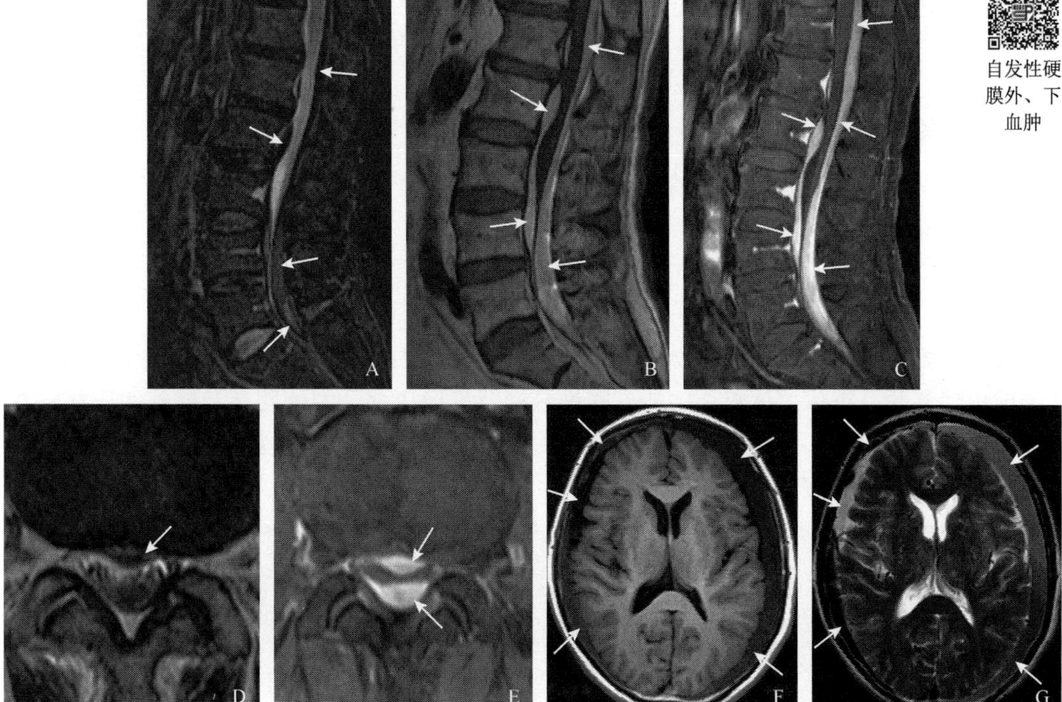

自发性硬膜外、下血肿

图 2-2-15 T_{11}～S_1 椎管内硬膜外、硬膜下血肿；颅内慢性硬膜下血肿

T_2WI 示 T_{11}～S_1 椎体水平椎管内硬膜外、下条片状低信号（图 A、D 白箭头），T_1WI 高信号（图 B 白箭头），T_1WI 增强未见明显强化（图 C、E 白箭头）。颅脑 T_1WI 见双侧大脑半球凸面颅内板下弧形低信号，内少量等信号（图 F 白箭头），T_2WI 呈高、低信号（图 G 白箭头）

障碍，可快速进展导致截瘫。

【影像表现】

1. 自发性椎管内硬膜外血肿好发部位为胸段背侧，其次为颈段，血肿范围多跨越 2 个椎体以上，腰段血肿范围最广。

2. CT 硬膜外血肿呈高、稍高或等密度；MRI 上血肿信号多变，其信号变化过程类似于脑血肿（见本病思维导图），矢状位呈新月形或梭形，横截面呈新月形包绕脊髓，血肿与脊髓间有线状低信号硬脊膜间隔影分隔，为特征性表现。

3. 增强急性期可有轻度强化或边缘线样强化，慢性期病灶呈环状强化。

4. 脊髓及相应节段神经根不同程度受压，部分可伴发脊髓损伤。

【鉴别诊断】

1. 椎管内硬膜外脓肿 早期可仅表现为受累脊柱和（或）神经根疼痛，病情进展迅速，导致受累脊髓平面以下的运动神经和感觉神经障碍、大小便功能障碍。T_1WI 低信号、T_2WI 高信号，脓肿壁及脓肿内分隔明显强化，DWI 腔内弥散受限，常伴有椎体或椎间盘炎症。

2. 椎管内硬膜下血肿（扩展病例 2-2-8） 罕见，非创伤性急性椎管内硬膜下血肿可由医源性损伤或凝血功能异常导致。临床表现与硬膜外血肿类似。常位于脊髓的腹侧，与脊髓软膜难以分清，信号多变，增强无强化。

3. 特发性硬膜外脂肪增多症 病灶多位于胸腰段椎管脊髓背侧，为硬膜外连续的梭形脂肪沉积，T_1WI、T_2WI 均为高信号，脂肪抑制为低信号，能有效鉴别。脊髓可因压迫导致前移。

【重要关注点】

1. 病灶累及范围、脊髓损伤情况，是否合并颅内硬膜下血肿。

2. 病灶信号改变及强化程度。

八、硬膜外脓肿

【病例 2-2-8】 患者，女，57 岁，腰痛 3 个月余，右下肢小腿部疼痛，行走后加重，2 天前出现高热。查体：体温 37.9℃，腰椎棘间及椎旁压痛，右侧腰部及臀部叩压痛，右侧直腿抬高试验 60°，加强试验阳性，拾物试验阳性。右侧跟臀试验阳性。实验室检查：CRP＞200mg/L；降钙素原 0.139ng/ml↑。结核 T 细胞试验阳性。MRI 检查如图 2-2-16 所示。

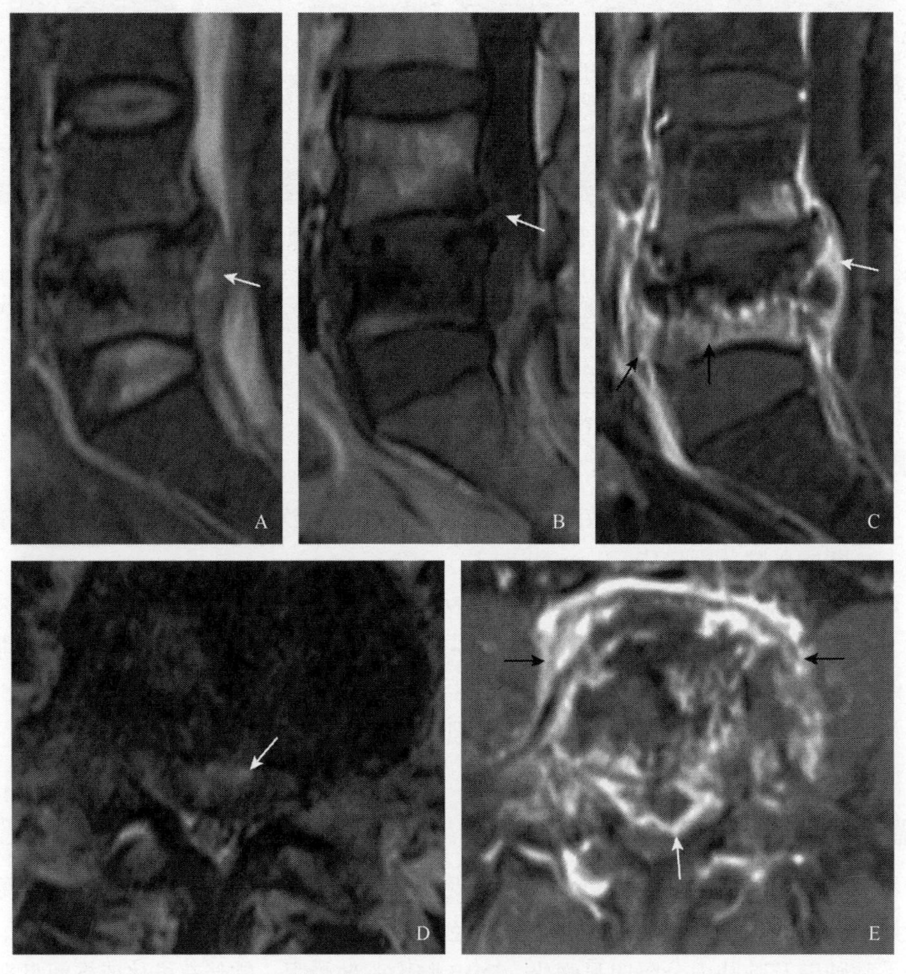

图 2-2-16 腰椎结核伴椎旁脓肿

T_2WI 见 L_4、L_5 椎体及附件骨质破坏并椎旁软组织肿胀，L_4～S_1 椎管内硬膜外梭形不均匀高信号（图 A、D 白箭头），T_1WI 呈低信号（图 B 白箭头），T_1WI 增强椎体前肿胀软组织呈明显不均匀强化（图 C、E 黑箭头），硬膜外病灶明显强化（图 C、E 白箭头）

【分析思维导图】

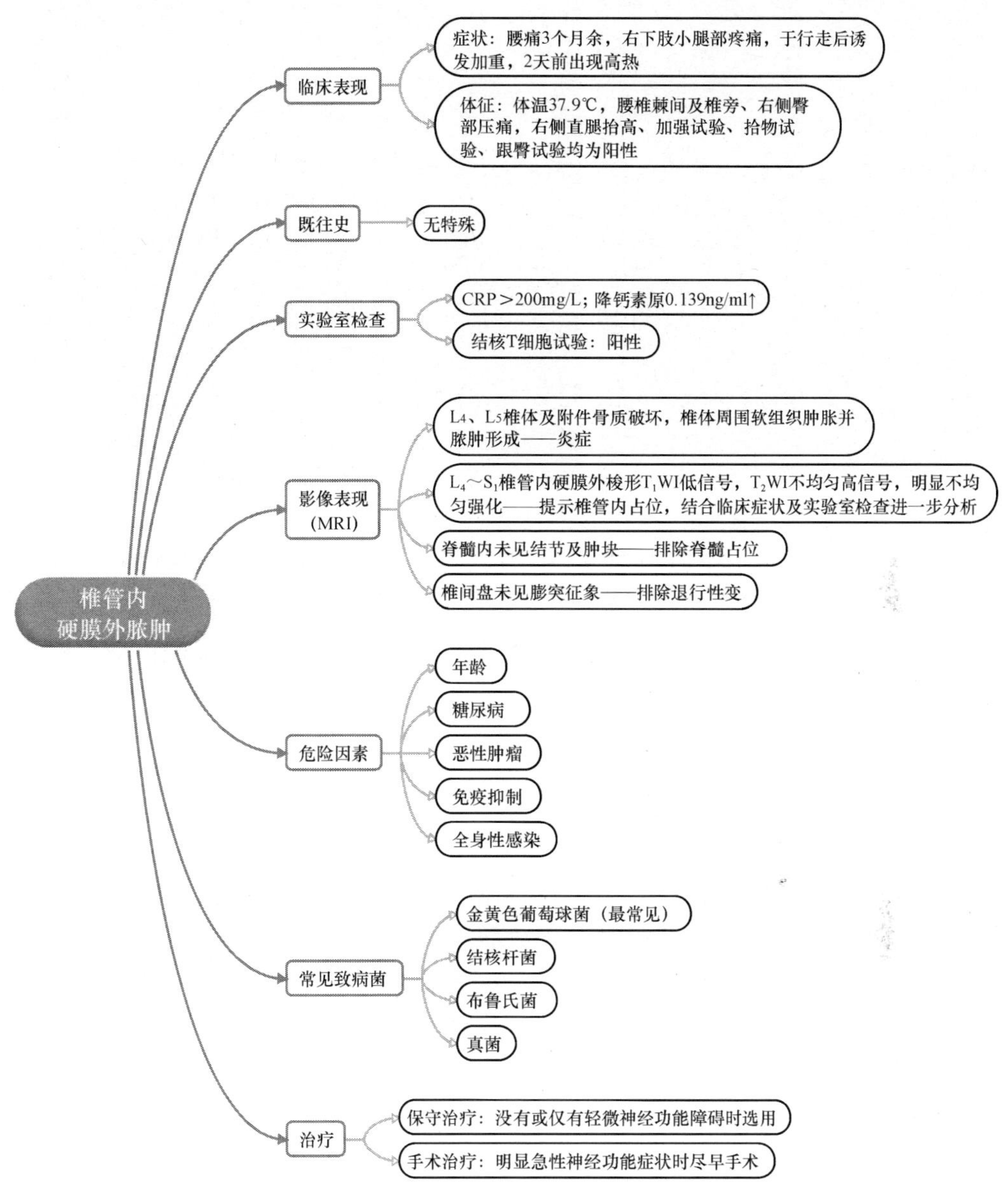

椎管内硬膜外脓肿
临床表现
症状：腰痛3个月余，右下肢小腿部疼痛，于行走后诱发加重，2天前出现高热
体征：体温37.9℃，腰椎棘间及椎旁、右侧臀部压痛，右侧直腿抬高、加强试验、拾物试验、跟臀试验均为阳性
既往史
无特殊
实验室检查
CRP＞200mg/L；降钙素原0.139ng/ml↑
结核T细胞试验：阳性
影像表现(MRI)
L4、L5椎体及附件骨质破坏，椎体周围软组织肿胀并脓肿形成——炎症
L4～S1椎管内硬膜外梭形T1WI低信号，T2WI不均匀高信号，明显不均匀强化——提示椎管内占位，结合临床症状及实验室检查进一步分析
脊髓内未见结节及肿块——排除脊髓占位
椎间盘未见膨突征象——排除退行性变
危险因素
年龄
糖尿病
恶性肿瘤
免疫抑制
全身性感染
常见致病菌
金黄色葡萄球菌（最常见）
结核杆菌
布鲁氏菌
真菌
治疗
保守治疗：没有或仅有轻微神经功能障碍时选用
手术治疗：明显急性神经功能症状时尽早手术

【扩展病例 2-2-9】 患者，男，29 岁，背部疼痛约 2 年，加重伴双下肢麻木乏力 1 周。查体：体温 36.6℃，T_2～T_4 棘突明显叩压痛，双下肢感觉减退，双侧膝反射、踝反射（++），双侧 Babinski 征（+）。WBC 10.0×10^9/L，NEU% 79.4%↑，淋巴细胞百分比 9.2%↓，PLT 460×10^9/L↑。MRI 检查如图 2-2-17 所示。

【病理生理及临床】

原发性椎管内脓肿非常罕见，早期极易误诊、漏诊，其进展迅速，若治疗不及时可能对神经系统造成严重的损害。椎管内脓肿最常发生于硬膜外，其次为硬膜下，髓内发生极为罕见。最常见的致病菌为金黄色葡萄球菌，其次为结核杆菌、真菌、布鲁氏菌等。其中结核引起的椎管内脓肿全椎管均可受累，以胸段椎管最常见。

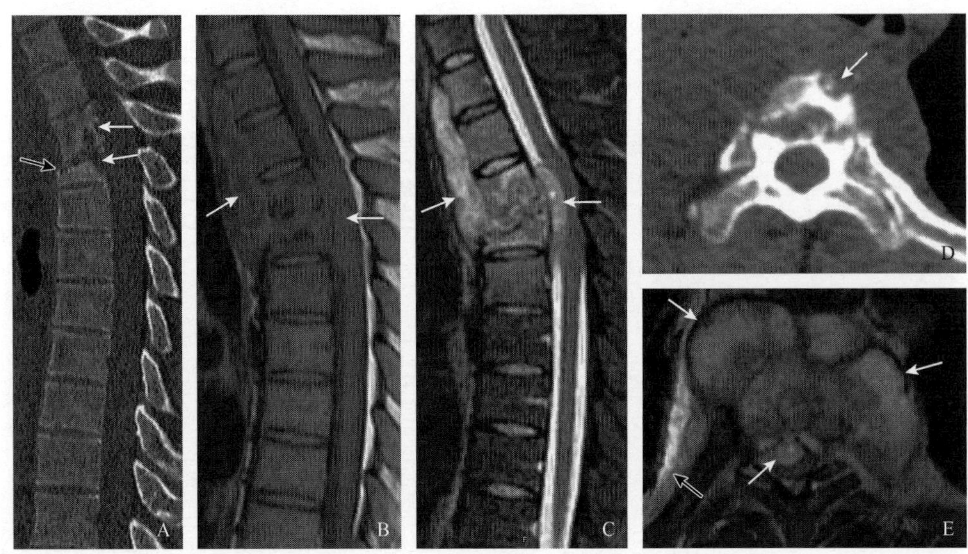

图 2-2-17　胸椎结核（T_3、T_4）伴椎管内脓肿、胸部脊髓损伤 Frankel D 级

CT 见 T_3、T_4 椎体及附件骨质破坏，累及椎间隙（图 A、D 白箭头），T_4 椎体病理性压缩骨折（图 A 黑箭头）；T_1WI 病变椎体旁及椎管内脓肿呈不均匀等低混杂信号（图 B 白箭头），T_2WI 呈不均匀高信号（图 C、E 白箭头），脊髓受压推移

早期症状不典型，可仅表现为受累脊柱和（或）神经根疼痛，伴或不伴体温升高，病情进展迅速，导致受累脊髓平面以下的运动神经和感觉神经障碍，大小便功能障碍，最后导致脓毒血症、瘫痪。

【影像表现】

1. 椎管内硬膜外脓肿　早期 MRI 表现不典型，可见硬膜外斑条状 T_1WI 稍低信号、T_2WI 高信号，局部可有 T_1WI 低信号、T_2WI 高信号的小脓肿形成，内少有分隔，脓腔 DWI 呈高信号。病情进展后脓肿逐渐缩小，部分脓腔消失 T_1WI 呈等/低信号，T_2WI 呈等/高信号，脓肿壁增厚，局部分隔；增强脓肿壁及分隔明显较均匀强化，脓腔内无明显强化。

2. 结核性硬膜外脓肿　同时可见相应椎体骨质呈虫蚀样吸收破坏，椎间隙变窄并 T_2WI 信号不均匀增高，增强明显不均匀强化。

3. 脊髓 CT 造影是有创检查，并可导致脊髓内感染，故不推荐该检查。

【鉴别诊断】

影像上与自发性硬膜外血肿鉴别。

【重要关注点】

1. 病灶范围、强化情况，脊髓及神经根受压情况。

2. 病灶邻近椎体、附件、神经根及椎旁软组织是否受累。

九、椎体和（或）椎间盘术后感染

【病例 2-2-9】 患者，女，70 岁，腹痛、腹胀伴肛门停止排气 7 天，加重 1 天，伴畏寒、发热。既往史：1 年前行胸腰椎骨折手术。查体：体温 39.0℃，腹部膨隆、压痛，脊柱压痛及叩痛。WBC 19.6×10^9/L↑，NEU 18.10×10^9/L↑，单核细胞数 0.72×10^9/L↑，淋巴细胞百分比 3.7%↓；尿素 26.80mmol/L↑，肌酐 259mmol/L↑；降钙素原（PCT）14.170ng/ml↑，B 型利钠肽 477 1.000pg/ml↑。穿刺液培养：大肠埃希菌阳性。MRI 检查如图 2-2-18 所示。

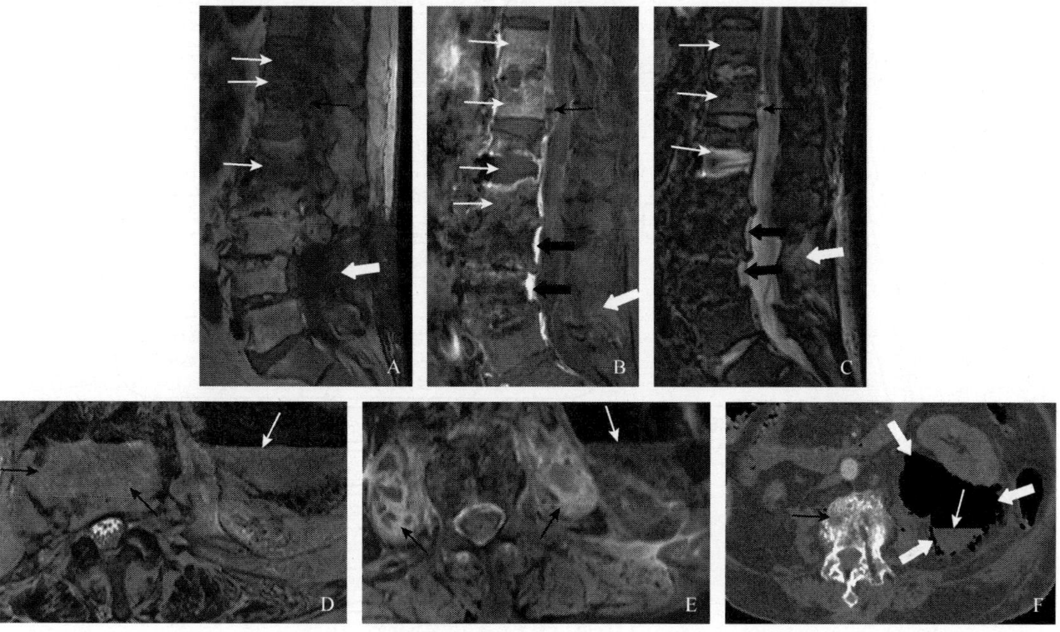

图 2-2-18 腰椎骨折术后伴感染、感染性休克、左肾周脓肿、腹膜炎

T_{11}～L_5 椎体及部分附件骨质吸收破坏，累及 $L_{1\sim2}$ 椎间盘，T_1WI 低信号（图 A 白细箭头）、T_2WI 高低混杂信号（图 C 白细箭头、图 D 黑箭头），T_1WI 增强病变椎体、附件、椎间盘明显不均匀强化（图 B 白细箭头），T_{12} 椎体后方椎管内梭形 T_1WI 低信号、T_2WI 高低混杂信号，强化不均（图 A ～ C 黑细箭头），提示硬膜外脓肿形成。T_{11}～L_5 椎管内前侧硬脊膜增厚、强化（图 B、C 黑粗箭头），双侧腰大肌肿胀并脓肿形成（图 E 黑箭头）、后腰部软组织广泛肿胀（图 A～C 白粗箭头），左肾区斑片状极低信号并气-液平面形成（图 D、E 白箭头）。CT 平扫见椎体骨质吸收破坏（图 F 黑箭头），椎旁左肾后上方大量积气（图 F 白粗箭头），并气-液平面形成（图 F 白细箭头），提示感染

【分析思维导图】

思维导图见下页。

【扩展病例 2-2-10】 患者，男，35 岁，腰椎术后疼痛并活动受限 40 天。既往史：40 天前行椎间孔内镜手术（椎板间入路）。查体：体温 36.5℃，腰椎生理前凸减小，腰椎各向活动明显受限，腰背肌僵硬，L_5 椎棘突及椎旁叩压痛，右侧直腿抬高试验 60°、右侧 60° 加强试验阳性，双侧膝反射及双侧跟腱反射（++）。红细胞沉降率 46mm/h↑，PCT 0.089ng/ml↑。MRI 检查如图 2-2-19 所示。

【扩展病例 2-2-11】 患者，男，81 岁，背部疼痛 2 月余，加重 1 周，伴咳嗽后腹壁疼痛。既往史：骨质疏松伴病理性骨折，2 个月前行经皮椎骨成形术（T_6、T_7）。查体：体温 36.8℃，脊柱胸腰段呈轻度后凸，脊柱胸腰段轻压痛及叩击痛。实验室检查：血红蛋白 110g/L↓。MRI 检查如图 2-2-20 所示。

【病理生理及临床】

椎体和（或）椎间盘术后感染继发于脊柱手术或其他侵入性操作，多为细菌引起的化脓性炎症，病原菌以金黄色葡萄球菌和大肠埃希菌常见，是较为严重的并发症，对术后恢

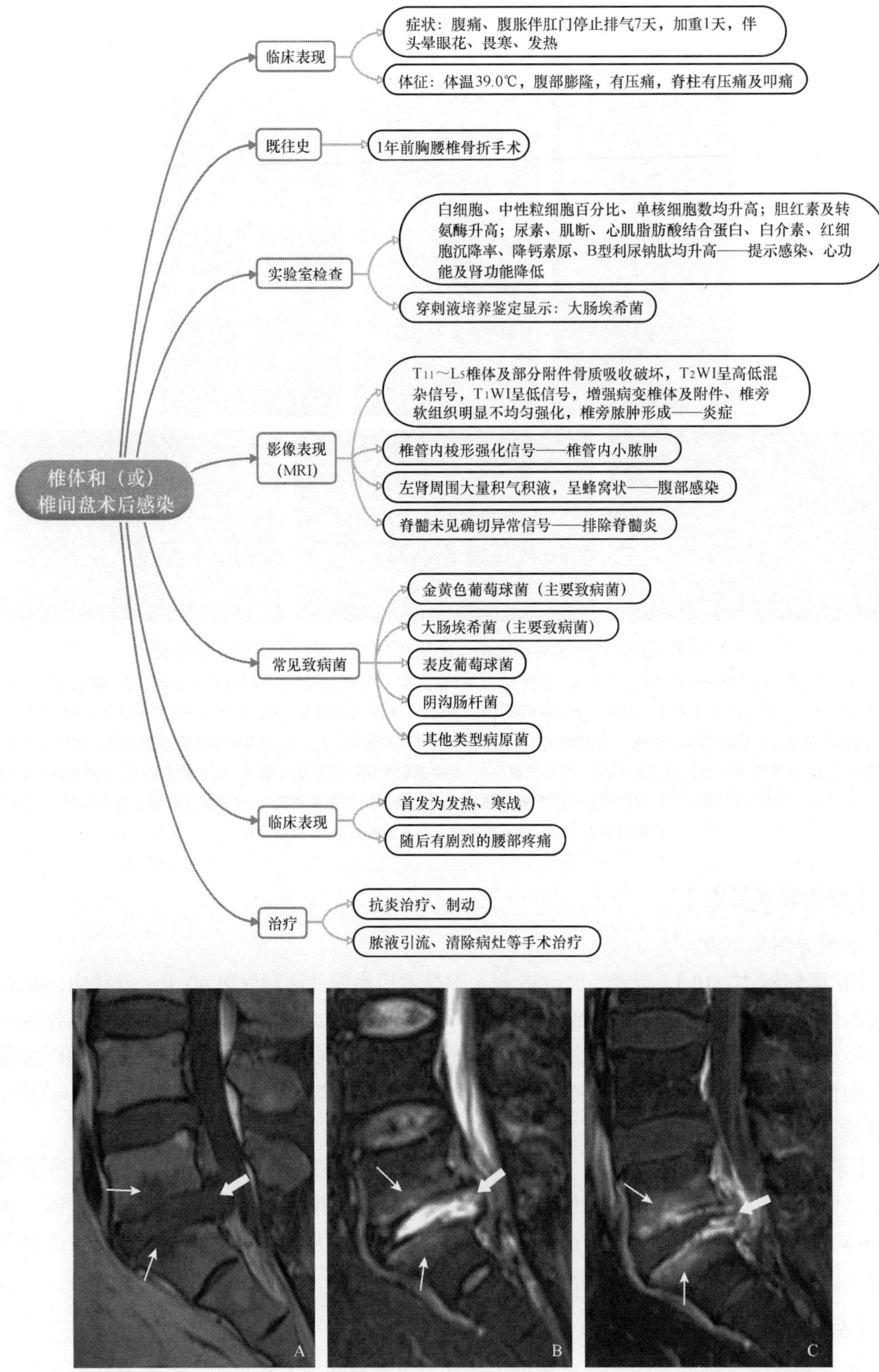
椎体和（或）椎间盘术后感染
临床表现
症状：腹痛、腹胀伴肛门停止排气7天，加重1天，伴头晕眼花、畏寒、发热
体征：体温39.0℃，腹部膨隆，有压痛，脊柱有压痛及叩痛
既往史
1年前胸腰椎骨折手术
实验室检查
白细胞、中性粒细胞百分比、单核细胞数均升高；胆红素及转氨酶升高；尿素、肌断、心肌脂肪酸结合蛋白、白介素、红细胞沉降率、降钙素原、B型利尿钠肽均升高——提示感染、心功能及肾功能降低
穿刺液培养鉴定显示：大肠埃希菌
影像表现（MRI）
T11～L5椎体及部分附件骨质吸收破坏，T2WI呈高低混杂信号，T1WI呈低信号，增强病变椎体及附件、椎旁软组织明显不均匀强化，椎旁脓肿形成——炎症
椎管内梭形强化信号——椎管内小脓肿
左肾周围大量积气积液，呈蜂窝状——腹部感染
脊髓未见确切异常信号——排除脊髓炎
常见致病菌
金黄色葡萄球菌（主要致病菌）
大肠埃希菌（主要致病菌）
表皮葡萄球菌
阴沟肠杆菌
其他类型病原菌
临床表现
首发为发热、寒战
随后有剧烈的腰部疼痛
治疗
抗炎治疗、制动
脓液引流、清除病灶等手术治疗
A
B
C

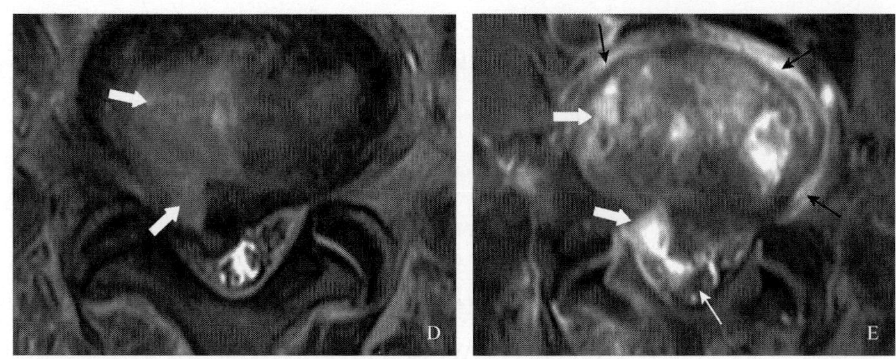

图 2-2-19　继发性化脓性腰椎间盘炎

T_1WI 见 L_5/S_1 椎间盘信号减低并部分突入椎管（图 A 白粗箭头），L_5、S_1 相邻椎体面斑片状低信号（图 A 白细箭头），T_2WI 椎间盘及椎体病变区呈不均匀高信号（图 B 白箭头，图 D 白粗箭头）；T_1WI 增强病变区明显强化（图 C 白箭头），并椎旁软组织肿胀（图 E 黑箭头），硬膜囊及马尾神经受压推移（图 E 白细箭头）

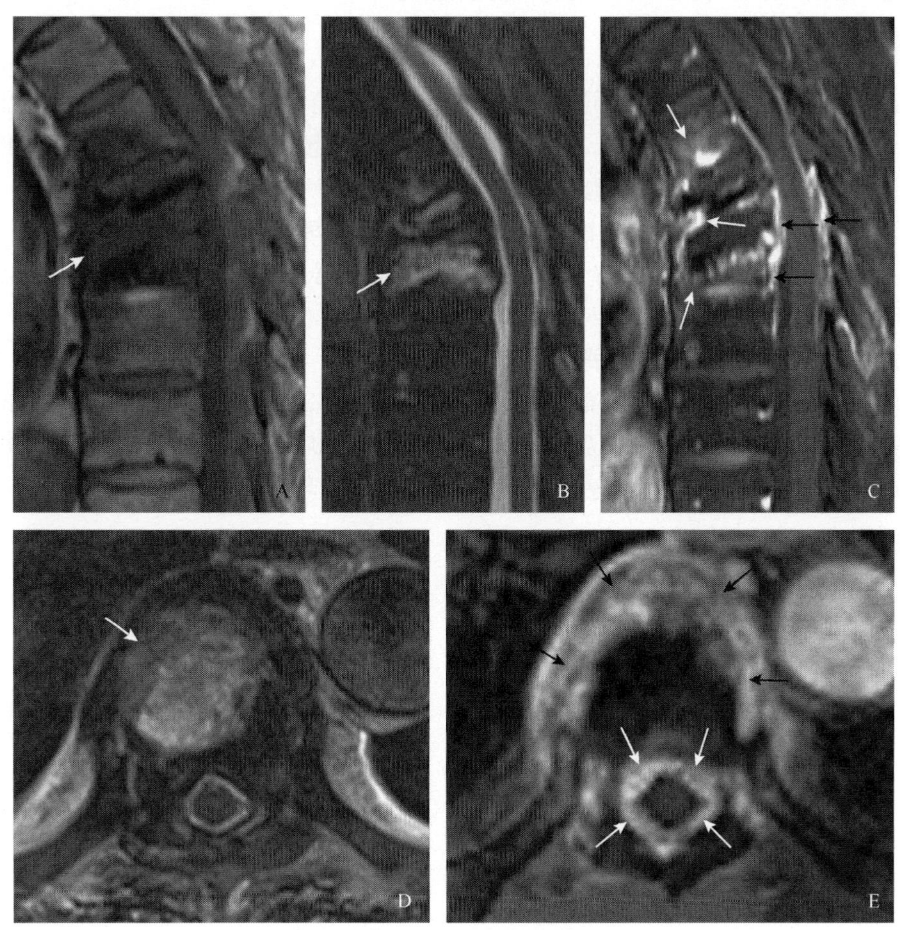

图 2-2-20　继发性椎体感染

T_1WI 见 T_5～T_7 椎体压缩改变，椎体内不均匀低信号（图 A 白箭头），T_2WI 呈高信号（图 B、D 白箭头），T_1WI 增强病变椎体明显不均匀强化（图 C 白箭头），脊膜增厚强化（图 C 黑箭头，图 E 白箭头），并椎旁软组织肿胀（图 E 黑箭头）

复造成极大影响。

临床表现主要为剧烈腰背部疼痛，感染椎体棘突周围压痛及叩击痛，其次为发热，切口红肿、渗液，严重者可发展为化脓性感染，导致神经功能损害，甚至于死亡。

【影像表现】

1. X 线、CT 早期无明显骨质破坏，或仅表现为退行性改变；后期椎体骨质破坏、硬化，椎间隙变窄、模糊。

2. 早期病变椎体 T_1WI 可见斑片状低信号，T_2WI 呈高低混杂信号；中期椎体骨质进一步侵蚀，椎间隙增宽，椎间盘明显肿胀，T_2WI 信号增高；后期椎体及附件明显骨质破坏，椎体变形，T_1WI 及 T_2WI 均呈低信号，椎旁软组织肿胀并 T_2WI 不均匀高信号，椎间盘碎裂、变小。

3. 增强受累椎体、椎间盘、椎旁软组织均明显不均匀强化，硬膜局部增厚强化。

4. 感染发生后，病变组织内部的水分子弥散受限，导致 DWI 信号升高。

【鉴别诊断】

1. 结核性脊柱炎 相比非特异性脊柱感染，结核性脊柱炎病程较长且隐匿，常因病变破坏数个椎体导致脊柱后凸畸形、脓肿、窦道形成，但腰背部疼痛较轻或仅有轻度肿胀。白细胞计数、C 反应蛋白、红细胞沉降率均低于非特异性脊柱感染；结核杆菌感染 T 细胞检测可为阳性。CT 典型症状为虫蚀样骨质吸收破坏，椎间隙变窄，椎旁软组织肿胀并脓肿形成；MRI 骨质破坏呈 T_1WI 低信号、T_2WI 不均匀高信号；增强病变椎体、椎旁软组织及脓肿壁明显不均匀强化。

2. 原发性金黄色葡萄球菌性脊柱炎 多为血行感染，腰椎多见。起病急、腰背部剧烈疼痛伴棘突叩击痛，常伴有恶寒高热。CT 早期较难发现。MRI 病变椎体呈 T_1WI 低信号、T_2WI 高信号，早期易累及椎间盘及椎旁软组织，并形成多个 T_2WI 高信号小脓肿或肉芽肿，均不超过椎体病变范围，增强椎旁脓肿为厚壁且不规则的环形强化，边缘模糊。

【重要关注点】

1. 病灶累及椎体、附件及椎间盘情况。

2. 病变椎体周围是否有脓肿或窦道形成。

（王 静 陈 瑶 陈 垚 曾文兵）

第三章 头 颈

第一节 创伤性病变

一、颅底骨折

【病例 3-1-1】 患者，男，66 岁，高处坠落伤致头痛伴意识障碍 1 小时余。查体：浅昏迷，双侧瞳孔等大等圆，光反射消失，四肢肌力查体不合作，颈抵抗（+）。CT 检查如图 3-1-1 所示。

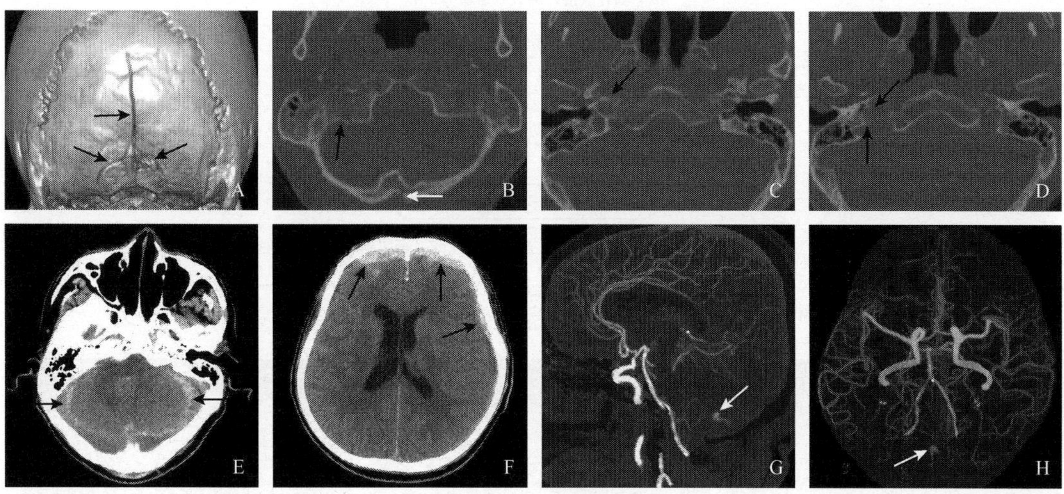

图 3-1-1 颅后窝骨折

枕骨粉碎性骨折（图 A 黑箭头，图 B 白箭头），骨折线累及右侧颈动脉管（图 C 黑箭头）、颈静脉孔（图 D 黑箭头）和枕骨髁（图 B 黑箭头），伴颅内蛛网膜下腔出血（图 E 黑箭头）、双侧硬膜下血肿（图 F 黑箭头），枕骨大孔上方动脉局部瘤样扩张（图 G、H 白箭头）

【分析思维导图】

思维导图见下页。

【扩展病例 3-1-1】 患者，男，33 岁，车祸伤 3 小时。查体：右眼上睑高度瘀青肿胀，睁眼困难，鼻梁塌陷，鼻根部稍肿胀，可见皮肤挫裂伤。CT 检查如图 3-1-2 所示。

【病理生理及临床】

颅底骨折贯穿颅前窝、颅中窝或颅后窝的底部，多为面颅骨的复杂骨折。由于颅底众多孔道和裂隙内有重要的血管和神经通过，所以颅底骨折可伴有相应结构损伤引发并发症。

临床表现与骨折的部位相关，若骨折线累及颅底孔道和裂隙，则出现相应血管和神经受损的临床征象。前颅底骨折数小时后眼眶周围出现皮肤青紫，又称为“熊猫征”，可发生脑脊液鼻漏。中颅底骨折可有听力障碍、面瘫等，也可发生脑脊液耳漏。后颅底骨折后 2～3 天出现乳突部皮下淤血，又称 Battle 征。

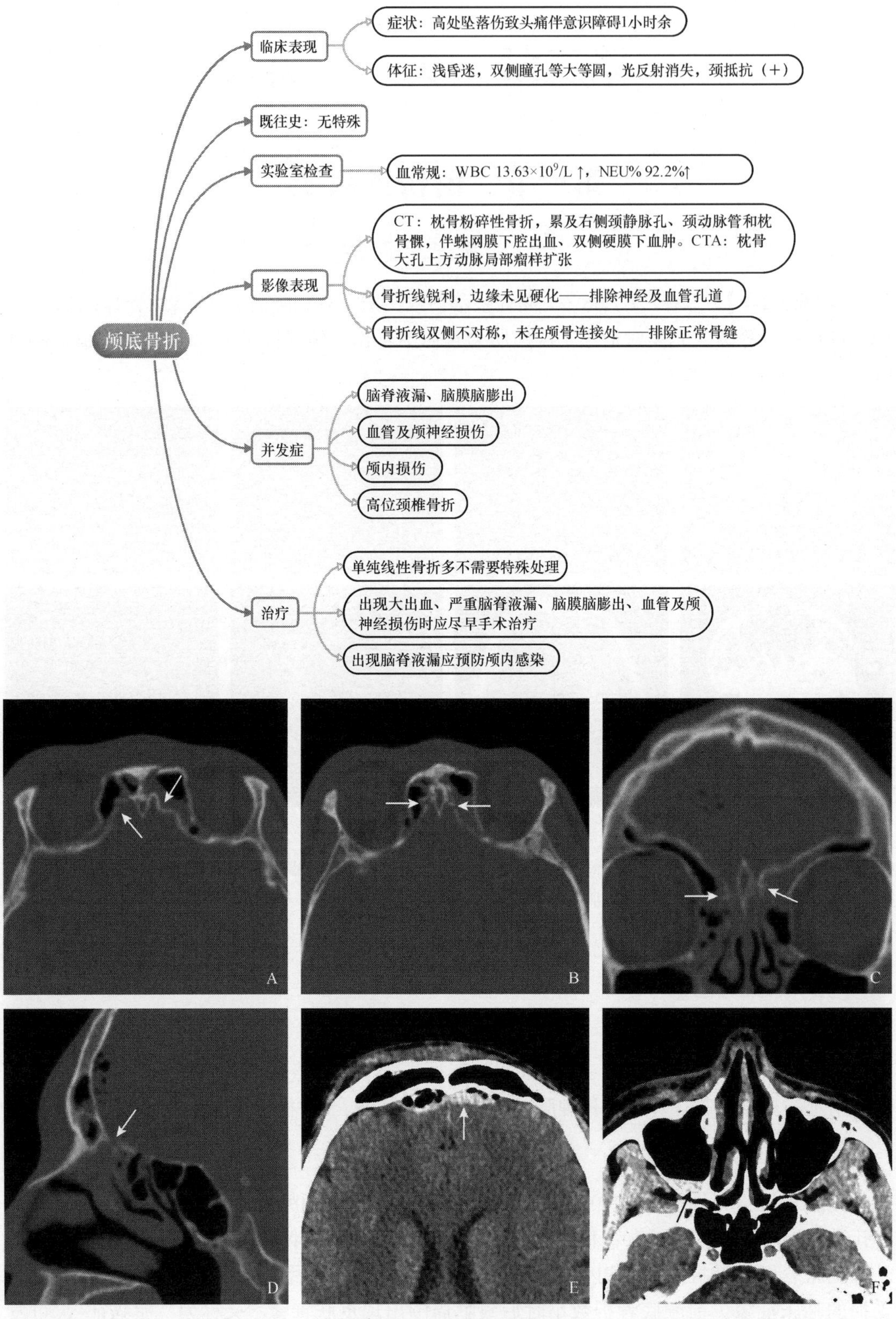

颅底骨折
临床表现
症状：高处坠落伤致头痛伴意识障碍1小时余
体征：浅昏迷，双侧瞳孔等大等圆，光反射消失，颈抵抗（+）
既往史：无特殊
实验室检查
血常规：WBC 13.63×10⁹/L ↑，NEU% 92.2%↑
影像表现
CT：枕骨粉碎性骨折，累及右侧颈静脉孔、颈动脉管和枕骨髁，伴蛛网膜下腔出血、双侧硬膜下血肿。CTA：枕骨大孔上方动脉局部瘤样扩张
骨折线锐利，边缘未见硬化——排除神经及血管孔道
骨折线双侧不对称，未在颅骨连接处——排除正常骨缝
并发症
脑脊液漏、脑膜脑膨出
血管及颅神经损伤
颅内损伤
高位颈椎骨折
治疗
单纯线性骨折多不需要特殊处理
出现大出血、严重脑脊液漏、脑膜脑膨出、血管及颅神经损伤时应尽早手术治疗
出现脑脊液漏应预防颅内感染
A
B
C
D
E
F

图 3-1-2 颅前窝骨折

双侧颅前窝骨折（图 A～D 白箭头），双侧额部硬膜下积血、积气（图 E 白箭头），右侧上颌窦积血（图 F 黑箭头）

【影像表现】

1. 直接征象 骨折线、骨缝分离。间接征象：气颅、鼻窦及乳突气房内密度增高或气-液平面。

2. 脑脊液漏和脑膜脑膨出 CT可显示颅底骨质缺损，MRI可显示脑脊液信号与颅外腔隙相连，伴或不伴脑膜脑膨出。

3. 血管及脑神经损伤 骨折线达颅底的孔道壁，严重时可发生骨折成角和移位，可造成相应的血管或神经损伤。CT增强/CTA可显示血管损伤，包括血管横断/撕裂、剥离、嵌顿、闭塞、动脉瘤或假性动脉瘤、颈动脉海绵窦瘘。

4. 颅内损伤 可伴有脑挫裂伤、脑出血、硬膜外/硬膜下血肿、蛛网膜下腔出血等。

【鉴别诊断】

1. 颅底正常颅缝 位于颅骨连接处。成人颅缝宽度正常不超过1.5mm，两侧相差不超过1mm，儿童颅缝正常不超过2mm。

2. 颅底小的神经和血管孔道 具有骨皮质缘。

【重要关注点】

1. 注意观察骨折线是否累及颅底孔道，有无脑脊液漏、脑膜脑膨出、颅内损伤、高位颈椎骨折的影像表现。

2. 注意与颅缝、神经和血管孔道鉴别。

（余加懿 唐茁月）

二、眼眶爆裂性骨折

【病例3-1-2】 患者，男，38岁，车祸伤5小时。CT检查如图3-1-3所示。

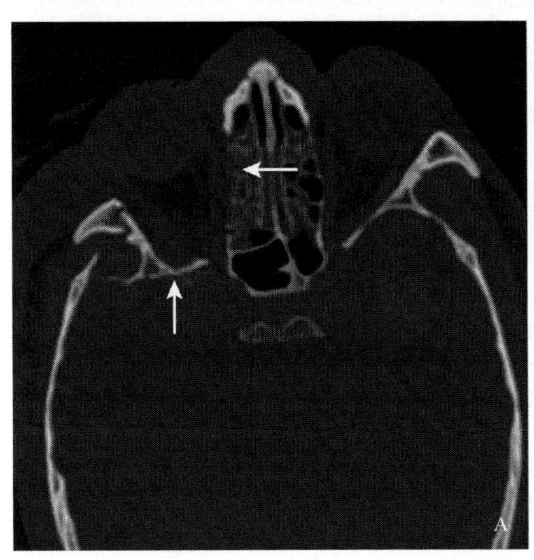

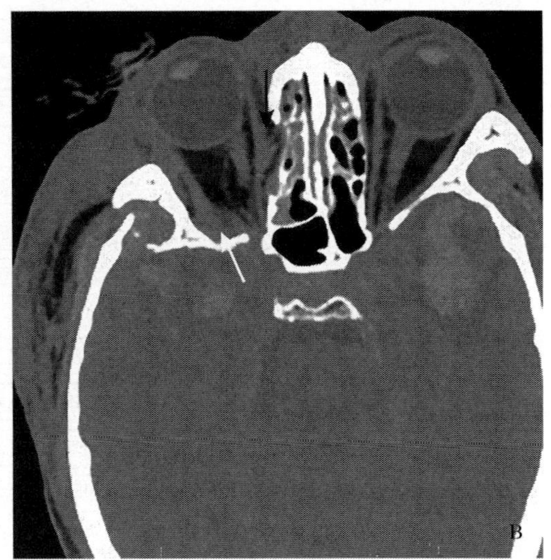

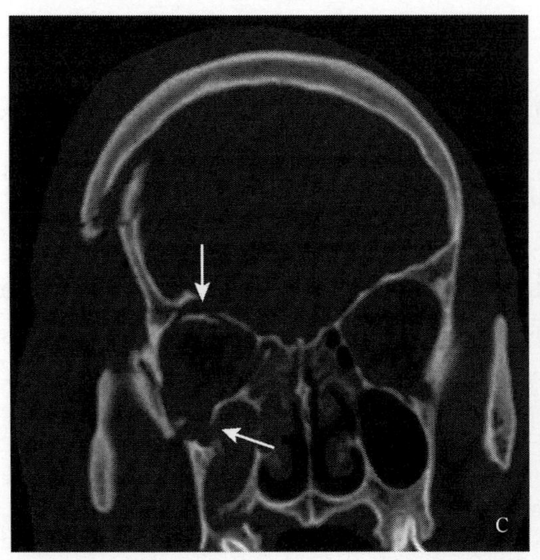

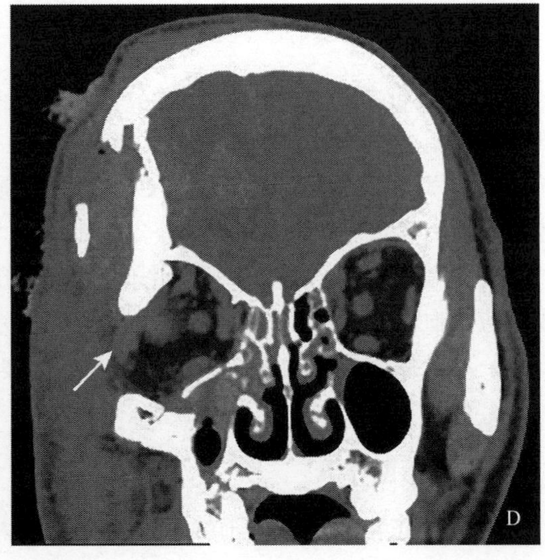

图 3-1-3　眼眶爆裂性骨折（1）

右眼眶壁多发骨折（图 A，C 白箭头），外侧壁塌陷、断端成角（图 A 白箭头），眼球相对突出，视神经管变形，上、下壁骨折移位（图 C 白箭头），眶脂体下陷至上颌窦；内直肌稍增粗并周围间隙模糊，邻近眶脂体疝入骨折凹陷处（图 B 黑箭头）；外直肌增粗、外移（图 D 白箭头），后段肿胀（图 B 白箭头）；眶周软组织肿胀。其他表现：右侧颞骨骨折，双侧颞部脑挫裂伤

【分析思维导图】

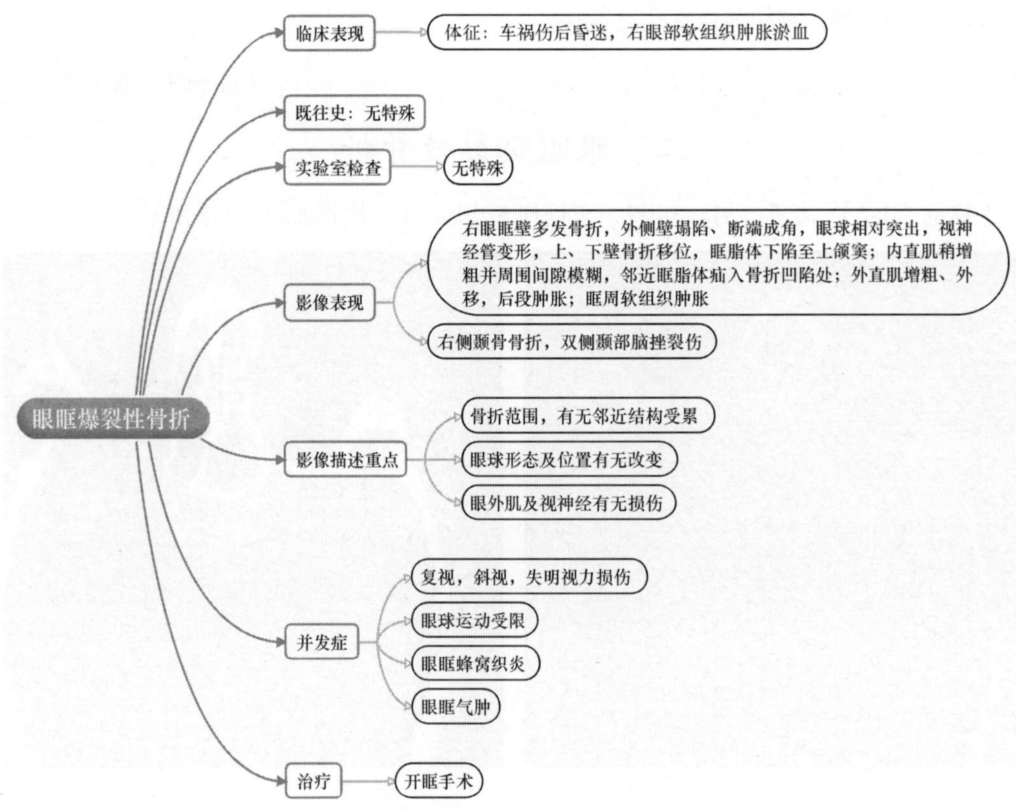

【扩展病例 3-1-2】 患者，女，65 岁，外伤后眼部疼痛、肿胀。专科检查：眼睑裂伤，机械性斜视。CT 检查如图 3-1-4 所示。

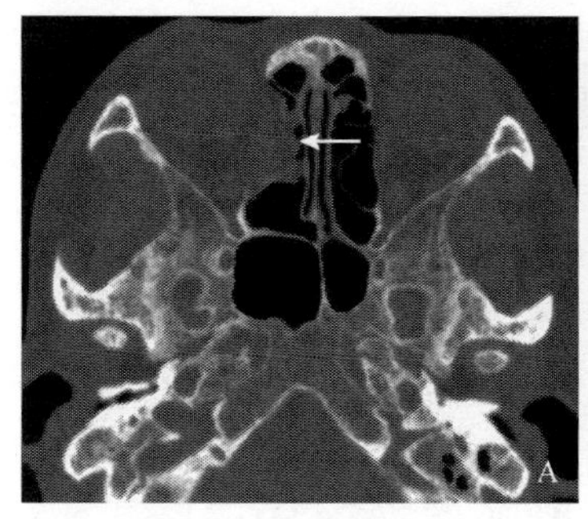

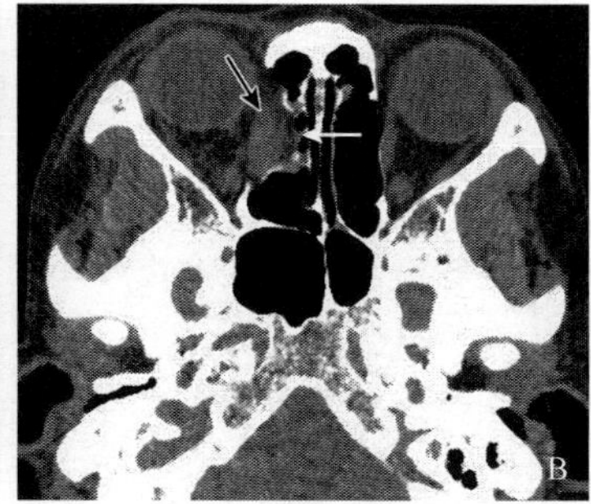

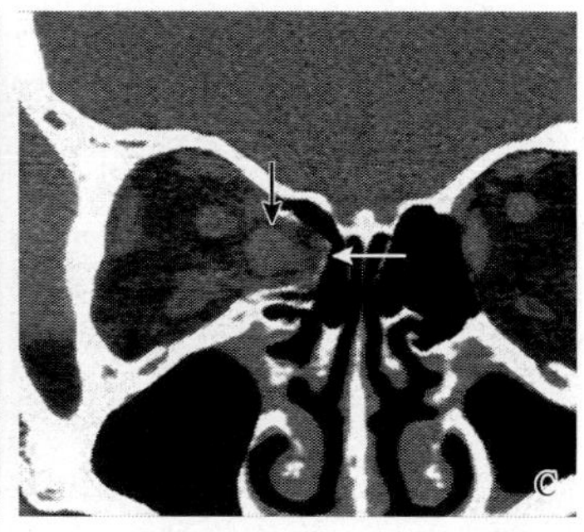

图 3-1-4 眼眶爆裂性骨折（2）

右眼眶内侧壁骨折，向筛窦内塌陷（图 A～C 白箭头），内直肌增粗并向骨折凹陷处疝入（图 B、C 黑箭头），周围脂肪间隙稍模糊

【病理生理及临床】

眼眶爆裂性骨折，通常因钝性颅面创伤导致眶压突然增高，眶壁支撑结构破坏塌陷，眶内容物嵌顿，轻者出现肿胀、淤血、暂时性视力下降，重者可以严重损伤视力。

临床表现为眶周软组织肿胀淤血、局部疼痛，眶内气肿；眼球突出或凹陷，眼球运动障碍；复视，斜视，视力下降，甚至失明。

【影像表现】

1. 单发或多发眶壁骨折 以眶底多见（眶下神经内侧区域），其次是眶内侧壁。眶周软组织肿胀，皮下血肿。

2. 眶内容物嵌顿 眶壁塌陷性骨折，可导致眶内容物向邻近鼻旁窦疝入，或嵌顿在骨折端。

3. 眼球形态及位置改变 眼球形态失常、移位，球壁不规整，可有球内出血。

4. 眼外肌、视神经形态及位置改变 可有断裂、增粗、移位、走行迂曲。

5. 眶内脂肪间隙模糊 可伴血肿形成。

【鉴别诊断】

眼眶内侧壁骨折时，需与筛窦纸样板裂隙、过度内移鉴别。

【重要关注点】

1. 骨折的程度及范围 除观察眼眶各壁有无骨折外，还应注意眶下管、视神经管、鼻泪管等周围结构。

2. 眶内容物受累情况 有无眼球破裂，有无视网膜或晶状体脱落，有无眼外肌、视神经损伤等。

（余 满 余加懿 唐茁月）

三、眼眶、眼球异物

【病例 3-1-3】 患者，男，63 岁，右眼被异物击伤 5 小时。专科检查：角膜轻度水肿，结膜充血，颞侧虹膜根部断裂，部分虹膜脱出，瞳孔对光反射消失，晶状体混浊，玻璃体窥不进。CT 检查如图 3-1-5 所示。

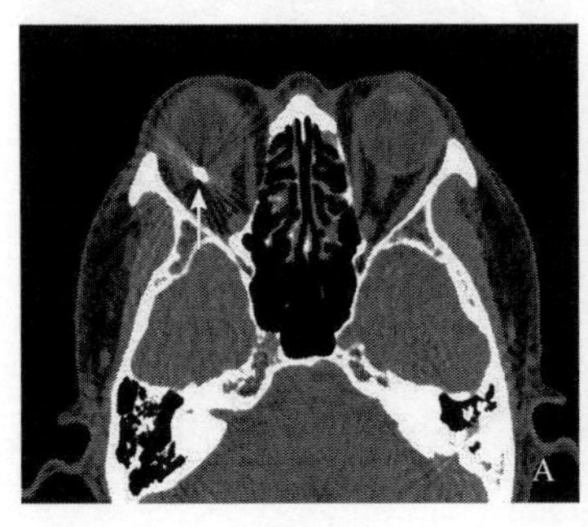

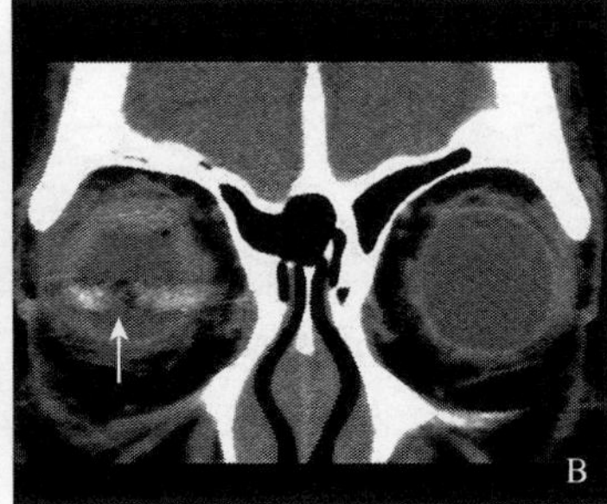

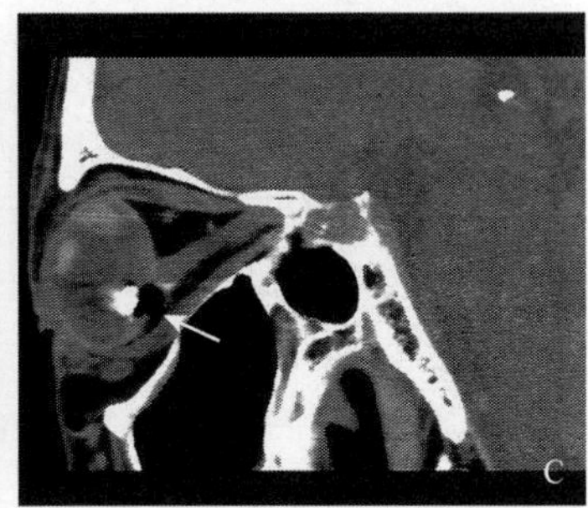

图 3-1-5 眼眶、眼球异物（1）

CT 轴位 19 点、矢状位 4 点方向右侧眼球内见结节状高密度影伴周围放射状伪影，异物穿通整个眼球，突破眼底，球内积血，眼球变形（图 A～C 白箭头）

【分析思维导图】

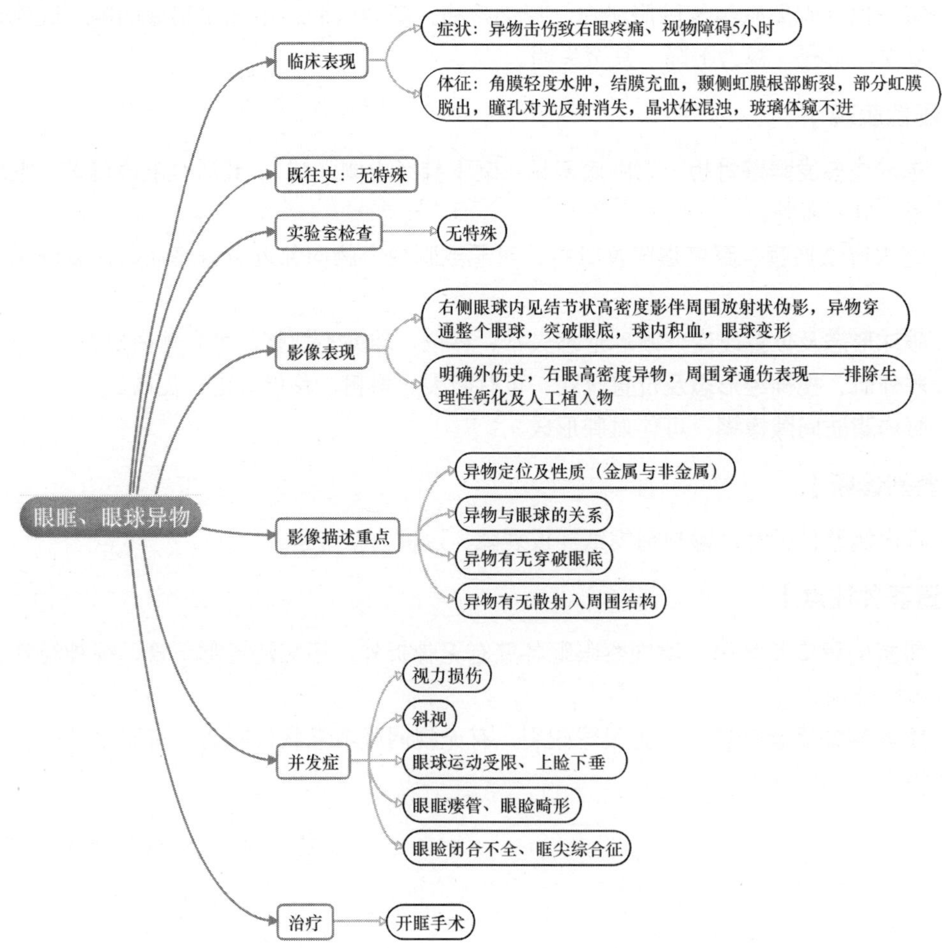

【**扩展病例 3-1-3**】 患者，男，55 岁，左眼外伤 3 小时余。专科检查：结膜充血水肿，结膜下出血，晶状体混浊。CT 检查如图 3-1-6 所示。

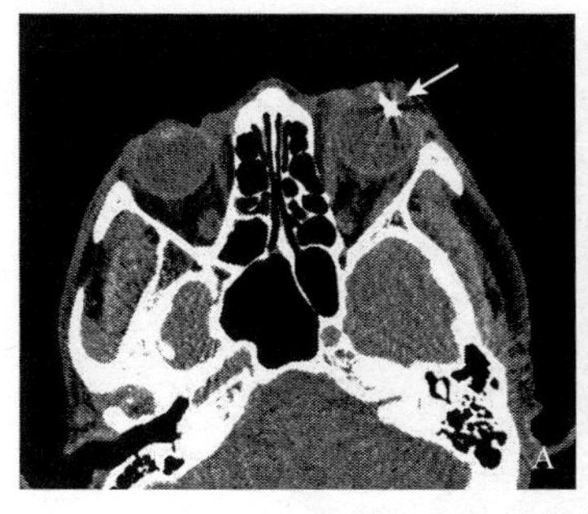
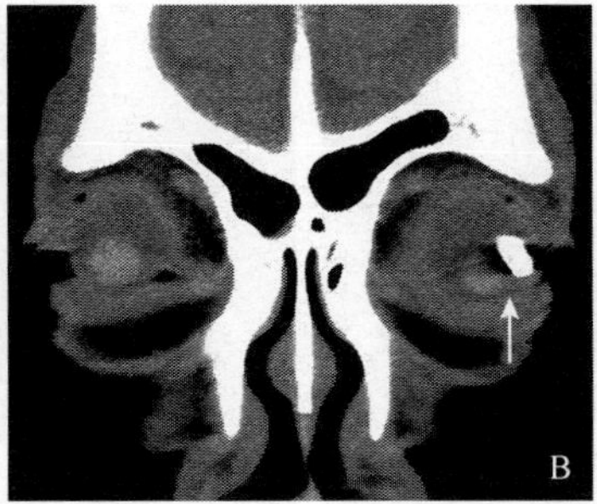
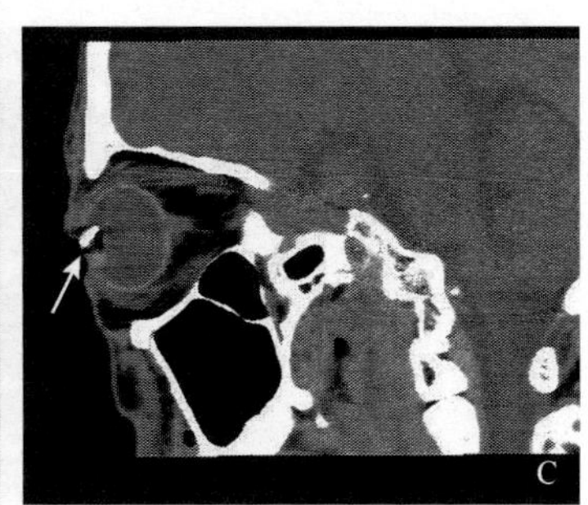

图 3-1-6 眼眶、眼球异物（2）

左侧眼前房区域见结节状高致密影，相应前房显示不清，晶状体破裂，玻璃体密度正常（图 A～C 白箭头）

【病理生理及临床】

眼眶异物伤是眼外伤中常见的一种，可伴有眼球穿通伤。分为金属异物和非金属异物。眼眶异物不但会引起眼球及眶内组织损伤、眼内出血，而且会损伤颅内及鼻窦眶周组织。不及时取出异物会继发感染，损害视力，严重者丧失眼功能。

临床表现为视力障碍、眼球运动障碍、眼球破裂、晶状体脱位、血肿、眼眶骨折、颈动脉海绵窦瘘等。

【影像表现】

1. CT 金属异物表现为高密度并周围有放射状伪影；非金属异物分为高密度异物（沙石、玻璃、骨片等，CT 值多在 300Hu 以上）及低密度异物（植物、塑料，CT 值在−199～50Hu）。CT 对较小的低密度异物难以显示。CT 有利于异物的分类、大小、数目及位置的诊断，有助于减少异物取出时对眶内重要结构的损伤。

2. MRI 金属异物是其检查的禁忌证，优势在于显示较小的非金属异物，T_1WI 呈等/低信号，T_2WI 呈低信号。

【鉴别诊断】

1. 视神经盘玻璃膜疣、巩膜斑块、晶状体钙化：多为双侧对称，属于老年性钙化。
2. 人工晶体及义眼；结合临床相关病史即可。

【重要关注点】

1. 关注异物与视神经、眼环、玻璃体、晶状体的关系，是否有穿破的危险。
2. 临床怀疑微小非金属异物，CT 未发现时，应结合 MRI 检查。
3. 准确描述异物入路及位置，为临床手术提供有效价值。

（刘 倩 余加懿 唐茁月）

四、眼球穿通伤

【**病例 3-1-4**】 患者，男，47 岁，金属碎片击伤左眼 3 小时。专科检查：左眼睑全层裂伤，结膜充血水肿，中下方角膜可见大片板层裂伤，角膜缘局部全层裂伤伴色素及玻璃体溢出。CT 检查如图 3-1-7 所示。

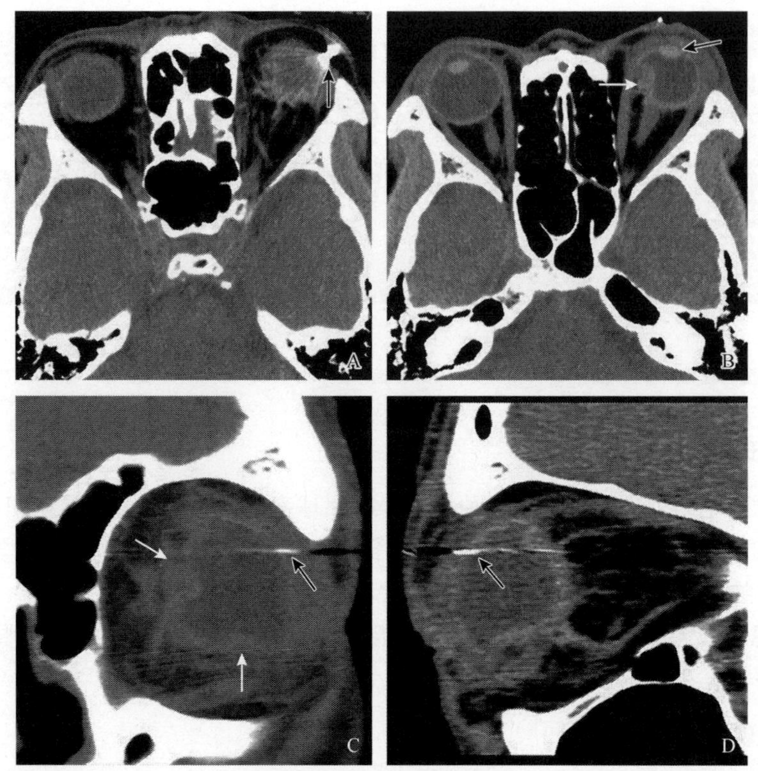

图 3-1-7　眼球穿通伤（1）

左侧眼球金属异物，穿破球壁（图 A、C、D 黑箭头），前房深度消失（图 B 黑箭头），眼球形态失常，球壁不光整伴球内少许出血（图 B、C 白箭头），周围炎性渗出

【分析思维导图】

思维导图见下页。

【扩展病例 3-1-4】 患者，女，57 岁，钉子戳伤右眼 2 小时。专科检查：右眼结膜充血水肿，角膜局部斜行全层裂伤，玻璃体及虹膜嵌顿于裂口处，前房消失。CT 检查如图 3-1-8 所示。

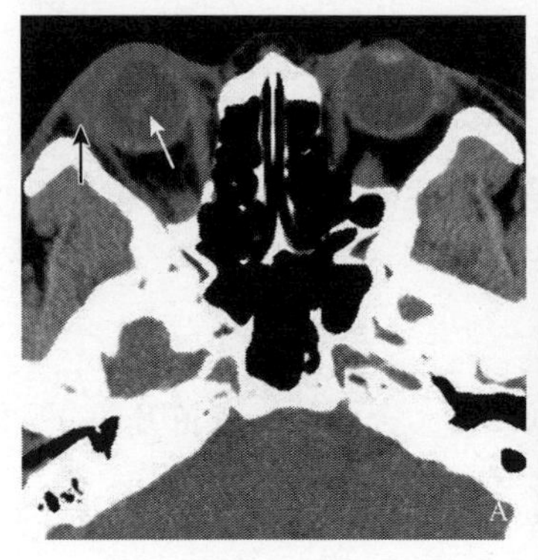

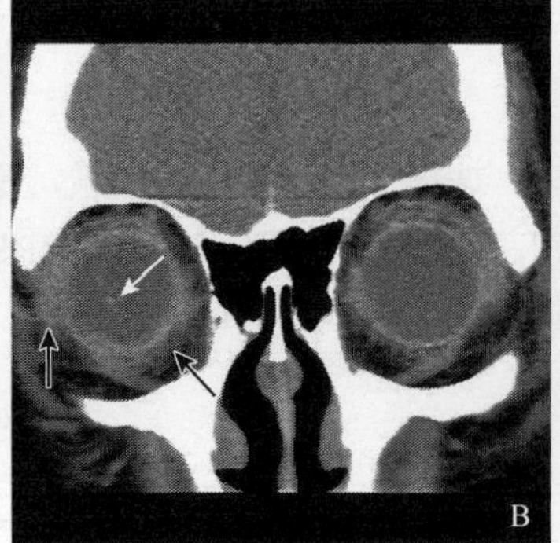

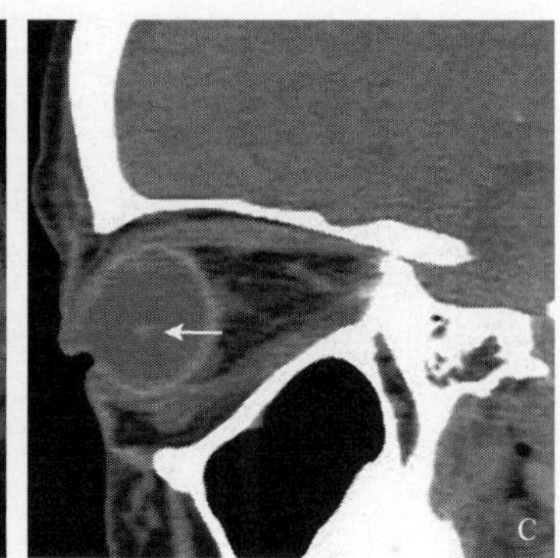

图 3-1-8　眼球穿通伤（2）

右眼晶状体碎裂并后移（图 A～C 白箭头），眼球稍变形，周围软组织肿胀伴渗出（图 A、B 黑箭头）

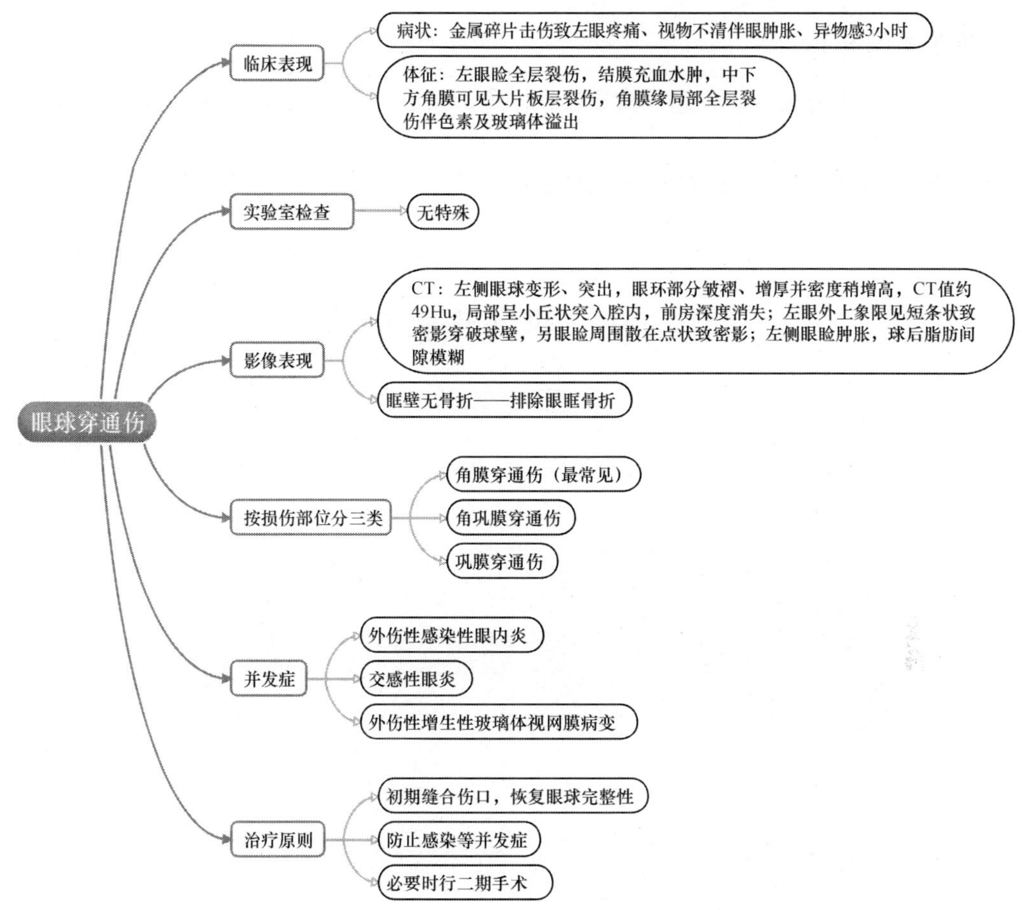

【病理生理及临床】

眼球穿通伤是由锐器的刺入、切割造成眼球壁的全层裂开，伴或不伴有眼内损伤或组织脱出，常伴眼球破裂、出血、晶状体脱位等。好发于男性青壮年，以工人最常见。

临床表现为眼痛、畏光、流泪、视力障碍等。

【影像表现】

眼球穿通伤继发改变影像表现如下。

1. 眼球破裂 直接征象是眼球形态失常、轮廓改变，间接征象包括前房深度改变、球内积气。

2. 晶状体损伤 表现为密度减低、形态失常，低于健侧 10Hu 以上提示外伤性白内障；晶状体全/半脱位表现为晶状体位置异常。玻璃体积血 CT 表现为球内异常密度增高影。

3. 脉络膜脱离 表现为双凸形。

4. 视网膜脱离 表现为“V”形。

【鉴别诊断】

1. 眼球内巩膜环/硅油 临床用于治疗视网膜脱落的材料，有相关手术史。

2. 眼球痨 眼球破坏最后阶段的临床命名。由于严重的眼外伤、眼内炎、多次视网膜脱离手术失败累及睫状体等因素导致眼球的退行性变。

【重要关注点】

1. 若眼内存在异物，应明确异物数量、位置、大小、形态及密度，眶内、眶周软组织是否有异物存在。

2. 是否合并眼球破裂、出血及晶状体损伤。

（黄　杰　余加懿　唐茁月）

第二节　非创伤性病变

一、咽喉部异物

【病例 3-2-1】 患者，男，44 岁，误食鱼刺后吞咽梗阻、疼痛不适 28 小时余。专科检查：双侧披裂稍肿胀，右侧为显。CT 检查如图 3-2-1 所示。

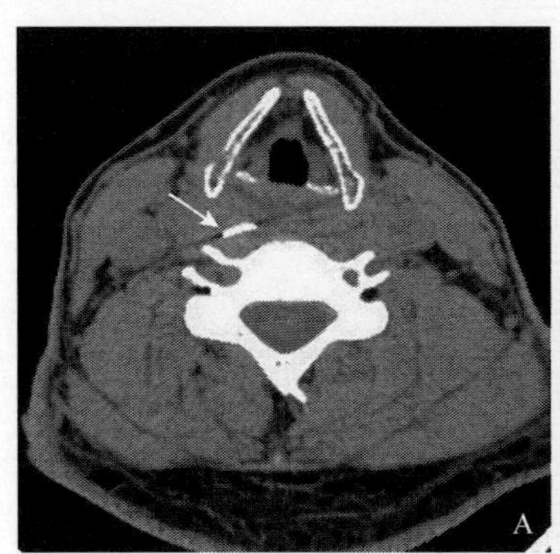

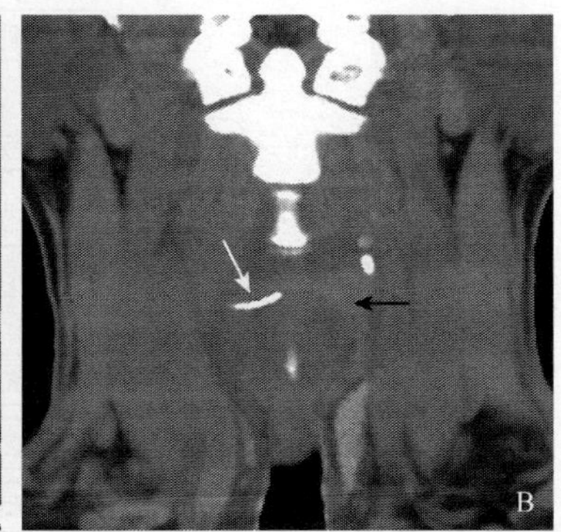

图 3-2-1　咽喉部异物（1）

喉咽右后方见条状高密度影（图 A、B 白箭头）并周围软组织肿胀（图 B 黑箭头）

【分析思维导图】

思维导图见下页。

【扩展病例 3-2-1】 患者，男，41 岁，误吞鱼刺后吞咽疼痛 4 天，加重 4 小时。专科检查：会厌充血肿胀，左侧咽侧壁及披裂充血肿胀，左侧梨状窝暴露差。CT 检查如图 3-2-2 所示。

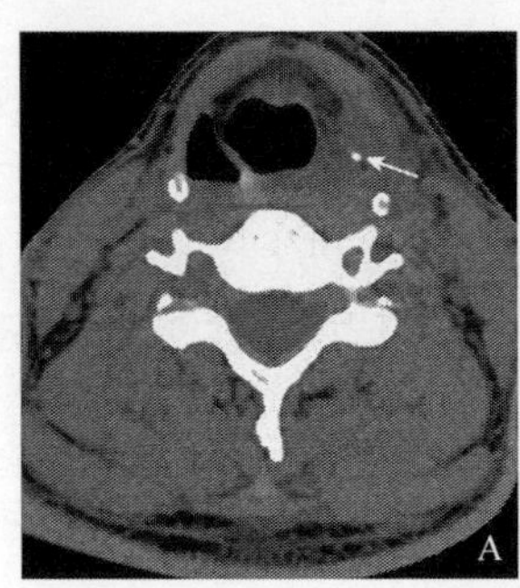

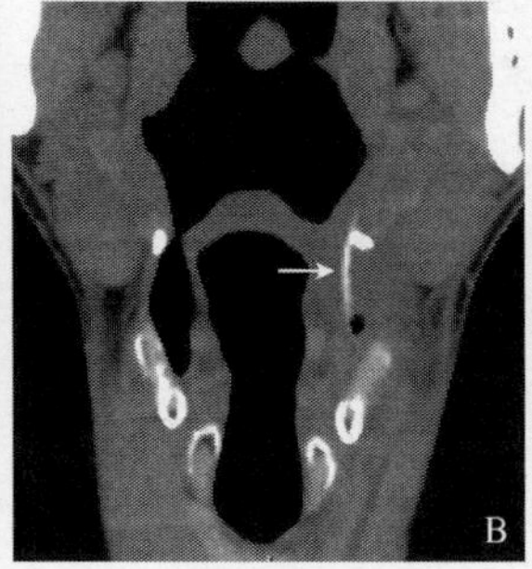

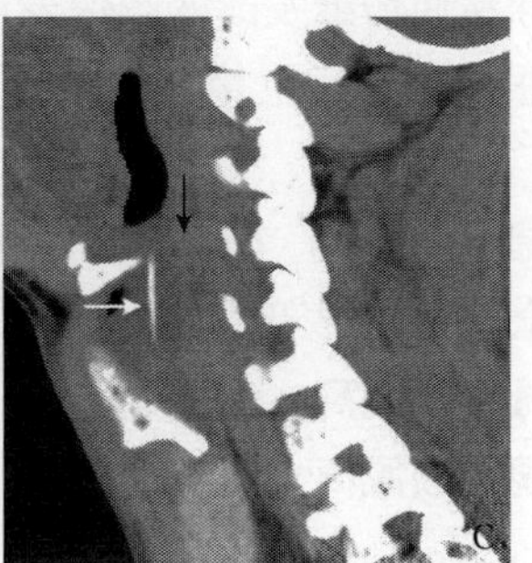

图 3-2-2　咽喉部异物（2）

左侧梨状窝见条状高密度影（图 A～C 白箭头），周围软组织肿胀（图 C 黑箭头）

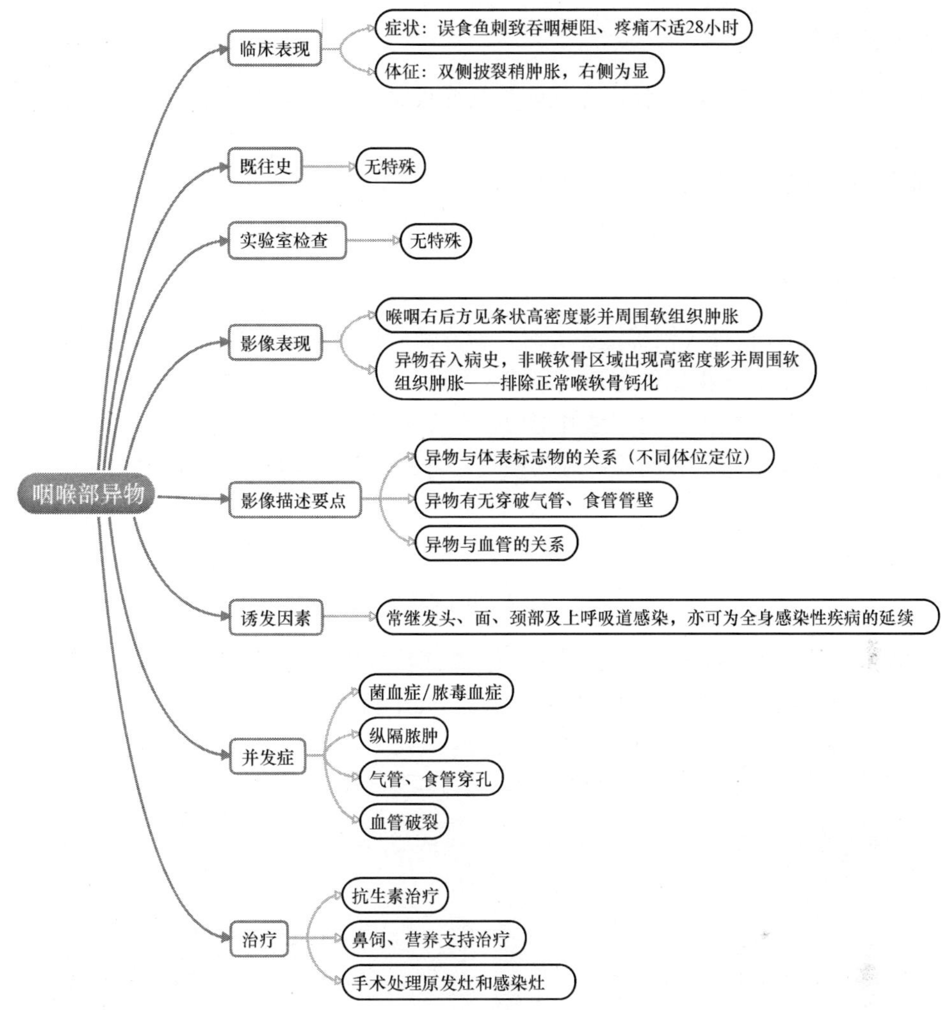

【病理生理及临床】

咽喉部异物可引发轻微到严重的并发症，如咽部压痛或刺激、感染、脓肿、食管穿孔、纵隔炎、大血管刺破以及死亡。鱼刺是咽喉部最常见的异物之一，常见部位是舌根、腭扁桃体、会厌谿、梨状窝和食管上部。虽然大多数病例可以通过专科检查确诊，但一些难以诊断的病例可能需要 X 线检查（钡棉造影）、CT 和内镜检查。

临床上早期可有咽部异物感、咽痛、声嘶、胸痛等，晚期可并发局部或全身感染症状。严重者可穿破大血管出血导致休克。

【影像表现】

1. X 线检查（钡棉造影） 异物较小时，咽喉部可见钡棉滞留影，部分可随吞咽动作消失；异物较大时，咽喉部可见不完全/完全性梗阻，亦可呈息肉样充盈缺损，边缘可见钡剂显示。

2. CT 检查 咽喉部可见异常密度影，周围软组织肿胀、积气，若大血管受累，周围可见积血。

【鉴别诊断】

1. 喉软骨钙化　在甲状软骨、环状软骨及杓状软骨走行区的钙化密度影，周围软组织无肿胀、积气。

2. 梨状窝、会厌残留钡剂　一般为两侧对称，反复吞咽后可消失。

3. 咽喉壁钙化　常为斑点状，周围软组织无肿胀。

【重要关注点】

1. 患者需要 X 线检查（钡棉造影）时，检查前应评估患者基本情况，异物较大且尖锐时，为避免因检查造成异物划伤食管或穿破大血管，应建议 CT 检查。

2. 异物是否穿透咽喉部，有无脓肿形成，可行颈部 CT 评估。

3. 结合临床病史，根据软组织肿胀和积气，有助于阴性异物的检出。

（刘　倩　余加懿　唐茁月）

二、咽后间隙脓肿

【病例 3-2-2】 男，67 岁，受凉后出现咽痛伴吞咽痛 4 天。专科检查：咽部、喉部黏膜充血，左侧咽侧壁、会厌、披裂明显充血肿胀。CT 检查如图 3-2-3 所示。

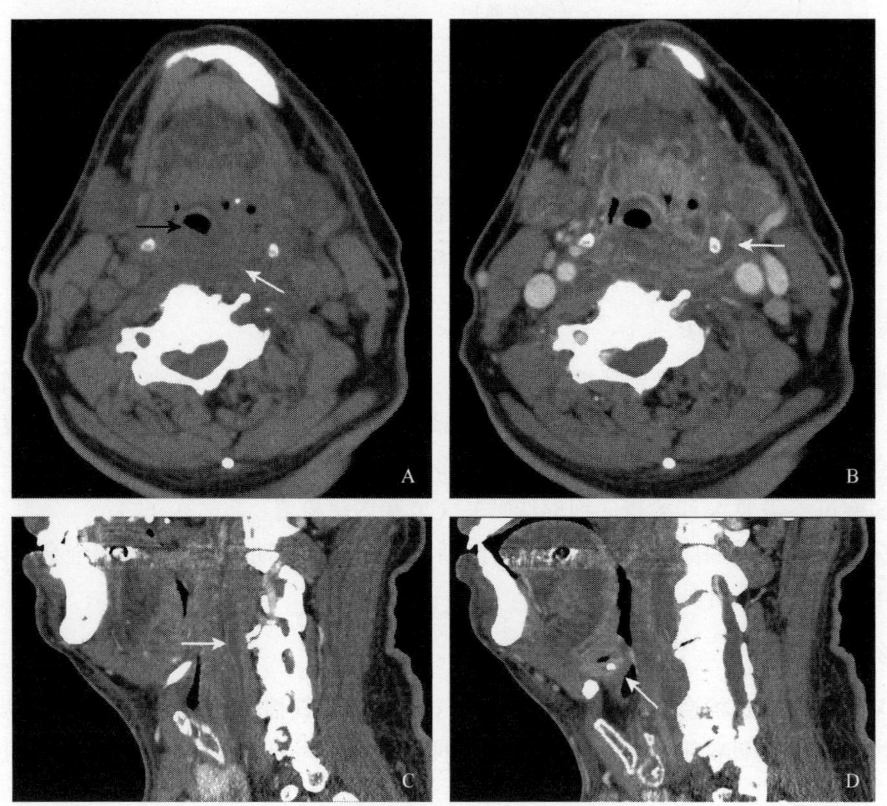

图 3-2-3　咽后间隙脓肿（1）

CT 平扫咽后壁肿胀增厚（图 A 白箭头），密度不均，椎前肌肉模糊不清，气道狭窄（图 A 黑箭头）。增强扫描咽后间隙可见脓肿，边缘强化（图 C 白箭头），达左侧咽旁间隙（图 B 白箭头）。会厌肿胀增厚，明显强化（图 D 白箭头）

【分析思维导图】

- 咽后间隙脓肿
  - 临床表现
    - 症状：受凉后咽痛伴吞咽痛4天
    - 体征：咽部、喉部黏膜充血，左侧咽侧壁、会厌、披裂明显充血肿胀
  - 既往史
    - 高血压、糖尿病、慢性胰腺炎
  - 实验室检查
    - 血常规：WBC 21.52×10^9/L ↑，NEU% 93.2%↑，CRP 52.93 mg/L ↑
  - 影像表现
    - CT：咽后壁肿胀增厚，密度不均，增强病灶边缘强化，其内液性区无强化，椎前肌肉模糊。会厌肿胀增厚，明显强化
    - 无头颈部原发肿瘤，颈淋巴结无肿大——排除恶性淋巴结肿大
    - 病变呈液性，周围炎性改变，邻近组织无原发肿瘤——排除肿瘤
    - 邻近颈椎未见脊柱结核表现——排除结核
    - 颈1椎体前下方未见异常钙化——排除咽后钙化性肌腱炎
  - 诱发因素
    - 上呼吸道感染、中耳炎、鼻窦炎等
    - 咽异物
    - 咽后壁损伤
  - 并发症
    - 气道狭窄
    - 纵隔脓肿
    - 颈动脉狭窄、假性动脉瘤
    - 颈内静脉血栓
    - 食管瘘
  - 治疗
    - 控制感染
    - 通畅引流
    - 防治并发症

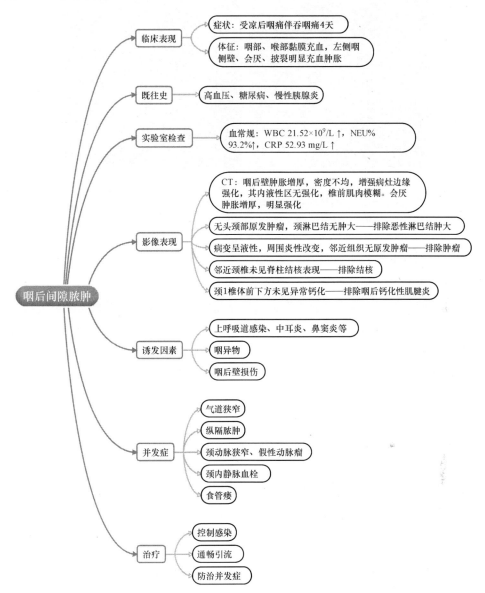

【扩展病例 3-2-2】 患者，男，73 岁，吞食鱼刺后吞咽困难半个月，加重 10 天。专科检查：咽部黏膜充血，口腔内可见大量分泌物，左侧咽后壁局部隆起，表面光滑。CT 检查如图 3-2-4 所示。

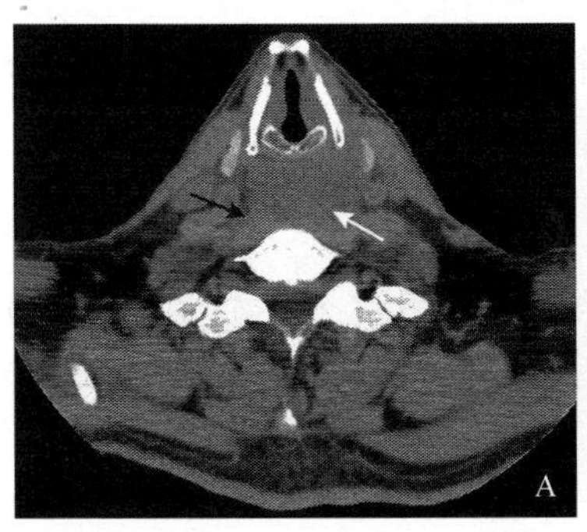

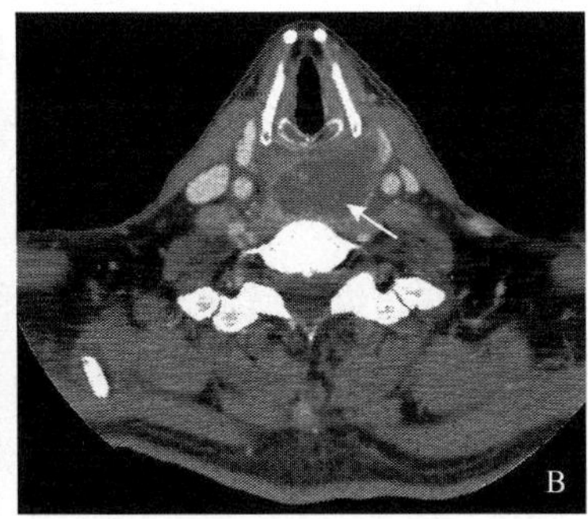

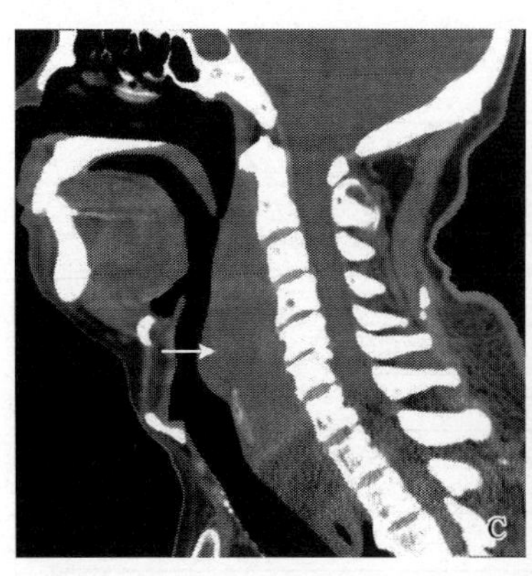
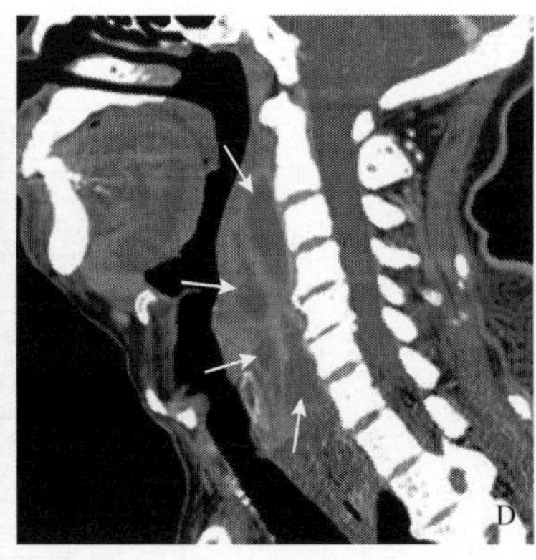

图 3-2-4　咽后间隙脓肿（2）

平扫咽后壁增厚，见团状低密度影，环状软骨与颈椎间隙增大（图 A、C 白箭头），椎前肌肉模糊不清（图 A 黑箭头）。增强脓腔无强化（图 B、D 白箭头），脓肿壁及分隔强化，病灶向下达下咽层面，向上达软腭层面

【病理生理及临床】

咽后间隙脓肿是一种化脓性颈深部感染，发生于咽后壁与椎前筋膜之间的潜在空间，可从颅底延伸到后纵隔。常见原因为咽后淋巴结化脓性炎症、咽后壁损伤及邻近组织炎症扩散。炎症组织因受细菌产生的毒素或酶的作用，发生液化坏死，形成脓腔。脓腔周围组织明显充血、水肿和白细胞浸润，后期肉芽组织增生，形成脓腔壁。

临床常表现为发热、颈部疼痛和吞咽困难，可以引起吞咽困难、呼吸困难和窒息，病变累及纵隔时可出现胸痛。

【影像表现】

1. 早期蜂窝织炎　咽后壁软组织普遍增厚，环状软骨和颈椎的间隙增大，椎前肌肉模糊不清。

2. 晚期脓肿形成　咽后间隙可见液性密度/信号区，DWI 弥散受限，常位于一侧，同侧咽旁间隙向外移位，其内可见分隔，可有气体及气-液平面。增强扫描脓肿壁及分隔明显强化。

【鉴别诊断】

1. 咽后恶性淋巴结肿大　常有头颈部原发肿瘤，常单侧或双侧多个淋巴结肿大，边缘清或不清，坏死区 DWI 无弥散受限。

2. 咽后间隙肿瘤　原发罕见，多由邻近肿瘤侵入咽后间隙，当肿瘤发生坏死时，坏死区 DWI 无弥散受限。

3. 咽后间隙结核　多由脊柱结核穿透椎前筋膜引起，脓腔 DWI 无明显弥散受限。

4. 咽后钙化性肌腱炎　影像表现为 $C_{1\sim4}$ 椎体前缘软组织肿胀和积液，液性区 DWI 无弥散受限，并 C_1 椎体前弓下方不规则钙化沉着。

【重要关注点】

注意有无气道阻塞、纵隔脓肿、食管瘘和血管并发症（如颈动脉狭窄和假性动脉瘤、颈内静脉血栓）。

（余加懿　唐茁月）

三、肌肉间隙脓肿

【病例 3-2-3】 患者，男，35 岁，半月前无明显诱因发现右颈部小结节伴轻微触痛，3 天前受凉后症状加重，1 天前结节增大呈“乒乓球”样大小，触痛明显。CT 及 MRI 检查如图 3-2-5 所示。

肌肉间隙脓肿

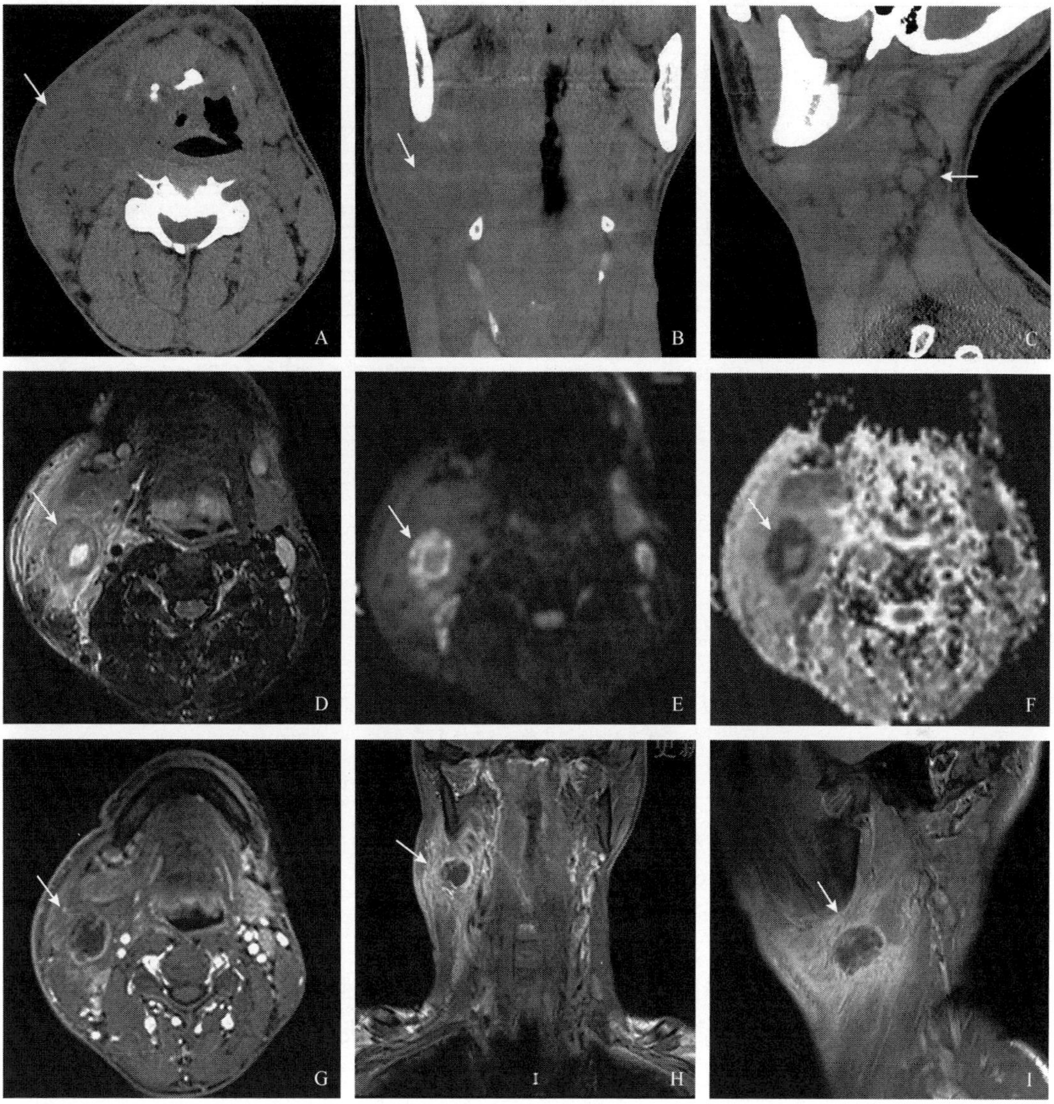

图 3-2-5 肌肉间隙脓肿（1）

CT 平扫右颈部肌肉间隙肿胀，呈片状稍低密度影，边界不清（图 A 白箭头），密度不均，中心见环形稍高密度影（图 B 白箭头）；颈部多发肿大淋巴结（图 C 白箭头）。病灶 T_2WI 呈高信号，内见环形稍高信号及中央明显高信号（图 D 白箭头），DWI 脓腔弥散受限（图 E、F 白箭头）；增强扫描脓肿壁呈环形强化，周围见片状明显强化影（图 G～I 白箭头）

【分析思维导图】

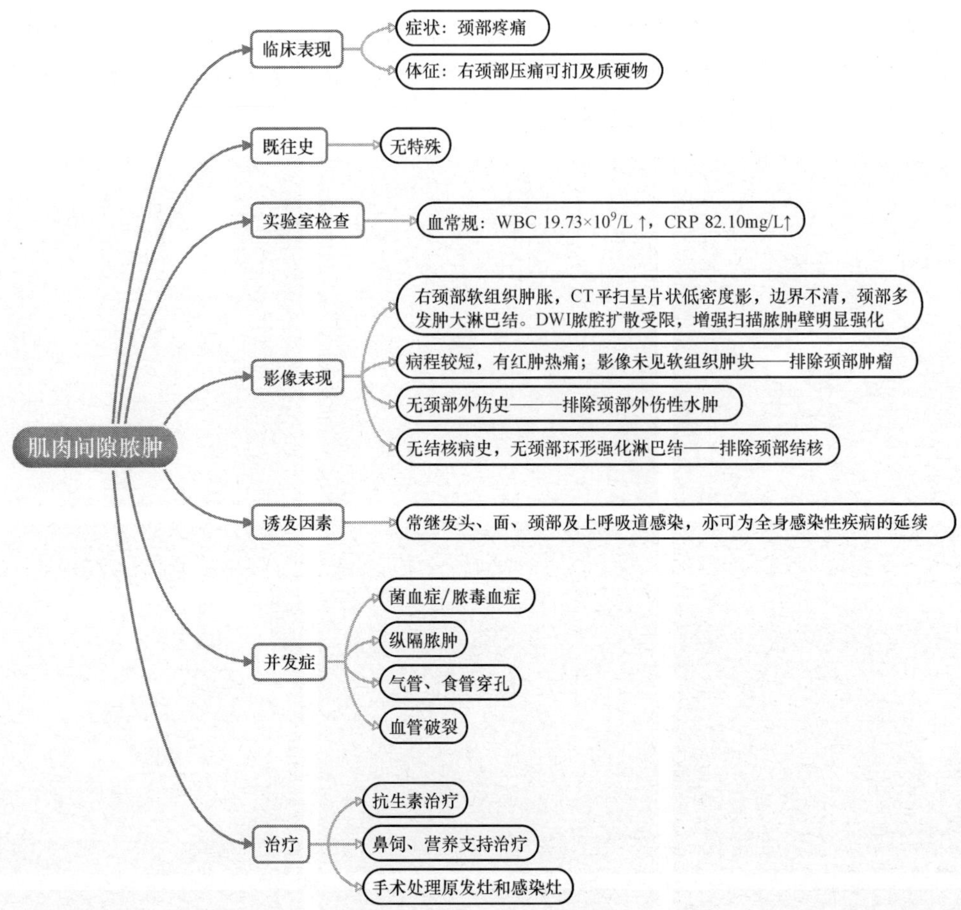

【扩展病例 3-2-3】 患者，男，30 岁，1 个月前无意中发现左耳后类圆形小结节，无红肿及压痛；4 天前于当地诊所输液后（具体不详）自感结节明显增大伴局部红肿热痛、颈部活动受限。MRI 检查如图 3-2-6 所示。

【病理生理及临床】

肌肉间隙脓肿常继发于鼻咽、口咽部的急性炎症，以化脓性细菌感染、咽炎、扁桃体炎多见。炎性病变破溃，炎性物质进入肌肉间隙，继发组织炎性反应，脓液积聚。

临床表现为局部红肿、发热、疼痛。早期表现为蜂窝织炎，进而发展为脓肿，查体可有波动感。

【影像表现】

1. 颈部软组织肿胀，脂肪间隙消失，见液性密度/信号影，部分可见气-液平面，DWI 脓腔弥散受限。

2. 增强扫描可见炎性组织和脓肿壁明显强化，脓腔无强化。

3. 炎症可蔓延至周围组织及间隙，较大脓肿可见明显占位效应。

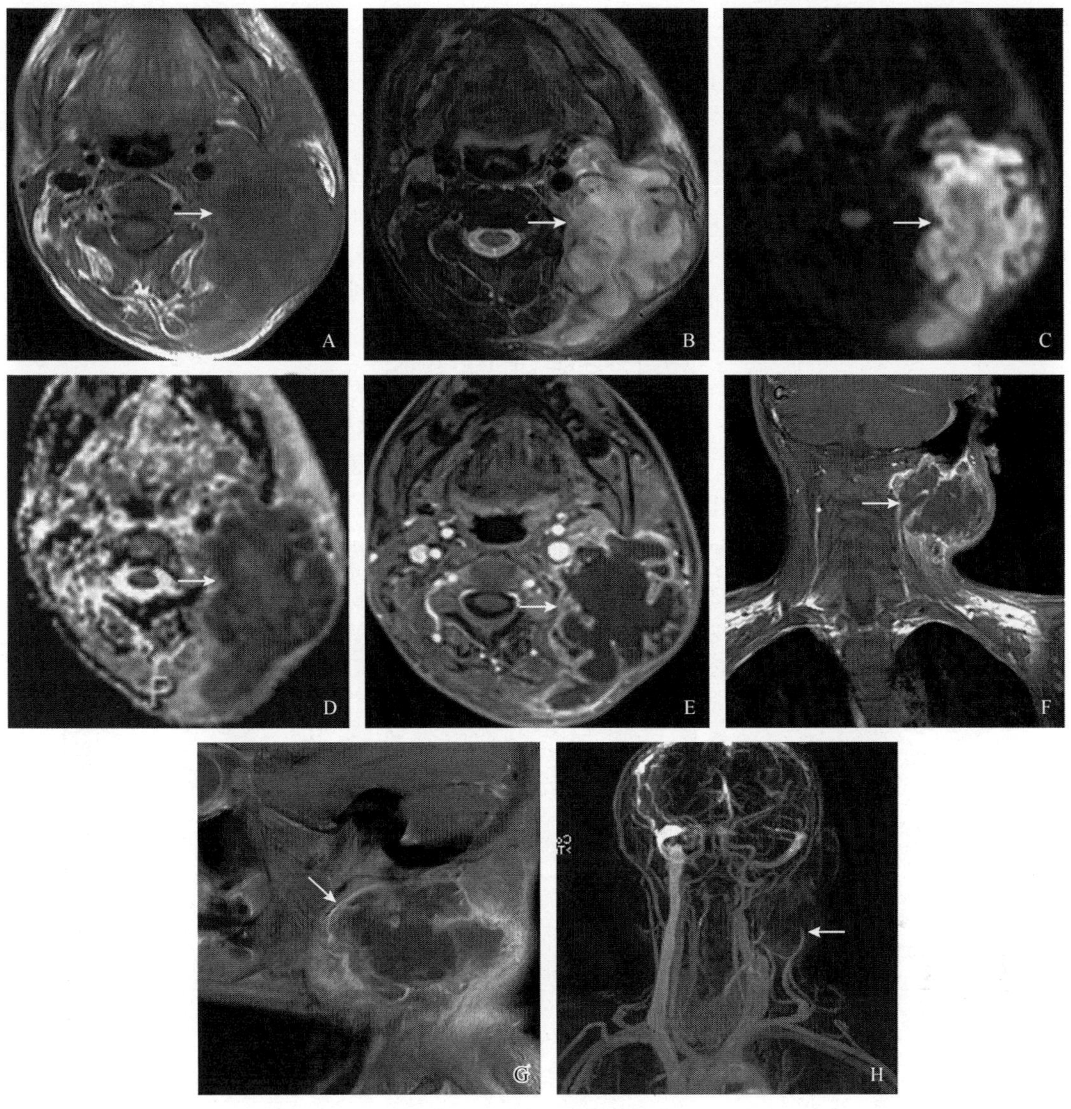

图 3-2-6 肌肉间隙脓肿（2）

左颈部肌肉间隙片状异常信号影，T_1WI 呈等/低信号，T_2WI 呈高信号（图 A、B 白箭头）；DWI 病灶弥散受限（图 C、D 白箭头）；增强扫描呈不规则环形强化（图 E～G 白箭头）；病灶包绕血管（图 H 白箭头）

【鉴别诊断】

1. 颈部恶性肿瘤 起病隐匿，病程长，无明显红肿热痛，对周围结构侵犯程度重。肿瘤发生坏死时，液性区 DWI 无弥散受限。

2. 颈部淋巴管畸形 病程长，常沿组织间隙延伸，其内信号可多样，可有液-液平面，DWI 无弥散受限，囊壁和分隔可有轻度强化，周围无明显炎性渗出。

3. 外伤所致颈部水肿 外伤病史，无脓肿，可有血肿形成。

4. 颈部淋巴结结核 多见于中青年女性，好发于颈静脉周围及颈后三角区，淋巴结发生坏死时，坏死程度重，呈环形强化，DWI 无弥散受限，可伴钙化。

【重要关注点】

1. 脓肿是否压迫气道，致气道狭窄。

2. 炎症累及范围，如耳部、颅内等。

3. 病变是否浸润血管壁并引起出血、假性动脉瘤；是否有静脉血栓及颈静脉炎；是否有颈动脉受压并继发缺血性脑梗死表现。

（刘　倩　余加懿　唐茁月）

四、眼眶蜂窝织炎

眼眶蜂窝织炎

【病例 3-2-4】 患者，男，58 岁，2 天前左眼疼痛伴瘙痒，手擦拭后出现左眼肿痛并逐渐加重。专科检查：左眼睑红肿、内翻，结膜充血水肿，皮温升高。CT 及 MRI 检查如图 3-2-7 所示。

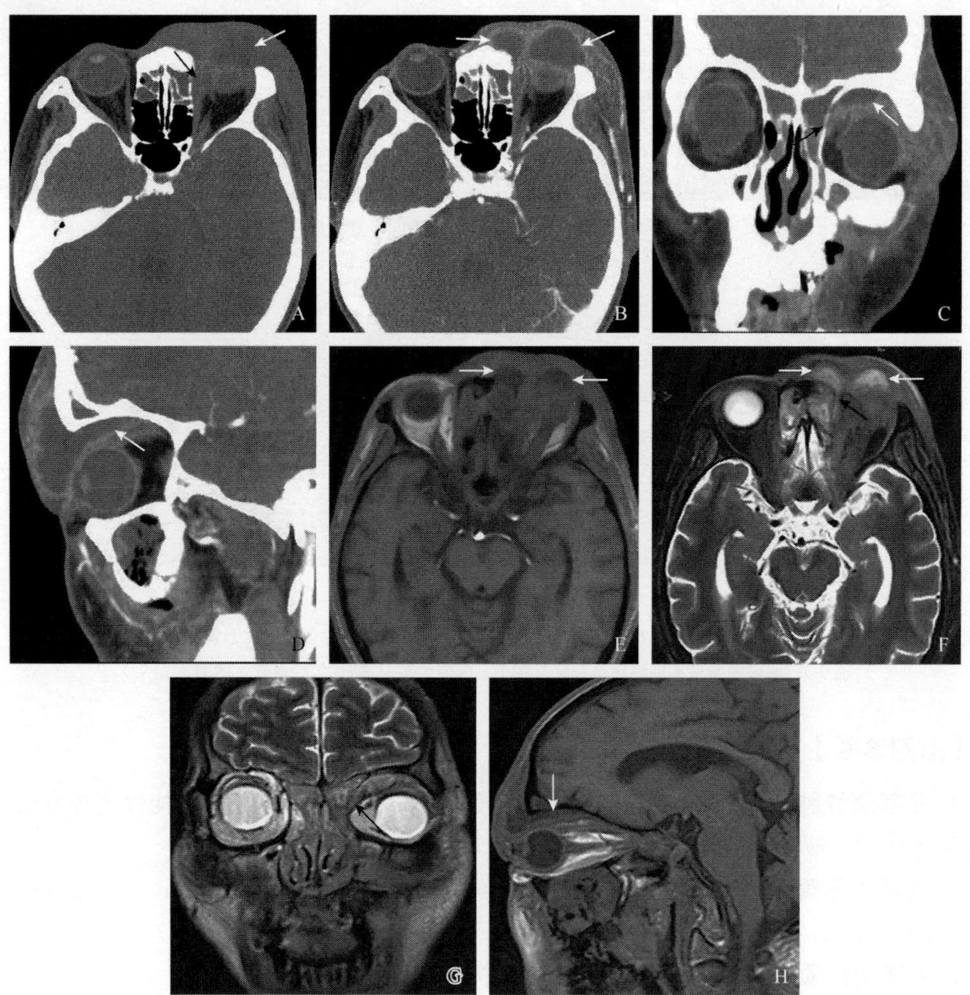

图 3-2-7　眼眶蜂窝织炎（1）

左眼眶周软组织肿胀，密度不均，增强后环形强化，脓腔无强化（图 A～C 白箭头），同侧纸样板与内直肌脂肪间隙消失并骨质局部失连续（图 A、C 黑箭头），脓腔 T_1WI 呈低信号，T_2WI 呈高信号（图 E、F 白箭头），蔓延至眶上壁骨膜下（图 D、H 白箭头），局部与筛窦炎症相连（图 F、G 黑箭头）

【分析思维导图】

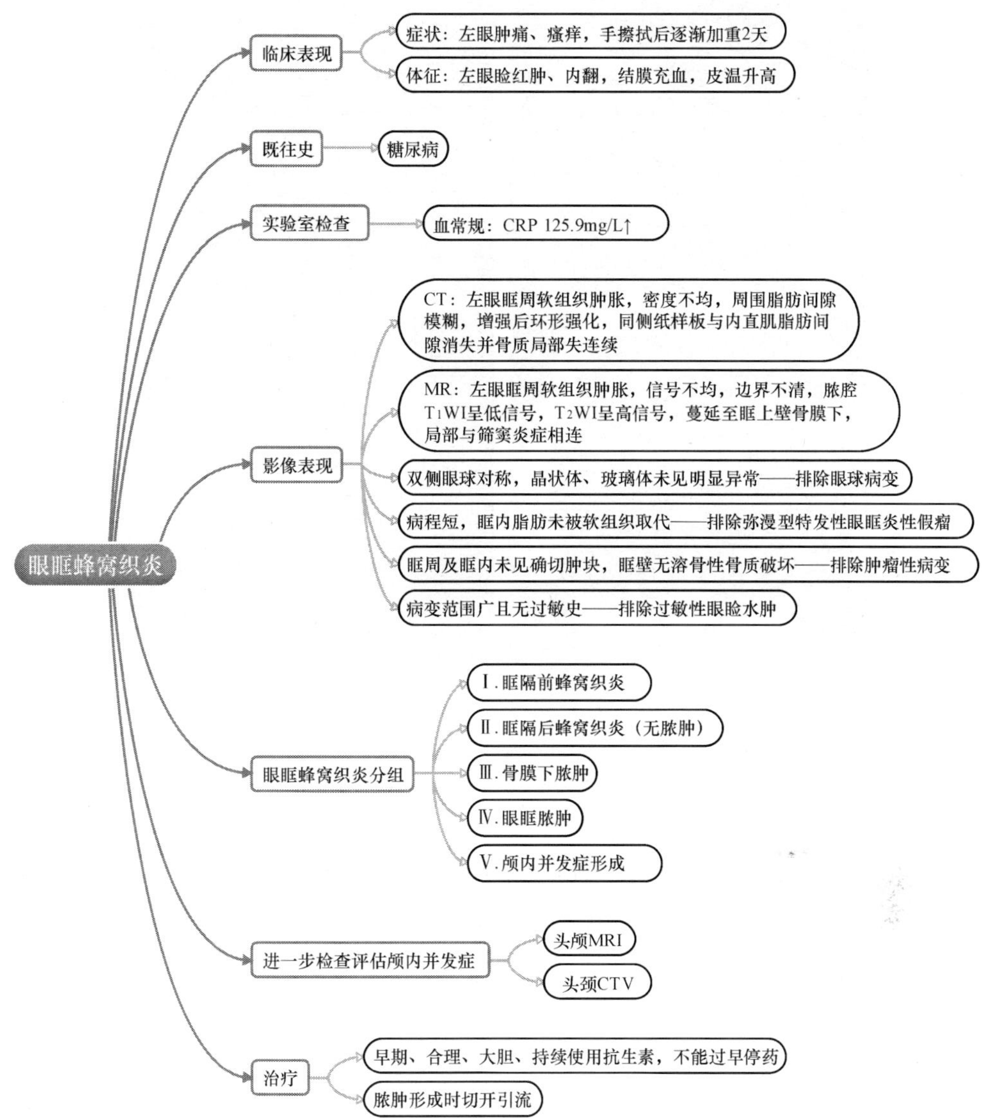
眼眶蜂窝织炎
临床表现
症状：左眼肿痛、瘙痒，手擦拭后逐渐加重2天
体征：左眼睑红肿、内翻，结膜充血，皮温升高
既往史
糖尿病
实验室检查
血常规：CRP 125.9mg/L↑
影像表现
CT：左眼眶周软组织肿胀，密度不均，周围脂肪间隙模糊，增强后环形强化，同侧纸样板与内直肌脂肪间隙消失并骨质局部失连续
MR：左眼眶周软组织肿胀，信号不均，边界不清，脓腔T1WI呈低信号，T2WI呈高信号，蔓延至眶上壁骨膜下，局部与筛窦炎症相连
双侧眼球对称，晶状体、玻璃体未见明显异常——排除眼球病变
病程短，眶内脂肪未被软组织取代——排除弥漫型特发性眼眶炎性假瘤
眶周及眶内未见确切肿块，眶壁无溶骨性骨质破坏——排除肿瘤性病变
病变范围广且无过敏史——排除过敏性眼睑水肿
眼眶蜂窝织炎分组
Ⅰ.眶隔前蜂窝织炎
Ⅱ.眶隔后蜂窝织炎（无脓肿）
Ⅲ.骨膜下脓肿
Ⅳ.眼眶脓肿
Ⅴ.颅内并发症形成
进一步检查评估颅内并发症
头颅MRI
头颈CTV
治疗
早期、合理、大胆、持续使用抗生素，不能过早停药
脓肿形成时切开引流

【扩展病例 3-2-4】 患者，女，52 岁，20 天前因反复发热住院，诊断为“细菌性肝脓肿、肺脓肿伴肺炎”并积极抗感染治疗，10 天前出现左眼红肿疼痛、视力下降并进行性加重。专科检查：左眼睑肿胀，眼球略突出、活动受限，结膜充血水肿，角膜水肿混浊。CT 检查如图 3-2-8 所示。

【病理生理及临床】

眼眶蜂窝织炎是一种急性化脓性炎症，发病率较低，可发生于任何年龄，主要见于儿童。病原菌以金黄色葡萄球菌多见，主要致病途径为：局部感染蔓延、外伤及血源性感染，局部蔓延多为鼻窦向眶内延伸，尤其是筛窦炎。

临床表现为眼眶软组织的红肿热痛、眼球突出、眼球运动障碍、视力下降等，合并颅内感染时出现中枢神经系统相关症状。

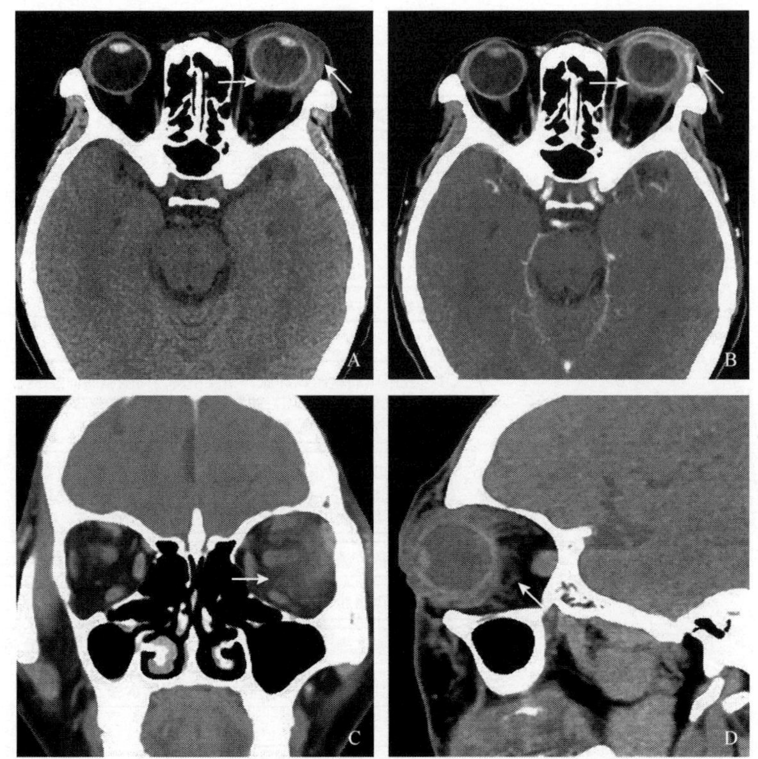

图 3-2-8　眼眶蜂窝织炎（2）

左侧眼睑、泪腺肿胀，球壁增厚，增强后明显强化（图 A、B 白箭头），球周脂肪间隙模糊（图 C、D 白箭头）

【影像表现】

眼眶蜂窝织炎根据改良 Chandler 的分类方法，可分为五组：

Ⅰ组——眶隔前蜂窝织炎：眶隔前软组织肿胀，侵及结膜时，增强呈小新月形强化。

Ⅱ组——眶隔后蜂窝织炎：眶内肌锥外间隙模糊，无脓肿形成，肌锥内间隙受累少见，可伴眼外肌肿胀、眼球突出。

Ⅲ组——骨膜下脓肿：骨膜下局限性液体积聚，增强后环形强化，DWI 弥散受限；当脓肿侵蚀眶内侧壁时可出现气体或气-液平面；常伴周围脂肪间隙模糊，眼外肌肿胀。

Ⅳ组——眼眶脓肿：眶内局限性液体积聚，余影像表现同Ⅲ组。

Ⅴ组——颅内并发症：①海绵窦血栓，继发于眼上静脉血栓性静脉炎，表现为海绵窦体积增大，不对称性强化，不连续的充盈缺损。②颅内脓肿，脑实质、硬膜外/下脓液的积聚，邻近脑膜增厚。

【鉴别诊断】

1. 过敏性眼睑水肿　双侧发病，有接触过敏原病史。

2. 巩膜炎　多为双侧发病，巩膜局限性或弥漫性增厚，球后水肿，视神经增粗。

3. 葡萄膜炎　葡萄膜增厚、视网膜下积液和玻璃体信号异常，无弥散受限。

4. 急性细菌性眼内炎　早期巩膜层增厚和强化，由于蛋白质渗出物致玻璃体密度或信号增高，晚期可有眼眶脓肿、视网膜和脉络膜脱离。

5. 弥漫型特发性眼眶炎性假瘤 病程较长，无发热，多区域受累，眶内脂肪被软组织取代，抗感染治疗无效。

6. 横纹肌肉瘤 软组织肿块，DWI 弥散受限，往往伴有眶壁骨质破坏。

【重要关注点】

1. 确定眶隔后受累程度，眶内是否有脓肿形成，评估眼上静脉是否受累及有无颅内并发症。

2. 是否由其他炎症蔓延所致。

（黄 杰 余加懿 唐茁月）

五、急性化脓性中耳乳突炎

【病例 3-2-5】 患者，男，19 岁，右耳流脓 1 个月伴听力下降、耳鸣，耳后疼痛 1 周并逐渐加重。专科检查：右侧外耳道皮肤红肿、流脓，鼓膜表面脓性分泌物，乳突区皮肤膨隆稍充血，皮温稍高，压痛明显。CT 及 MRI 检查如图 3-2-9 所示。

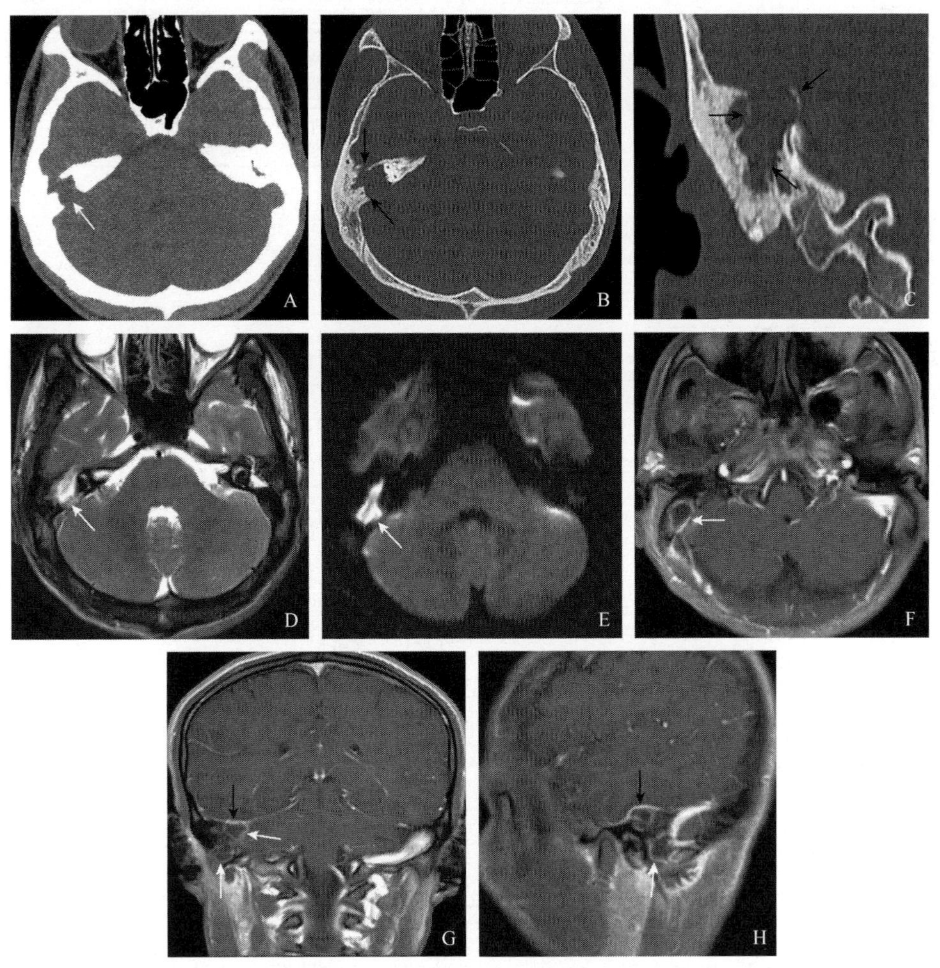

图 3-2-9 急性化脓性中耳乳突炎（1）

右侧中耳乳突区骨质破坏、见软组织密度影充填（图 A 白箭头），T_2WI 呈高信号（图 D 白箭头），DWI 弥散受限（图 E 白箭头），邻近骨质破坏（图 B、C 黑箭头），增强扫描病灶环形强化（图 F～H 白箭头），同侧颞部脑膜受累（图 G、H 黑箭头）

【分析思维导图】

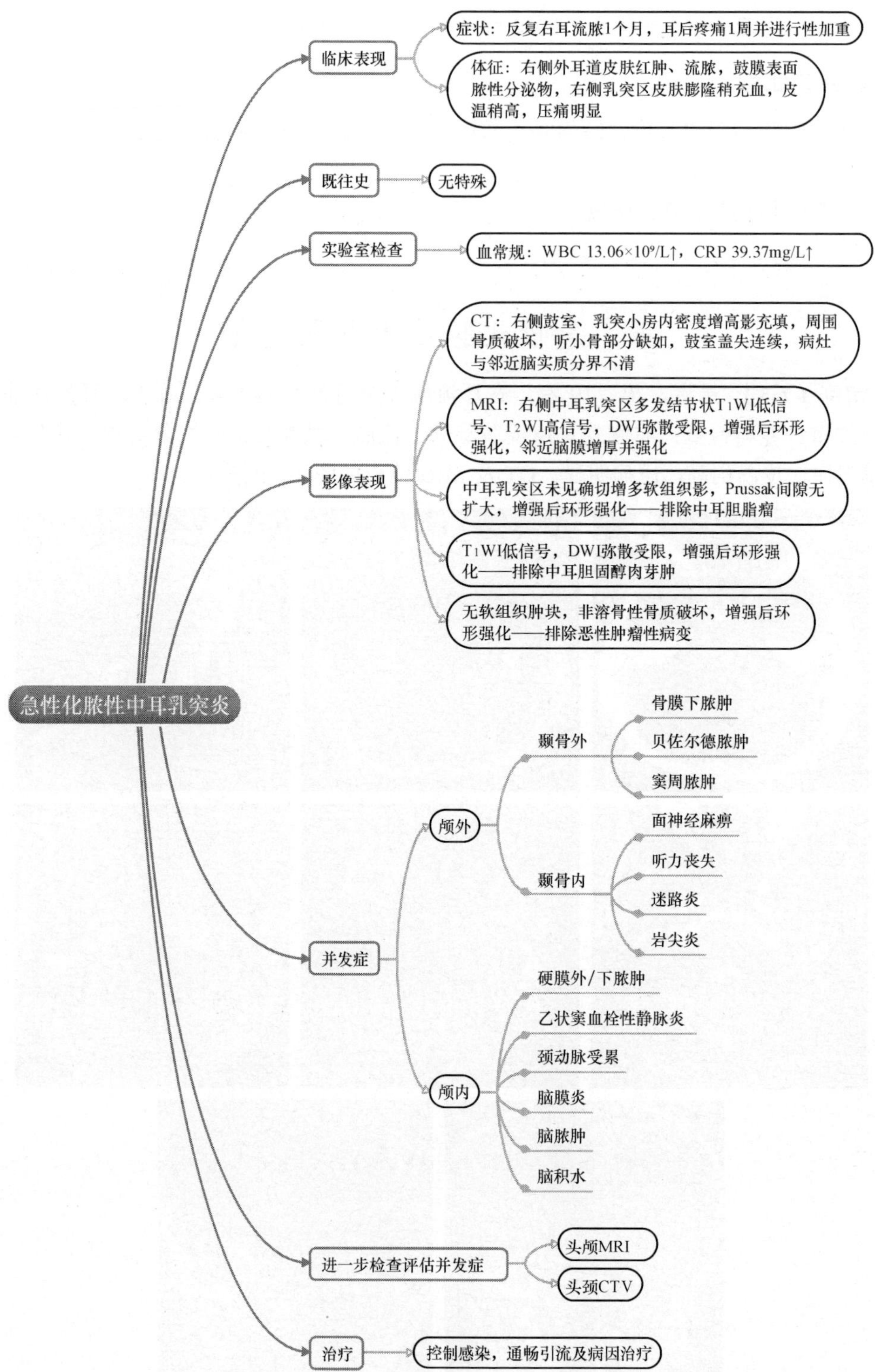

【扩展病例 3-2-5】 患者，男，28 岁，2 天前因用手指挖耳后开始出现右耳疼痛并进行性加重，伴流脓、耳鸣、耳闷及听力下降。专科检查：右侧外耳道急性充血肿胀并脓性分

泌物附着，耳道狭窄，鼓膜充血、增厚。CT 检查如图 3-2-10 所示。

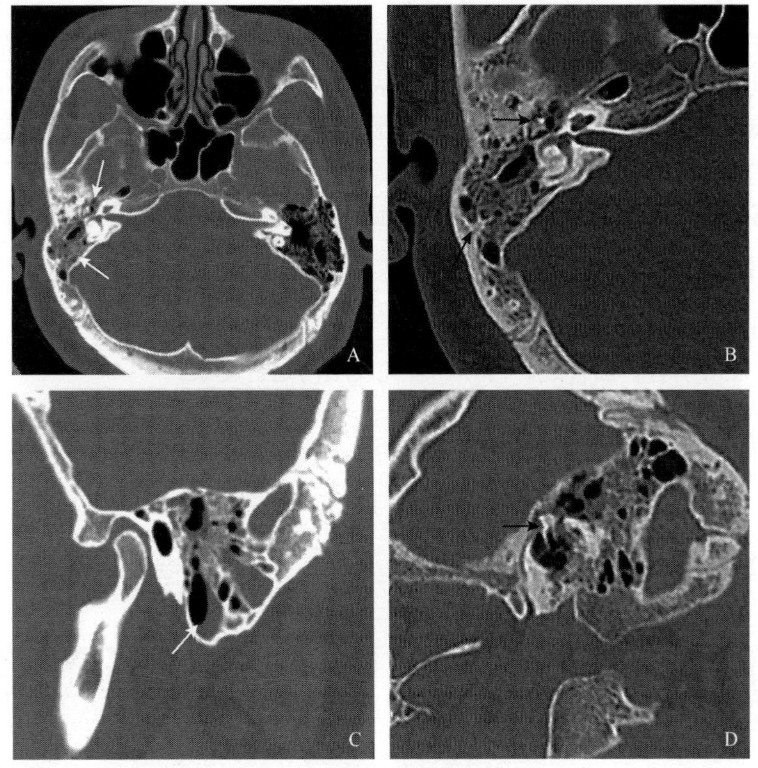

图 3-2-10 急性化脓性中耳乳突炎（2）

右侧鼓室、乳突窦及乳突小房见密度增高影充填，可见气-液平面（图 A、C 白箭头），邻近骨质未见异常，听小骨形态、大小正常（图 B、D 黑箭头）

【病理生理及临床】

急性化脓性中耳乳突炎是一种细菌性化脓性感染，病程较短，常见于儿童，致病菌以肺炎链球菌多见，最常见的感染途径是细菌通过咽鼓管侵入中耳；乳突炎症致乳突小房压力增高，导致局部酸中毒、骨脱钙，最终引起骨吸收。乳突区炎症可通过血栓性静脉炎、骨侵蚀或解剖途径扩散至颅内，引起脑膜炎、颅内脓肿、血栓形成等。

临床表现为外耳道流脓、耳后肿痛、听力丧失等，侵入颅内时引起烦躁、头痛、恶心等。

【影像表现】

1. CT 表现为单侧或双侧中耳鼓室、鼓室窦、乳突窦及乳突小房内密度增高影，可伴气-液平面，重者侵蚀骨质，侵入颅内。MRI 表现为中耳乳突区 T_1WI 低/等信号、T_2WI 高信号。病灶无明显强化。

2. 当病变引起骨质吸收破坏时，听小骨不完整或乳突骨质不连续，后者侧壁受累可出现耳廓周围骨膜下脓肿，下壁受累可引起贝佐尔德（Bezold）脓肿，向内侧扩散可引起岩尖炎，可侵入颅内引起颅内脓肿。增强后脓肿壁或脑膜强化，DWI 脓腔弥散受限，可见乙状窦或颈内静脉充盈缺损。

【鉴别诊断】

1. 获得性胆脂瘤 软组织占位，Prussak 间隙扩大，DWI 弥散受限，增强后无强化。

2. 中耳胆固醇肉芽肿 T_1WI 高信号，DWI 无弥散受限，增强后无强化。

3. 颞骨横纹肌肉瘤 软组织肿块，溶骨性骨质破坏，DWI 弥散受限，增强后中度或明显强化，可伴颅内扩散。

4. 中耳癌 病程长，血性分泌物，外耳道或中耳软组织肿块，溶骨性骨质破坏。

【重要关注点】

1. 明确病变范围及有无颅内外并发症。

2. 重点关注听小骨、面神经、内耳、岩尖及颅内是否受累。

（黄 杰 余加懿 唐茁月）

六、颈部血管狭窄

【病例 3-2-6】 患者，男，64 岁，突发头晕，站立不稳。语言含糊 3 小时。高血压病史 10 年。CT 检查如图 3-2-11 所示。

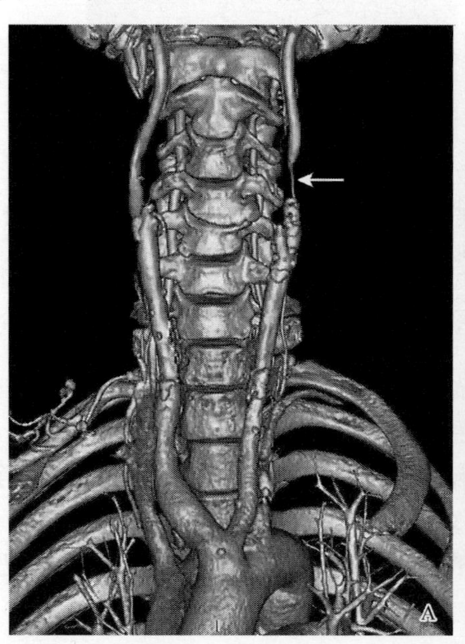

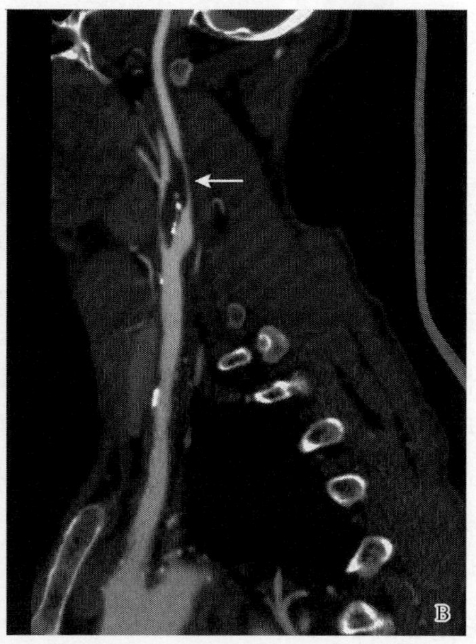

图 3-2-11 左侧颈内动脉狭窄

左侧颈内动脉 C_1 段纤细（图 A 白箭头）。左侧颈内动脉 C_1 段管腔内见低密度充盈缺损，相应区域对比剂呈细线状显示（图 B 白箭头）

【分析思维导图】

思维导图见下页。

【扩展病例 3-2-6】 患者，男，66 岁，发作性语言含糊 10 天，再发 3 小时。CT 检查如图 3-2-12 所示。

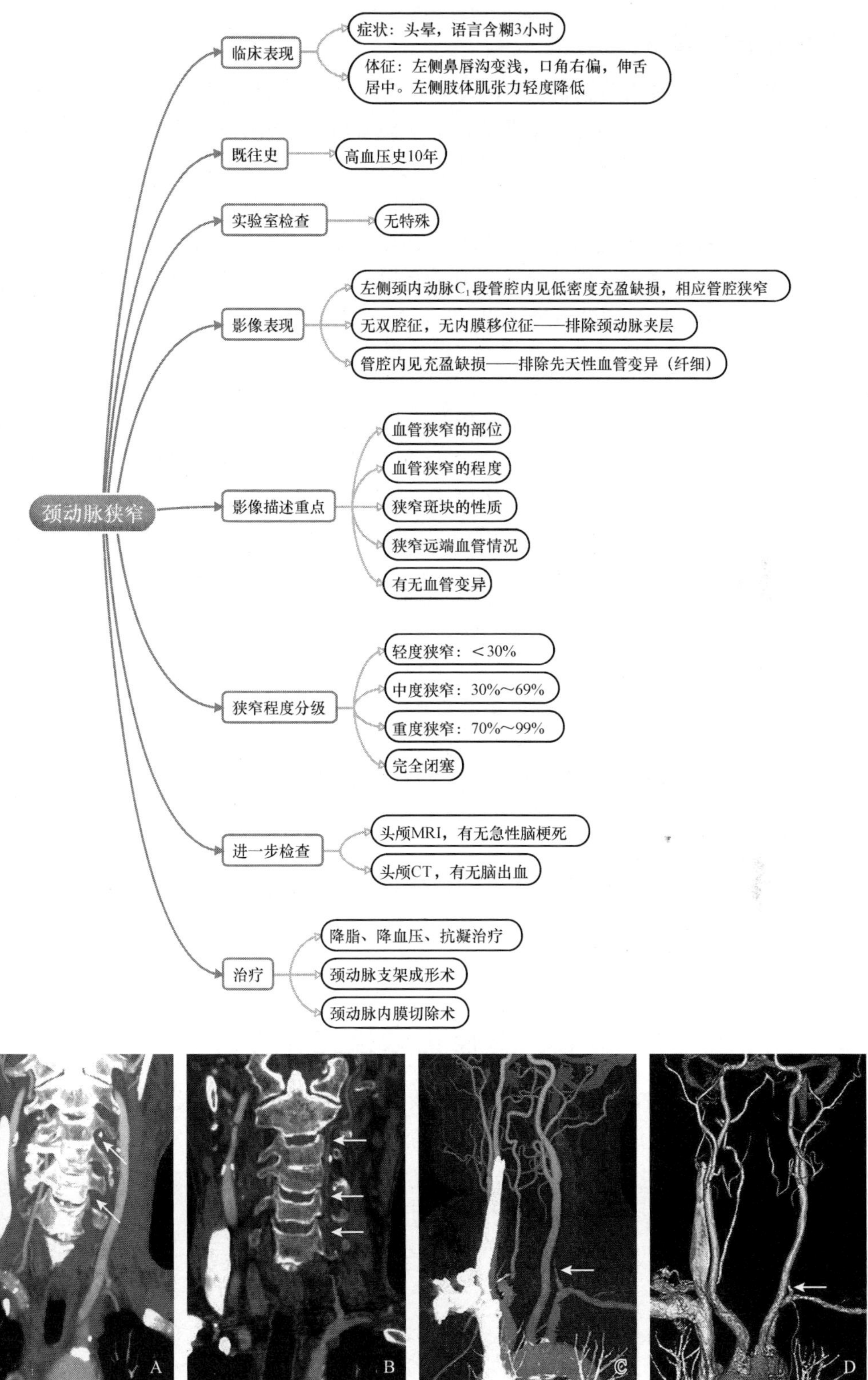

图 3-2-12 左侧椎动脉闭塞

左侧椎动脉未见显影（图 A 白箭头），起始段（图 C、D 白箭头）部分显示。左侧椎动脉椎间孔段断续显示，管腔内见低密度影（图 B 白箭头）

【病理生理及临床】

颈部血管狭窄多数为动脉性狭窄，90% 以上是由动脉粥样硬化导致，多见于中老年人，尤其是合并多种心血管危险因素的患者，斑块脱落可引起远端血管栓塞，导致相应脑组织灌注下降产生症状，是缺血性脑卒中的重要危险因素及病因。除此之外，慢性非特异性大动脉炎、纤维肌性发育不良、外伤等也是引起动脉狭窄的原因。

临床表现根据颈动脉狭窄是否引起脑内缺血症状，可分为以下两大类。①有症状性颈动脉狭窄：短暂性脑缺血发作（TIA），缺血性脑卒中，其他脑部缺血性改变。②无症状性颈动脉狭窄：患者无明显神经系统症状。

【影像表现】

1. 常规 CT 仅能显示高密度钙化斑块，对等或低密度非钙化斑块及血管狭窄程度不能评估。

2. CTA 能有效显示钙化及非钙化斑块，评估管腔狭窄程度。

3. 狭窄程度分级 轻度狭窄：＜30%；中度狭窄：30%～69%；重度狭窄：70%～99%；完全闭塞。

【鉴别诊断】

1. 颈动脉蹼 多数位于颈动脉窦部，CTA 检查时管腔内细线状低密度伸向血管腔内，近端贴于管壁，远端向远心端游离，部分患者动脉蹼上可出现附壁血栓。

2. 颈动脉夹层 双腔征，内膜移位征。

3. 先天性血管变异（纤细） 管壁光滑，走行自然，管腔未见确切充盈缺损。

【重要关注点】

1. 血管狭窄部位、范围、程度及其远端分支血管显影情况，对侧血管情况。

2. 注意有无急性期脑梗死征象。

（余　满　余加懿　唐茁月）

七、急性化脓性腮腺炎

【病例 3-2-7】 患者，男，58 岁，右侧颌面部疼痛半个月，伴红肿 6 天。查体：右侧面部红肿明显，伴压痛，质地较硬，皮温稍高。MRI 检查如图 3-2-13 所示。

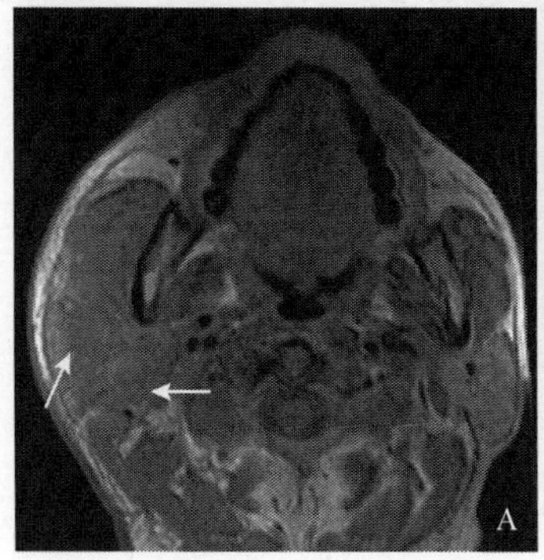

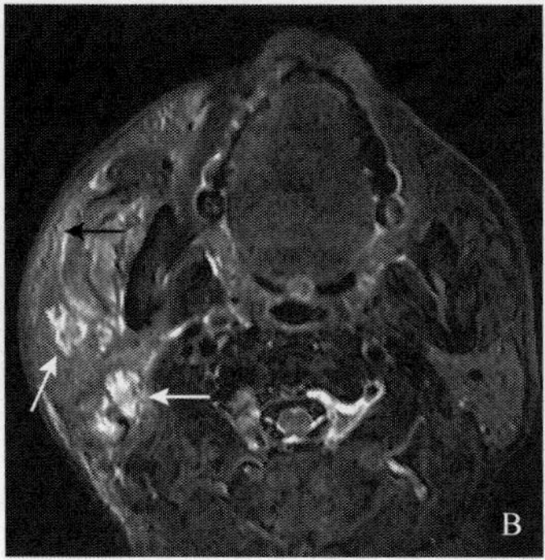

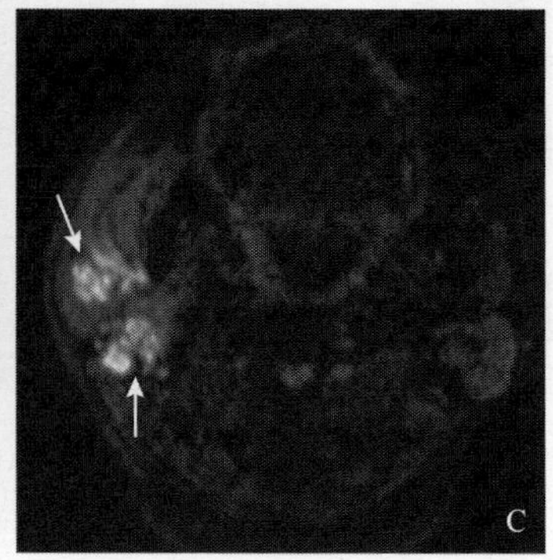

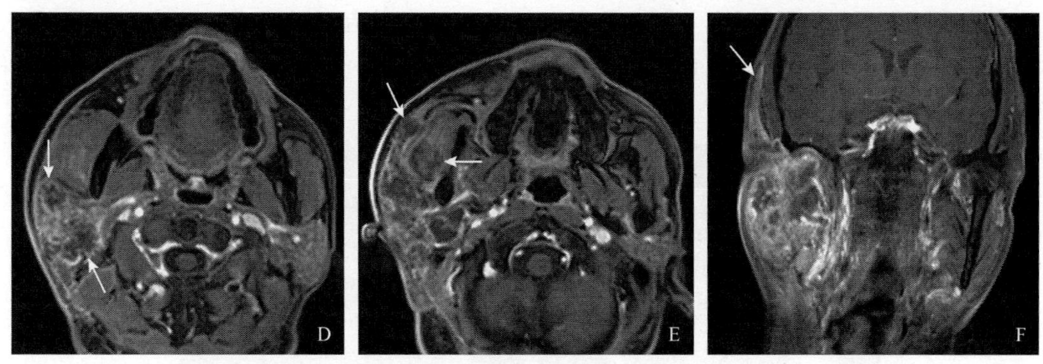

图 3-2-13　右侧急性化脓性腮腺炎

右侧腮腺肿胀，信号不均，其内散在斑片状 T_1WI 低信号、T_2WI 高信号影（图 A、B 白箭头），DWI 弥散受限（图 C 白箭头），增强扫描呈不规则环形强化（图 D 白箭头），炎症向邻近软组织扩散（图 B 黑箭头，图 E、F 白箭头）

【分析思维导图】

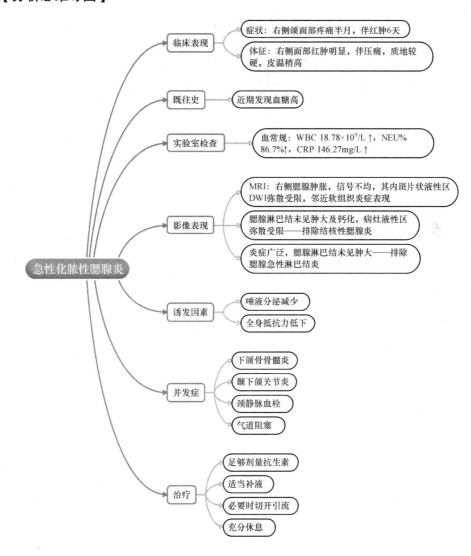

- 急性化脓性腮腺炎
  - 临床表现
    - 症状：右侧颌面部疼痛半月，伴红肿6天
    - 体征：右侧面部红肿明显，伴压痛，质地较硬，皮温稍高
  - 既往史
    - 近期发现血糖高
  - 实验室检查
    - 血常规：WBC 18.78×10^9/L ↑，NEU% 86.7%↑，CRP 146.27mg/L ↑
  - 影像表现
    - MRI：右侧腮腺肿胀，信号不均，其内斑片状液性区DWI弥散受限，邻近软组织炎症表现
    - 腮腺淋巴结未见肿大及钙化，病灶液性区弥散受限——排除结核性腮腺炎
    - 炎症广泛，腮腺淋巴结未见肿大——排除腮腺急性淋巴结炎
  - 诱发因素
    - 唾液分泌减少
    - 全身抵抗力低下
  - 并发症
    - 下颌骨骨髓炎
    - 颞下颌关节炎
    - 颈静脉血栓
    - 气道阻塞
  - 治疗
    - 足够剂量抗生素
    - 适当补液
    - 必要时切开引流
    - 充分休息

【扩展病例 3-2-7】 患者，女，86 岁，言语含混、反应迟钝 6 小时。查体：右耳下及颈部肿胀明显，颈部皮肤充血，皮温较高，触压痛明显，未扪及明显波动。CT 检查如图 3-2-14 所示。

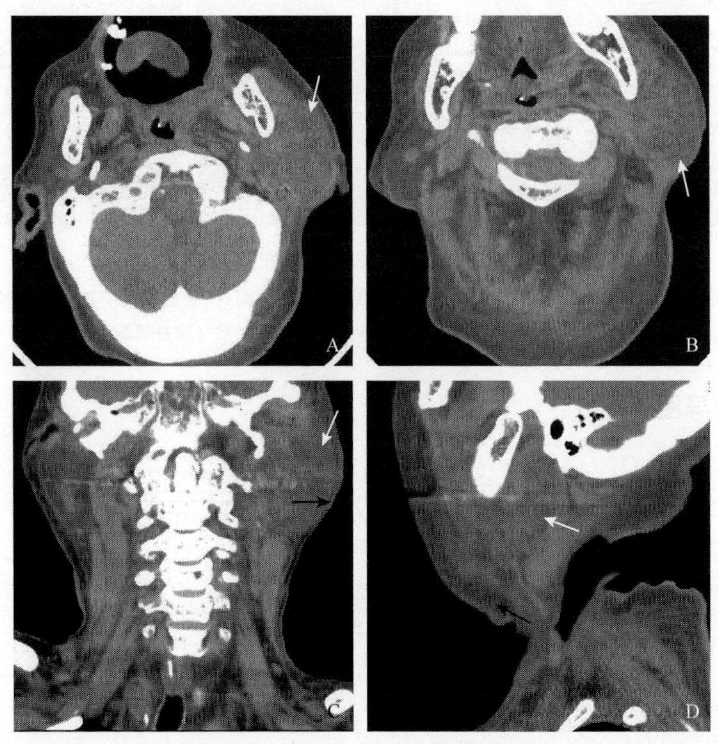

图 3-2-14 左侧急性化脓性腮腺炎

左侧腮腺弥漫肿大，密度普遍增高（图 A～D 白箭头），周围脂肪间隙模糊（图 D 黑箭头），邻近皮肤增厚（图 C 黑箭头）

【病理生理及临床】

急性化脓性腮腺炎是由细菌感染引起的急性化脓性炎症，最常见的致病菌是金黄色葡萄球菌，感染源多来自口腔。当各种因素导致唾液分泌减少或停止，患者全身抵抗力低下时，病原菌便沿腮腺导管（Stensen 管）上行至腮腺，腮腺导管扩张，管腔内中性粒细胞聚集，导管周围及腺实质白细胞浸润，涎腺组织坏死形成脓腔，引起急性化脓性腮腺炎，炎症消退后形成纤维愈合。

临床表现为患侧耳下突然发生剧烈疼痛，几小时后出现肿胀，波及颊部及下颌角，局部皮肤发红、发热，并呈硬结性浸润，触痛明显。常有脓毒血症表现。

【影像表现】

1. 腺体肿大 单侧多见，可累及颌下腺。早期腺体弥漫性均匀增大，CT 显示密度增高，边界模糊，MR 呈 T_1WI 低信号，T_2WI 高信号。增强扫描不均匀强化。

2. 脓肿 后期脓肿形成，腺体密度不均匀，脓腔 DWI 弥散受限。增强扫描呈环形强化。

3. 导管结石 有时可见导管涎石及导管扩张，CT 增强可见导管壁强化。

4. 邻近软组织炎症 可伴不同程度的邻近软组织肿胀，炎症可扩散至邻近皮肤、皮下脂肪和更深的结构，包括咀嚼肌间隙、下颌下间隙和咽旁间隙。

【鉴别诊断】

1. 急性病毒性腮腺炎（流行性腮腺炎） 双侧多见，多见于15岁以下，为非化脓性渗出性病变。

2. 腮腺区急性淋巴结炎 病情相对较轻。腮腺内淋巴结肿大，淋巴结脓灶突破包膜后可侵入腺体，但一般比较局限，也可继发为化脓性腮腺炎。

3. 结核性腮腺炎 多发生于腮腺浅叶淋巴结内，可出现钙化，增强呈均匀或环形强化，常伴同侧颈淋巴结肿大。

【重要关注点】

1. 注意观察腮腺导管有无涎石。

2. 注意观察炎症累及的范围，有无下颌骨骨髓炎、颞下颌关节脓毒性关节炎、颈静脉血栓和气道阻塞等并发症。

（余加懿　唐茁月）

八、急性会厌炎

【病例 3-2-8】 患者，男，60岁，4天前因受凉后出现咽痛伴吞咽痛，无异物史，无声嘶；3天前症状进行性加重，伴张口困难，逐渐出现呼吸困难。专科检查：咽部、喉部黏膜慢性充血，双侧扁桃体不大，左侧咽侧壁、会厌、披裂明显充血肿胀。CT检查如图3-2-15所示。

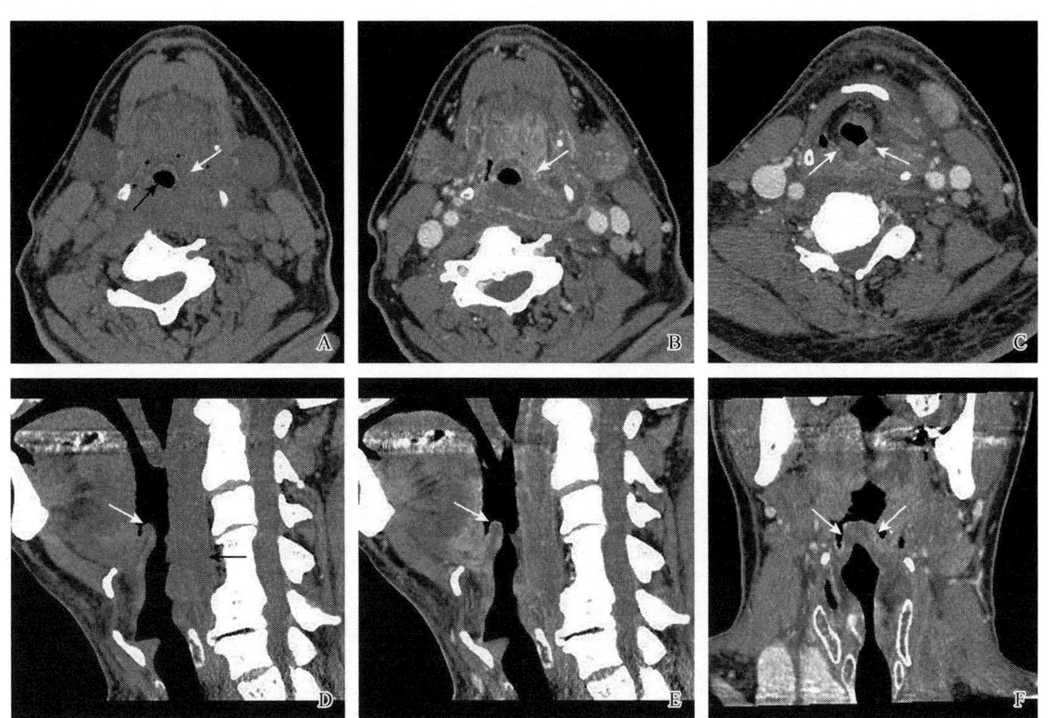

图3-2-15　急性会厌炎（1）

会厌增厚（图A、D白箭头）并明显强化（图B、E白箭头），双侧杓会厌皱襞增厚（图C、F白箭头），咽后壁增厚（图D黑箭头），相应咽腔变窄（图A黑箭头）

【分析思维导图】

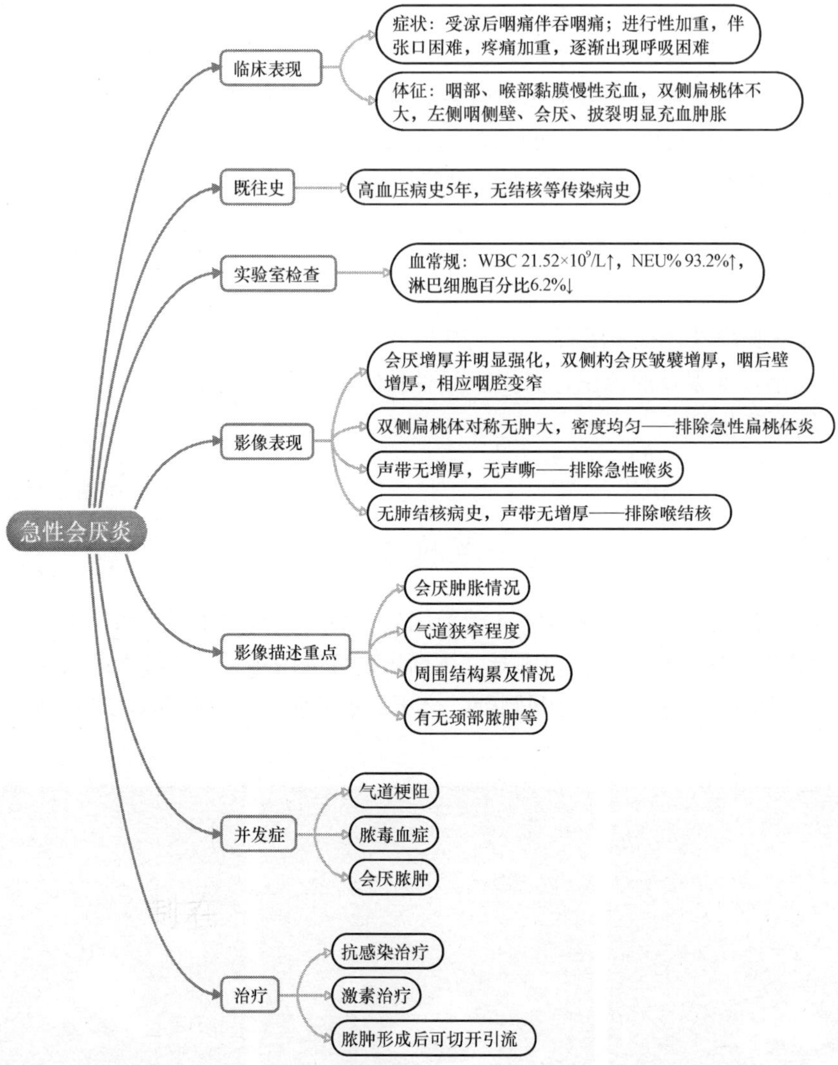

- 急性会厌炎
  - 临床表现
    - 症状：受凉后咽痛伴吞咽痛；进行性加重，伴张口困难，疼痛加重，逐渐出现呼吸困难
    - 体征：咽部、喉部黏膜慢性充血，双侧扁桃体不大，左侧咽侧壁、会厌、披裂明显充血肿胀
  - 既往史
    - 高血压病史5年，无结核等传染病史
  - 实验室检查
    - 血常规：WBC 21.52×10^9/L↑，NEU% 93.2%↑，淋巴细胞百分比6.2%↓
  - 影像表现
    - 会厌增厚并明显强化，双侧杓会厌皱襞增厚，咽后壁增厚，相应咽腔变窄
    - 双侧扁桃体对称无肿大，密度均匀——排除急性扁桃体炎
    - 声带无增厚，无声嘶——排除急性喉炎
    - 无肺结核病史，声带无增厚——排除喉结核
  - 影像描述重点
    - 会厌肿胀情况
    - 气道狭窄程度
    - 周围结构累及情况
    - 有无颈部脓肿等
  - 并发症
    - 气道梗阻
    - 脓毒血症
    - 会厌脓肿
  - 治疗
    - 抗感染治疗
    - 激素治疗
    - 脓肿形成后可切开引流

【扩展病例 3-2-8】 患者，女，65 岁，进食后咽痛一周。专科检查：双侧披裂肿胀增厚，咽部慢性充血。CT 检查如图 3-2-16 所示。

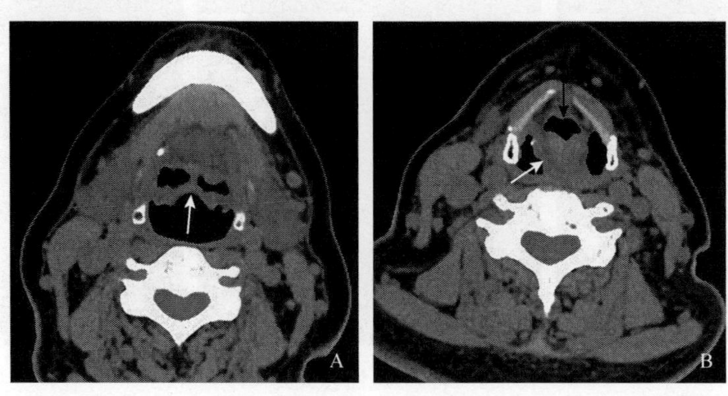

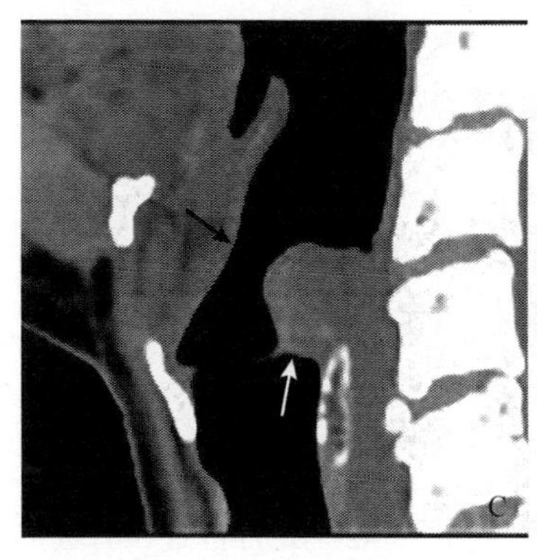

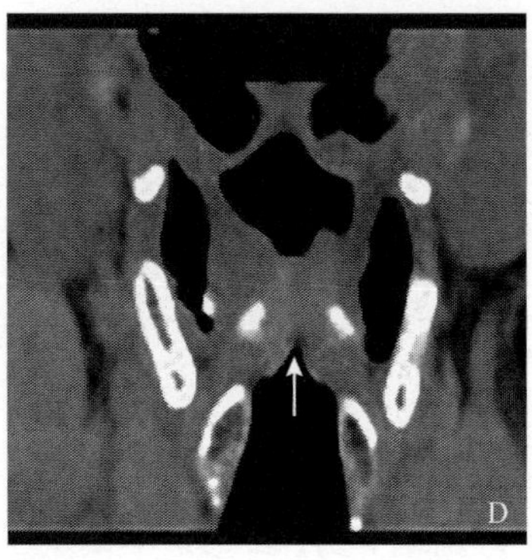

图 3-2-16　急性会厌炎（2）

双侧杓会厌皱襞增厚（图 B、C、D 白箭头），会厌无明显增厚（图 A 白箭头），相应咽腔变窄（图 B、C 黑箭头）

【病理生理及临床】

急性会厌炎，又称急性声门上炎，主要累及会厌及（或）周围结构，成人以肺炎链球菌和化脓性链球菌为常见的致病菌。致病菌或变态反应等导致会厌区软组织炎症，黏膜充血水肿，可分为急性卡他型、急性水肿型及急性溃疡型。急性会厌炎可导致气道狭窄，是一种潜在的危及生命的疾病，诊断金标准为喉镜检查，对于部分不耐受患者，影像学检查可辅助诊断。

临床表现为咽痛、吞咽痛、声音嘶哑、发热，严重者可出现不同程度的气道狭窄、全身中毒症状。

【影像表现】

1. 早期可无阳性影像学表现。

2. X 线　颈部侧位片可见“拇指征”表现，即会厌/杓会厌皱襞增厚肿胀类似拇指。

3. CT　会厌及周围结构增厚，会厌前间隙变窄或消失，会厌谷、咽腔狭窄，可发现颈部有无其他部位炎症或脓肿等。

【鉴别诊断】

1. 急性扁桃体炎　单侧或双侧扁桃体弥漫性肿大，多数患者可有脓肿形成。

2. 急性喉炎　临床表现以声嘶为主，成年人发病一般病情较轻，可见声带肿胀增厚。

3. 会厌囊肿　无会厌增厚肿胀表现，会厌舌面单发或多发囊性灶，边界较清楚，增强扫描无强化。

4. 恶性肿瘤性病变　起病缓，可形成肿块，周围组织结构侵犯。

5. 喉淀粉样变性　属代谢/组织退变性疾病，以声嘶为主要症状，病程长，以声门区及声门下区受累为主，可累及会厌，CT 可见会厌、喉部结节状或弥漫增厚，伴不均匀高密度影。

6. 喉结核　常合并肺结核，会厌受累时，以会厌喉面增厚为主。

【重要关注点】

CT 须观察会厌肿胀程度，评估气道狭窄程度。

（余　满　余加懿　唐茁月）

第四章　胸部、心血管

第一节　创伤性病变

一、肺挫伤、肺撕裂伤

【病例 4-1-1】 患者，男，27 岁，不慎从 3 米高处坠落，伤后昏迷，清醒后诉胸痛、头晕、头痛。查体：胸廓挤压试验（+），胸骨压痛。实验室检查无异常。CT 检查如图 4-1-1 所示。

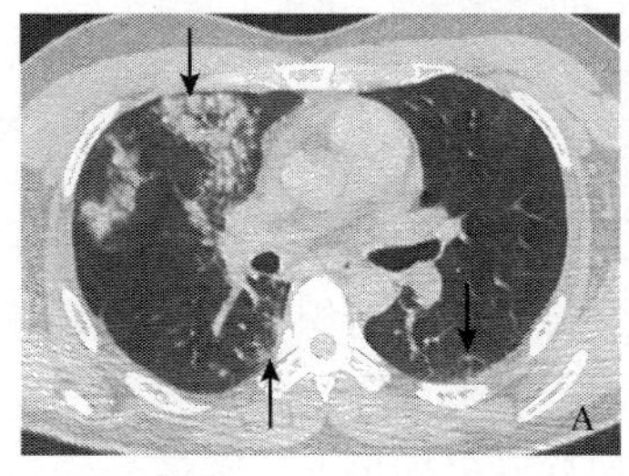
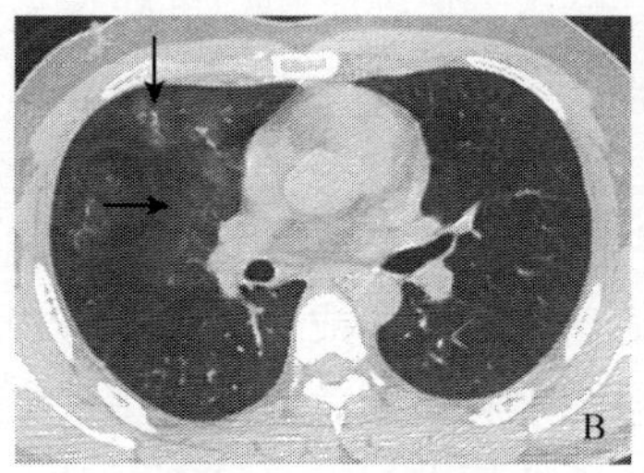
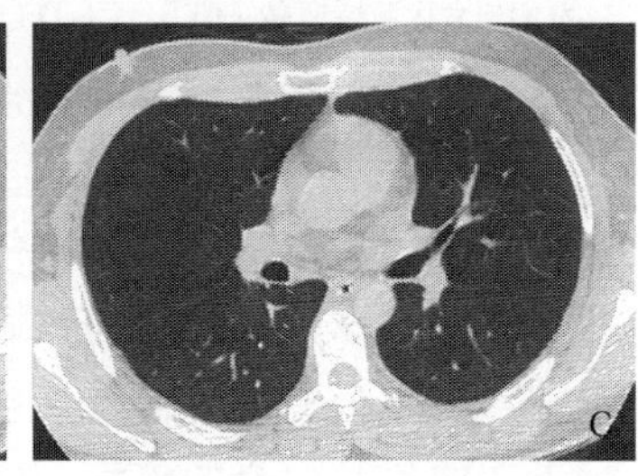

图 4-1-1　双肺挫伤

伤后 2 小时右肺中叶及双肺下叶见多发片絮状模糊影（图 A 黑箭头）；3 天后右肺中叶模糊影减少、密度减低，双肺下叶病灶吸收（图 B 黑箭头）；18 天后肺内病变完全吸收（图 C）

【分析思维导图】

思维导图见下页。

【扩展病例 4-1-1】 患者，男，40 岁，车祸致头、胸、左下肢等多处疼痛 4 小时。查体：嗜睡，部分对答，言语含糊，胸廓挤压试验（+），胸、腹壁皮肤均可扪及捻发感，双肺呼吸音减弱。CT 检查如图 4-1-2 所示。

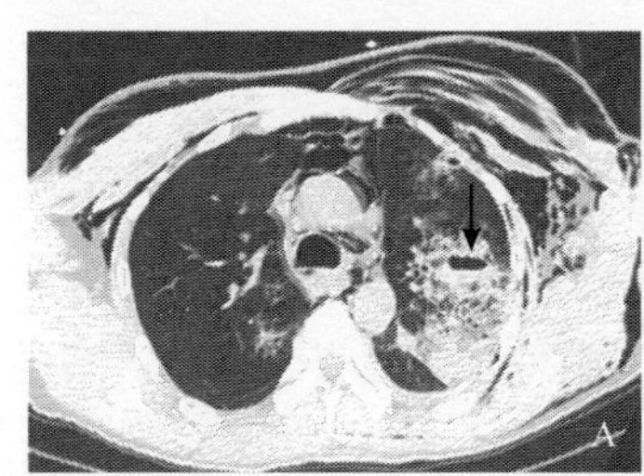
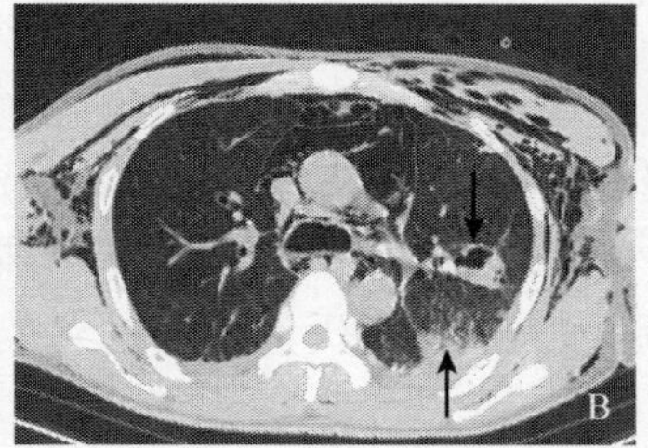
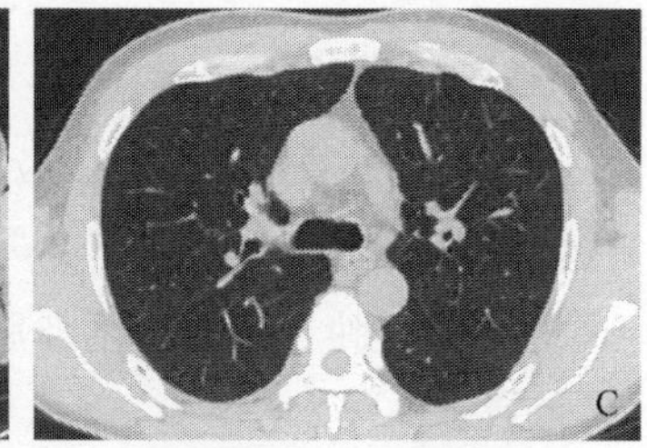

图 4-1-2　双肺挫伤并左肺创伤性肺气囊、肺内血肿

伤后 4 小时胸部 CT 平扫双肺多发挫伤，左肺上叶肺内血肿、创伤性肺气囊（图 A 黑箭头）；双侧胸壁皮下广泛积气，纵隔积气，左侧胸腔少量积气。5 天后双肺渗出明显吸收，肺内血肿及创伤性肺气囊缩小（图 B 黑箭头）；5 个月后肺内病变完全吸收消散（图 C）

【病理生理及临床】

肺挫伤主要为肺泡上皮细胞和毛细血管内皮细胞受损后，毛细血管通透性增高或肺泡壁毛细血管破裂出血，导致肺泡或肺间质内的弥漫性渗出或血液外渗，血性液体积聚在终

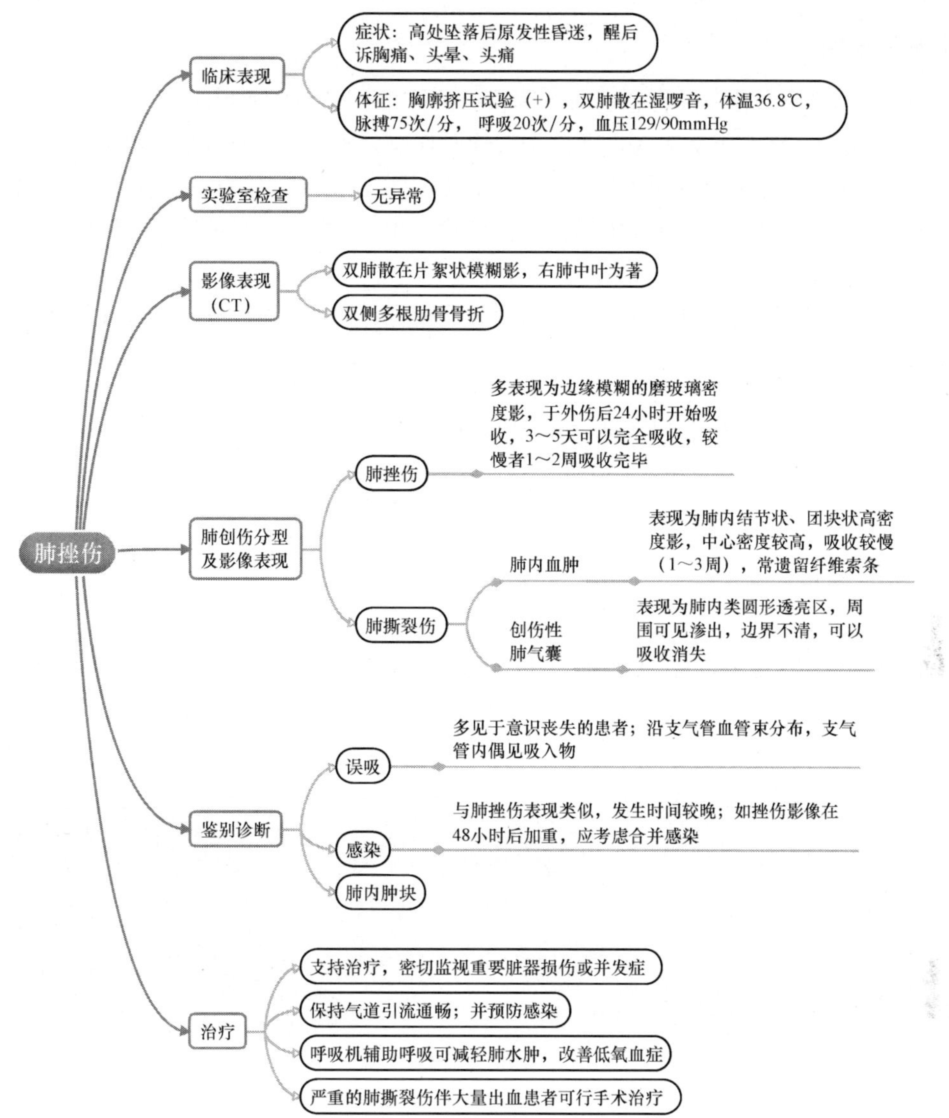

末气腔和肺间质内，发生急性肺泡性和间质性肺水肿，但无肺组织的破裂和脏层胸膜的撕裂。当外力或肺泡内压力升高引起肺泡壁破裂甚至肺内支气管或血管断裂，为肺撕裂伤，是较严重的肺部创伤，创伤性肺气囊和肺内血肿均为此型损伤的表现。

轻度肺挫伤仅有胸痛、胸闷、气促、咳嗽和咳血痰。严重肺撕裂伤则有明显的呼吸困难、血性泡沫样痰、心动过速和血压下降等。

【影像表现】

1. 肺挫伤在胸部 CT 表现为边缘模糊的磨玻璃密度影，多位于伤侧或受伤部位对侧（对冲伤区），也可形成斑片状实变影。

2. 肺泡撕裂可形成创伤性肺气囊，表现为囊状透光区，其内可见积血，形成气-液平面，完全填充时，形成边界清楚的类圆形血肿，创伤性肺气囊可随血肿吸收而消失。

3. 严重肺撕裂伤常伴胸腔积血、血气胸、胸骨及肋骨骨折等征象。

【鉴别诊断】

1. 误吸 部分患者在外伤昏迷时可因误吸致肺部化学性炎症反应，其影像征象可与肺挫伤重叠。误吸一般与姿势有关，多沿支气管血管束分布，支气管内偶可见吸入物。

2. 肺内感染 肺炎患者无外伤史且常有发热症状，实验室检查白细胞总数与中性粒细胞数增加，抗菌药物治疗有效。肺挫伤患者在治疗 48 小时后临床及影像表现加重，应考虑合并感染。

3. 肺内血肿需与肺内肿块鉴别，可综合病灶密度和 CT 增强扫描特点进行鉴别。

【重要关注点】

1. 有无肺撕裂、创伤性肺气囊、支气管断裂。

2. 是否合并误吸。

（宋广存　郑　伟　刘　军）

二、外伤性气胸

【病例 4-1-2】 患者，女，15 岁，大货车碾压后胸部剧烈疼痛、胸闷及呼吸困难 2 小时。血气分析：pH 7.46↑，PCO_2 32mmHg↓，TCO_2 23.8mmHg↓，肺泡-动脉氧分压差 114mmHg↑。CT 检查如图 4-1-3 所示。

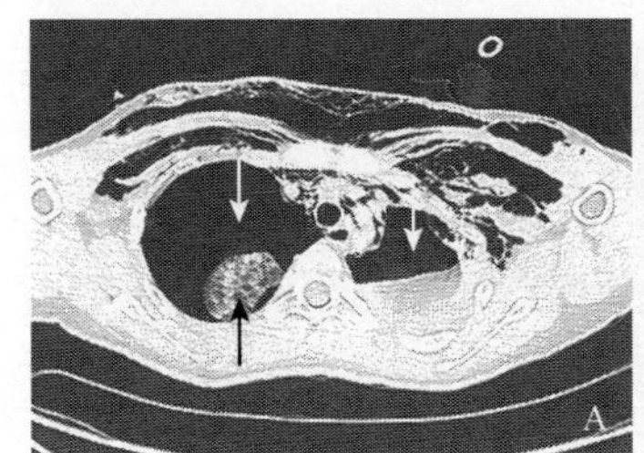

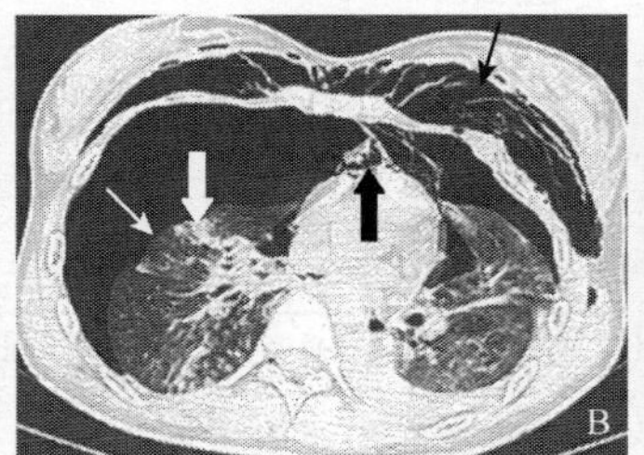

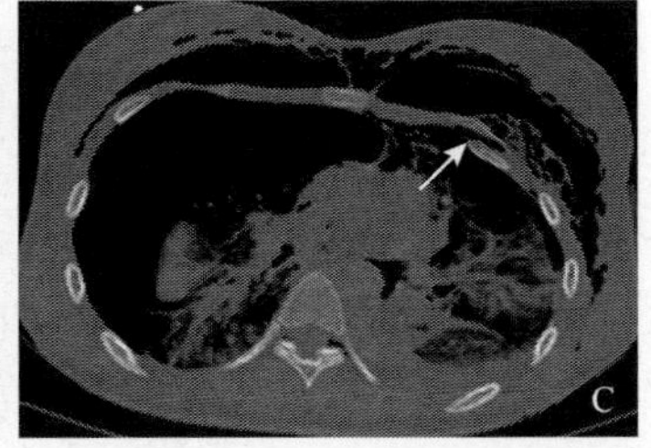

图 4-1-3　外伤性气胸

CT 平扫示双侧胸腔大片无肺纹理区（图 A 白箭头）及白色胸膜线（图 B 白细箭头），肺内挫伤（图 A 黑箭头、图 B 粗白箭头），前胸壁广泛皮下气肿（图 B 黑细箭头）及纵隔气肿（图 B 粗黑箭头），左侧胸腔积血、肋骨骨折（图 C 白箭头）

【分析思维导图】

思维导图见下页。

【扩展病例 4-1-2】 患者，男，66 岁，摔倒突发气促半天。既往史：慢性阻塞性肺疾病（COPD），数次气胸病史。体格检查：呼吸促，桶状胸，肋间隙增宽，双侧呼吸力度及语颤减弱，叩诊右肺鼓音、左肺过清音，右肺呼吸音较左肺减低。CT 检查如图 4-1-4 所示。

【病理生理及临床】

外伤性气胸常由锐器刺伤、枪弹穿透伤或肋骨骨折断端错位刺伤肺组织引起，也可由暴力引起支气管断裂或肺组织裂伤所致；轻微外力也可导致胸膜下肺大疱或肺囊肿破裂而引起气胸。根据胸膜破口开闭情况分为开放性、闭合性及张力性气胸。患侧肺组织常因压缩呈不同程度萎陷。

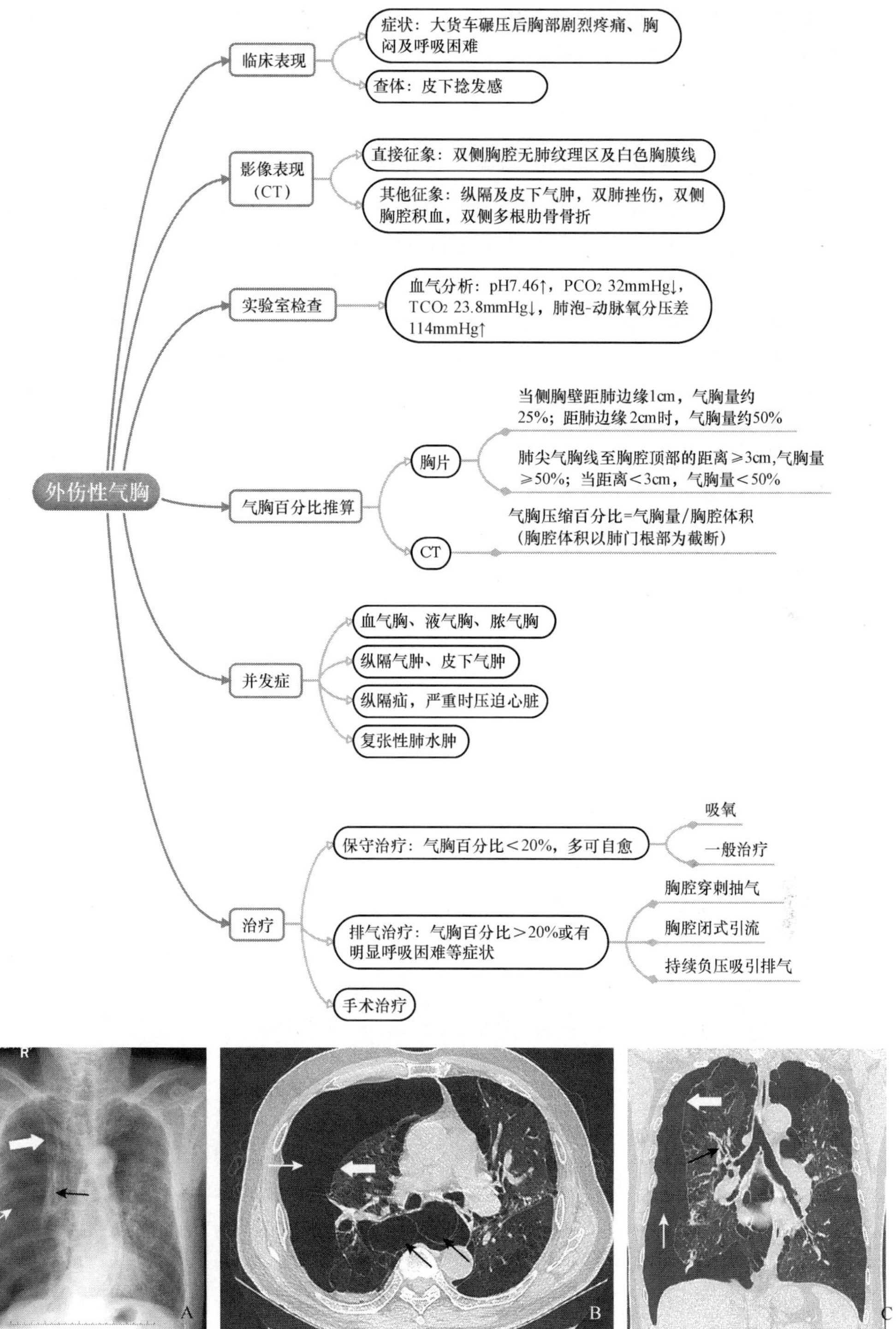

图 4-1-4 外伤后肺大疱破裂致气胸

X 线片及 CT 平扫示右侧胸腔大片无肺纹理区（图 A～C 白细箭头）及白色胸膜线（图 A、B 白粗箭头），右肺压缩不张（图 A 黑箭头），双肺边缘多发肺大疱（图 B 黑箭头），支气管壁增厚（图 C 黑箭头）

临床突感一侧胸痛、胸闷和呼吸困难，可伴刺激性咳嗽，张力性气胸可发生严重的呼吸循环障碍。

【影像表现】

1. 立位吸气相胸片是诊断气胸的基本检查方法，典型征象为压缩的肺组织边缘见白色胸膜线（厚度<1mm），胸膜白线以外无肺纹理。肺尖区域少许胸膜腔积气容易被忽略。部分患者只能行卧位胸片检查，可以凭“深肋膈角征”（仰卧位患侧肋膈角异常加深，透亮度增加）进行诊断，形成此征的积气量一般在 500ml 以上，在摄片时需包括两侧肋膈角。

2. CT 检查敏感性高于胸片，征象同胸片，有利于疾病的鉴别诊断和致病因素的确定。

3. 当脏层及壁层胸膜有粘连时，胸膜腔积气局限，易与肺大疱混淆。

4. 常伴随胸腔积液、肋骨骨折，胸壁皮下积气、纵隔积气。

【鉴别诊断】

胸膜下巨大肺大疱：其临床无突发胸痛症状；肺大疱形态一般为圆形或卵圆形，边缘无发线状胸膜界阴影，病灶内可见细小条状肺纹理。

【重要关注点】

1. 明确是否为气胸；观察肺组织边缘是否有破口，警惕是否为张力性气胸。

2. 一侧大量气胸可以引起纵隔疝，推挤心脏移位转位，影响血流动力学。

（吕　蕾　郑　伟　刘　军）

三、心脏损伤

【病例 4-1-3】 患者，男，37 岁，锐器自杀。查体：痛苦面容，胸骨柄下份匕首插入。P 110 次/分，BP 120/90mmHg。术中心包前方见 2.0cm 宽的裂口，右心室前方见范围约 3.0cm×1.5cm 心肌挫裂伤，深约 0.3cm。CT 检查如图 4-1-5 所示。

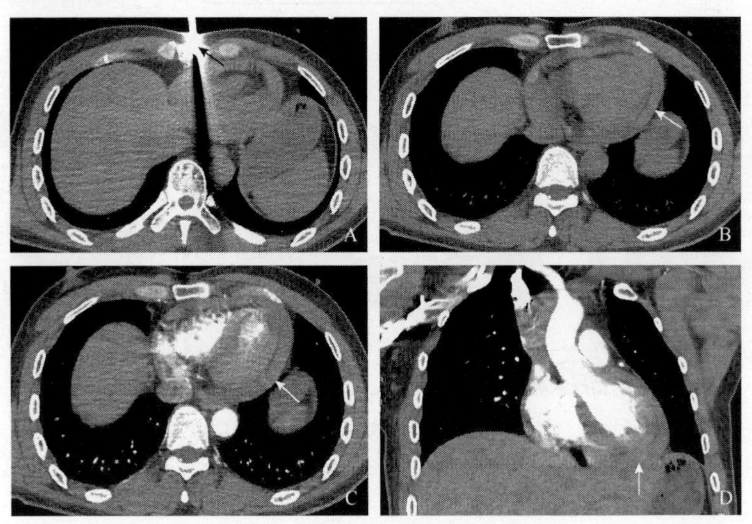

图 4-1-5　心包及心肌损伤，心包积血

前胸壁见高密度匕首（图 A 黑箭头），尖端刺入心包，心脏周围环绕血性液体影，CT 值 45Hu（图 B～D 白箭头）增强扫描未见造影剂外溢到心包

【分析思维导图】

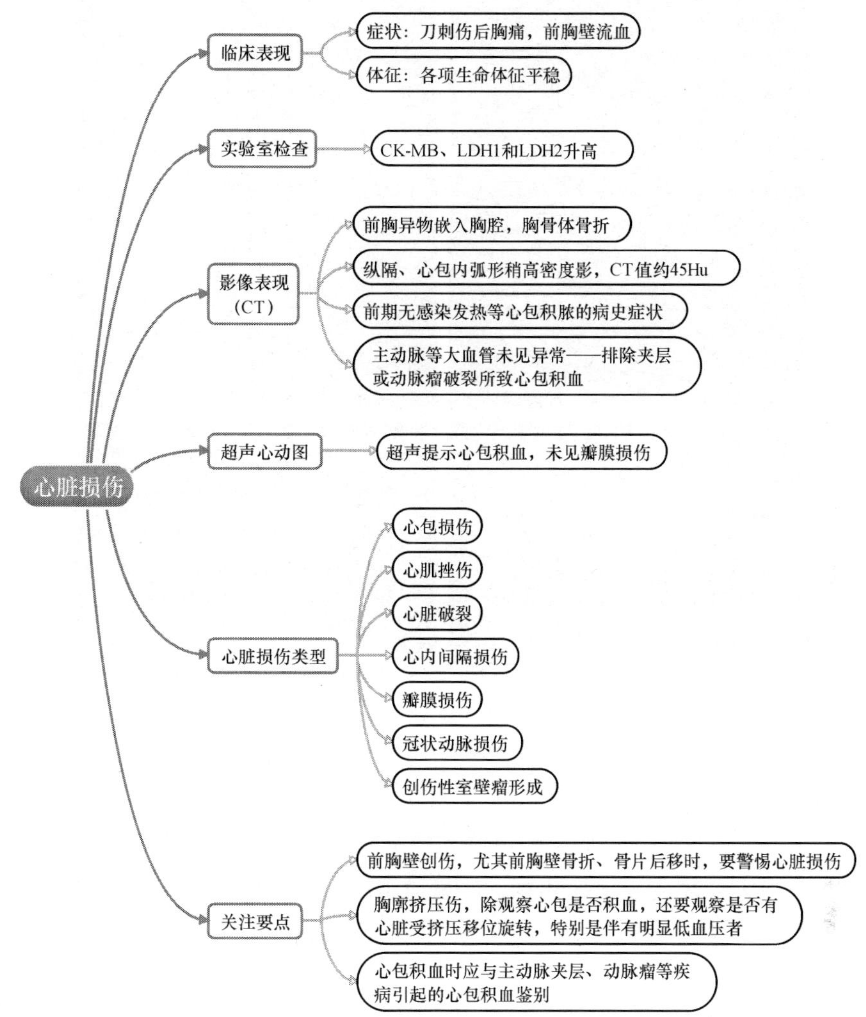

【扩展病例 4-1-3】 患者，男，15 岁，车祸伤致胸、四肢痛 2 小时。查体：生命体征平稳，胸廓挤压试验阳性，左胸部大面积擦伤。超声检查提示：左胸多根肋骨骨折，心包积血。实验室检查：肌酸激酶同工酶（CK-MB）、乳酸脱氢酶同工酶（LDH1 和 LDH2）升高。CT 检查如图 4-1-6 所示。

【病理生理及临床】

心脏损伤包括锐器所致的心脏穿透伤及钝性暴力、挤压、减速、爆炸等所致的心脏钝性损伤。临床上最常见的是心肌挫伤，引起心外膜至心内膜下心肌出血、少量心肌纤维断裂；重者可发生心肌广泛挫伤甚至瓣膜、腱索和室间隔等损伤。心肌修复可能遗留瘢痕，日后发生室壁瘤。严重心肌挫伤的致死原因多为心律失常或心力衰竭。穿透性损伤多立即死亡，心包与心脏裂口较小时，心包裂口易被血凝块阻塞导致心脏压塞。

轻微心脏损伤可无明显症状，且常为全身多发伤掩盖病情。严重损伤可表现为心前区、胸背部疼痛，心悸、呼吸短促、心绞痛，心律失常、心力衰竭及死亡。心脏压塞可出现贝

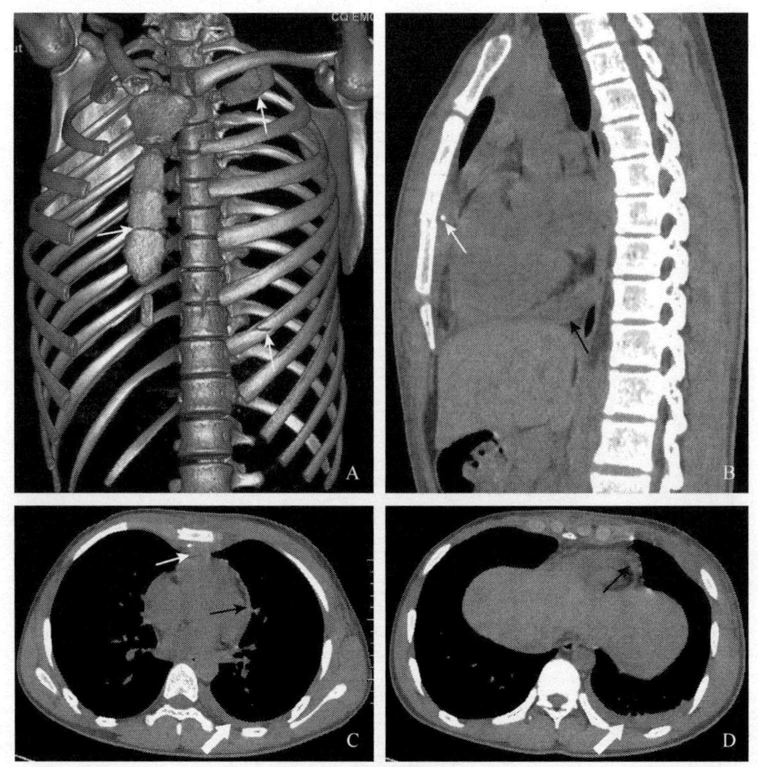

图 4-1-6 外伤后心脏损伤，心包积血

胸骨体及左胸第 1、6 肋骨折（图 A 白箭头），胸骨体骨折线后方小骨片分离（图 B 白箭头），纵隔积血（图 C 细白箭头），心脏周围积血（图 B～D 黑箭头），左侧胸腔积血（图 C、D 白粗箭头）

克（Beck）三联征（心音遥远、收缩压下降和静脉压升高）。心包和心脏裂口较大，大部分出血流入胸腔，主要表现为失血性休克。严重撞击也可以造成心脏移位甚至旋转，引起血流动力学异常。

【影像表现】

严重心脏破裂及冠状动脉破裂者多无机会行影像学检查。心包损伤或心脏挫伤 CT 平扫除发现不同程度心包积血，其他阳性征象较少。对病情稳定的患者 MRI 心肌灌注可显示心脏挫伤区灌注减低、后期可有室壁瘤形成表现。心脏裂伤破口较小者，增强扫描可见对比剂外溢到心包。间接征象主要包括纵隔积血，瓣膜如三尖瓣破裂造成的对比剂回流引起的上、下腔静脉及冠状静脉窦扩张；可伴肋骨骨折、血气胸等。多平面重建（MPR）图像有助于对刺入心脏异物、心脏压塞等的全面观察。

【诊断要点】

心肌挫伤的诊断主要依赖临床医师的警惕性与辅助检查，当病史明确，CT 显示心包积血，心电图可表现为各种心律失常；ST 段抬高或 T 波倒置。血清心肌肌钙蛋白 I 持续升高对心肌损伤诊断有重要提示意义。超声心动图可评估心脏功能、检出心包积液（血）及心肌、瓣膜等损伤并对其动态观察。

（邓 铁 郑 伟 刘 军）

四、创伤性主动脉损伤

【病例 4-1-4】 患者，男，33 岁，高处坠落致全身多处疼痛 1 小时。查体：胸腰段脊柱压痛及扣痛。查体：T 36.5℃，R 26 次/分↑，BP 137/86mmHg↑，P 119 次/分↑，Hb133g/L，D-二聚体＞30mg/L↑。CT 检查如图 4-1-7 所示。

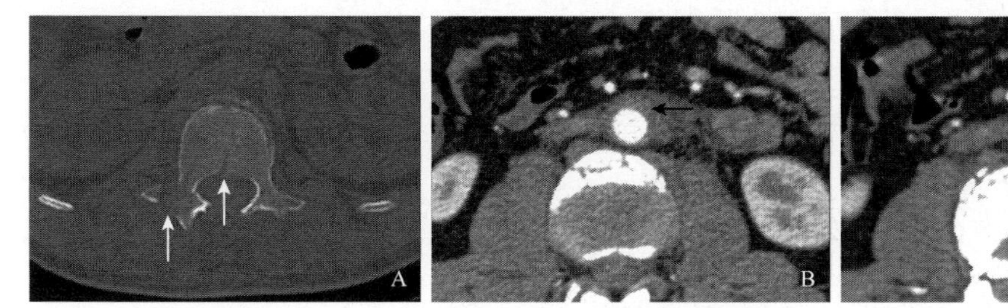

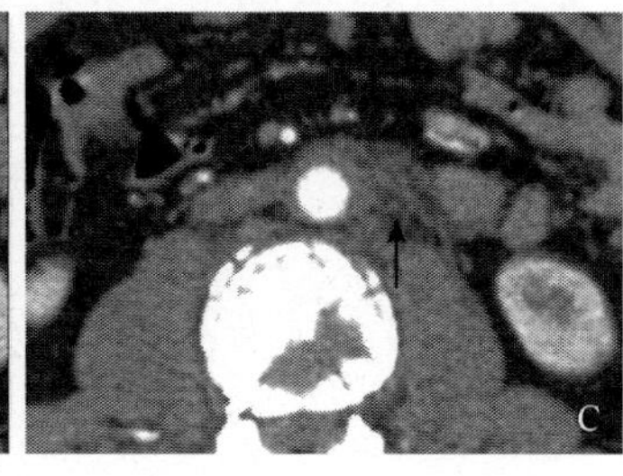

图 4-1-7 创伤性主动脉损伤（1）

L_1 椎体及右侧横突骨折（图 A 白箭头）；增强扫描见腹主动脉左前壁增厚（图 B 黑箭头），周围脂肪间隙模糊（图 C 黑箭头）

【分析思维导图】

思维导图见下页。

【扩展病例 4-1-4】 患者，女，50 岁，车祸致全身多处伤 5 小时。查体：胸廓挤压试验阳性，左上臂可扪及骨折断端。查体：T 36.5℃，R 19 次/分，BP 98/54mmHg↓，P 120 次/分↑。Hb 95g/L↓，D-二聚体＞30mg/L↑。CT 检查如图 4-1-8 所示。

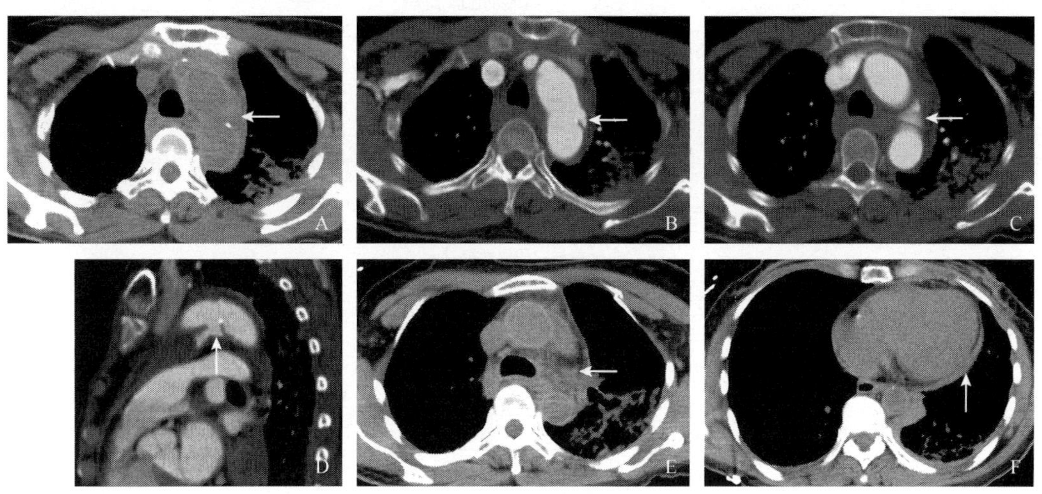

图 4-1-8 创伤性主动脉损伤（2）

CT 平扫见主动脉弓管壁毛糙，周围脂肪间隙密度增高（图 A 白箭头），增强扫描见主动脉弓内膜不连续、对比剂外漏（图 B～D 白箭头），可见纵隔积血（图 E 白箭头）、心包积血（图 F 白箭头）

【病理生理及临床】

创伤性胸主动脉损伤是临床比较少见的创伤性疾病，但病情凶险，死亡率高，常为胸部钝性损伤所致，其中约 96.7% 是车祸所致。临床表现为胸背部剧烈疼痛、血压升高或急剧下降、肢体血压不对称、血流动力学不稳定，可合并外伤部位骨折、膈肌破裂等脏器损伤。

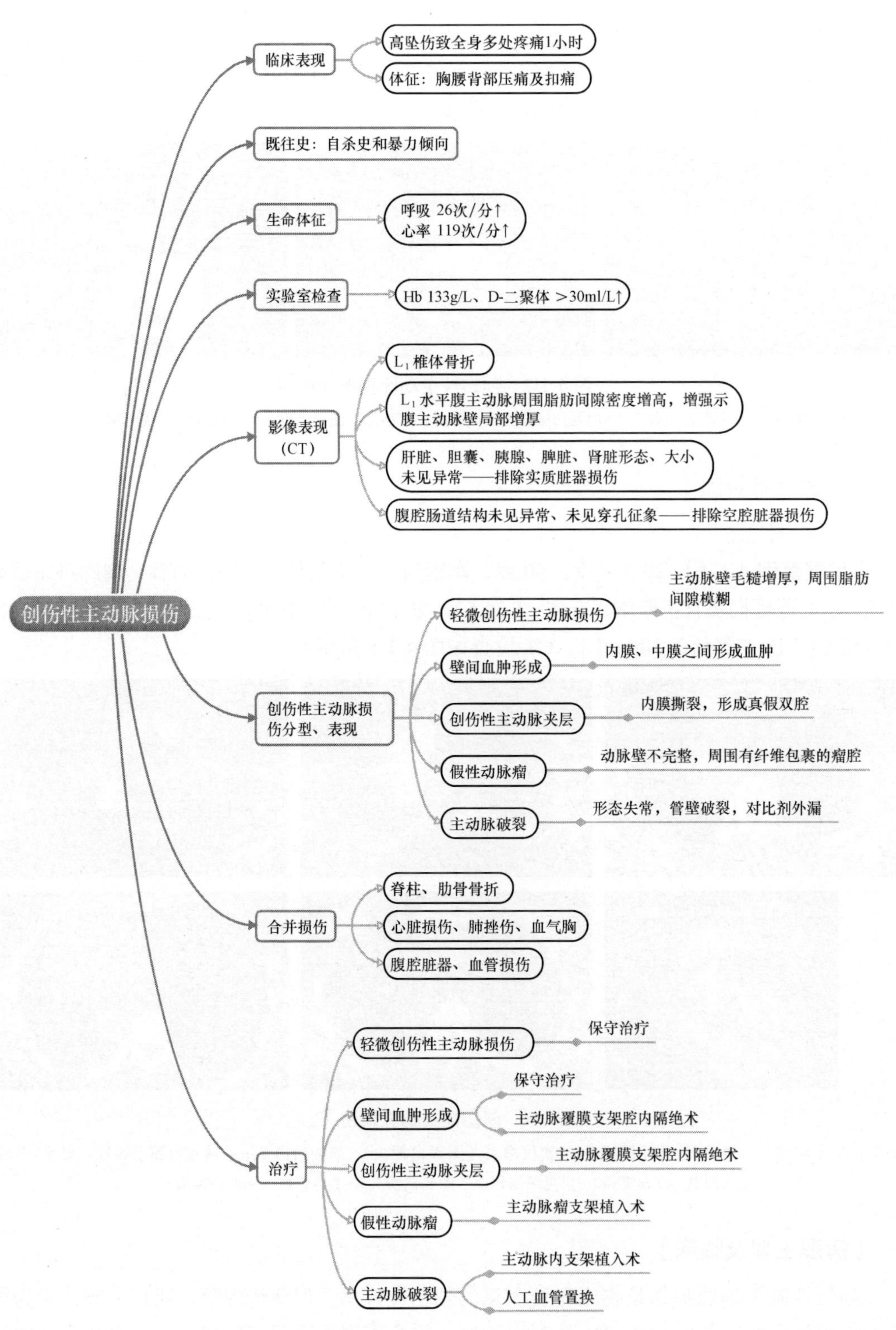
创伤性主动脉损伤
临床表现
高坠伤致全身多处疼痛1小时
体征：胸腰背部压痛及扣痛
既往史：自杀史和暴力倾向
生命体征
呼吸 26次/分↑
心率 119次/分↑
实验室检查
Hb 133g/L、D-二聚体 >30ml/L↑
影像表现（CT）
L1椎体骨折
L1水平腹主动脉周围脂肪间隙密度增高，增强示腹主动脉壁局部增厚
肝脏、胆囊、胰腺、脾脏、肾脏形态、大小未见异常——排除实质脏器损伤
腹腔肠道结构未见异常、未见穿孔征象——排除空腔脏器损伤
创伤性主动脉损伤分型、表现
轻微创伤性主动脉损伤
主动脉壁毛糙增厚，周围脂肪间隙模糊
壁间血肿形成
内膜、中膜之间形成血肿
创伤性主动脉夹层
内膜撕裂，形成真假双腔
假性动脉瘤
动脉壁不完整，周围有纤维包裹的瘤腔
主动脉破裂
形态失常，管壁破裂，对比剂外漏
合并损伤
脊柱、肋骨骨折
心脏损伤、肺挫伤、血气胸
腹腔脏器、血管损伤
治疗
轻微创伤性主动脉损伤
保守治疗
壁间血肿形成
保守治疗
主动脉覆膜支架腔内隔绝术
创伤性主动脉夹层
主动脉覆膜支架腔内隔绝术
假性动脉瘤
主动脉瘤支架植入术
主动脉破裂
主动脉内支架植入术
人工血管置换

由于外力撞击导致胸腔或腹腔压力骤增，心脏内的血液射向主动脉引起血压骤升，血流受到膈肌主动脉裂孔阻挡及动脉韧带牵拉，对主动脉壁产生强大的剪切力和血管内压力而造成主动脉损伤。主动脉损伤由轻至重分为壁间血肿形成、内膜撕裂、主动脉夹层、假性动脉瘤形成、主动脉破裂。

【影像表现】

1. CT 平扫 常不能发现轻微胸腹主动脉损伤，但损伤的主动脉可表现为周围脂肪间隙模糊或血肿形成。

2. 创伤性主动脉壁间血肿 内膜、中膜之间形成血肿，平扫呈稍高密度影，增强无强化。

3. 创伤性主动脉夹层 增强扫描可见内膜破口及撕脱内膜片，血液进入内膜，形成真假双腔。

4. 假性动脉瘤 增强扫描可见动脉壁撕裂破口以及外溢血液被包裹形成的瘤腔。

5. 创伤性主动脉破裂 主动脉轮廓异常，周围脂肪间隙模糊，见血肿形成，增强扫描可见对比剂渗漏到胸腔或腹腔。

【重要关注点】

1. 主动脉损伤有无内膜片撕裂、假性动脉瘤及对比剂渗漏。

2. 外伤后发现后腹膜血肿、软组织损伤需要注意有无主动脉损伤。

（冯俊榜 郑 伟 刘 军）

五、气管、支气管断裂

【病例 4-1-5】 患者，男，55 岁，重物砸伤致胸部疼痛 17 小时。PO_2 63mmHg↓，高流量吸氧下血氧饱和度 93%。CT 检查如图 4-1-9 所示。

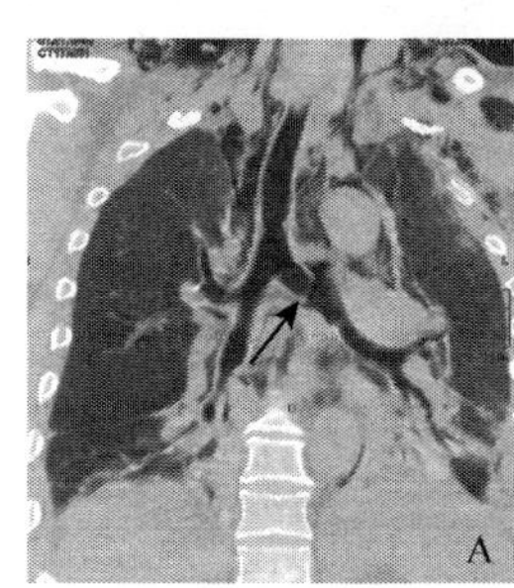

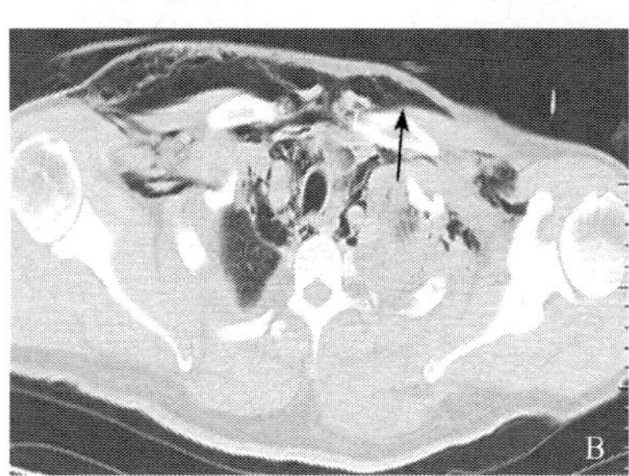

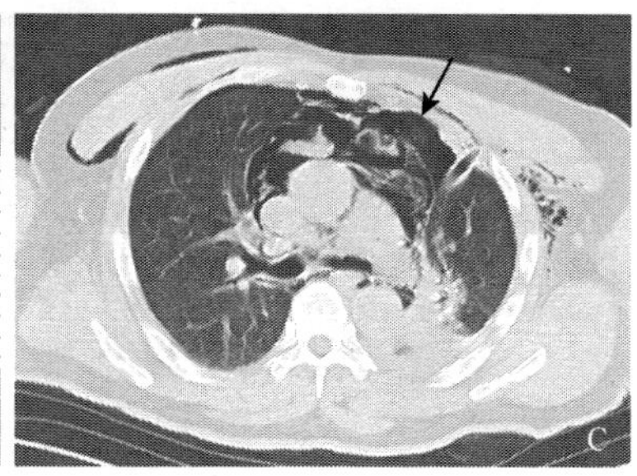

图 4-1-9 左主支气管断裂

CT 冠状位显示左主支气管断裂（图 A 黑箭头）、断端分离，断端与纵隔相通，广泛的胸壁皮下气肿（图 B 黑箭头）及纵隔气肿（图 C 黑箭头）

【分析思维导图】

思维导图见下页。

【扩展病例 4-1-5】 患者，女，26 岁，车祸致全身多处疼痛 2 小时，呼吸困难。PO_2 94mmHg，高流量吸氧下血氧饱和度 99.5%。CT 检查如图 4-1-10 所示。

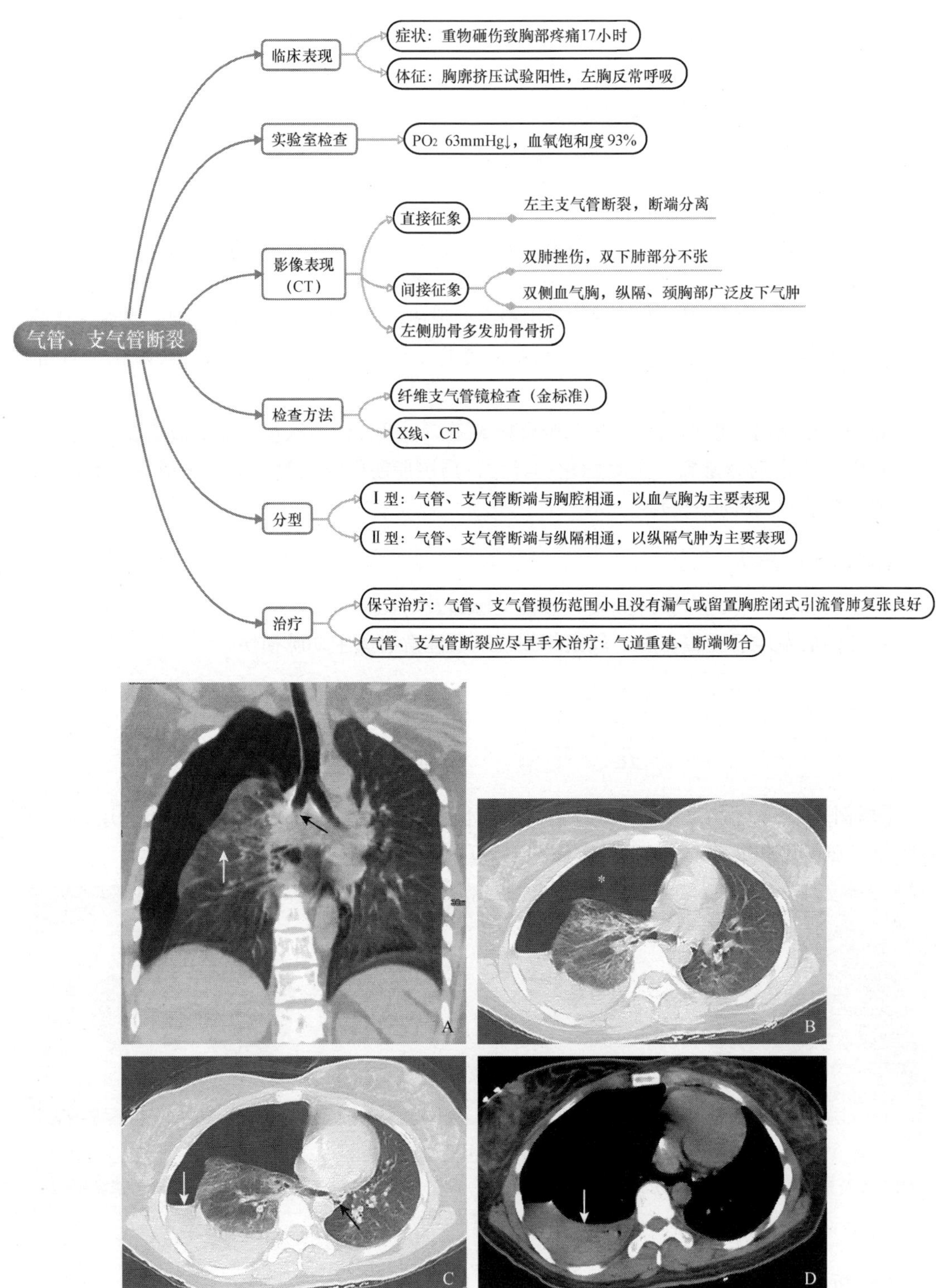

气管、支气管断裂
临床表现
症状：重物砸伤致胸部疼痛17小时
体征：胸廓挤压试验阳性，左胸反常呼吸
实验室检查
PO2 63mmHg↓，血氧饱和度93%
影像表现（CT）
直接征象
左主支气管断裂，断端分离
间接征象
双肺挫伤，双下肺部分不张
双侧血气胸，纵隔、颈胸部广泛皮下气肿
左侧肋骨多发肋骨骨折
检查方法
纤维支气管镜检查（金标准）
X线、CT
分型
Ⅰ型：气管、支气管断端与胸腔相通，以血气胸为主要表现
Ⅱ型：气管、支气管断端与纵隔相通，以纵隔气肿为主要表现
治疗
保守治疗：气管、支气管损伤范围小且没有漏气或留置胸腔闭式引流管肺复张良好
气管、支气管断裂应尽早手术治疗：气道重建、断端吻合
A
B
C
D

图 4-1-10　右主支气管断裂

CT冠状面显示右主支气管闭塞、腔内血凝块充填（图A黑箭头），右侧张力性气胸（图B*），右侧胸腔积血（图C、D白箭头），纵隔少量积气（图C黑箭头）皮下气肿不明显。右肺上叶可见挫裂伤（图A白箭头）

【病理生理及临床】

气管、支气管断裂常常具有明确的外伤史，如车祸伤、高处坠落伤、爆炸伤、挤压伤、刀刺伤等，发病率占胸部创伤的 1%～2.8%，误诊率为 35%～68%。气管、支气管断裂分胸腔内型及纵隔型。严重的肺组织损伤容易遗漏支气管断裂，造成治疗延误。按受伤时间不同分三期：早期，断裂后 1 周内；中期，断裂后 1 周～1 个月；晚期，断裂后超过 1 个月。早期诊断及手术是降低病死率和致残率的关键。

临床主要表现为呼吸困难、咯血，广泛的纵隔及颈胸部皮下气肿，常合并血气胸，肺不张、肺挫伤及撕裂伤，胸骨、肋骨骨折。

【影像表现】

1. 直接征象　气管、支气管管壁连续性中断、管壁扭曲、管腔闭塞，大多发生在距气管隆嵴 2.5cm 以内，因此处位置固定，易受剪切力损伤。

支气管断裂

2. 间接征象　纵隔气肿、颈胸部皮下气肿、肺不张、肺“下垂征”、肺挫伤、肺撕裂伤、血气胸。在发现大量气胸及皮下气肿时要注意观察支气管的延续性；部分情况因断裂口被血块阻塞，皮下气肿不明显，断裂远端肺组织萎陷更明显。

【鉴别诊断】

气管、支气管断裂具有明确的创伤史、严重的呼吸困难及低氧血症，临床诊断不难，关键是尽早诊断及治疗。

【重要关注点】

1. 断裂的部位。

2. 是否合并食管破裂、心脏及纵隔大血管损伤。

（郑　伟　郭　轶　刘　军）

六、创伤性膈肌破裂

【病例 4-1-6】 患者，男，63 岁，入院前 2 天无明显原因出现左上腹持续性绞痛，深吸气后加重，屈膝位有所缓解，伴左胸部牵扯样痛及肛门停止排气排便。血常规：WBC 14.23×10^9/L↑，NEU% 86.9%↑，超敏 CRP 91.9mg/L↑。CT 检查如图 4-1-11 所示。

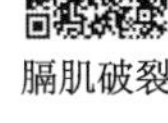
膈肌破裂

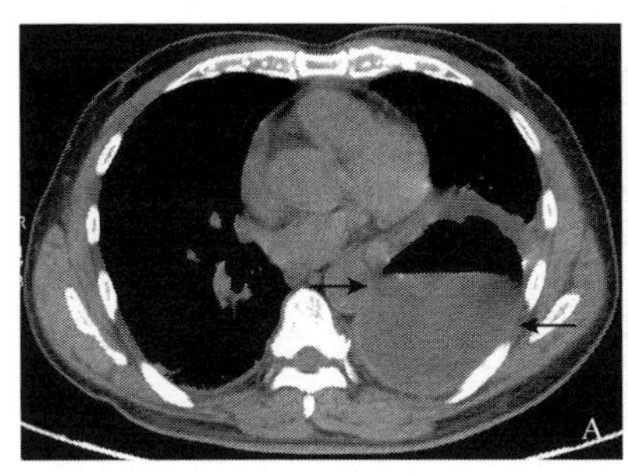

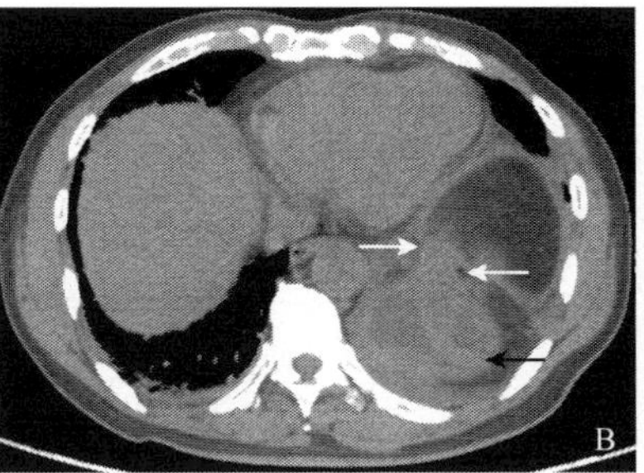

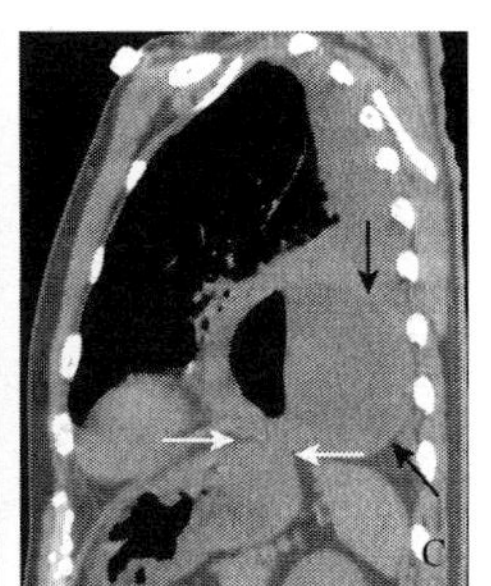

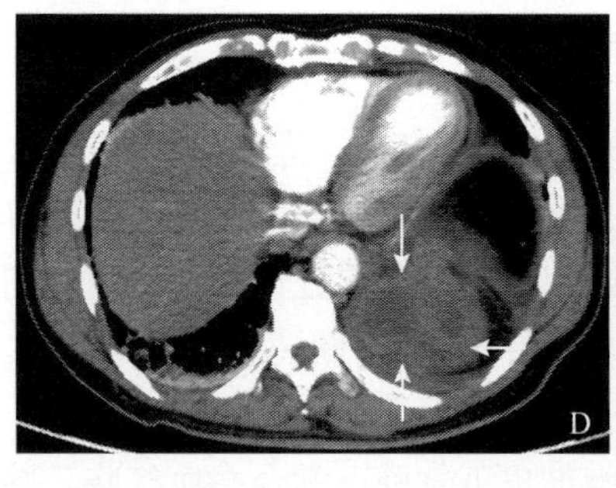

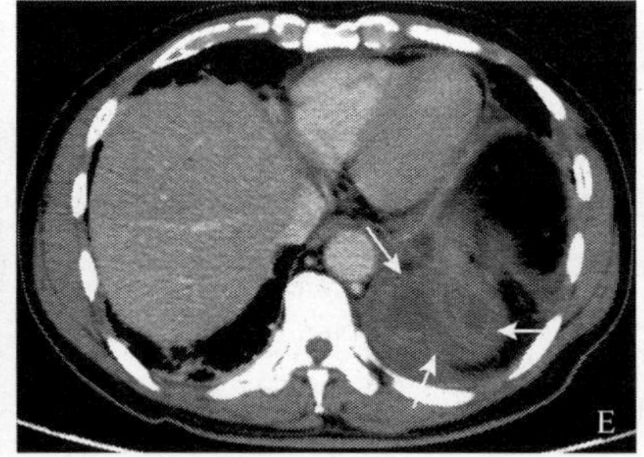

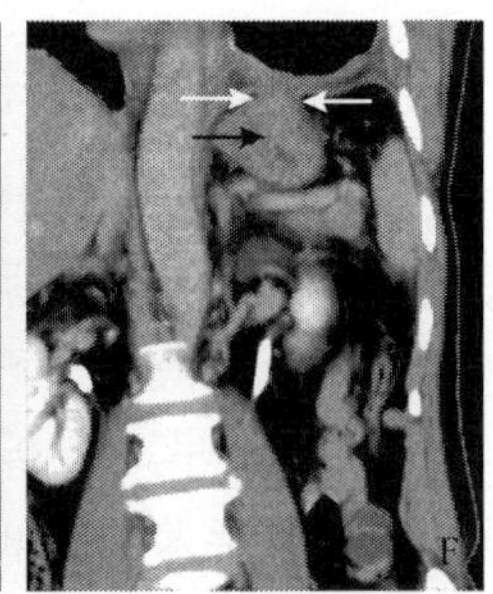

图 4-1-11　创伤性膈疝

CT 平扫示左下胸腔囊状影，内见气-液平面（图 A 黑箭头），左侧膈肌中断不连续（图 B、C 白箭头），部分胃组织疝入左侧胸腔（图 A～C 黑箭头），可见“领口征”，即腹腔内容物疝入胸腔、在膈肌破口处形成束腰状改变（图 C、F 白箭头），增强扫描疝入胸腔的胃壁（图 D、E 白箭头），强化程度较腹腔正常胃壁（图 F 黑箭头）减低

【分析思维导图】

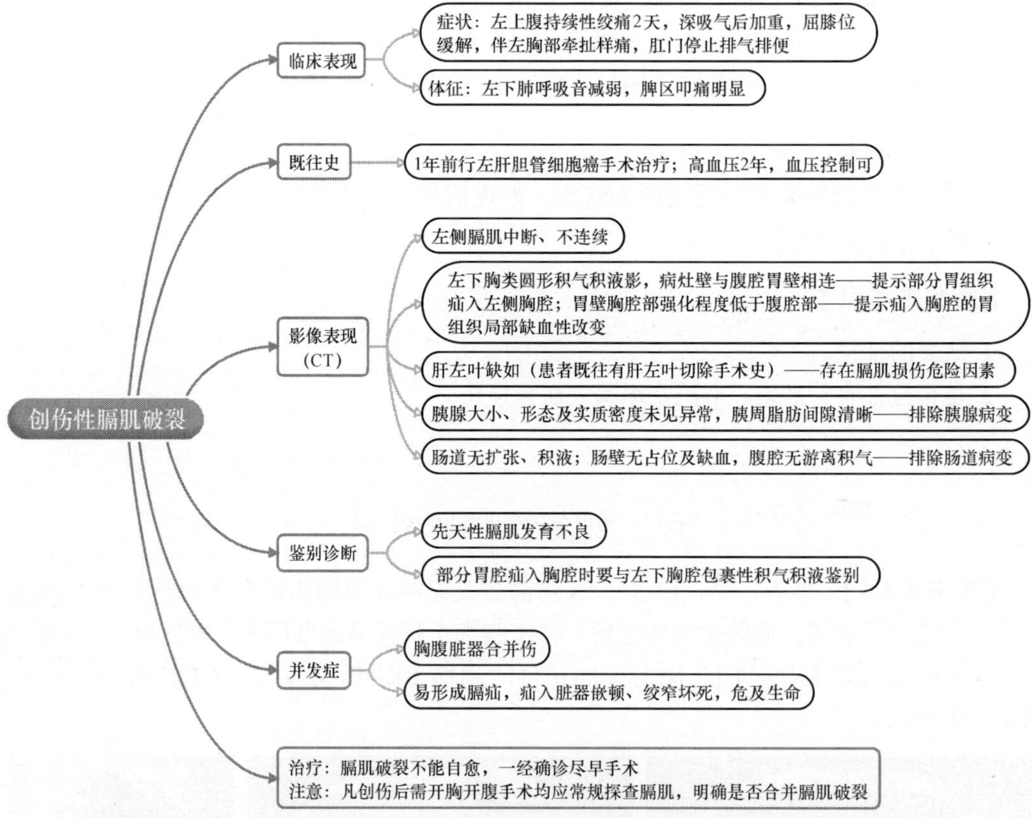

【扩展病例 4-1-6】 患者，男，75 岁，车祸伤致短暂意识障碍后伴多处疼痛 2 小时。查体：腹部外形正常，腹部触诊无压痛及反跳痛，未触及肿块，肝肋下未触及。肠鸣音正常。CT 检查如图 4-1-12 所示。

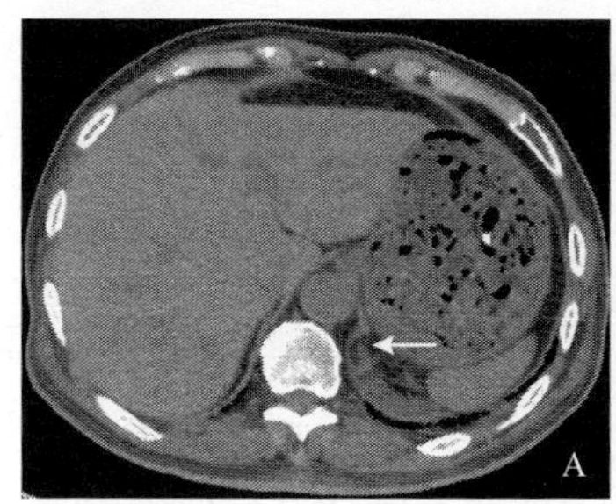

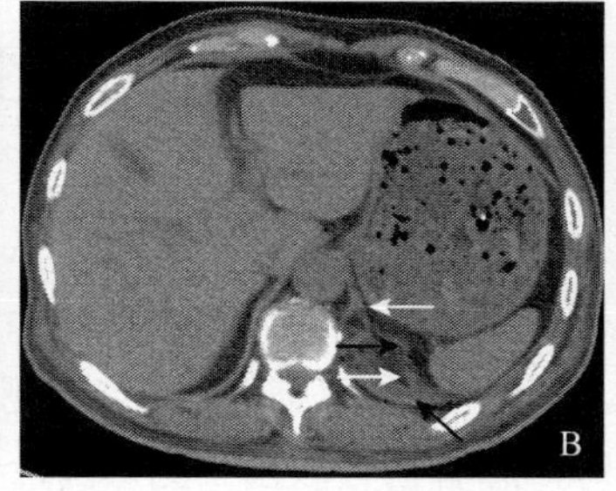

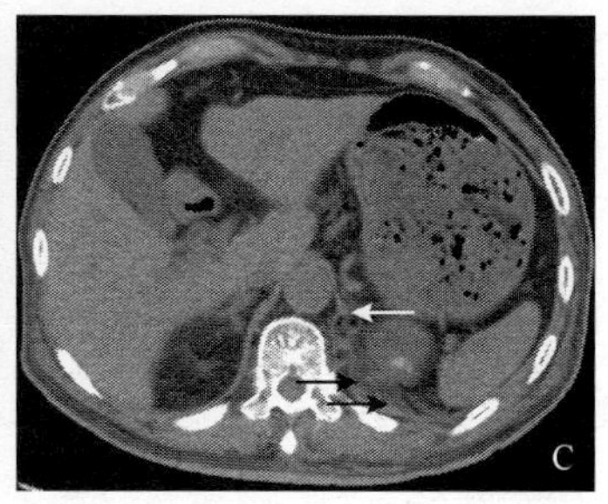

图 4-1-12 外伤性膈肌破裂

CT 平扫示左侧膈肌后份中断，断裂的膈肌回缩成结节状（图 A～C 白箭头），周围脂肪间隙模糊并少许积血（图 B、C 黑箭头）

【病理生理及临床】

创伤性膈肌破裂可因锐器直接损伤或是因胸腹挤压伤、减速伤或高处坠落造成钝性损伤。左膈肌面积较大，且有肌性裂孔，较易破裂，尤其是闭合性膈肌破裂，多发生在左侧膈肌中心腱部位；右侧膈肌由于有肝脏的保护，对压力有缓冲作用，发生破裂的概率较小。膈肌由于呈持续性运动，且腹压高于胸腔内压力，因此即使小的破口也难以自愈。

临床表现与膈肌破裂的大小、疝入胸腔内脏器的种类和多少以及是否发生梗阻及绞窄等有关。大多时候因合并复合性损伤及休克，患者伤势严重、症状复杂，而膈肌破裂缺乏特征性临床表现，症状往往被掩盖，早期易漏诊。

【影像表现】

1. 直接征象 膈肌中断不连续或部分未显示，膈肌增厚。

2. 间接征象 平片及CT定位像上可见“膈影”升高。腹腔内容物进入胸腔，膈疝形成；通过膈肌处显示为“领口征”或“项圈征”；疝入胸腔的腹腔脏器直接贴于后胸壁，失去膈肌的支撑，后肋膈角被填塞，两者之间无肺组织，为“内脏依靠征”；当锐器伤通过膈肌直接穿透胸腹腔，在膈肌的两侧可以同时出现胸腹腔积气征象为“越位征”。

3. 当有较多胸腔积液时可以掩盖膈肌断裂的直接征象，不能轻易排除膈肌损伤。

【鉴别诊断】

1. 先天性膈肌发育不良 无外伤病史，常无意中发现，膈肌断端边缘整齐。

2. 左下胸腔包裹性积气积液 冠状位、矢状位观察病灶与膈下脏器无联系，误诊时可能将疝入胸腔的胃腔作为包裹性积液进行引流，应特别注意。

【重要关注点】

1. 是否存在膈肌破裂及合并膈疝形成。

2. 疝入脏器是否存在血运障碍。

（吕 蕾 郑 伟 刘 军）

第二节 非创伤性病变

一、支气管异物

【病例 4-2-1】 患者，男，75 岁，反复咳嗽、咳痰 10 余年。3 天前服药后感气促，加重伴咯血 2 小时。查体：桶状胸，呼吸急促，双肺哮鸣音，右侧明显。T 36.2℃，碱剩余（BE）4.1mmol/L↑。CT 检查后约 2 小时，患者自行咳出一圆形药片。CT 检查如图 4-2-1 所示。

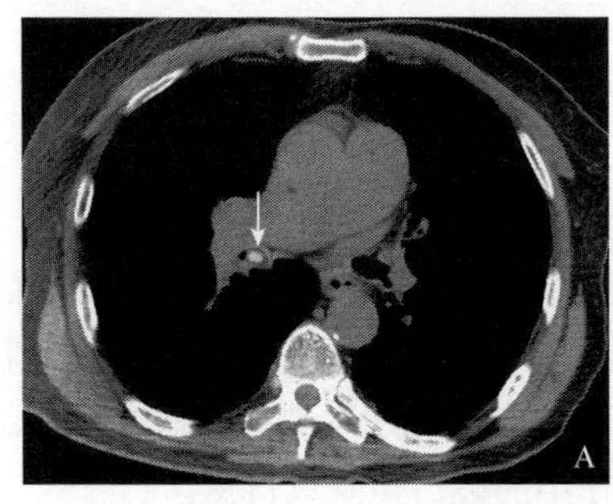

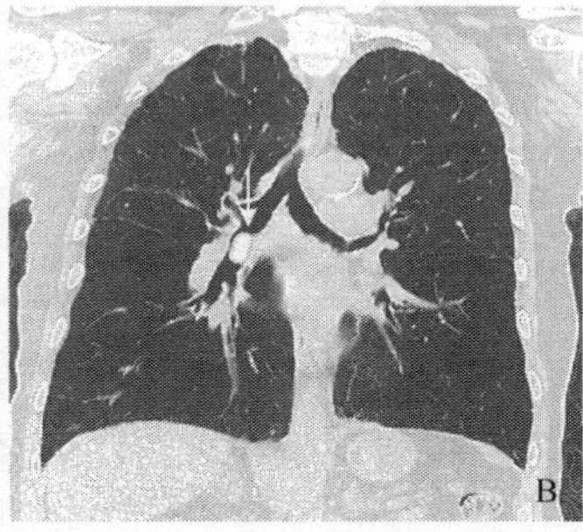

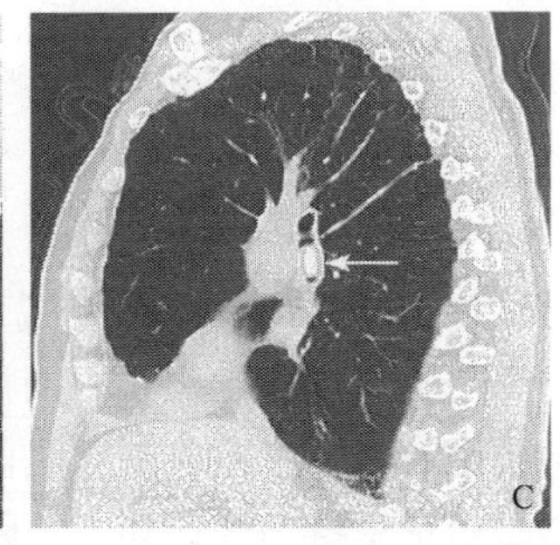

图 4-2-1 右肺中间段支气管异物

胸部 CT 平扫右肺中间段支气管内见类椭圆形高密度异物影（图 A 白箭头），冠状位及矢状位重建显示病灶长轴沿支气管方向（图 B、C 白箭头），右下肺纹理较稀疏，轻度肺气肿征象

【分析思维导图】

思维导图见下页。

【扩展病例 4-2-1】 患者，女，48 岁，反复咳嗽、咳痰伴咯血 1 年，大量脓痰，1 个月前大量咯血。查体：双肺呼吸音清晰，未闻及干、湿啰音。血常规 Hb 109g/L↓、CRP 32.61mg/L↑。CT 检查如图 4-2-2 所示。

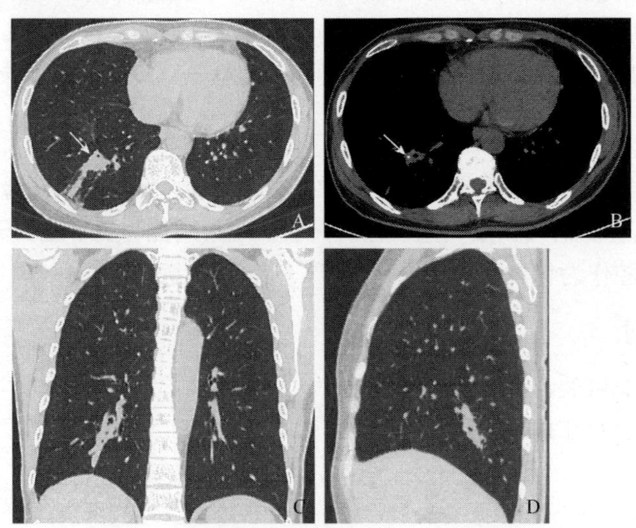

图 4-2-2 右肺下叶支气管异物伴周围肉芽肿形成

CT 平扫见右肺下叶后基底段“肿块”，内伴点状钙化影（图 A、B 白箭头）；远端肺组织见阻塞性肺炎及节段性不张（图 A、C、D）。右肺下叶切除病理检查示后基底段支气管异物（辣椒）伴周围纤维肉芽肿形成

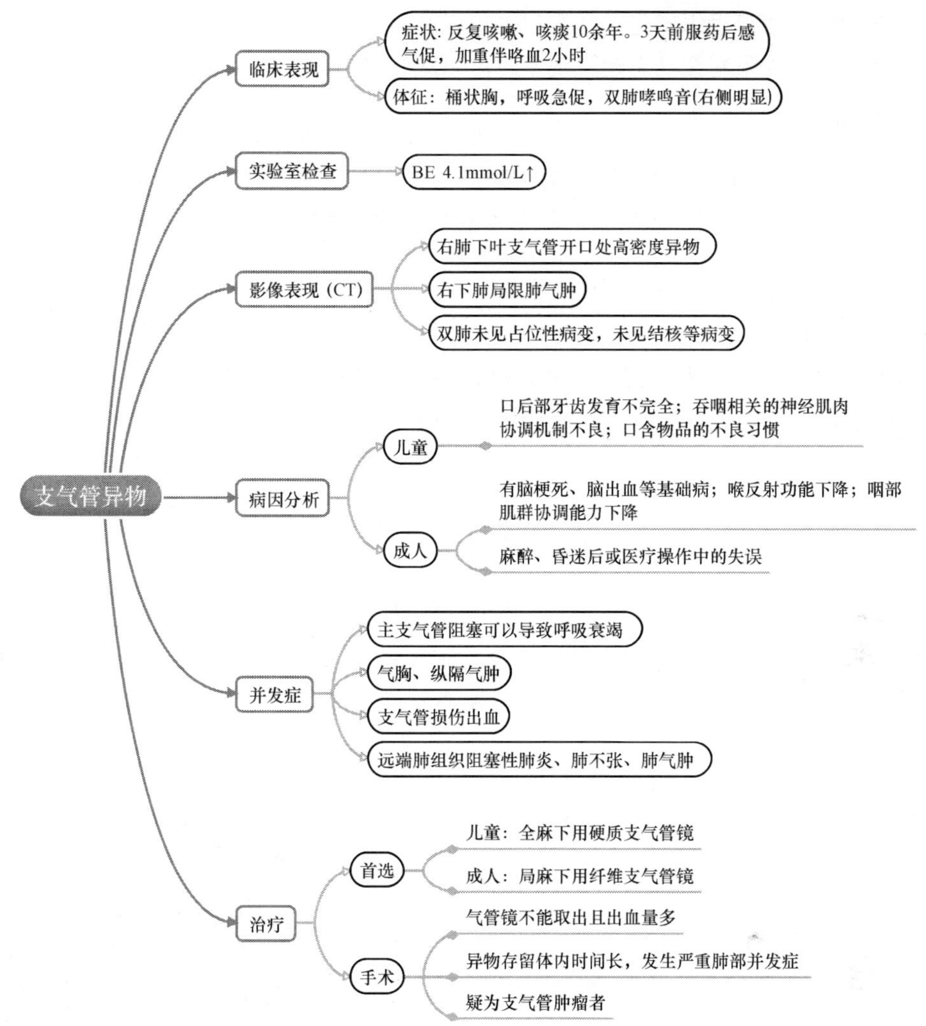
支气管异物
临床表现
症状：反复咳嗽、咳痰10余年。3天前服药后感气促，加重伴咯血2小时
体征：桶状胸，呼吸急促，双肺哮鸣音(右侧明显)
实验室检查
BE 4.1mmol/L↑
影像表现（CT）
右肺下叶支气管开口处高密度异物
右下肺局限肺气肿
双肺未见占位性病变，未见结核等病变
病因分析
儿童
口后部牙齿发育不完全；吞咽相关的神经肌肉协调机制不良；口含物品的不良习惯
成人
有脑梗死、脑出血等基础病；喉反射功能下降；咽部肌群协调能力下降
麻醉、昏迷后或医疗操作中的失误
并发症
主支气管阻塞可以导致呼吸衰竭
气胸、纵隔气肿
支气管损伤出血
远端肺组织阻塞性肺炎、肺不张、肺气肿
治疗
首选
儿童：全麻下用硬质支气管镜
成人：局麻下用纤维支气管镜
手术
气管镜不能取出且出血量多
异物存留体内时间长，发生严重肺部并发症
疑为支气管肿瘤者

【病理生理及临床】

气管支气管异物是常见的急症，右支气管较粗短，与气管夹角较小，故异物易落入右主支气管。儿童多见，占 80% 以上，成人阴性气管支气管异物具有隐匿性，容易被漏诊、误诊。异物进入气管或支气管后引起直接阻塞及损伤，表现为阵发性咳嗽、剧烈发作的呛咳，呼吸困难、甚至窒息。随着异物存在时间延长，并发炎性反应及肉芽肿形成，表现为发热、肺炎、肺脓肿、肺不张等。尖锐异物可致支气管破裂，表现为气胸、纵隔气肿、胸腔积血，严重者可并发肺水肿、心力衰竭。

【影像表现】

1. 直接征象　胸部 X 线及 CT 可直接显示高密度异物，CT 能直接显示异物大小、形态、部位及与气管黏膜的关系。等密度、低密度异物可以显示阴性。

2. 异物存在时间较长可以伴随以下间接征象

（1）支气管阻塞征象：表现为局限性阻塞性肺炎、肺不张、肺气肿、支气管扩张。

（2）支气管破裂：气胸、纵隔气肿。

（3）异物周围肉芽组织增生、纤维包裹形成肿块。

3. 一侧主支气管阻塞在动态透视观察时可以观察到纵隔摆动征象。

【鉴别诊断】

一旦发现高密度阳性异物，误吸史明确，不需鉴别；如为阴性异物，特别是亚段支气管以下的阴性异物，临床可能误诊为难治性哮喘；当异物被包裹形成肉芽肿，需与肺内肿瘤鉴别。

【重要关注点】

临床有明显误吸史，未发现阳性异物时，建议患者随访观察有无局限性肺气肿，肺不张、肺炎等征象，不能轻易排除支气管异物的诊断。

（王文静　郭　轶　刘　军）

二、肺　水　肿

【病例 4-2-2】 患者，男，49 岁，突发喘累、气促 2 天，伴端坐呼吸、大汗。查体：双肺闻及湿啰音，二尖瓣区闻及吹风样杂音。血气分析：PCO_2 33mmHg↓，PO_2 49mmHg↓，B 型尿钠肽 6301pg/ml↑。心脏彩超：双房及左心室增大，二尖瓣前叶脱垂伴腱索断裂，二尖瓣、三尖瓣及主动脉瓣中重度反流。CT 检查如图 4-2-3 所示。

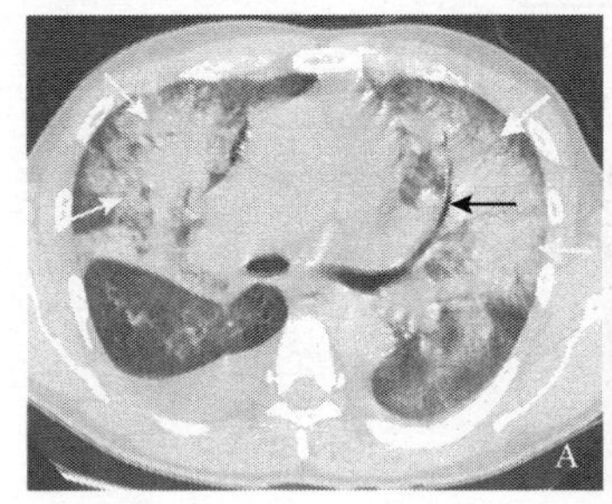

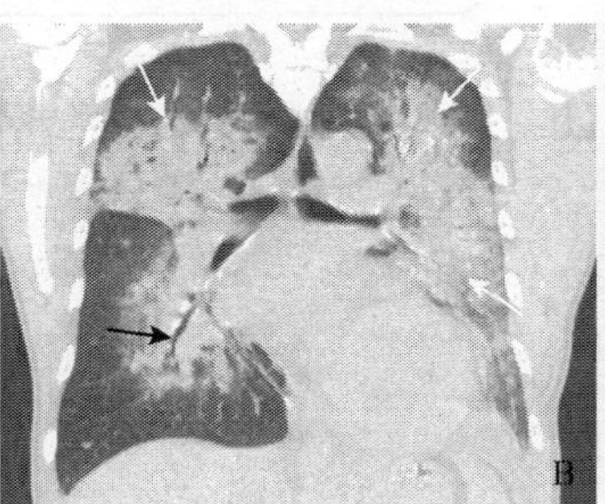

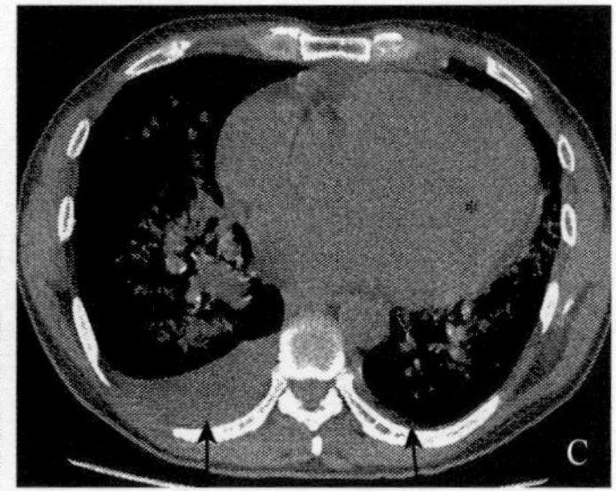

图 4-2-3　心源性肺水肿

双肺弥漫分布大片实变影（图 A、B 白箭头），以肺门为中心对称分布，呈蝶翼状，内见含气支气管影（图 A、B 黑箭头）。左心室显著增大（图 C*），可见胸腔积液（图 C 黑箭头）

【分析思维导图】

思维导图见下页。

【扩展病例 4-2-2】 患者，女，37 岁，溺水后 8 小时。查体：双肺闻及湿啰音。WBC 10.66×10^9/L；持续高流量氧气吸入下血气分析：PO_2 104mmHg，PCO_2 44mmHg，pH 7.44。CT 检查如图 4-2-4 所示。

【病理生理及临床】

肺水肿是指肺间质和肺泡内液体含量增加，根据病因分为心源性肺水肿和非心源性肺水肿。心源性肺水肿是左心功能不全引起肺淤血，肺毛细血管静水压升高，液体经毛细血管壁滤出，积聚在肺间质内，进一步积聚在终末气道及肺泡内，形成间质性肺水肿和肺

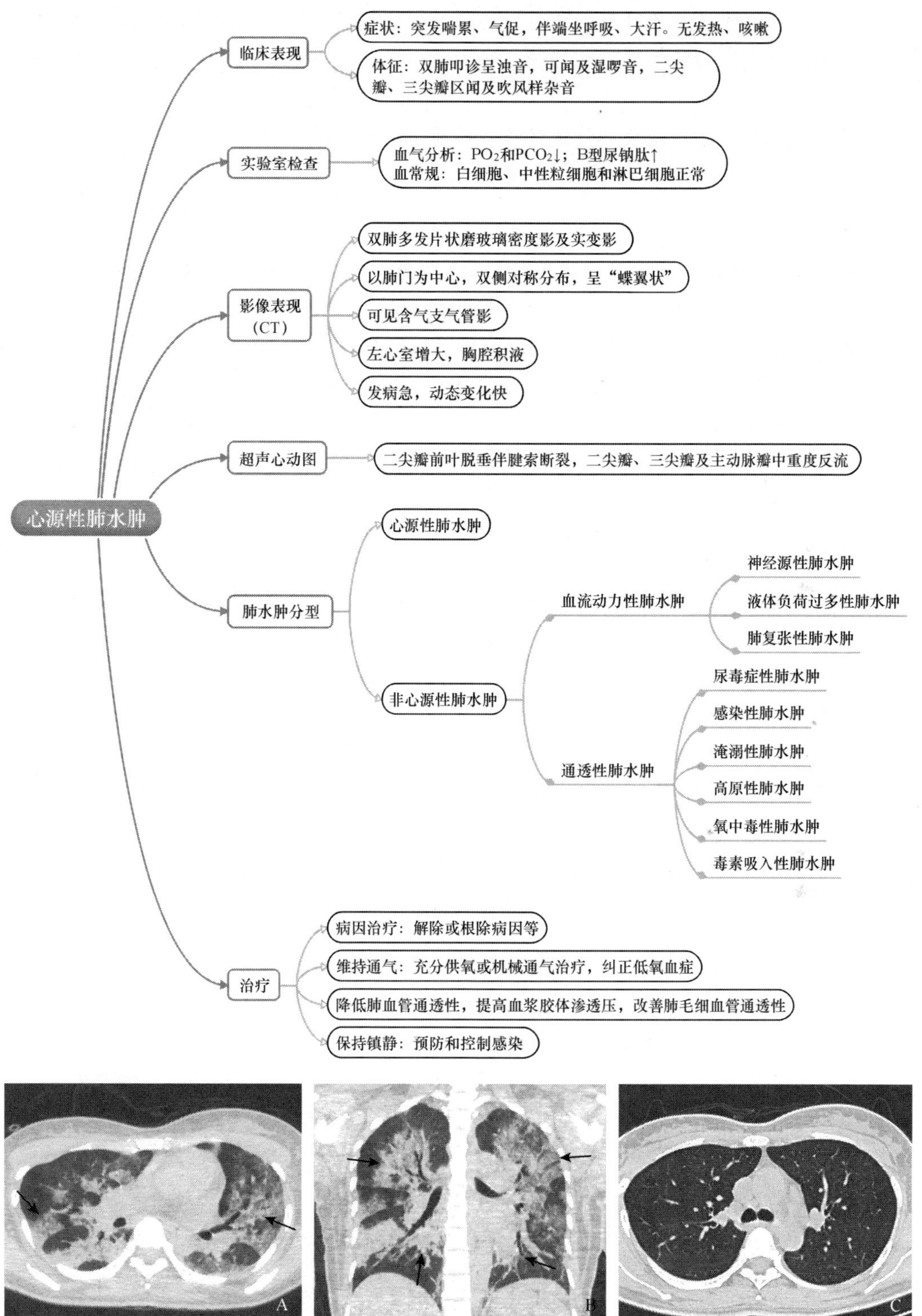

图 4-2-4　非心源性肺水肿

双肺多发磨玻璃密度影，以肺门为中心对称分布（图 A、B 黑箭头），胸膜下较轻；强心利尿治疗 4 天后复查，病灶完全吸收（图 C）

泡性肺水肿。非心源性肺水肿常因感染、溺水、高原低氧环境等病因引起肺内液体平衡失调，过多组织液无法被肺内淋巴和静脉系统吸收，从肺毛细血管内异常渗出，形成肺泡性肺水肿。

临床表现为呼吸困难或夜间阵发性呼吸困难、端坐呼吸、咳粉红色泡沫样痰。查体可见呼吸深快，双肺闻及湿啰音、哮鸣音或水泡音。

【影像表现】

1. 间质性肺水肿　X 线表现为双肺门模糊，肺纹理增粗、模糊，可见 Kerley A 线、B 线。CT 表现为支气管血管束增粗、模糊，小叶间隔均匀增厚，可形成“马赛克征”。

2. 肺泡性肺水肿　X 线表现为双肺中内带对称性分布阴影，典型表现呈“蝶翼征”；CT 表现为片状磨玻璃影或实变影，多分布在双肺中内带或基底部。部分可表现为非对称性肺水肿，甚至单侧肺水肿，以右肺多见。

3. 伴随征象　左心或全心增大，心包及胸腔积液较常见，可以单侧或双侧胸腔积液。

4. 动态变化快。

【鉴别诊断】

1. 间质性肺水肿与癌性淋巴管炎鉴别，后者小叶间隔增厚不均匀，有原发病灶及淋巴结肿大等相关病变，无心脏增大。

2. 肺泡性肺水肿与肺孢子虫性肺炎、病毒性肺炎等鉴别。

（1）肺孢子虫性肺炎多发于免疫功能低下者，如 HIV 阳性者常见，表现为呼吸困难，双肺弥漫性磨玻璃样病变。

（2）病毒性肺炎有相关感染症状及体征，可有上感病史，病灶吸收速度较慢。

（余　飞　郭　轶　刘　军）

三、肺　脓　肿

【病例 4-2-3】 患者，女，55 岁，受凉后畏寒、寒战 20 天，加重伴咳嗽、咳黄色脓痰 3 天。高血压、糖尿病病史 10 余年。入院查体：T 39.0℃，血常规：WBC 17.41×10^9/L↑，NEU% 85.6%↑。随机血糖 14.6mmol/L↑。血培养（–），痰培养（–）。CT 检查如图 4-2-5 所示。

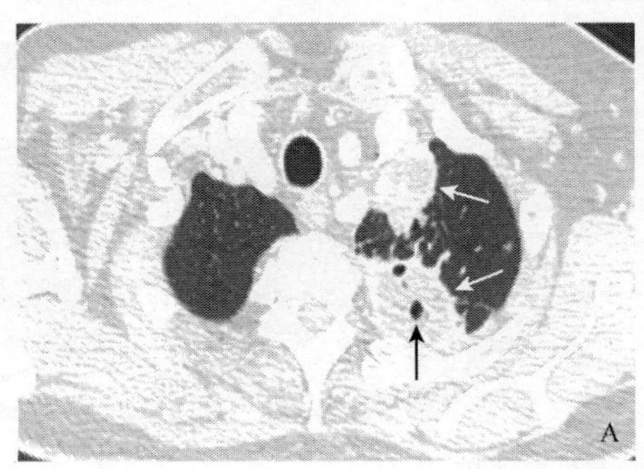

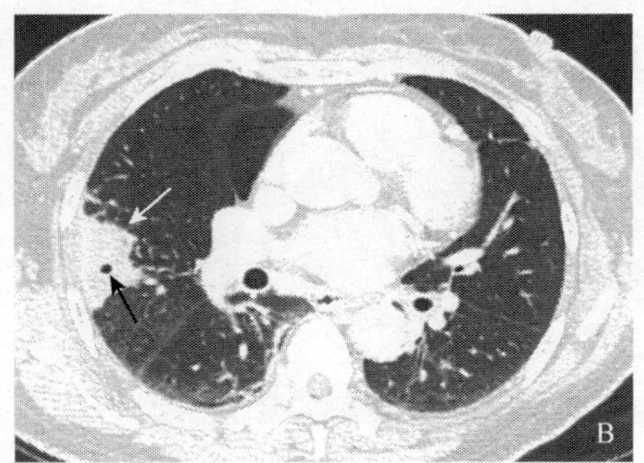

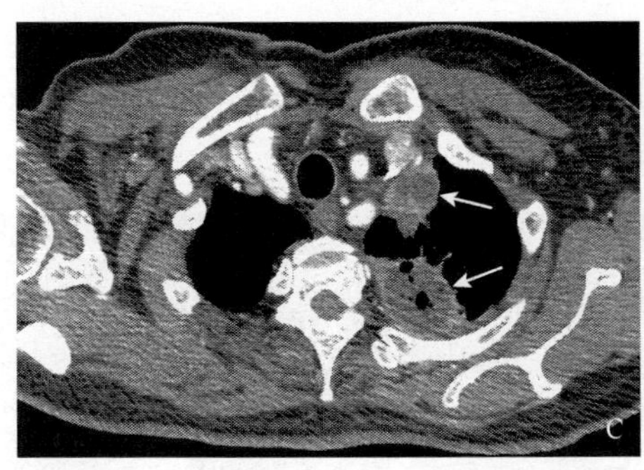

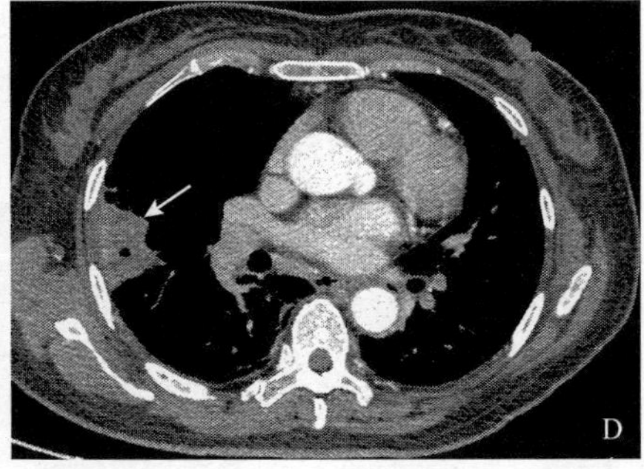

图 4-2-5 双肺肺脓肿

双肺上叶见多发团片状密度增高影（图 A、B 白箭头），密度不均，其内见含气影、短小液平（图 A、B 黑箭头），增强扫描病灶边缘强化、中心未见强化（图 C、D 白箭头）

【分析思维导图】

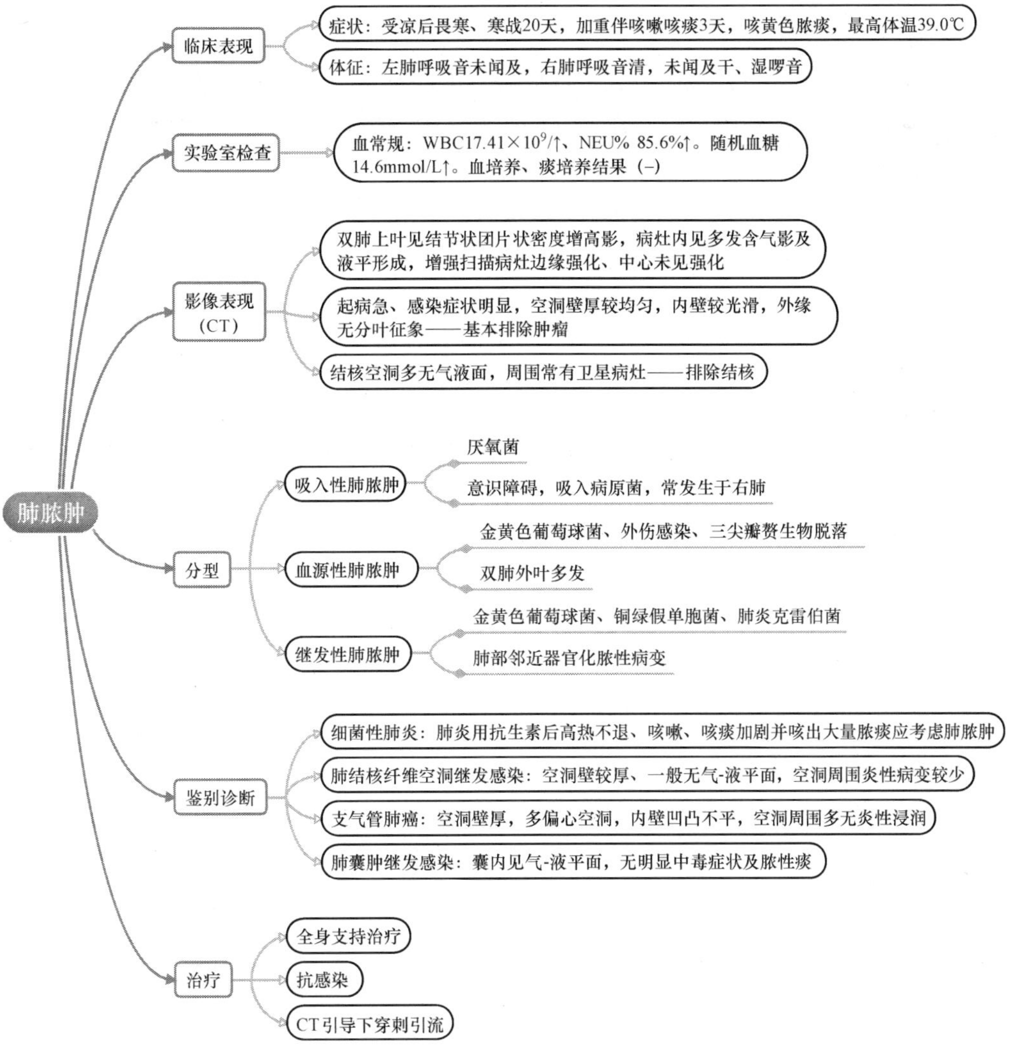

- 肺脓肿
  - 临床表现
    - 症状：受凉后畏寒、寒战20天，加重伴咳嗽咳痰3天，咳黄色脓痰，最高体温39.0℃
    - 体征：左肺呼吸音未闻及，右肺呼吸音清，未闻及干、湿啰音
  - 实验室检查
    - 血常规：WBC17.41×10^9/↑、NEU% 85.6%↑。随机血糖14.6mmol/L↑。血培养、痰培养结果（–）
  - 影像表现（CT）
    - 双肺上叶见结节状团片状密度增高影，病灶内见多发含气影及液平形成，增强扫描病灶边缘强化、中心未见强化
    - 起病急、感染症状明显，空洞壁厚较均匀，内壁较光滑，外缘无分叶征象——基本排除肿瘤
    - 结核空洞多无气液面，周围常有卫星病灶——排除结核
  - 分型
    - 吸入性肺脓肿
      - 厌氧菌
      - 意识障碍，吸入病原菌，常发生于右肺
    - 血源性肺脓肿
      - 金黄色葡萄球菌、外伤感染、三尖瓣赘生物脱落
      - 双肺外叶多发
    - 继发性肺脓肿
      - 金黄色葡萄球菌、铜绿假单胞菌、肺炎克雷伯菌
      - 肺部邻近器官化脓性病变
  - 鉴别诊断
    - 细菌性肺炎：肺炎用抗生素后高热不退、咳嗽、咳痰加剧并咳出大量脓痰应考虑肺脓肿
    - 肺结核纤维空洞继发感染：空洞壁较厚、一般无气-液平面，空洞周围炎性病变较少
    - 支气管肺癌：空洞壁厚，多偏心空洞，内壁凹凸不平，空洞周围多无炎性浸润
    - 肺囊肿继发感染：囊内见气-液平面，无明显中毒症状及脓性痰
  - 治疗
    - 全身支持治疗
    - 抗感染
    - CT引导下穿刺引流

【扩展病例 4-2-3】 患者，男，46 岁，畏寒、发热、乏力 3 天，最高体温 38.0℃。1 个月前肛周脓肿手术治疗，发现血糖升高。入院查体：T 39.6℃，血常规：WBC 9.63×10^9/L、NEU% 91.1%↑，CRP 239.15mg/L↑。CT 检查如图 4-2-6 所示。

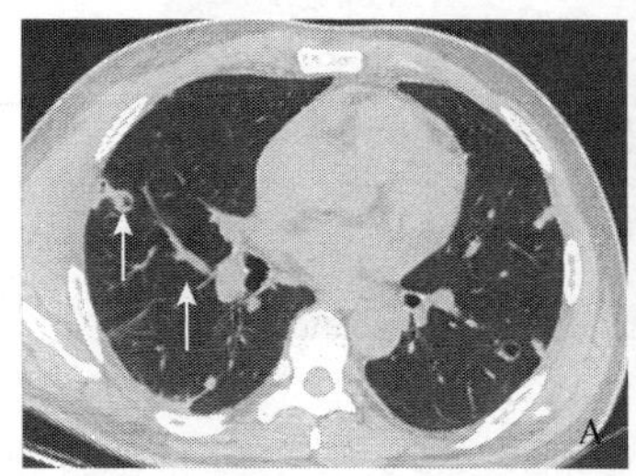
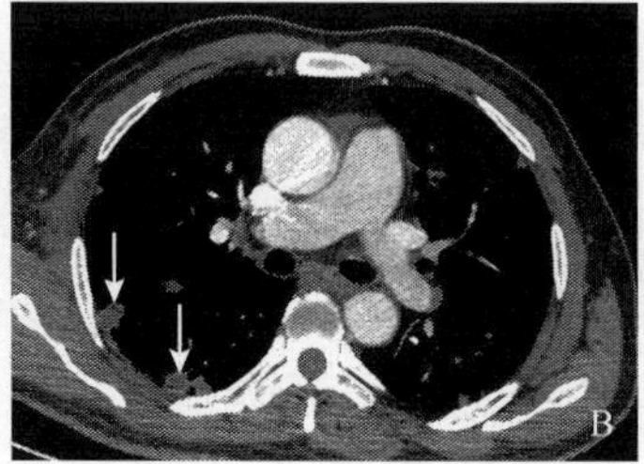
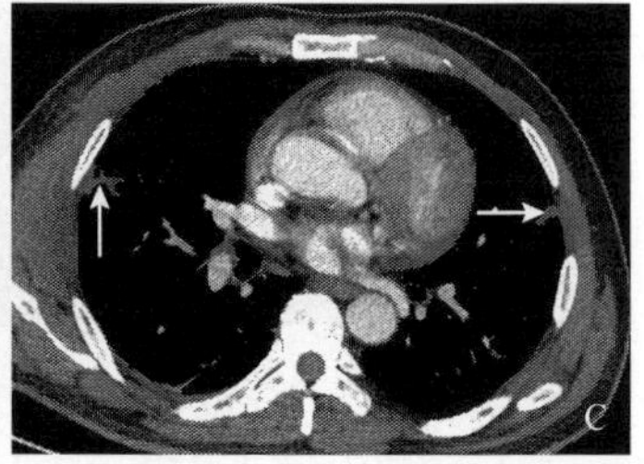

图 4-2-6　血源性肺脓肿

双肺见散在大小不等结节影，以肺外带为著，CT 值为 9～27Hu，部分结节边界模糊，病灶内可见空洞形成（图 A 白箭头），增强扫描呈环形较明显强化，中央见液性无强化区（图 B、C 白箭头）

【病理生理及临床】

肺脓肿可由多种化脓性细菌所致，糖尿病、免疫力减低的患者多发。按照感染途径分为吸入性肺脓肿、继发性肺脓肿及血源性肺脓肿，吸入性肺脓肿常伴有牙周炎；血源性肺脓肿常见的致病菌为金黄色葡萄球菌。炎症组织在细菌产生的毒素或酶的作用下，发生坏死、溶解，形成脓腔，在坏死灶周围肉芽组织增生形成脓腔壁；当坏死组织与支气管相通时，形成空洞。按病程及病变演变分为急性肺脓肿、慢性肺脓肿。

急性肺脓肿发病急剧，以高热、寒战、咳嗽、胸痛为主要症状；咳恶臭痰，全身中毒反应较明显。慢性肺脓肿则以咳嗽、脓痰、胸痛、消瘦为主要临床表现。

【影像表现】

1. 肺内单发或多发球形、不规则形病灶，脓肿病灶内可以充满液体，当出现气-液平面，表示与支气管相通。脓肿壁厚度多为 4～15mm，洞内壁多光滑，增强脓肿壁呈明显环形强化。常见胸腔积液、肺门及纵隔淋巴结肿大，肿大淋巴结短径一般小于 2.5cm。

2. 血源性肺脓肿表现为双肺多发类圆形及圆形阴影、病灶较小，有或无空洞，多靠近胸膜。

3. 严重时可以伴发支气管胸膜瘘，进展为脓胸、气胸；包裹性脓胸壁较均匀，与胸壁接触面较宽，可见胸膜分裂征，邻近肺组织受压。

【鉴别诊断】

1. 空洞型肺癌　临床表现为咯血、刺激性咳嗽和胸痛，厚度多大于 15mm，多呈偏心性，内壁凹凸不平，外缘可见分叶及毛刺征象。

2. 肺结核空洞　临床表现为午后潮热、伴倦怠乏力、盗汗、消瘦；病灶以上叶为主，空洞性肺结核的空洞形态不一，多由干酪渗出病变溶解形成洞壁不明显的虫蚀样空洞，周围常有卫星灶。

3. 肺曲菌病　多发于慢性病患者及免疫功能低下患者，CT 主要表现为薄壁空洞或空洞内的孤立球形灶，边缘光滑锐利，“空气半月征”为典型表现。

4. 韦格纳肉芽肿 多有肾窦和肾实质相关疾病的病史，表现为肺内结节或肿块，约半数患者出现厚壁或薄壁空洞，气-液平面少见，部分病灶可见针刺状突起，邻近胸膜面可见放射状索条影。

【重要关注点】

需要关注肺脓肿有无伴发脓胸、支气管胸膜瘘等并发症，以及与胸腔内包裹性积脓的鉴别。

（杨明光 郭 轶 刘 军）

四、食管破裂

【病例 4-2-4】 患者，男，71 岁，大量进食生冷食物后劳作，出现胸闷、咳嗽 3 天，加重伴高热及呼吸困难 1 天，T 37.5℃，P 125 次/分，BP 168/75mmHg，实验室检查：PCT 0.86ng/ml↑。CT 检查如图 4-2-7 所示。

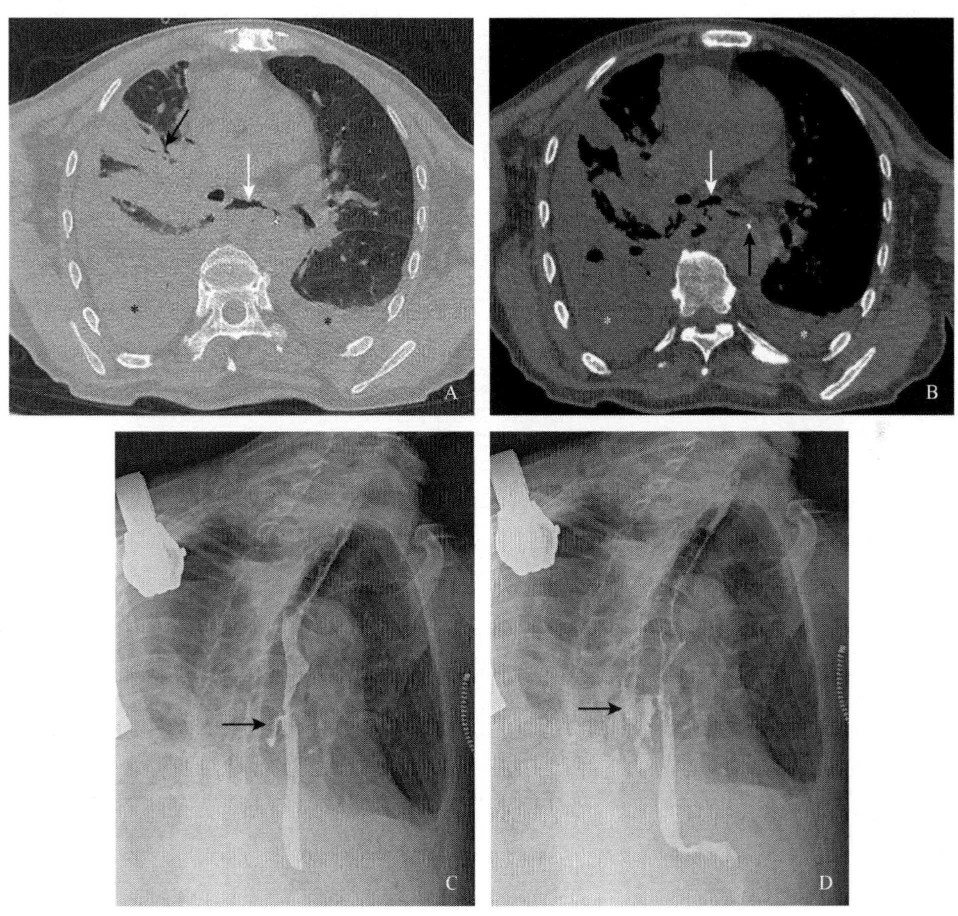

图 4-2-7 食管破裂

CT 平扫纵隔内食管前方可见较多气体影（图 A、B 白箭头），食管内可见高密度插管影（图 B 黑箭头），双侧胸腔积液（图 A、B*），右肺节段性肺不张（图 A 黑箭头），食管造影平 T_9 椎体水平可见对比剂从食管右后壁外溢，逐渐增多（图 C、D 黑箭头）

【分析思维导图】

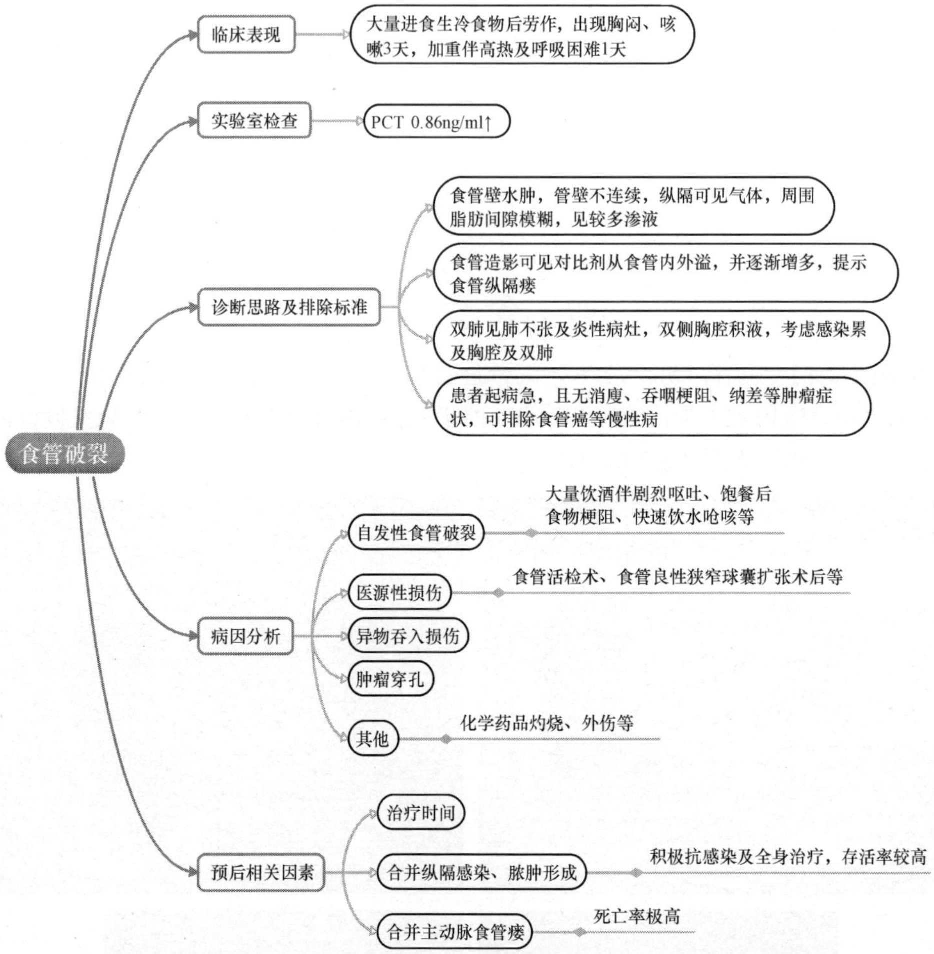

- 食管破裂
  - 临床表现
    - 大量进食生冷食物后劳作，出现胸闷、咳嗽3天，加重伴高热及呼吸困难1天
  - 实验室检查
    - PCT 0.86ng/ml↑
  - 诊断思路及排除标准
    - 食管壁水肿，管壁不连续，纵隔可见气体，周围脂肪间隙模糊，见较多渗液
    - 食管造影可见对比剂从食管内外溢，并逐渐增多，提示食管纵隔瘘
    - 双肺见肺不张及炎性病灶，双侧胸腔积液，考虑感染累及胸腔及双肺
    - 患者起病急，且无消瘦、吞咽梗阻、纳差等肿瘤症状，可排除食管癌等慢性病
  - 病因分析
    - 自发性食管破裂
      - 大量饮酒伴剧烈呕吐、饱餐后食物梗阻、快速饮水呛咳等
    - 医源性损伤
      - 食管活检术、食管良性狭窄球囊扩张术后等
    - 异物吞入损伤
    - 肿瘤穿孔
    - 其他
      - 化学药品灼烧、外伤等
  - 预后相关因素
    - 治疗时间
    - 合并纵隔感染、脓肿形成
      - 积极抗感染及全身治疗，存活率较高
    - 合并主动脉食管瘘
      - 死亡率极高

【扩展病例 4-2-4】 患者，男，45 岁，吞咽疼痛 4 天，加重伴胸背痛 6 小时，有误食鱼刺史。查体：T 36.4℃，双肺呼吸音清，右上腹轻压痛。血常规：NEU% 86.1%↑，PCT 13.4ng/mL↑。CT 检查如图 4-2-8 所示。

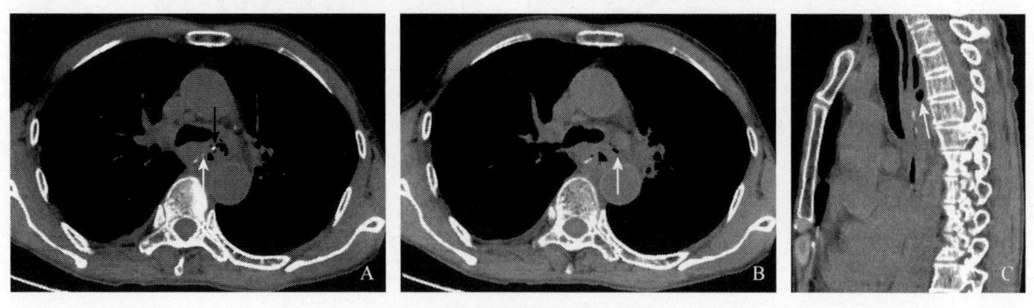

图 4-2-8 异物致食管破裂

食管内可见高密度异物影（图 A 白箭头）；食管壁局部不连续（图 A 黑箭头）、纵隔内见小片状游离气体影（图 B、C 白箭头）

【病理生理及临床】

食管破裂为各种原因直接穿破食管或管腔内压力骤升引起的食管壁全层断裂，以饮酒后突发呃逆引起腹压增大导致的自发性食管破裂程度较重，好发于食管中下段薄弱区。破裂后具有腐蚀性的胃液漏出腐蚀纵隔胸膜造成脓胸，进而合并脓毒性休克、多器官衰竭等，其死亡率高达25%～50%，为胸外科的危重症之一。

早期常表现为突发性胸痛或上腹部疼痛，颈段破裂主要表现为吞咽困难、颈痛和声音嘶哑；胸段破裂多见胸痛和后背痛，较剧烈；腹段破裂时，以腹痛、呕吐伴随腹膜炎体征为常见。典型病例具有食管破裂三联征：呕吐、胸痛和纵隔或皮下气肿，部分患者可伴呕血。

【影像表现】

1. 胸部平片　可以显示正常，破口较大时可以出现纵隔积气和皮下积气，可伴胸腔积液或液气胸。

2. CT 扫描　纵隔少量积气和纵隔炎在食管破裂早期易被CT检出，纵隔积气首先出现在后纵隔，易在纵隔间隙内扩散；纵隔内血管间隙模糊、脂肪组织密度增高，可以形成纵隔脓肿；胸腔积液积气、肺内感染、肺不张也是常见征象。食管破裂的区域还可见管壁局限性菲薄、不连续。

3. 食管造影或吞碘水 CT 检查　若CT平扫诊断困难，可采用食管碘水造影或吞碘水CT扫描检查。发现对比剂外溢出食管壁外、在纵隔内弥散甚至到胸腔内即说明食管破裂。出现阴性结果不能排除食管破裂。有胸腔积液可行诊断性胸腔穿刺，发现食物残渣，即可诊断。

【鉴别诊断】

食管大憩室：食管轮廓外可见局限性积气，超出食管轮廓外的积气或对比剂始终局限一处，且患者缺少急症的临床症状。

【重要关注点】

食管造影或吞碘水CT扫描时患者应左右侧位、俯卧位等多体位检查，增加瘘口显示的机会。

（刘　芸　郭　轶　刘　军）

五、食管气管瘘

【病例 4-2-5】患者，男，51岁，因进行性吞咽困难半年，加重1个月入院。入院后确诊为食管癌晚期，患者接受放化疗。放化疗期间患者出现咯血，经止血治疗后好转，后患者出现明显咳嗽。CT检查如图4-2-9所示。

【分析思维导图】

思维导图见下页。

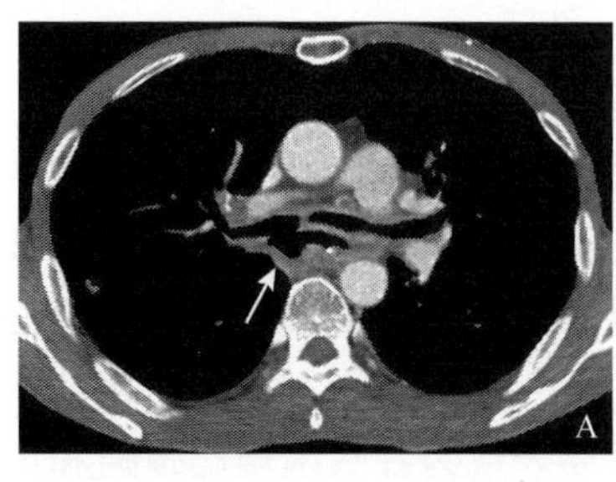
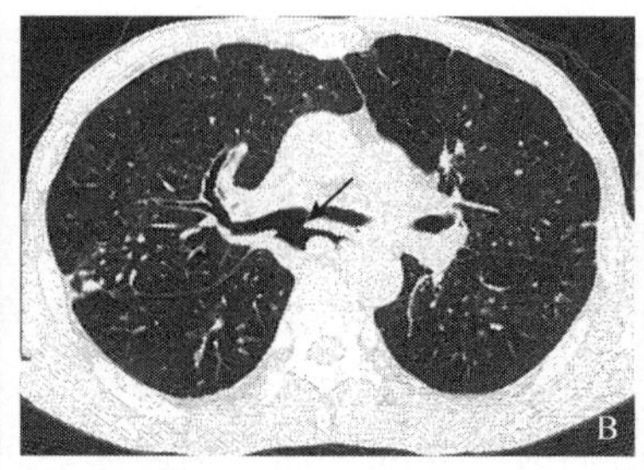
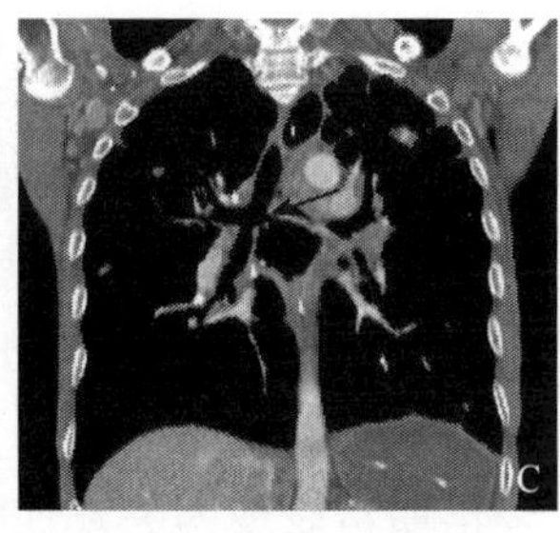

图 4-2-9　食管气管瘘（1）

食管壁增厚（图 A 白箭头）、前壁不连续（图 B、C 黑箭头），食管经破口（图 B、C 黑箭头）与右主支气管相通，形成食管气管瘘

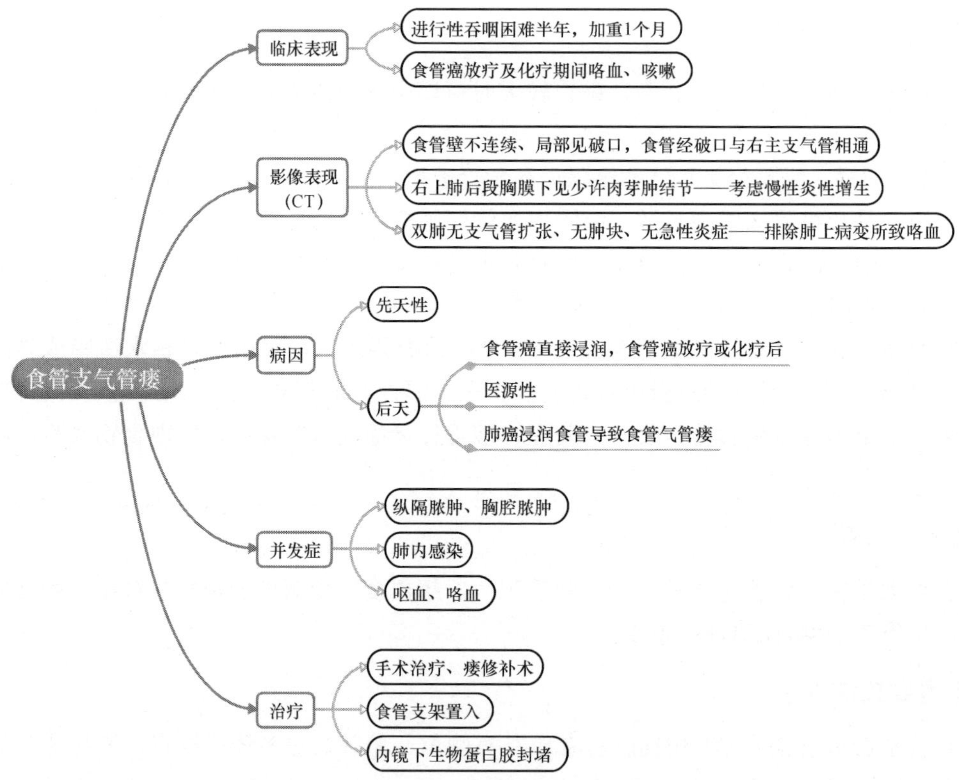

【扩展病例 4-2-5】 患者，女，61 岁，进食梗阻 2 年，饮水呛咳 10 天。2 年前患者确诊食管癌，行伽马刀治疗及化疗，1 年前出现声音嘶哑，1 个月前进食梗阻加重，10 天前出现饮水呛咳。CT 检查如图 4-2-10 所示。

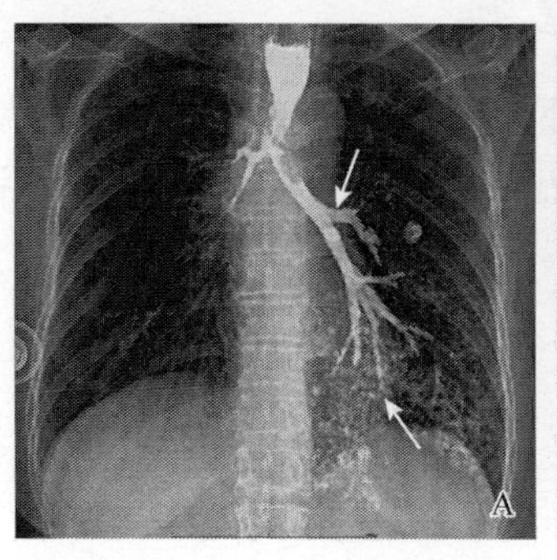
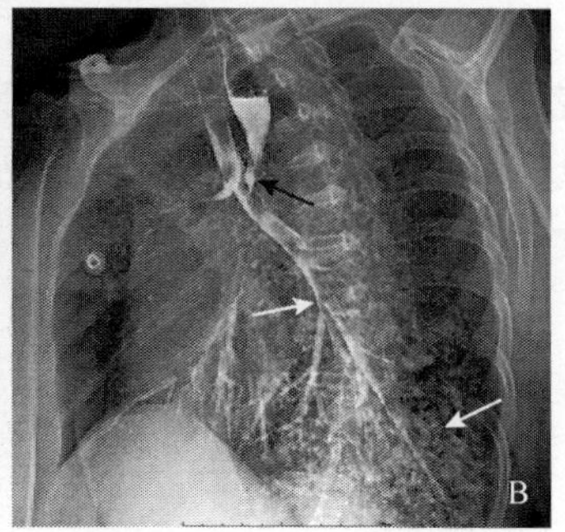

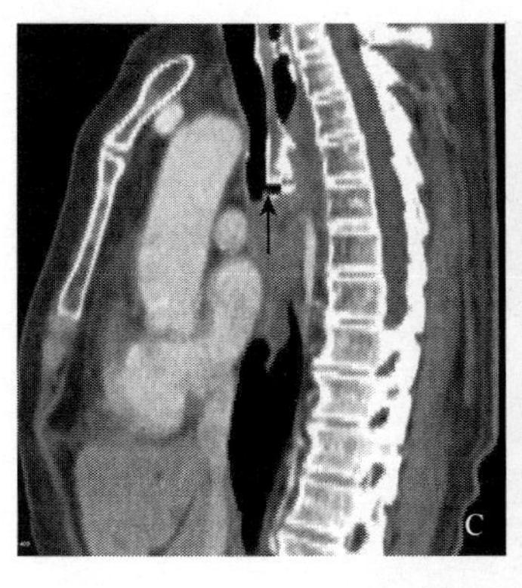
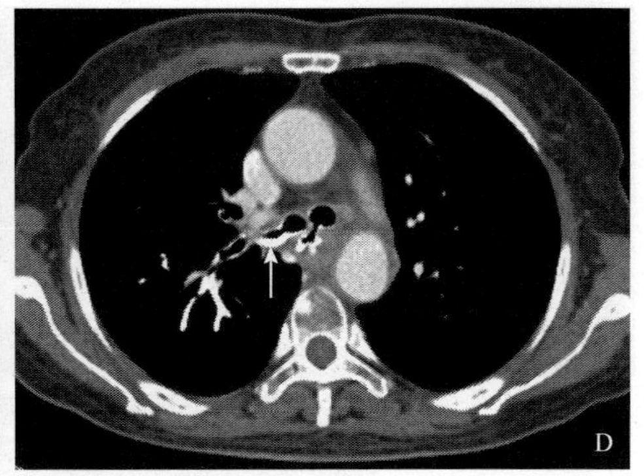

图 4-2-10　食管气管瘘（2）

上消化道造影及吞碘水后 CT 扫描见食管与气管相通（图 C 黑箭头），气管、左右主支气管及其分支内见对比剂（图 A、B、D 白箭头）

【病理生理及临床】

食管气管瘘指食管壁不连续，食管内容物经瘘口与支气管相通，导致肺内持续感染。食管气管瘘可分为先天性或后天性，先天性由于胚胎发育异常形成气管与食管间由瘘管相连通，常合并食管闭锁等其他多种畸形。后者常为晚期食管癌直接侵犯、放化疗后物理损伤、术后吻合口不愈合、食管异物或医源性损伤所致，少见病例为支气管肺癌导致的支气管食管瘘。

常见临床症状为胸痛、咳嗽、发热，进食后呛咳等。

【影像表现】

1. CT　较大的瘘口 CT 可直接显示食管前壁不连续，可见破口，食管与支气管相通；口服对比剂后，在气管、支气管及肺内可见对比剂；常合并肺部感染。

2. 食管造影　怀疑食管支气管小瘘口时可使用碘水造影。变换体位可见食管内对比剂外溢至气管、支气管或肺内。要注意造影阴性并不能完全排除较小的食管气管瘘可能。

【鉴别诊断】

一旦发现瘘口，无须鉴别诊断。

【重要关注点】

1. 食管气管瘘的瘘口位置、大小以及有无纵隔瘘。

2. 肺部感染情况。

（杨清宁　郭　轶　刘　军）

六、心脏压塞

【病例 4-2-6】 患者，女，38 岁，劳力性喘累、乏力 9 年，发现甲状腺功能异常 1 天。查体：颜面眼睑水肿，心界扩大，心音遥远。实验室检查：甲状腺素 11.48nmol/mL↓、游离甲状腺素 1.3pmol/L↓、促甲状腺激素＞100nIU/mL↑。CT 检查如图 4-2-11 所示。

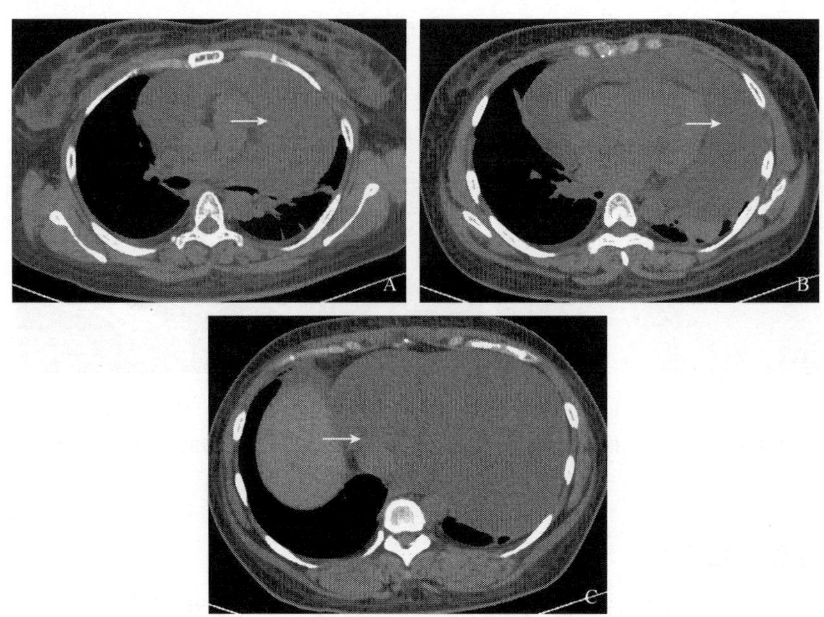

图 4-2-11 甲状腺功能减退所致心脏压塞

心包大量积液，多处厚度＞3cm，最厚处约 6.6cm（图 A～C 白箭头）

【分析思维导图】

思维导图见下页。

【扩展病例 4-2-6】 患者，男，45 岁，突发胸背部撕裂样疼痛 30 小时。查体：BP 157/79mmHg，痛苦面容。血常规：Hb 96.0g/L↓，PLT 84×10^9/L↓。CT 检查如图 4-2-12 所示。

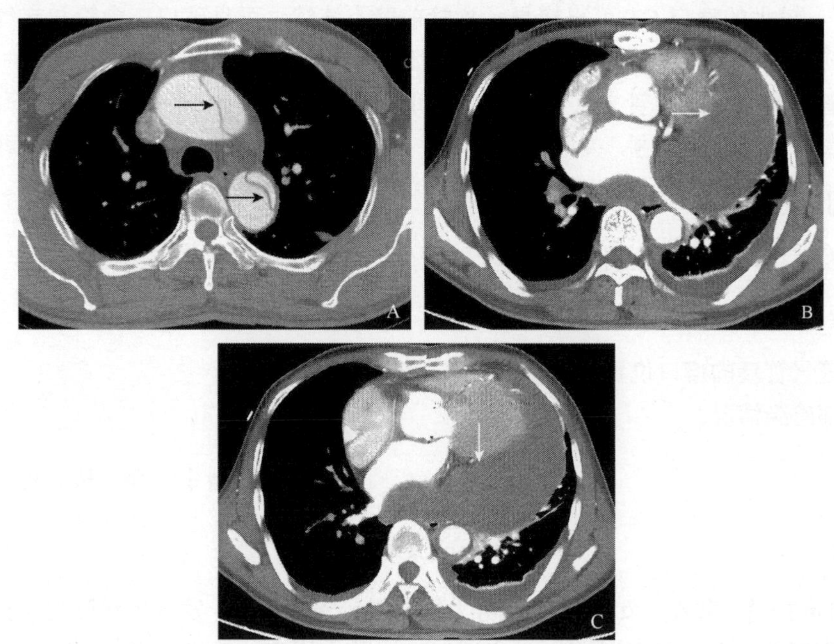

图 4-2-12 主动脉夹层所致心脏压塞

主动脉夹层（Standford A 型）（图 A 黑箭头）；心包大量积血（图 B、C 白箭头），较厚处约 5.2cm，CT 值约 65Hu，左心房后壁、左侧壁塌陷

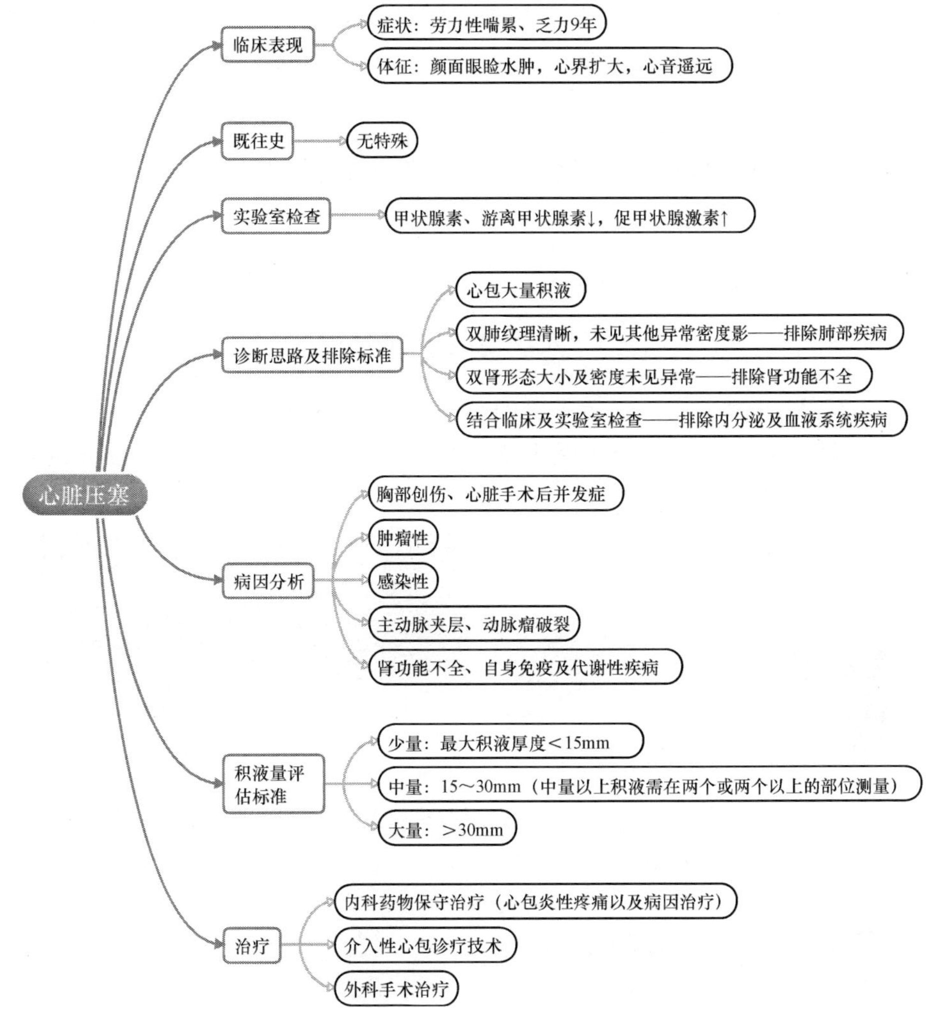

【病理生理及临床】

造成心脏压塞的原因包括创伤、肿瘤、炎症、心脏破裂或主动脉夹层破裂导致的心包积液、积血。心包腔内压力迅速上升，心脏内、外的压力差别加剧，从而影响回心血量及心输出量，代偿性交感神经兴奋，引起心动过速和血管收缩以维持心输出量和血压，当发生失代偿时就会出现血流动力学异常。

临床表现为突发的胸痛、呼吸困难、出汗、意识障碍，血压进行性下降，心率加快或减慢，奇脉，部分患者心电图检查可出现ST段抬高。血压下降伴心率改变常为心脏压塞的特征性表现。可伴发肝肿大、腹腔积液、下肢水肿。

【影像表现】

1. 超声检查简便易行，超声心动图可见大量心包积液，右心房壁塌陷，右心室游离壁或右心室流出道在舒张期塌陷等，超声心动图方便动态观察积液进行性增多。

2. 胸片显示心影呈烧瓶状明显增大，心缘各弓弧消失。

3. CT可见心包增厚，心包腔内范围较广的低或稍高密度液体影，积液量多大于500ml。

4. 间接征象包括上下腔静脉扩张，心脏增强扫描时可见对比剂从右心房向下腔静脉反流、肝内静脉早期显影。胸腹腔积液。

【重要关注点】

1. 心包积液（积血）定量，有右心腔变形的心包积液需要考虑心脏压塞。

2. 分析心脏压塞的原因。

（刘　芸　郭　轶　刘　军）

七、急性肺动脉栓塞

【病例 4-2-7】 患者，女，56 岁，胸闷心悸 4 天，加重伴晕厥 2 小时入院。既往史：高血压 3 级极高危、高脂血症。实验室检查：D-二聚体 6.67μg/ml↑、PO_2 59mmHg↓、WBC 9.92×10^9/L。CT 检查如图 4-2-13 所示。

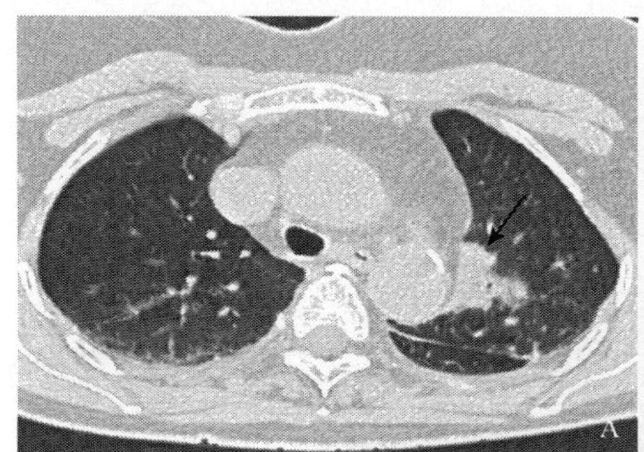

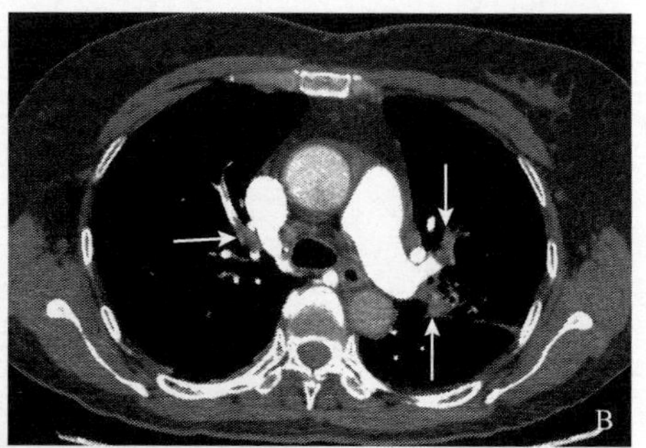

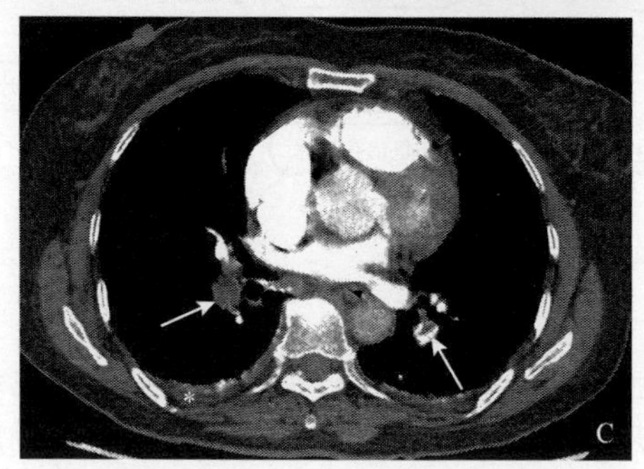

图 4-2-13　急性肺动脉栓塞

左肺上叶肺门周围局部肺不张、阻塞性肺炎（图 A 黑箭头），肺动脉 CTA 双侧肺动脉腔内见多发血栓呈软组织充盈缺损影（图 B、C 白箭头）

【分析思维导图】

思维导图见下页。

【扩展病例 4-2-7】 患者，男，57 岁，因急性主动脉壁间血肿（Stanford B 型）入院，绝对卧床治疗 9 天，患者再发胸背部疼痛，呈持续性，无远处放射，稍感胸闷气促、呼吸困难，无咯血。实验室检查：D-二聚体 3.97μg/ml↑。CT 检查如图 4-2-14 所示。

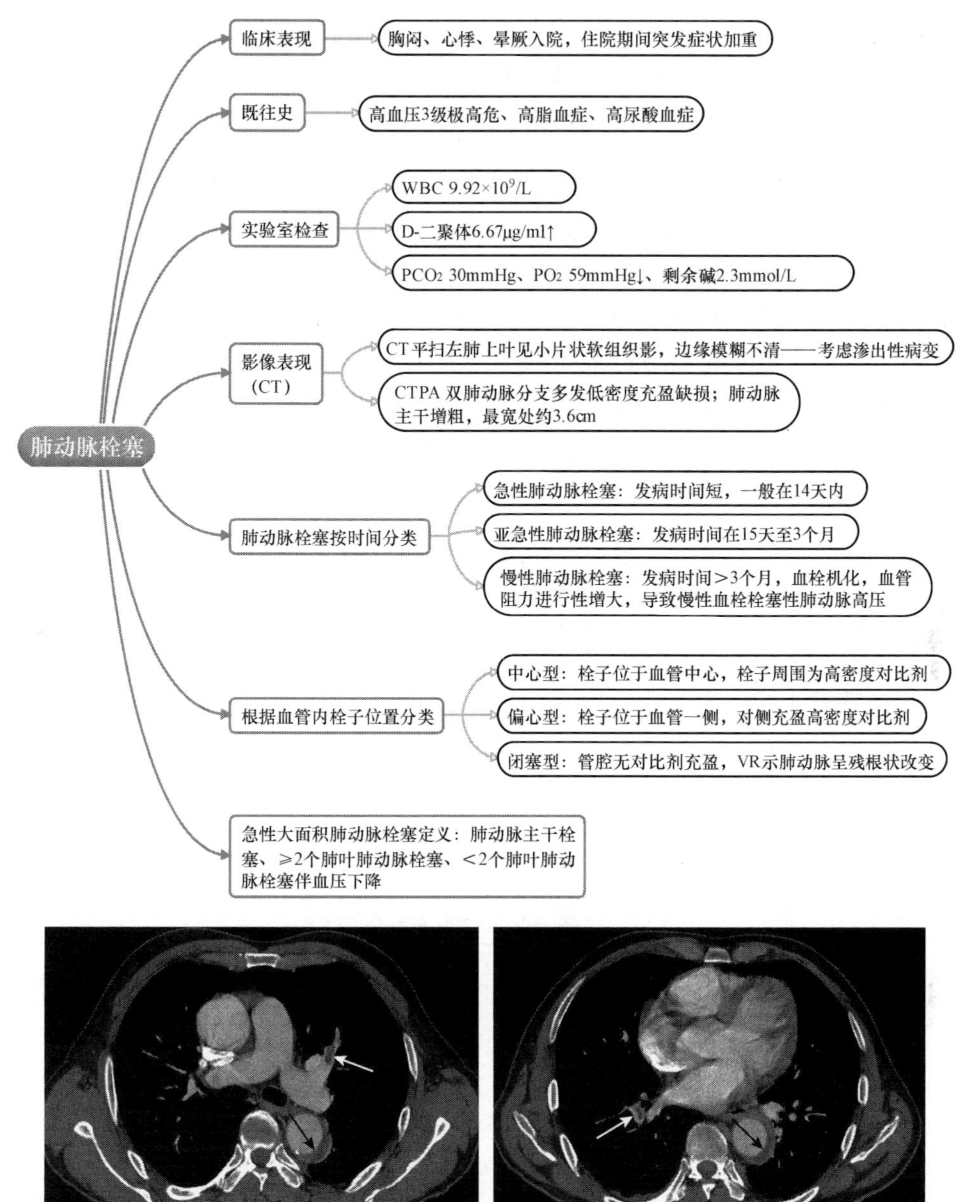

图 4-2-14　主动脉壁间血肿治疗后并发肺动脉栓塞

肺动脉 CTA 左肺上叶前段及右肺上叶后段肺动脉腔内见低密度充盈缺损影（图 A～B 白箭头），主动脉见壁间血肿（图 A～B 黑箭头）

【病理生理及临床】

急性肺动脉栓塞是各种栓子突然堵塞肺动脉造成的临床综合征的总称，包括血栓栓塞、脂肪栓塞、羊水栓塞、空气栓塞等，血栓多来源于下肢或腹盆腔静脉。栓子堵塞肺动脉致远端肺组织灌注减低或停止，出现局部组织缺氧、毛细血管损伤、液体渗出、出血和凝固性坏死。肺梗死灶可从边缘开始再血管化，最后完全消失或遗留瘢痕组织。可继发肺感染、肺脓肿、肺动脉高压。

临床症状为胸闷、胸痛、气促和（或）呼吸困难，可伴咯血、心动过速、咳嗽。大量肺动脉栓塞还可出现低血压、休克、心搏骤停等症状。

【影像表现】

1. 胸部 X 线片 栓塞远端区域性肺血管纤细、稀疏或消失；胸膜下见尖端指向肺门的楔形肺梗死阴影、肺不张、肺动脉高压所致的肺动脉段膨隆、右心增大、胸腔积液。

2. CT 平扫 更清晰准确显示上述征象。

3. 肺动脉血管成像（CTPA） 可以直接显示栓子造成的肺动脉内部分或完全性充盈缺损，可骑跨于肺动脉分叉处。显示肺动脉各支的栓塞程度。

4. 脂肪栓塞 多在长骨骨折后发生，表现为肺内弥漫性渗出性病变，如同“暴风雪征”，CTPA 检查可为阴性。

【鉴别诊断】

肺动脉肉瘤 无急症病史，缺乏血栓形成的危险因素，CTPA 可见病灶累及肺动脉甚至右心室流出道，肿块可见分叶或分隔征象，有时向管腔外侵犯，增强后可见强化。临床溶栓抗凝治疗无效甚至加重。

【重要关注点】

对长期卧床患者突发呼吸困难，当平片或 CT 平扫出现胸膜下一处或多处楔形病灶时，要考虑到肺梗死，需要进一步 CTPA 检查明确诊断。

（陈 姣 何 成 李传明）

八、急性冠脉综合征

【病例 4-2-8】 患者，女，63 岁，心悸 8 天，加重 1 小时，伴气促、肩部放射痛、大汗淋漓。既往史：有心肌缺血病史，查体：P 80 次/分，BP 144/75mmHg↑，各瓣膜听诊未闻及病理性杂音。实验室检查：cTnI 0.002ng/ml，CK-MB 0.60ng/ml，MYO 9.22ng/ml。心电图：部分导联可见 ST-T 改变。CT 检查如图 4-2-15 所示。

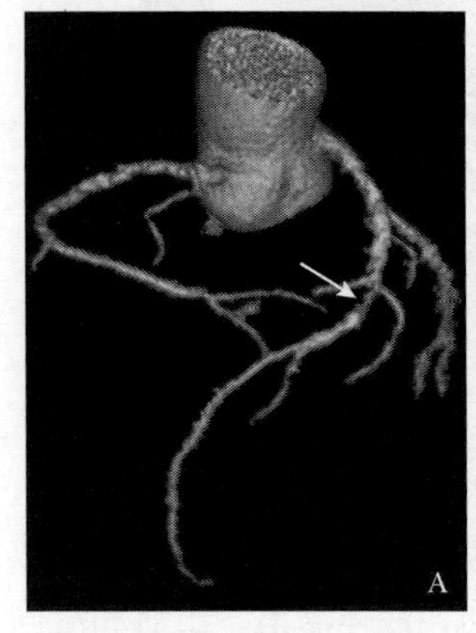

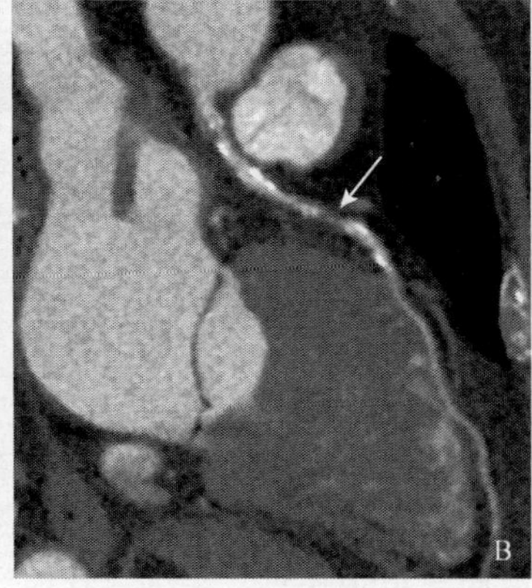

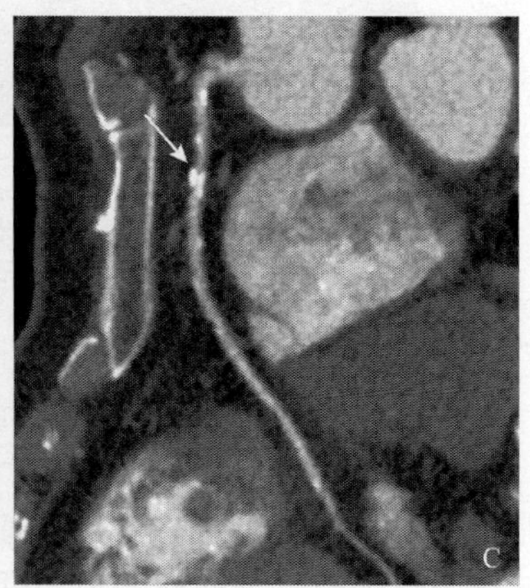

图 4-2-15 急性冠脉综合征（1）

左、右侧冠状动脉管壁见多处钙化，左前降支近-中段见非钙化斑块，管腔重度狭窄（图 A、B 白箭头）；右冠状动脉近-中段见混合斑块，管腔中度狭窄（图 C 白箭头）

【分析思维导图】

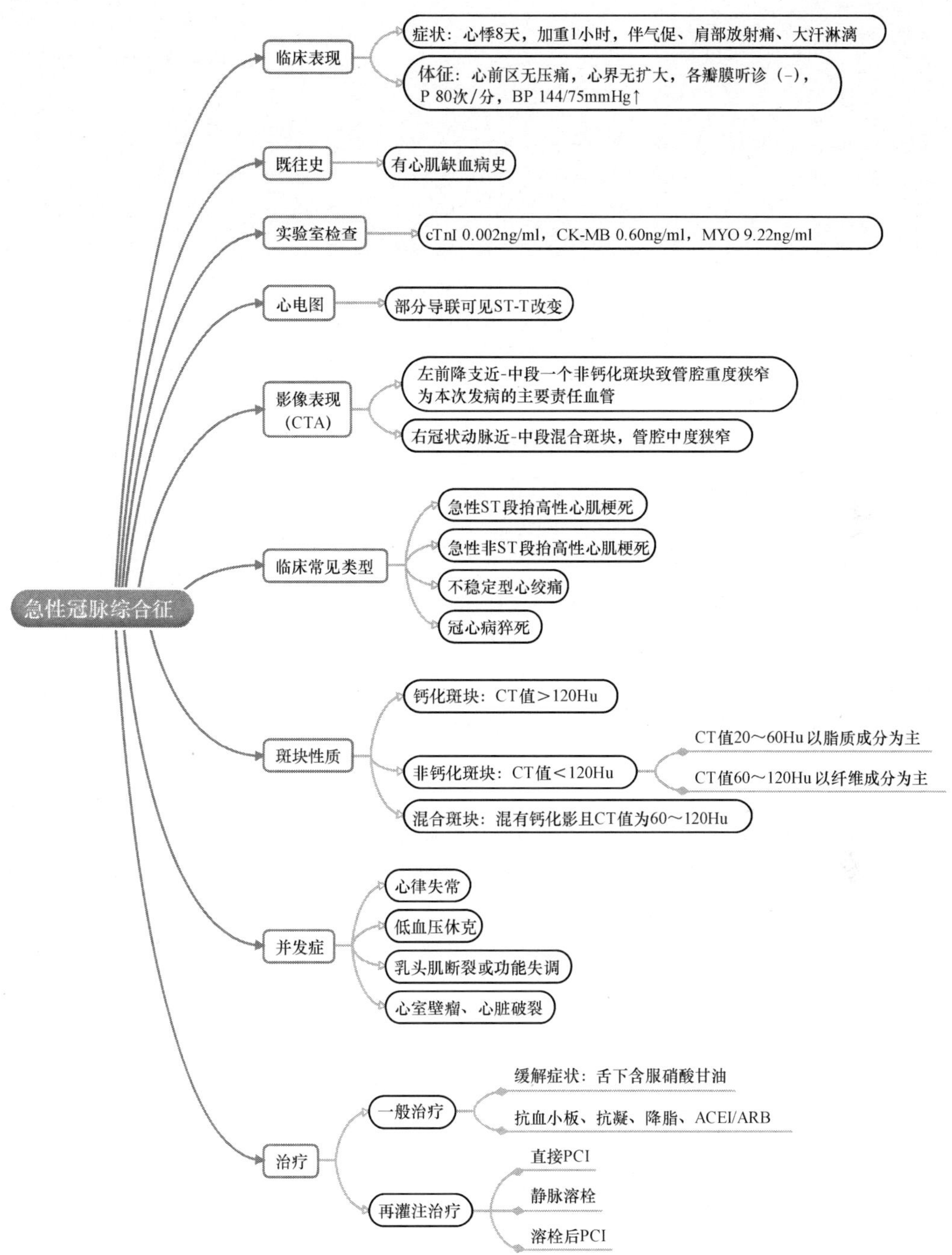
急性冠脉综合征
临床表现
症状：心悸8天，加重1小时，伴气促、肩部放射痛、大汗淋漓
体征：心前区无压痛，心界无扩大，各瓣膜听诊（-），
P 80次/分，BP 144/75mmHg↑
既往史
有心肌缺血病史
实验室检查
cTnI 0.002ng/ml，CK-MB 0.60ng/ml，MYO 9.22ng/ml
心电图
部分导联可见ST-T改变
影像表现
(CTA)
左前降支近-中段一个非钙化斑块致管腔重度狭窄
为本次发病的主要责任血管
右冠状动脉近-中段混合斑块，管腔中度狭窄
临床常见类型
急性ST段抬高性心肌梗死
急性非ST段抬高性心肌梗死
不稳定型心绞痛
冠心病猝死
斑块性质
钙化斑块：CT值>120Hu
非钙化斑块：CT值<120Hu
CT值20～60Hu以脂质成分为主
CT值60～120Hu以纤维成分为主
混合斑块：混有钙化影且CT值为60～120Hu
并发症
心律失常
低血压休克
乳头肌断裂或功能失调
心室壁瘤、心脏破裂
治疗
一般治疗
缓解症状：舌下含服硝酸甘油
抗血小板、抗凝、降脂、ACEI/ARB
再灌注治疗
直接PCI
静脉溶栓
溶栓后PCI

【扩展病例 4-2-8】 患者，男，50 岁，胸痛 2 小时，突感剑突下绞痛，伴心悸、大汗淋漓、呼吸困难。查体：P 47 次/分，BP 131/88mmHg，心律齐，心脏各瓣膜未闻及病理性杂音。实验室检查：cTnI 0.089ng/ml↑，CK-MB 4.52ng/ml↑，MYO 127ng/ml↑。急诊心电图：Ⅱ、Ⅲ、AVF ST 段抬高，Ⅱ、Ⅲ、AVF、V6 可见 Q 波，考虑下壁心肌梗死。DSA 检查如图 4-2-16 所示。

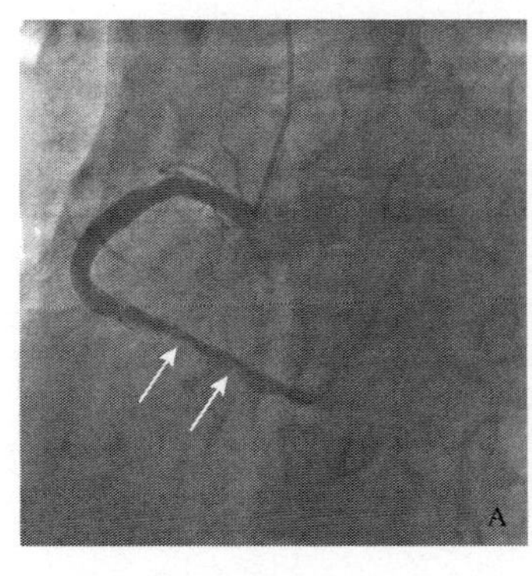
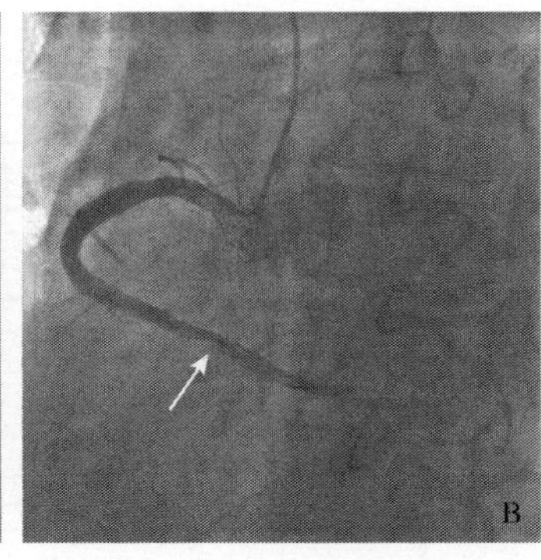
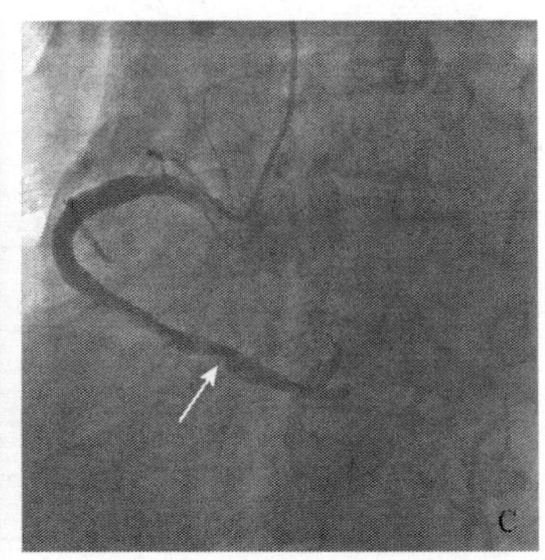

图 4-2-16　急性冠脉综合征（2）

DSA 检查见右侧冠状动脉粗大，中-远段可见大量血栓负荷，导致管腔重度狭窄（图 A～C 白箭头）

【病理生理及临床】

急性冠脉综合征主要因冠状动脉内不稳定型粥样斑块破裂引起血栓形成，继发远端冠状动脉完全或不完全闭塞，致使心肌急性缺血缺氧。在冠心病患者中占 30% 左右，是临床中发病率较高的一种急症。三高人群、绝经后女性是高发人群。临床常见类型包括四种（见本病思维导图）。

典型表现为发作性胸骨后闷痛，紧缩压榨感或压迫感，可向左上臂、颈、背、肩部放射，呈间断性或持续性，伴有出汗、恶心、呼吸困难甚至晕厥，含硝酸甘油不能完全缓解时常提示急性心肌梗死。重症患者可出现皮肤湿冷、面色苍白、烦躁不安等。诊断以实验室检查及心电图诊断为主，影像学检查作为辅助诊断。

【影像表现】

1. 冠状动脉 CTA　可以发现冠状动脉内栓子阻塞。根据阻塞程度可分为：管腔狭窄面积＜50% 为轻度狭窄，50%～75% 为中度狭窄，76%～99% 为重度狭窄，100% 为闭塞。

2. MRI 增强扫描　急性缺血期病变心肌 T_2WI 呈高信号，局部室壁运动减弱，节段性运动异常；MRI 心肌灌注可显示首过灌注减低或灌注缺损、延迟为高信号的强化区，可准确判断心肌缺血程度和范围。

3. 冠状动脉造影（CAG）　是诊断金标准，可见冠状动脉管腔不同程度变窄，并可以在诊断的同时完成治疗。

【鉴别诊断】

出现急性胸痛症状时临床上要与急性主动脉夹层、急性肺栓塞、急性心脏压塞等鉴别，需要尽快完成胸痛一站式检查明确诊断。

（王婧霏　何　成　李传明）

九、急性主动脉壁间血肿

【病例 4-2-9】 患者，男，57 岁，无明显诱因突发胸背部剧烈胀痛伴心悸不适 4 小时，疼痛呈持续性、不向远处放射。有高血压病史 10 年，未规律治疗。查体：T 36.0℃，BP 127/73mmHg，神志清楚，痛苦面容，胸廓挤压征（−）。CT 检查如图 4-2-17 所示。

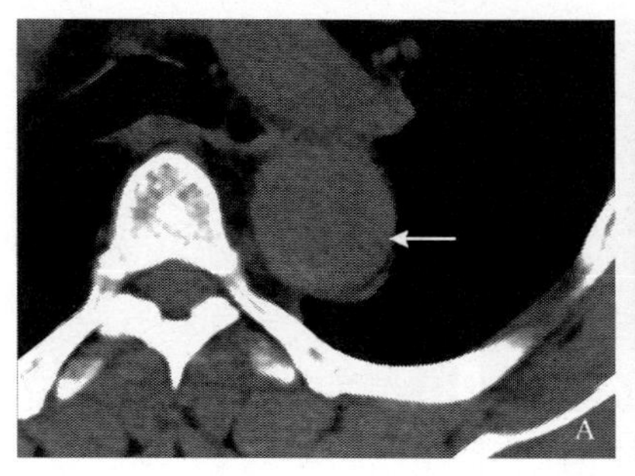

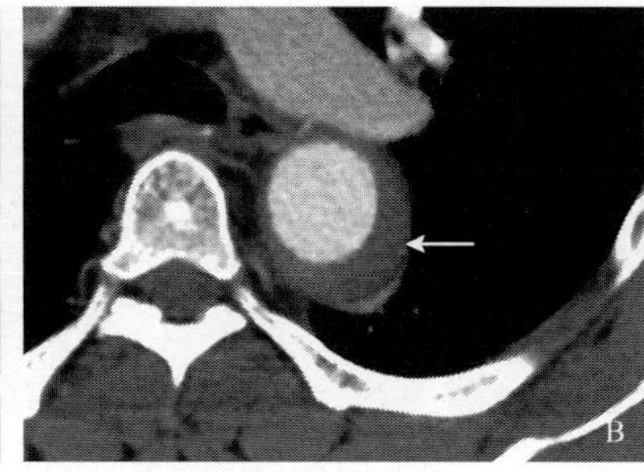

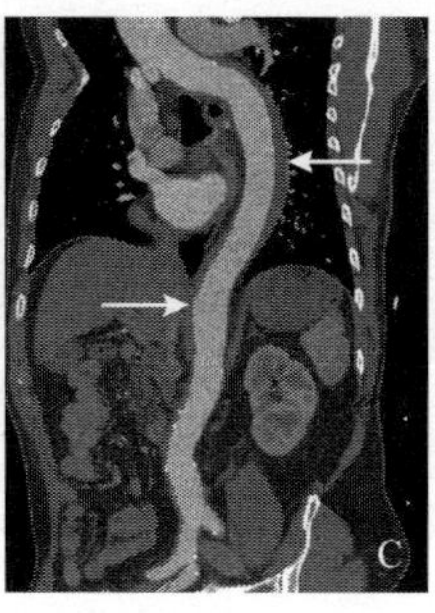

图 4-2-17　主动脉壁间血肿（1）

主动脉弓、胸主动脉管壁内见环形稍高密度影（图 A 白箭头），增强未见强化（图 B、C 白箭头）

【分析思维导图】

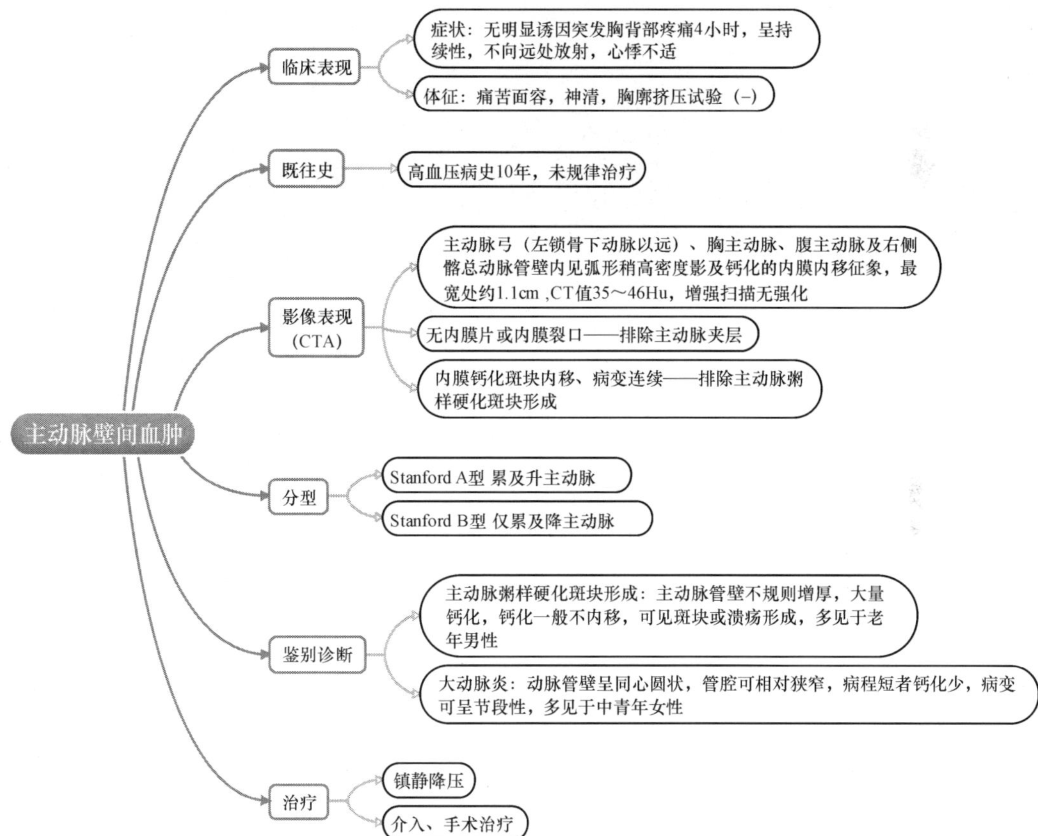

【扩展病例 4-2-9】 患者，男，50 岁，急性心力衰竭，呼吸困难 1 天。CT 检查如图 4-2-18 所示。

【扩展病例 4-2-10】 患者，男，66 岁，突发胸背部撕裂样疼痛 7 小时。CT 检查如图 4-2-19 所示。

【病理生理及临床】

主动脉壁间血肿是指主动脉壁内出血或主动脉壁内局限性血肿形成，是急性主动脉综合征的一种表现。主动脉中层囊性坏死和滋养血管破裂，血液溢出至中膜外层靠近外膜的

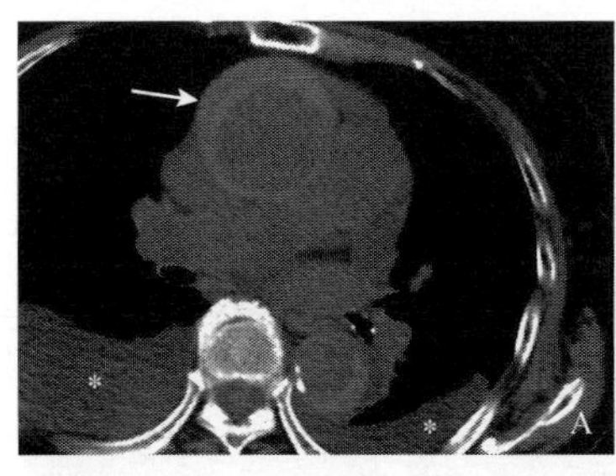
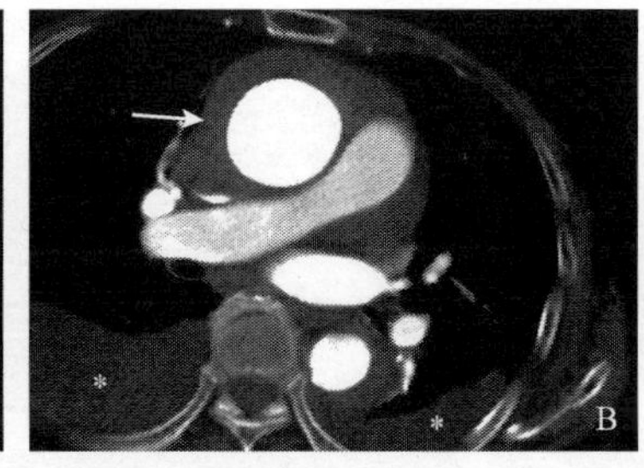
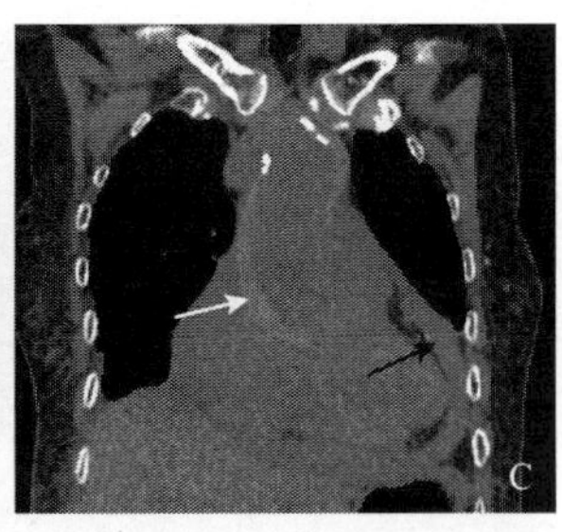

图 4-2-18　主动脉壁间血肿（2）

升主动脉至降主动脉管壁见弧形稍高密度影，CT 值 15～58Hu，最宽处直径约 1.1cm（图 A、C 白箭头），增强扫描未见强化（图 B 白箭头），可见心包积血（图 C 黑箭头）及双侧胸腔积血（图 A、B*）

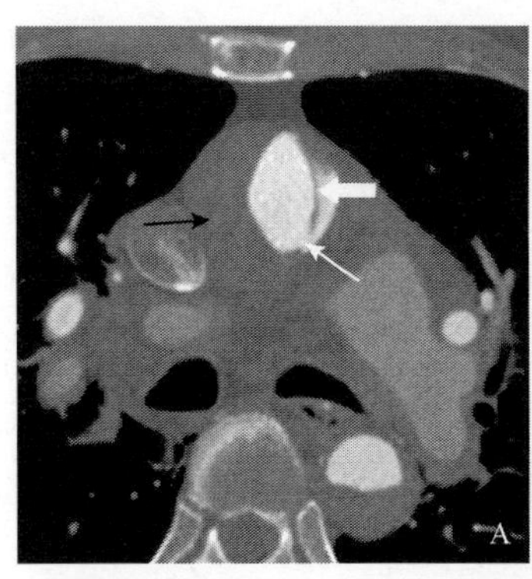
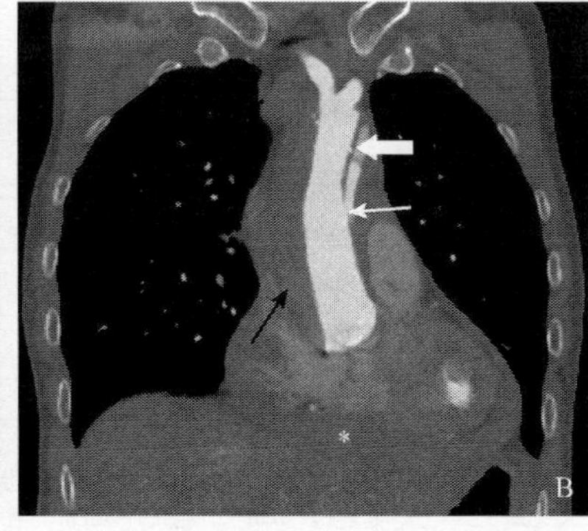
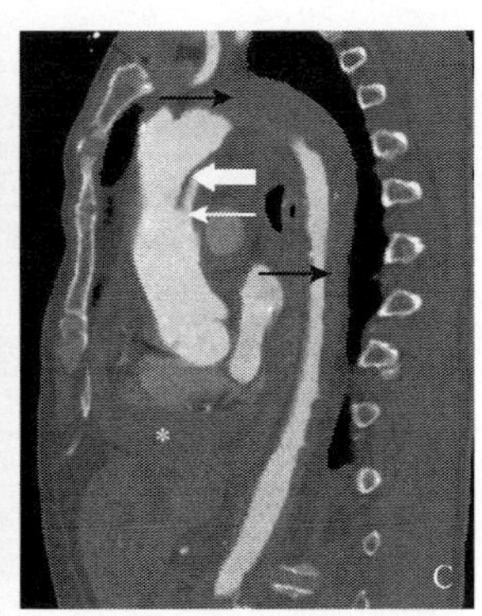

图 4-2-19　主动脉夹层（Standford A 型）

升主动脉腔内见线样游离内膜片影（图 A～C 粗白箭头），将升主动脉至腹主动脉管腔分为真腔及假腔，增强扫描可见少许对比剂通过破口（图 B、C 细白箭头）进入假腔，其余假腔内未见对比剂进入，为血栓形成（图 A～C 黑箭头）。心包积血（图 B、C*）

部分，内膜无破口。

临床表现为突发的胸背部、腹部切割样痛、撕裂样痛、钝痛，在最初疼痛后可能会随之存在一个无痛阶段，持续几小时到几天，然后部分再次疼痛。

【影像表现】

1. CT 平扫　为新月形或环形主动脉壁增厚＞0.5cm，可伴有内膜钙化斑块内移，血管分层纵向延伸，无内膜片游离或内膜裂口，这是区别于主动脉夹层（扩展病例 4-2-10）的鉴别点。新鲜的壁间血肿密度高于邻近主动脉壁，通常 CT 值 60～70Hu；当血肿部分或完全血栓化则表现为密度增高的多层表现。

2. 增强 CT　新月形或环形增厚的主动脉壁内血肿区无对比剂进入。

3. MRI　可以对血肿进行分期，急性期（0～7 天）T_1WI 呈等信号，T_2WI 呈高信号；1～5 天的壁间血肿 T_2WI 呈低信号；亚急性（8～30 天）壁间血肿 T_1WI、T_2WI 呈高信号。

【鉴别诊断】

1. 主动脉炎　大中动脉血管壁呈同心圆形增厚，一般为等或者低密度，伴或不伴动脉瘤，可见散在的血管狭窄。

2. 主动脉夹层　有内膜破口，可见对比剂进入假腔。当假腔内完全血栓形成，夹层破口闭塞，难以与壁间血肿区别。

3. 动脉瘤内附壁血栓 一般无钙化内膜内移，范围较局限，偏向血管一侧。

【重要关注点】

1. 主要特征为新月形或环形主动脉壁增厚＞0.5cm。

2. 无内膜片或内膜裂口。

（王婧霏 何 成 李传明）

十、支气管动脉破裂

【病例 4-2-10】 患者，女，69 岁，反复咳嗽、咳痰、咯血 5 年，加重 3 小时。T 36.5℃，pH 7.37，PO_2 51mmHg↓、PCO_2 36.1mmHg、碱剩余（BE）–3mmol/L↓。查体：双肺呼吸音粗，右肺闻及少许湿啰音。既往诊断“支气管扩张”。CT 及 DSA 检查如图 4-2-20 所示。

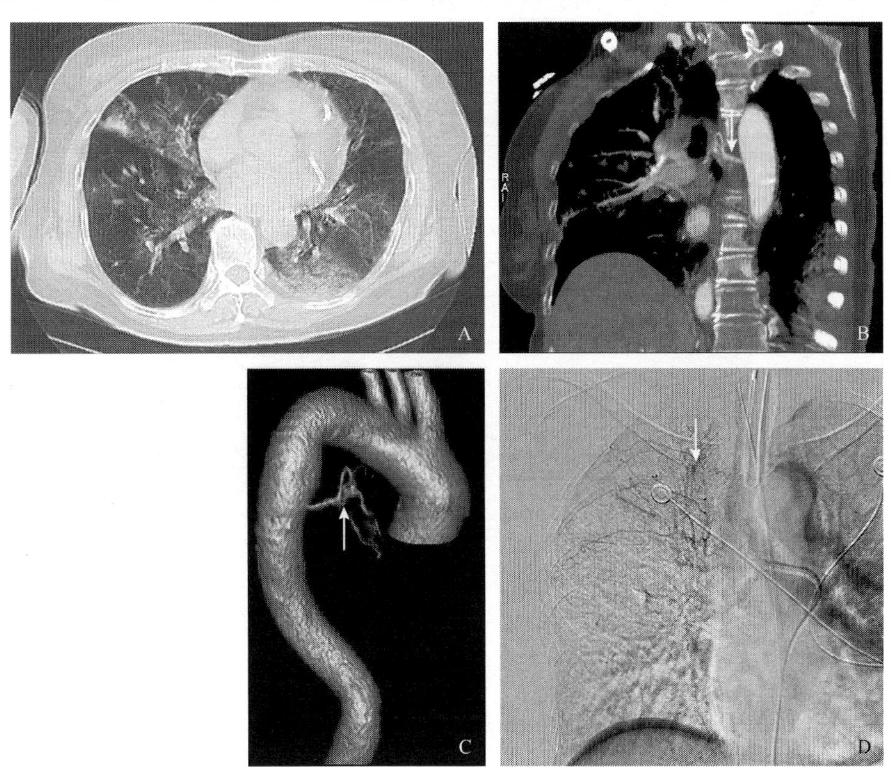

图 4-2-20 支气管动脉破裂（1）

双肺肺泡积血（图 A），胸 5 椎体层面胸主动脉右侧壁发出右支气管动脉（图 B 白箭头），右支气管动脉迂曲、增粗（图 B、C 白箭头），与肋间动脉共干。右侧支气管动脉造影右上肺见对比剂外溢（图 D 白箭头）

【分析思维导图】

思维导图见下页。

【扩展病例 4-2-11】 患者，男，59 岁，间断咳嗽、咯血 5 年，加重 3 天。查体：T 36.2℃，P 90 次/分，BP 182/78mmHg，口唇发绀，双肺闻及湿啰音，pH 7.54，PO_2 55mmHg↓、PCO_2 28mmHg↓。CT 及 DSA 检查如图 4-2-21 所示。

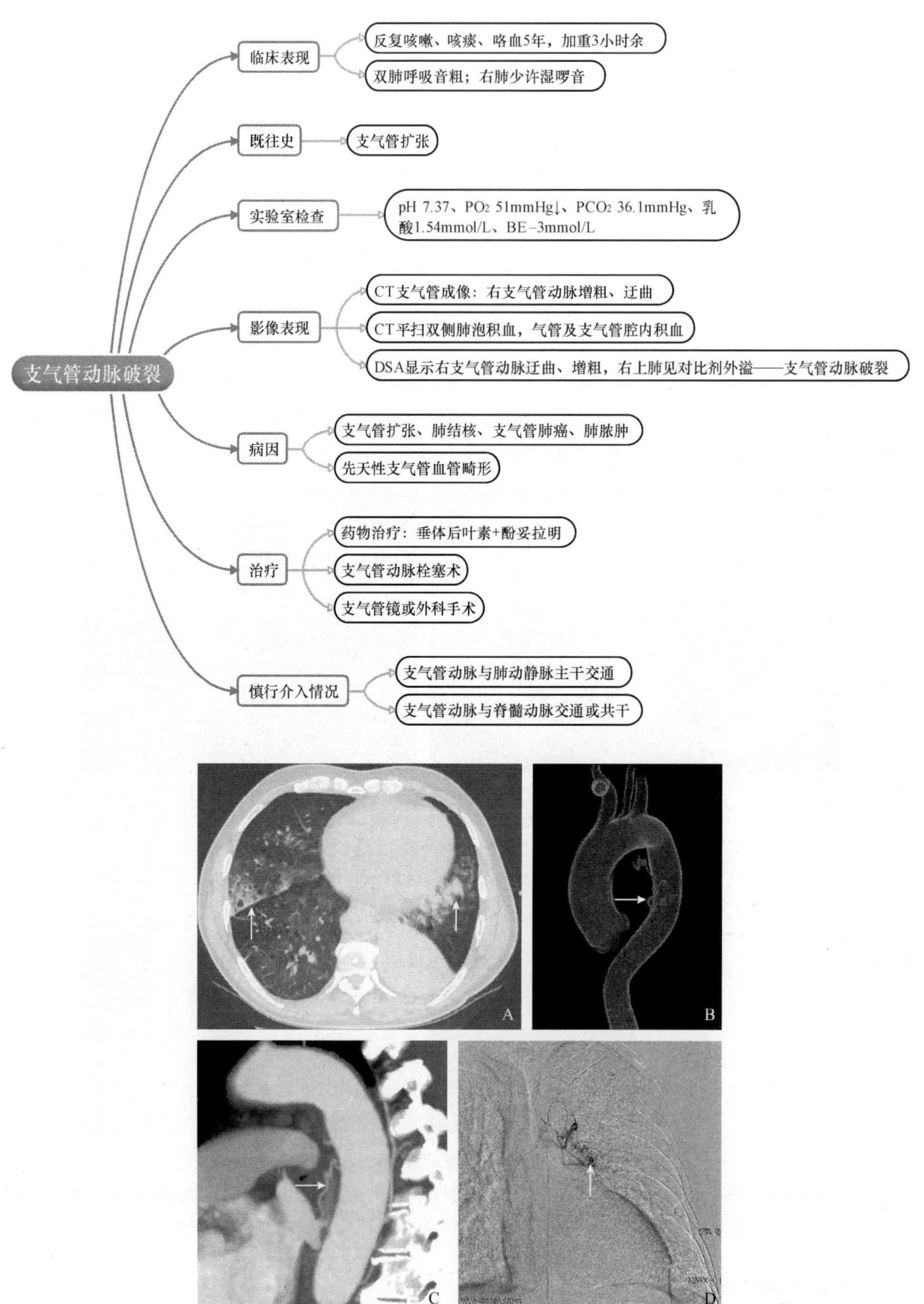
支气管动脉破裂
临床表现
反复咳嗽、咳痰、咯血5年，加重3小时余
双肺呼吸音粗；右肺少许湿啰音
既往史
支气管扩张
实验室检查
pH 7.37、PO_2 51mmHg↓、PCO_2 36.1mmHg、乳酸1.54mmol/L、BE -3mmol/L
影像表现
CT支气管成像：右支气管动脉增粗、迂曲
CT平扫双侧肺泡积血，气管及支气管腔内积血
DSA显示右支气管动脉迂曲、增粗，右上肺见对比剂外溢——支气管动脉破裂
病因
支气管扩张、肺结核、支气管肺癌、肺脓肿
先天性支气管血管畸形
治疗
药物治疗：垂体后叶素+酚妥拉明
支气管动脉栓塞术
支气管镜或外科手术
慎行介入情况
支气管动脉与肺动静脉主干交通
支气管动脉与脊髓动脉交通或共干
A
B
C
D

图 4-2-21　支气管动脉破裂（2）

双肺肺泡积血（图 A 白箭头），支气管动脉迂曲、增粗（图 B、C 白箭头）。DSA 示左支气管动脉迂曲、增粗，左肺门处有对比剂外溢（图 D 白箭头）

【病理生理及临床】

引起支气管动脉破裂的病因包括支气管扩张、肺结核、肺癌、肺脓肿等病变破坏支气管动脉以及支气管血管畸形等，因长期慢性炎性或肿瘤刺激，支气管动脉损伤出血，越靠近近端，风险越大，可伴动脉瘤形成，易破裂引起大咯血。先天性支气管动脉畸形破裂也不少见。

支气管动脉内压力较高，一旦破裂，常以大量咯血为主要临床表现，同时可伴咳嗽、胸痛、失血性休克等；咯血后窒息是引起患者死亡的主要原因。

【影像表现】

1. CTA 检查 见支气管动脉迂曲、增粗，或形成血管网，直径＞2mm，在 CT 上表现为结节状或线样强化影。

2. 肺内间接征象 肺泡积血、肺水肿、肺实变或肺不张，胸腔积液等。

3. 确诊需要 DSA 检查，活动期可直接观察支气管动脉出血点。

4. 部分支气管动脉起源异常，可起源于肋间动脉、锁骨下动脉、腋动脉、内乳动脉及膈动脉等，需要仔细寻找出血点。

【重要关注点】

1. 明确支气管动脉起源、走行、数量，是否有对比剂外溢及具体部位，找出所有支气管动脉对咯血治疗十分重要。

2. 如要行介入栓塞手术需要明确有无支气管动脉与脊髓动脉共干、与脊髓动脉交通或与肺动静脉主干交通，否则慎行栓塞治疗。

（王文静　何　成　李传明）

十一、主动脉瘤破裂

【病例 4-2-11】 患者，女，67 岁，高血压病史 10 余年，未正规治疗。入院 3 周前，剧烈咳嗽后致腹部撕裂样疼痛，休息后稍缓解，此后 3 周反复出现撕裂样腹痛。1 天前再次出现撕裂样腹痛，持续不缓解。查体：腹部触及搏动包块。BP 105/75mmHg。CT 检查如图 4-2-22 所示。

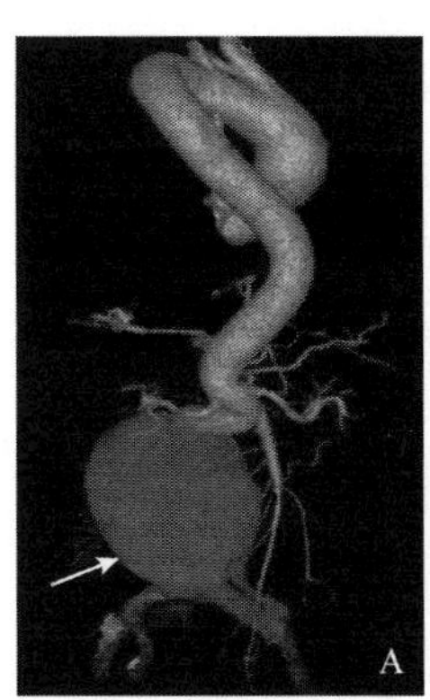

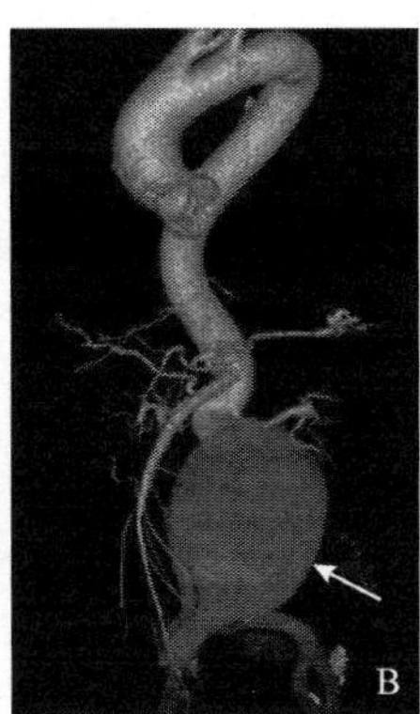

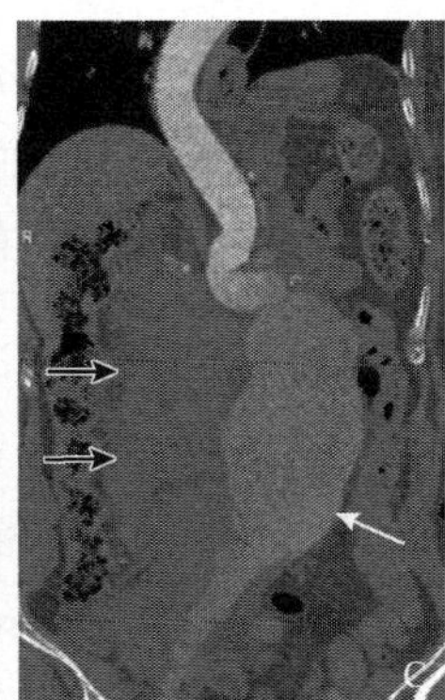

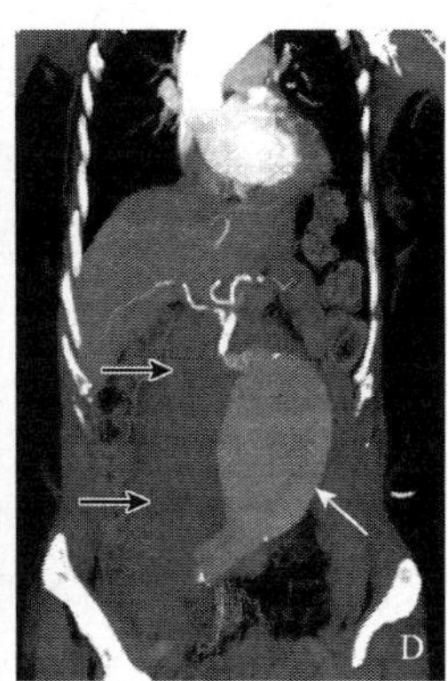

图 4-2-22　腹主动脉瘤破裂（1）

腹主动脉瘤梭形膨大，直径大于 5.5cm（图 A～D 白箭头），腹主动脉周围、腹膜后间隙、腹腔多处积血（图 C、D 黑箭头）

【分析思维导图】

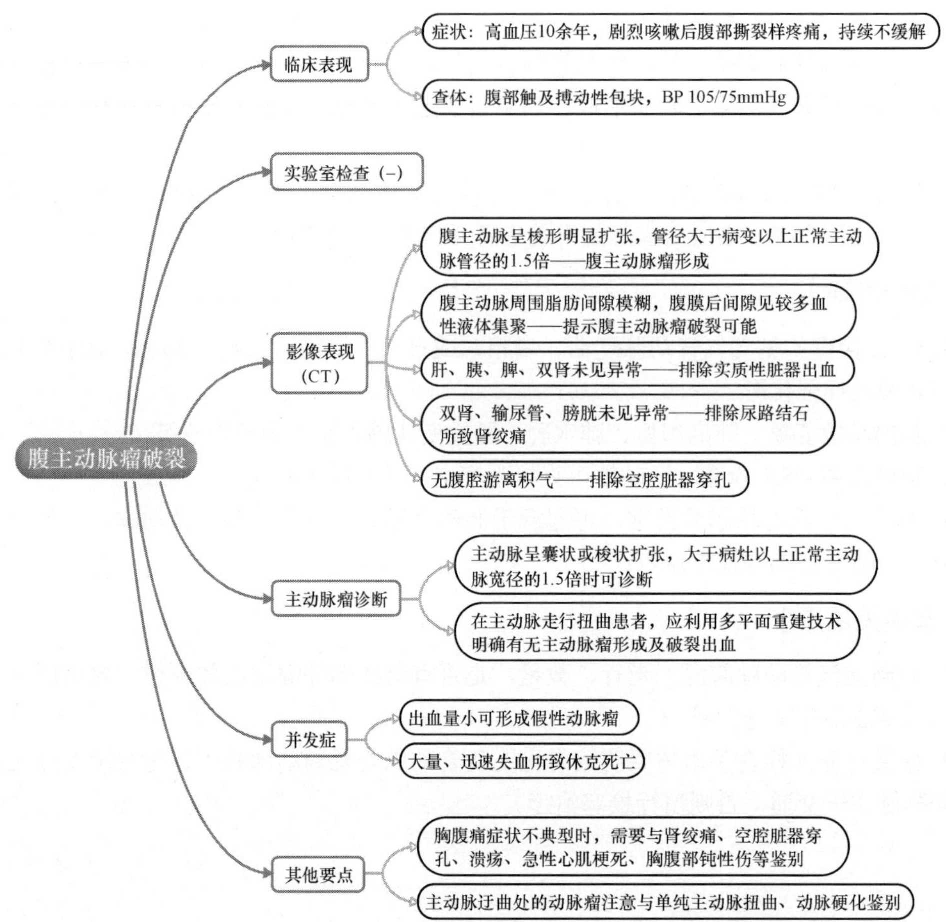
腹主动脉瘤破裂
临床表现
症状：高血压10余年，剧烈咳嗽后腹部撕裂样疼痛，持续不缓解
查体：腹部触及搏动性包块，BP 105/75mmHg
实验室检查（–）
影像表现（CT）
腹主动脉呈梭形明显扩张，管径大于病变以上正常主动脉管径的1.5倍——腹主动脉瘤形成
腹主动脉周围脂肪间隙模糊，腹膜后间隙见较多血性液体集聚——提示腹主动脉瘤破裂可能
肝、胰、脾、双肾未见异常——排除实质性脏器出血
双肾、输尿管、膀胱未见异常——排除尿路结石所致肾绞痛
无腹腔游离积气——排除空腔脏器穿孔
主动脉瘤诊断
主动脉呈囊状或梭状扩张，大于病灶以上正常主动脉宽径的1.5倍时可诊断
在主动脉走行扭曲患者，应利用多平面重建技术明确有无主动脉瘤形成及破裂出血
并发症
出血量小可形成假性动脉瘤
大量、迅速失血所致休克死亡
其他要点
胸腹痛症状不典型时，需要与肾绞痛、空腔脏器穿孔、溃疡、急性心肌梗死、胸腹部钝性伤等鉴别
主动脉迂曲处的动脉瘤注意与单纯主动脉扭曲、动脉硬化鉴别

【扩展病例 4-2-12】 患者，女，67 岁，腹部疼痛 2 天。CT 检查如图 4-2-23 所示。

【病理生理及临床】

主动脉瘤的形成与动脉粥样硬化、高血压病等密切相关；胸主动脉瘤的发病率明显低于腹主动脉瘤。主动脉瘤破裂是主动脉瘤患者最严重并发症，以老年男性多见，任何导致胸腹腔压力增高的因素均可诱发主动脉瘤破裂。

胸主动脉瘤破裂渗血可导致咯血或胸腔、纵隔、心包积血及急性上消化道出血等表现。腹主动脉瘤破裂时可出现典型三联征：突发低血压、胸腹部或背部剧痛、腹部搏动性包块。疼痛常呈移行性，突发的剧烈撕裂样疼痛、不能忍受且持续不缓解较具特征，急骤的大出血后可出现休克、死亡。

【影像表现】

1. 主动脉瘤的诊断标准 主动脉呈囊状或梭状扩张，其宽径大于正常主动脉宽径的 1.5 倍时可诊断。当主动脉瘤直径大于 5.5cm 时破裂风险较高，多数指南推荐择期手术。

2. CT 平扫 可观察内膜钙化及瘤周出血情况，当动脉瘤破裂时可见血管内膜钙化局部不连续且超出动脉瘤轮廓、主动脉瘤壁显示不清且后壁紧贴椎体。CTA 可观察有无对比

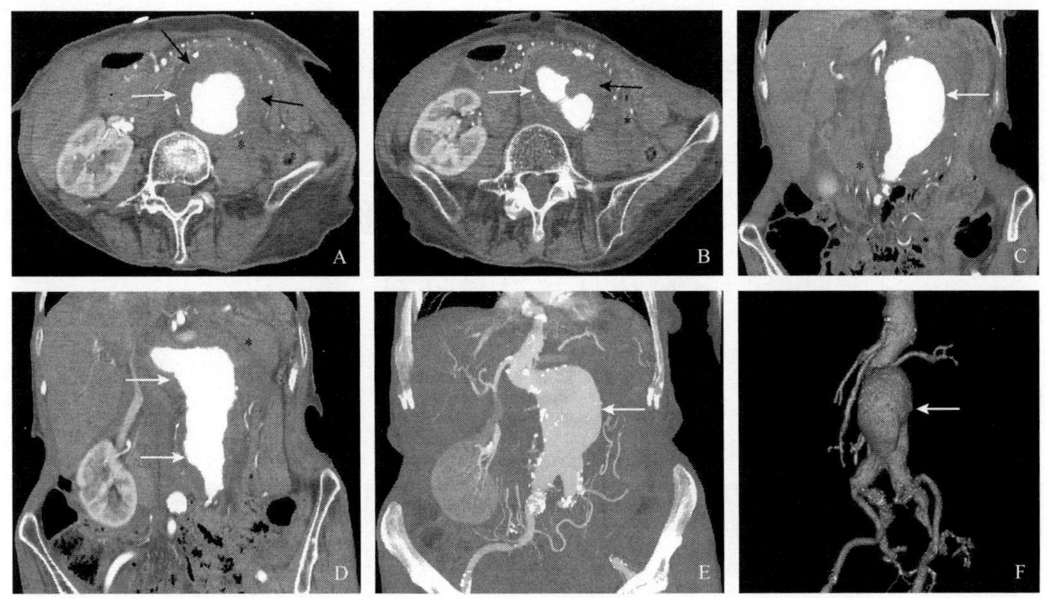

图 4-2-23　腹主动脉瘤破裂（2）

腹主动脉走行迂曲，腹主动脉远段-髂总动脉瘤样扩张（图 A～F 白箭头）伴附壁血栓形成（图 A、B 黑箭头），血管周围、腹膜后间隙及腹腔多间隙积血（图 A～D*）

剂外溢以提示是否存在活动性出血。根据主动脉瘤破裂出血范围不同，可分为以下类型，开放型：主动脉瘤破裂，血液直接进入胸腹腔，并可迅速出现休克；限制型：主动脉瘤破裂，形成纵隔内或腹膜后血肿，并暂时压迫破口；封闭型：主动脉瘤破裂孔较小，出血后被动脉周围纤维组织等被膜局限、封闭，主动脉外缘模糊及软组织影增多，部分可伴假性动脉瘤形成。

【鉴别诊断】

CTA 可直接显示主动脉瘤及破裂征象，诊断不难。血管迂曲处的动脉瘤需要注意与单纯主动脉迂曲、动脉硬化鉴别；也需要与临床上引起腹部及背部疼痛其他相关疾病鉴别。

【重要关注点】

主动脉迂曲处的小动脉瘤扩张范围局限、破裂出血量小时容易被忽略或掩盖，当患者症状持续或明显时，需要在不同角度的斜冠矢状位上甄别。

（邓　铁　何　成　李传明）

第五章 胃　　肠

第一节 创伤性病变

创伤性胃肠道破裂

【病例 5-1-1】 患者，男，50 岁，外伤致全身多处疼痛 12 小时。查体：全腹散在压痛，移动性浊音阳性，前腹部及会阴部瘀青。WBC 6.9×10^{9}/L，RBC 3.37×10^{12}/L↓，D-二聚体 13.1mg/L↑。CT 检查如图 5-1-1 所示。

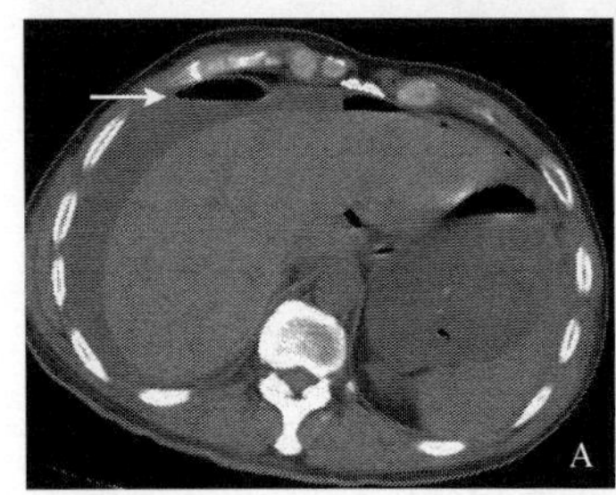
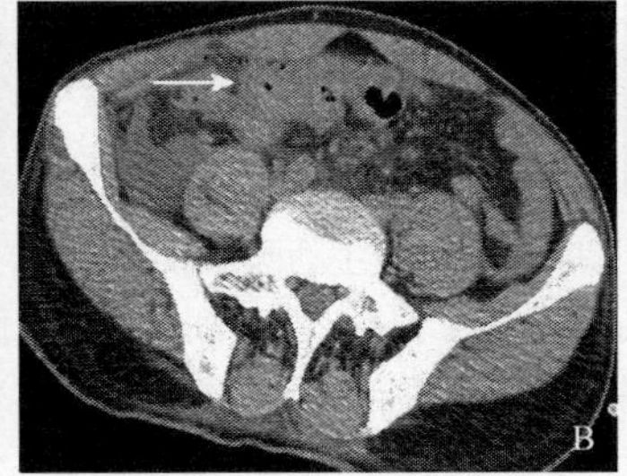
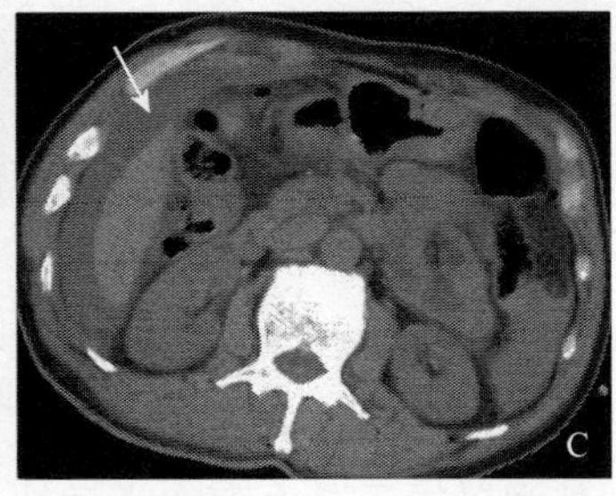

图 5-1-1　小肠破裂

CT 平扫右膈下见气-液平面（图 A 白箭头）。损伤小肠肠壁水肿，肠周可见点状游离气体（图 B 白箭头）。肝周、左侧结肠稍高密度积液提示积血（图 C 白箭头）

【分析思维导图】

思维导图见下页。

【扩展病例 5-1-1】 患者，男，59 岁，高处坠落伤后腹痛 9 小时。以腹胀明显，伴恶心、呕吐，呕吐物为黑色稀水样物，非喷射状。查体：中上腹及右侧腹压痛，反跳痛、肌紧张，以右上腹为甚，肠鸣音减弱 1～2 次/分。CT 检查如图 5-1-2 所示。

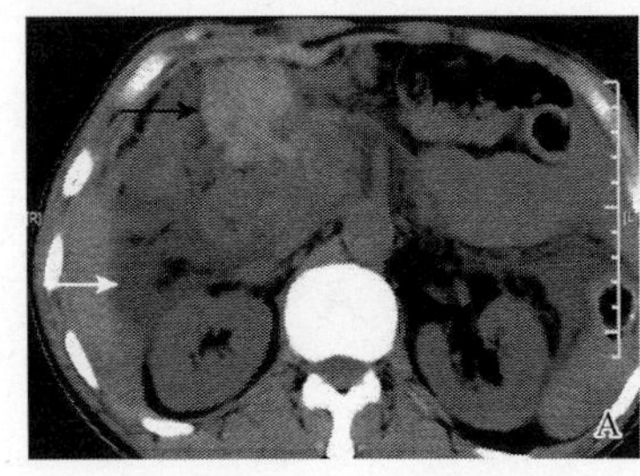
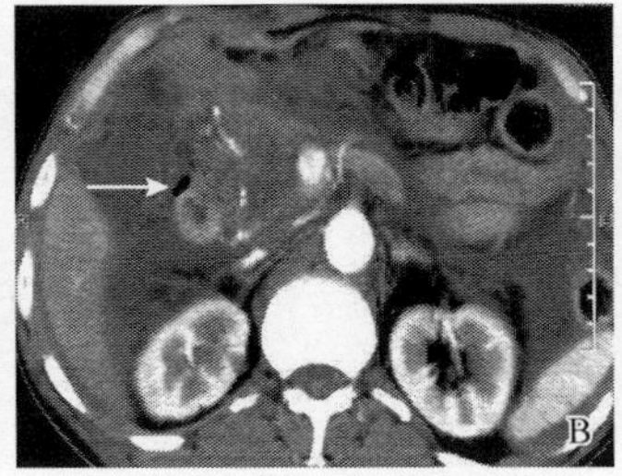
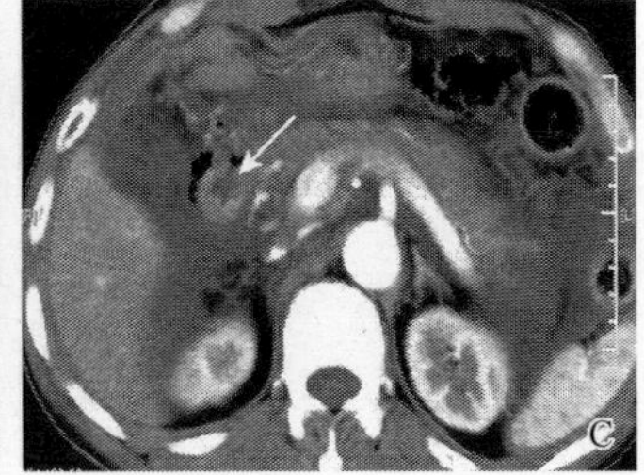

图 5-1-2　十二指肠破裂

CT 平扫上腹部见广泛渗出及少量积液（图 A 白箭头）、积血（图 A 黑箭头）。CT 增强十二指肠降段前方见少量游离积气（图 B 白箭头）；十二指肠降段内前侧肠壁连续性中断（图 C 白箭头）

【病理生理及临床】

创伤性胃肠道破裂是常见的外科急危症之一，其中小肠破裂发生率占腹腔脏器损伤的

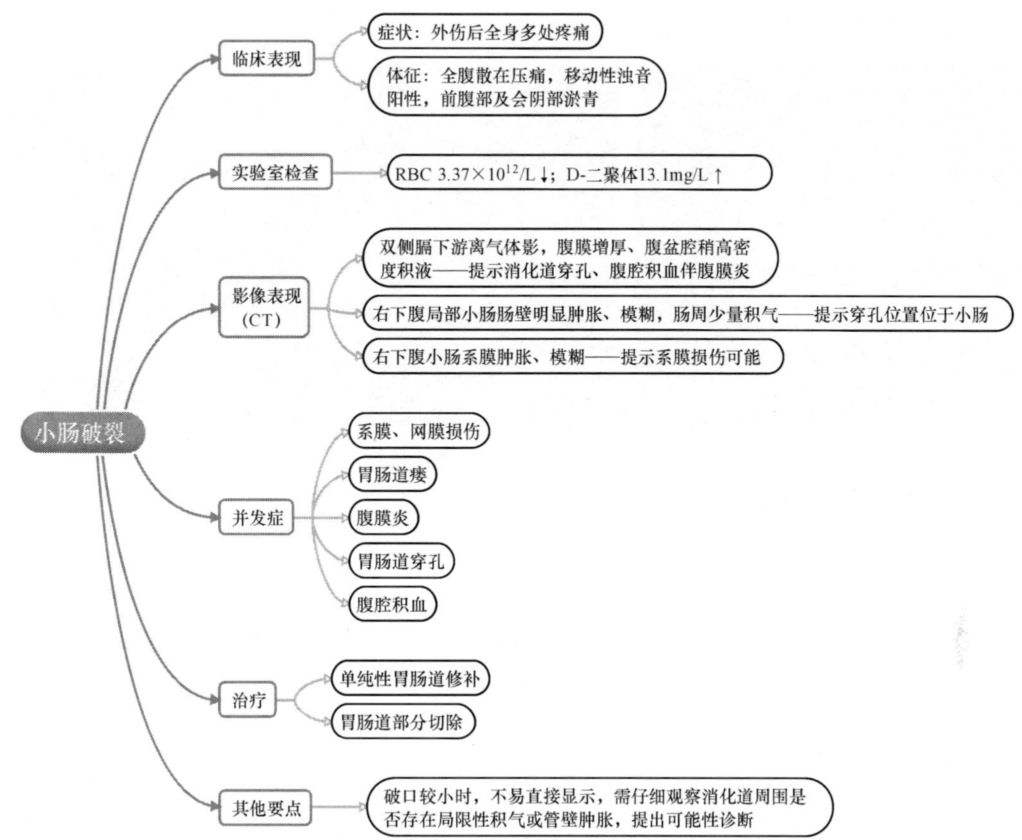

35%～37%。可引起创伤性出血性休克、腹膜炎及多器官功能衰竭，严重者危及患者生命安全。消化道破裂可造成内容物外溢，刺激腹膜发生腹膜炎，破裂处管壁出血、肿胀，可伴发邻近系膜损伤及腹腔积血。如破裂口较小（直径＜1cm）时，裂口常被外翻的黏膜、凝血块及食物残渣堵塞或被少量的渗出液体、炎性纤维膜或大网膜覆盖，破口迅速封闭，导致胃肠道内容物暂不外溢。此外，还有部分患者可因消化道壁分层裂伤或壁间血肿，而发生迟发性穿孔。

临床表现为腹痛、呕吐、血压降低等。

【影像表现】

1. 破裂处消化道壁肿胀、增厚，局部管腔连续性中断。

2. 气腹及腹膜炎 腹腔内局限性或广泛渗出、腹腔脂肪间隙模糊，损伤部位或腹腔内、腹膜后间隙积气。

3. 腹腔积液/积血 消化道内容物逸出致腹腔间隙积液。伴发出血时，可见稍高密度积液征，CT 值 40～60Hu，或高低密度液-液平面形成。

第二节 非创伤性病变

一、消化道异物

【病例 5-2-1】 患者，女，62 岁，误食枣核，咽部疼痛 4 天。查体：咽黏膜慢性充血，咽后壁淋巴滤泡增生明显，咽侧索稍肿胀，舌根淋巴结增生明显。CT 检查如图 5-2-1 所示。

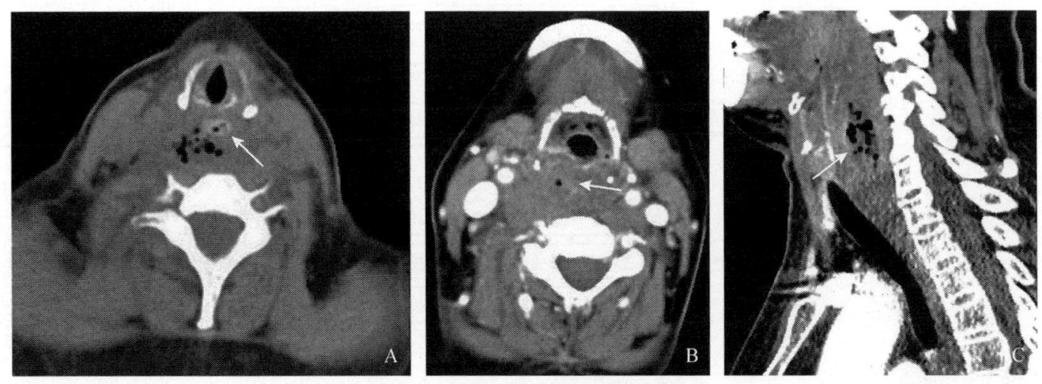

图 5-2-1 食管异物伴颈部脓肿

CT 平扫显示食管枣核样高密度异物伴右后方软组织肿胀积气（图 A 白箭头）。CT 增强后见食管壁环周高度水肿（图 B 白箭头）。CT 矢状位重建见椎前软组织内脓肿形成（图 C 白箭头）

【分析思维导图】

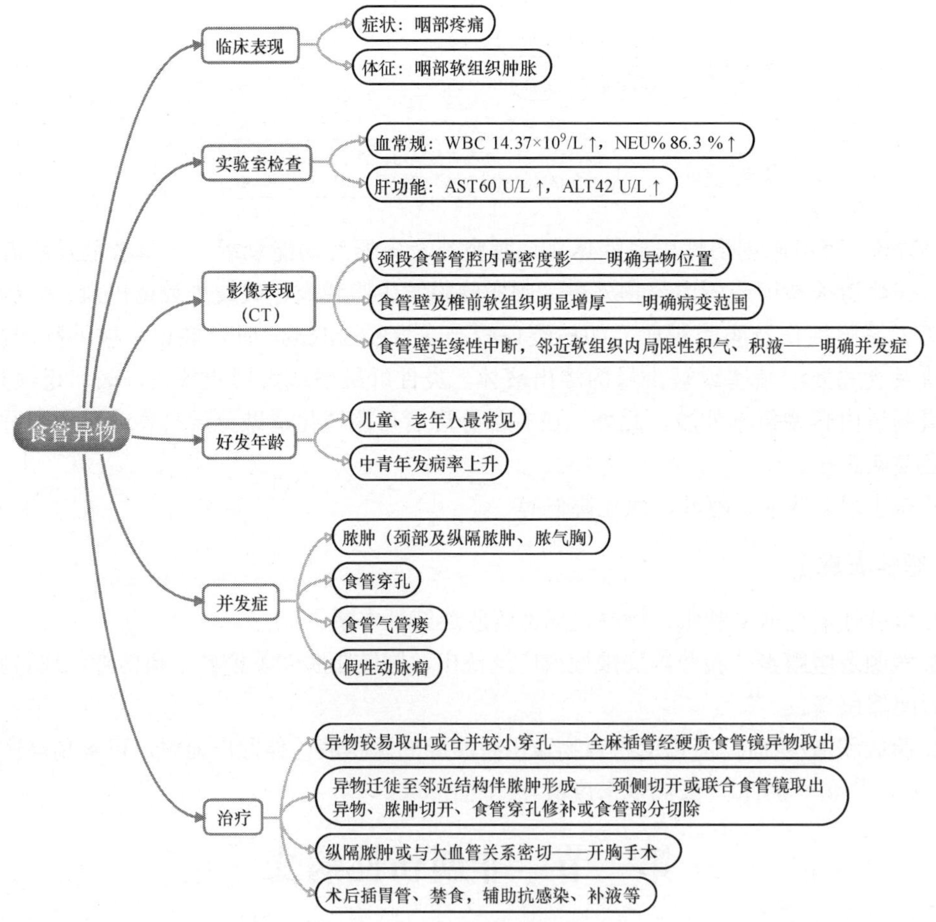

【扩展病例 5-2-1】 患者，男，53 岁，发热伴寒战 10 天。查体：全腹部轻压痛。血常规：WBC 18.95×10^9/L↑，NEU% 84.7%↑，CRP 182.9mg/L↑，Hb 109g/L↓。CT 检查如图 5-2-2 所示。

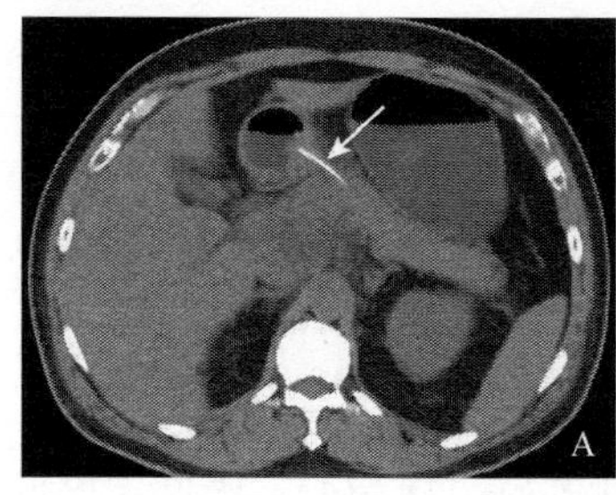

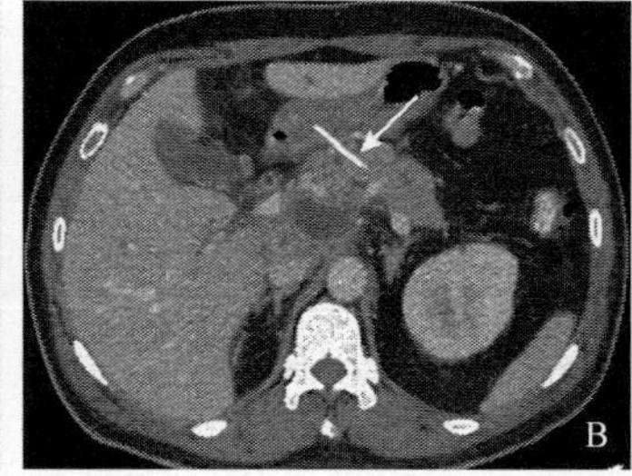

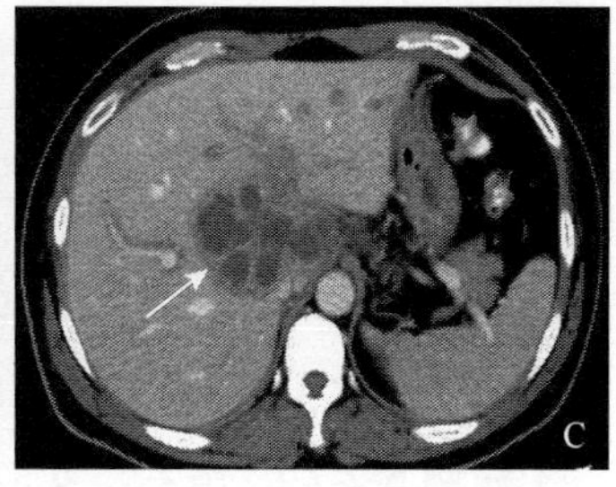

图 5-2-2 胃内异物伴胃壁刺伤

CT 平扫胃窦后壁见刺状高密度异物（图 A 白箭头）。CT 增强后见异物穿透胃窦后壁至胰腺颈部（图 B 白箭头）。肝门区多发淋巴结环状强化，中心液化坏死（图 C 白箭头）

【流行病学】

消化道异物是临床常见急症，以儿童和老人多见，有文献报道目前青中年人（15～59岁）成为消化道异物的主要发病人群。儿童以硬币、玩具为主，成年人以锐性异物多见，如鱼刺、禽类骨片等。其中，咽部是最常见的滞留位置，其次为食管（上段），胃及小肠异物相对少见。

【临床表现及检查方法】

1. 临床表现 患者有明确的异物吞食病史，咽部异物主要临床症状为咽喉部疼痛、异物感，可伴不同程度吞咽困难；食管异物主要症状为咽喉部不适、异物感、呕吐、呕血、胸骨后背疼痛等。胃、十二指肠及小肠异物相对少见，临床症状主要为腹痛。

2. 检查方法 电子喉镜、胃镜、腹部平片、食管吞钡棉、CT 为消化道异物的主要检查方法。其中，电子喉镜是诊断和治疗咽部异物最常用的检查方法，但对于细小、完全刺入黏膜、位置隐匿（如梨状窝等）的异物易漏诊，胃镜则是体积较大或异物无法自行排出时的首选诊断和治疗方法。腹部平片是检出胃及小肠内不透 X 线异物最常用的检查方式，但对于 X 线穿透性较高、细小隐匿的异物则需采用多层螺旋 CT。除显示异物外，CT 还可同时准确评估咽喉壁脓肿、消化道穿孔等并发症。

【影像表现】

1. 腹部平片 腹部异常高密度影（注意须结合正侧位片观察，除外体表异物）。若有消化道穿孔，可发现膈下游离气体。

2. 食管 X 线吞钡棉检查 异物处可有钡棉钩挂显影，亦称“食管钡棉钩挂征”。但没有此征象亦不能排除异物存在。偶见异物所致食管黏膜损伤的点状、细线状龛影。

3. CT 异物所在位置的异常高密度影，形态与所食异物相关。伴发消化道损伤时，可见消化道管壁增厚、周围絮状渗出；伴发感染时，可见厚壁脓肿形成，边界不清，部分病灶内见气体或液平面；伴发消化道穿孔时，可见腹腔内游离气体；部分食管异物病例可穿透消化道壁引起邻近脏器损伤，如主动脉壁损伤等。

【鉴别诊断】

消化道炎症：无异物吞食病史，常病情反复，有胃食管反流、消化道溃疡或炎性肠病等相关病史。病变处无异物所致异常密度影。

【重要关注点】

1. 异物的部位、形态、大小。
2. 异物所致并发症。

二、腐蚀性食管炎

【病例 5-2-2】 患者，女，16 岁，入院前 3 个月误食洁厕灵后出现恶心、呕吐，呕吐为非喷射性，呕吐物为咖啡色胃内容物，伴咽喉、上腹部烧灼样疼痛。查体及生化检查无特殊。CT 检查如图 5-2-3 所示。

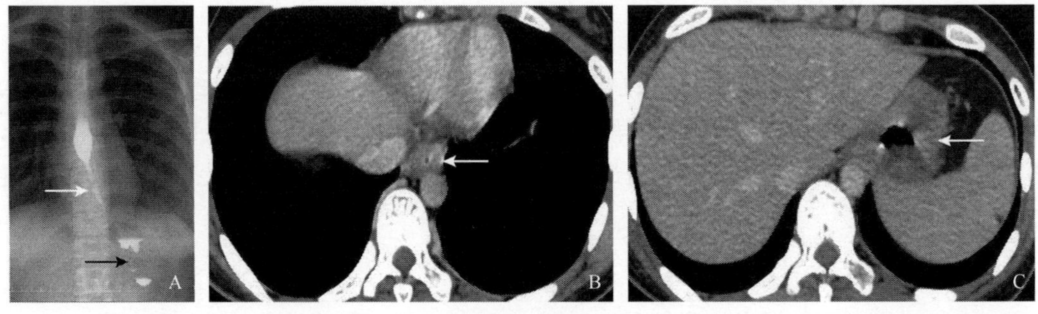

图 5-2-3 腐蚀性食管炎

消化道碘水造影食管中下段较长范围重度狭窄（图 A 白箭头），近端食管扩张，胃腔明显变形（图 A 黑箭头）。CT 增强示食管下段管壁高度水肿（图 B 白箭头）。胃底部胃壁肿胀伴大弯侧深大溃疡形成（图 C 白箭头）

【分析思维导图】

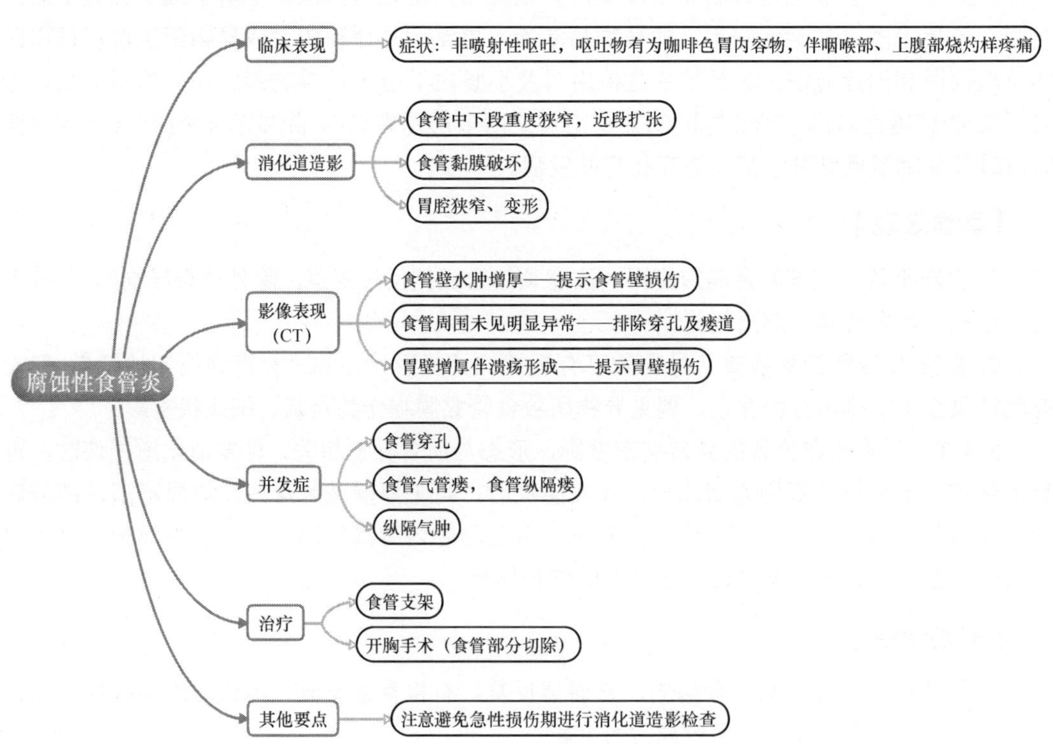

【病理生理及临床】

腐蚀性食管炎是临床较为常见的急诊疾病，为患者吞服或误服强酸或强碱造成的食管损伤和炎症。腐蚀性食管炎在急性期主要表现为食管黏膜损伤和高度水肿，数日后水肿可缓解，3 周左右食管开始瘢痕修复，食管狭窄逐渐加重。

患者早期可出现中毒症状，有下咽痛和吞咽困难，同时可伴有咳嗽、发热等症状，后期可再度出现吞咽困难并逐渐加重。

【影像表现】

1. X 线造影 造影检查应选择在急性炎症期消退后进行，对怀疑存在食管瘘和吞咽困难的患者宜选用碘水造影。

X 线造影表现与病变发展阶段及损伤程度相关。早期或病变较轻者，表现为食管下段痉挛，黏膜正常或轻度增粗。病变较重者，食管损伤受累范围广泛，以中下段为主，管壁边缘呈锯齿或串珠状，食管黏膜高度水肿、增厚，并可见溃疡形成。中后期，轻症患者可无明显狭窄，重症患者食管呈连续性、向心性狭窄，黏膜平坦、消失或呈息肉样增粗。

2. CT 主要表现为食管壁增厚。急性期，食管黏膜可明显强化，黏膜下层高度水肿；修复期，增厚管壁轻度强化，病变与正常食管分界呈移行性，管腔狭窄，CT 可进一步评估并发症。

3. 并发症 食管气管瘘等。

【鉴别诊断】

1. 反流性食管炎 无腐蚀性物质吞食病史，有反复反酸、嗳气等症状；可见胃食管反流征，常伴发食管裂孔疝。

2. 食管癌 无腐蚀性物质吞食病史，进行性吞咽困难、消瘦；食管黏膜破坏、肿块形成；CT 可见病灶强化，可侵犯邻近结构，淋巴结或远隔脏器转移。

【重要关注点】

1. 消化道损伤的范围和程度。

2. 注意评估有无食管穿孔等并发症。

三、消化道穿孔

【病例 5-2-3】 患者，男，78 岁，突发右上腹刀割样疼痛 2 天余。查体：全腹压痛、反跳痛，上腹部肌紧张，肠鸣音减弱。血常规：WBC 20.36×10^9/L↑、NEU% 91.8%↑。CT 检查如图 5-2-4 所示。

【分析思维导图】

思维导图见下页。

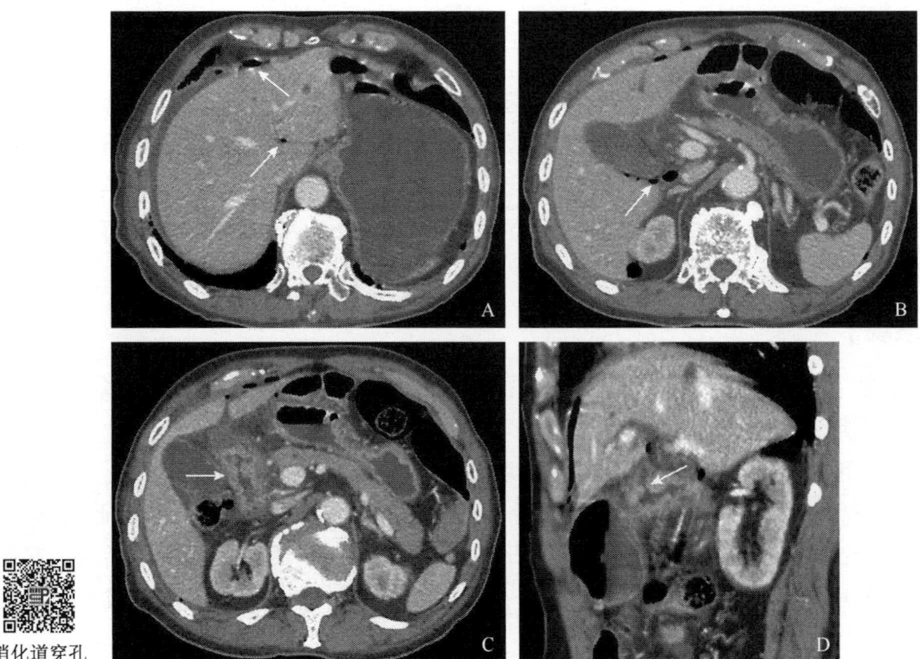

消化道穿孔

图 5-2-4　十二指肠穿孔

CT 增强显示右侧膈下、肝门区及胆囊窝游离积气（图 A、B 白箭头）。十二指肠肠壁水肿（图 C 白箭头），矢状位重建显示十二指肠上壁细线状裂口穿透肠壁，近端与肠腔相通（图 D 白箭头）

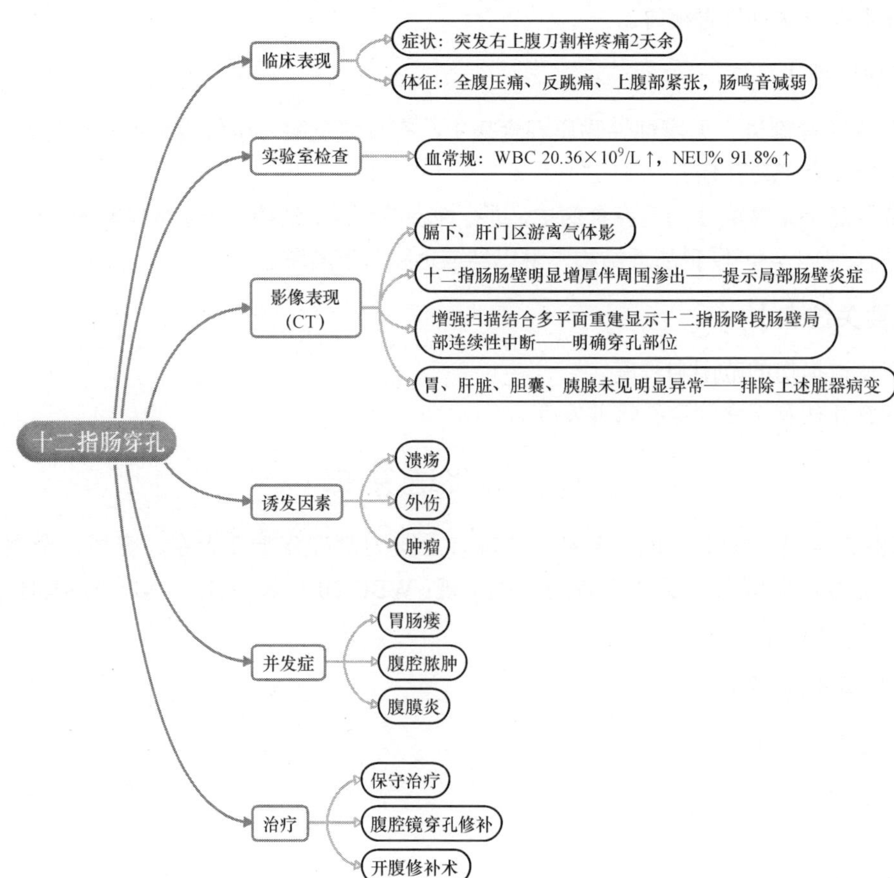

【**扩展病例 5-2-2**】 患者，女，89 岁，全髋关节置换术后腹胀、腹部膨隆，肛门停止排便、排气。查体：腹部明显压痛、反跳痛、腹肌紧张。CT 检查如图 5-2-5 所示。

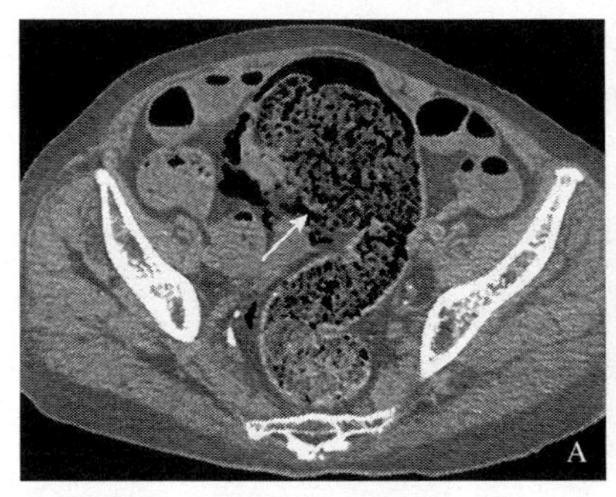

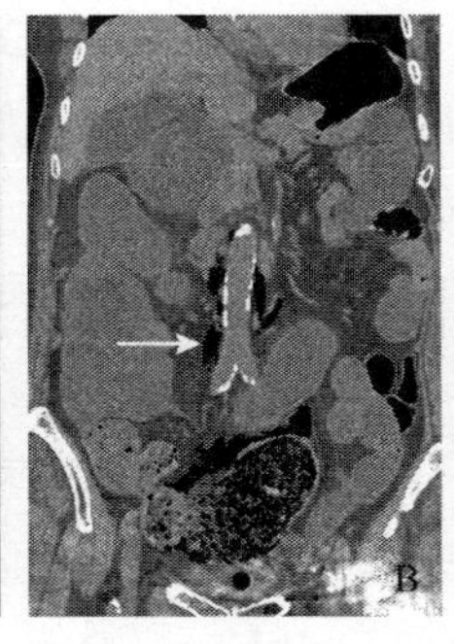

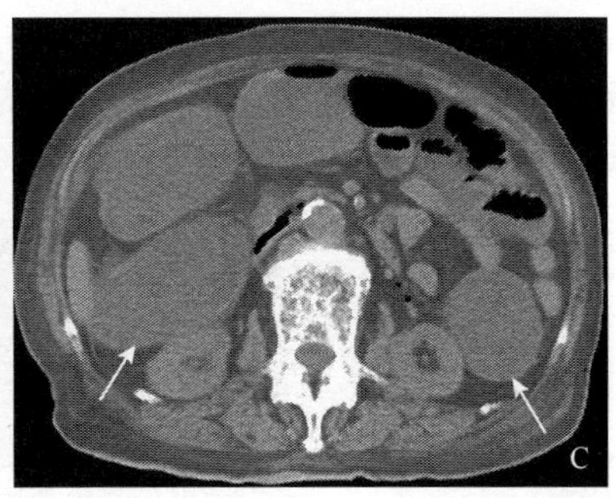

图 5-2-5 乙状结肠穿孔

CT 平扫显示乙状结肠内大量积粪，右侧肠壁连续性中断，邻近腹腔内见游离积气（图 A 白箭头）。CT 冠状重建积气沿腹膜后间隙向上延伸至腹主动脉旁（图 B 白箭头）。CT 平扫显示近端结肠广泛积液扩张（图 C 白箭头）

【病理生理及临床】

胃肠道穿孔常继发于消化道溃疡。不同位置消化道穿孔所致病理生理改变存在一定的差异。胃及十二指肠急性穿孔多位于前壁，消化液迅速进入腹腔，易造成急性腹膜炎。而慢性穿孔多发生在后壁，由于浆膜与邻近组织和器官粘连，消化液不易流入腹腔，仅形成局限性腹腔积气改变。小肠由于本身管腔内含气较少，穿孔后较少造成气腹。结肠由于气体和肠内容物较多，易造成气腹和局部/广泛腹膜炎。

临床起病急骤，持续性上腹部疼痛，可快速波及全腹，扪及腹肌紧张，全腹压痛、反跳痛等腹膜刺激症状。

【影像表现】

1. 腹部平片 膈下新月形游离气体影，伴发腹膜炎时，双侧腰大肌和腹脂线显示不清，可伴发麻痹性肠胀气等征象。但对于少量游离气体或气体未达膈下缘时，易漏诊且无法定位诊断。

2. CT 在空腔脏器穿孔、穿孔部位判断、病因及并发症评估方面有较大优势，是目前主要的检查方式。直接征象：消化道壁连续性中断。间接征象：腹腔内或腹膜后间隙见游离气体密度影；可伴有局限性或广泛性腹膜炎，腹腔积液。

3. 肿瘤所致穿孔可见消化道肿瘤征象；异物所致穿孔可见消化道内尖锐异物。

【鉴别诊断】

1. 消化道憩室炎 通常无症状或无明显急性腹痛症状，气体边缘可见憩室壁与正常消化道壁相连，部分憩室形态可发生变化。

2. 结肠气肿病 无急性剧烈腹痛症状，肠壁广泛增厚、积气，无明显肠壁水肿表现。

【重要关注点】

注意穿孔的部位及穿孔的病因、有无并发症。

四、幽门梗阻

【病例 5-2-4】 患者，男，68 岁，反复中上腹疼痛、腹胀、乏力、纳差多年，加重 2 个月。腹胀时伴恶心、呕吐，呕吐物为胃内容物，呕吐或排气后症状可缓解。查体：肠鸣音减弱，腹壁柔软，无压痛及反跳痛。CT 检查如图 5-2-6 所示。

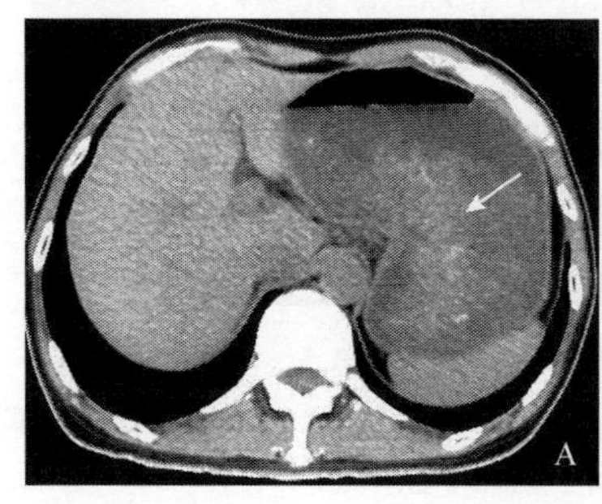

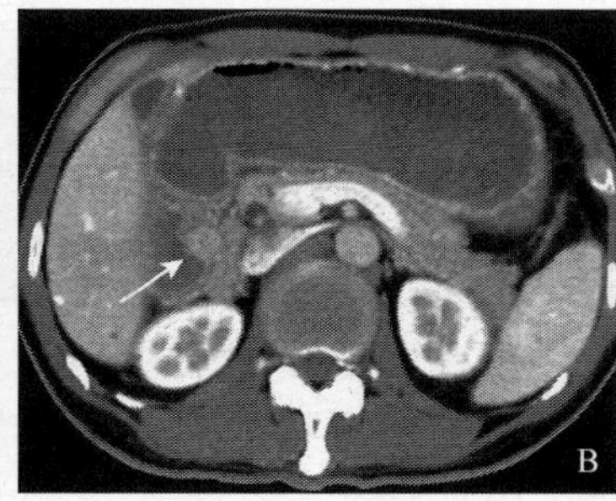

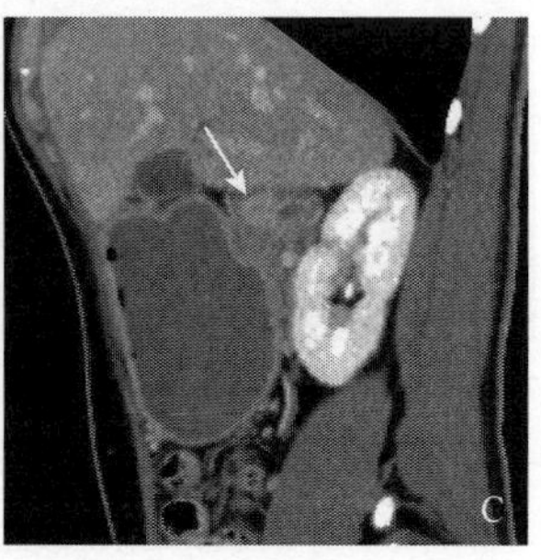

图 5-2-6 幽门管癌伴胃潴留

CT 平扫胃内见大量混杂密度内容物潴留，胃腔扩张（图 A 白箭头）。CT 增强后见幽门部明显强化结节（图 B 白箭头）。CT 矢状位显示强化结节伴局部幽门管重度狭窄（图 C 白箭头）

【分析思维导图】

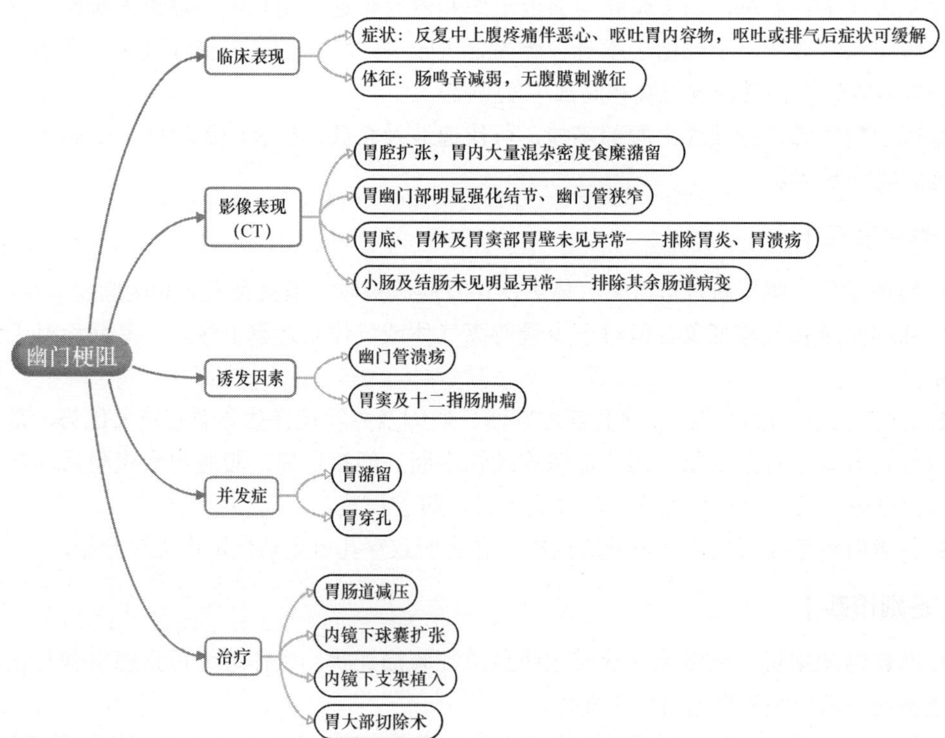

【扩展病例 5-2-3】 患者，男，57 岁，反复反酸、呕吐 1 月余。幽门螺杆菌：阳性。肿瘤标志物：CEA（−）、CA125（−）、CA19-9（−）。CT 检查如图 5-2-7 所示。

【病理生理及临床】

幽门梗阻多发于中老年人。发生幽门管溃疡时，急性期可致管壁水肿，慢性期可由于

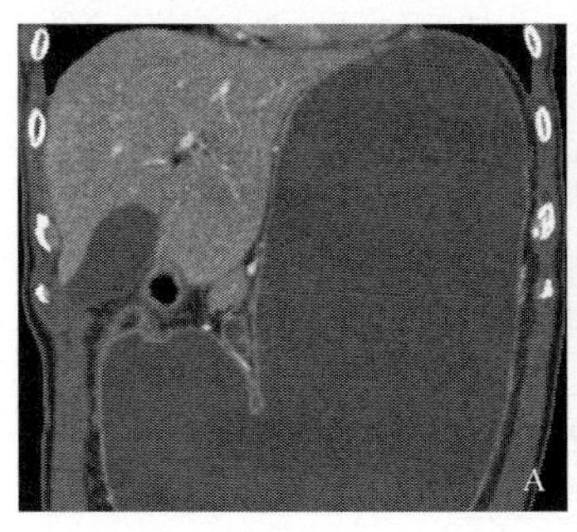
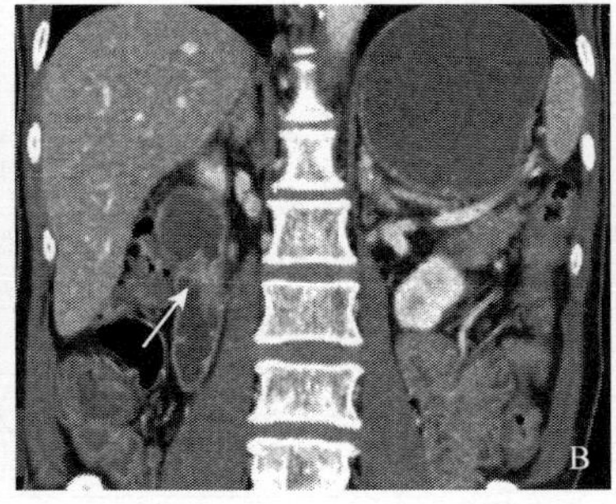
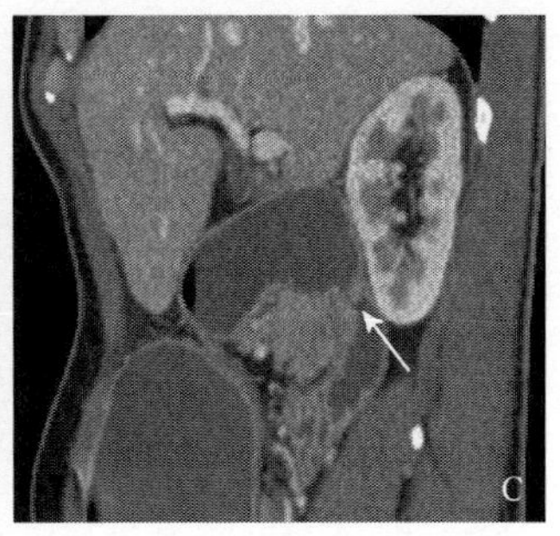

图 5-2-7 幽门管慢性炎症伴胃潴留

CT 冠状位胃内大量积液，胃壁未见异常增厚（图 A）。CT 增强幽门管壁不规则增厚（图 B 白箭头）。CT 矢状位显示幽门管管腔狭窄（图 C 白箭头）

瘢痕修复致幽门管狭窄，继发幽门梗阻及胃潴留。胃窦部及十二指肠肿瘤累及幽门管时，亦可导致幽门梗阻、胃潴留表现。

临床表现为腹胀、腹痛、呕吐。

【影像表现】

1. X 线腹部平片 胃腔扩张，上腹部见宽大气-液平面。

2. CT 溃疡或炎症时，幽门管壁高度水肿，增强扫描呈分层样强化；肿瘤累及幽门管时，可见局部消化道肿瘤及幽门结构破坏。

3. 胃腔扩张，管腔内大量食物及胃液潴留，可伴发食管扩张。

【重要关注点】

1. 幽门梗阻狭窄的程度。

2. 幽门梗阻的原因。

五、肠 梗 阻

【病例 5-2-5】 患者，女，42 岁，腹痛 15 小时，呈持续性胀痛，伴恶心，催吐后排出胃内容物，但腹痛无缓解。肛门停止排便、排气。查体：腹部膨隆，上腹部及右侧腹压痛，上腹部微反跳痛，无肌紧张。肠鸣音活跃 6 次/分。血常规：RBC 4.41×10^{12}/L，NEU% 89.9%↑，WBC 8.47×10^{9}/L。CT 检查如图 5-2-8 所示。

肠梗阻

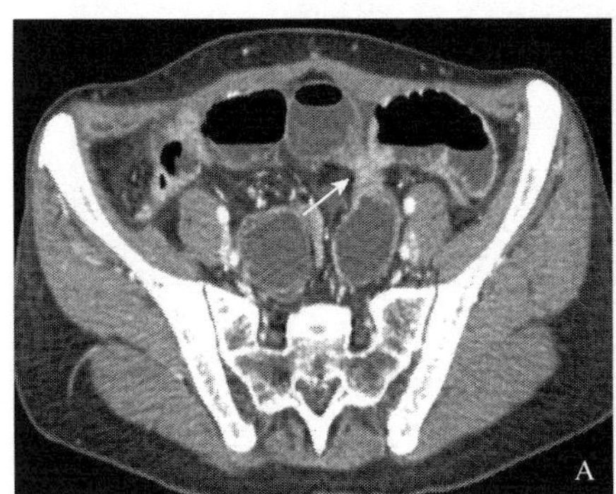
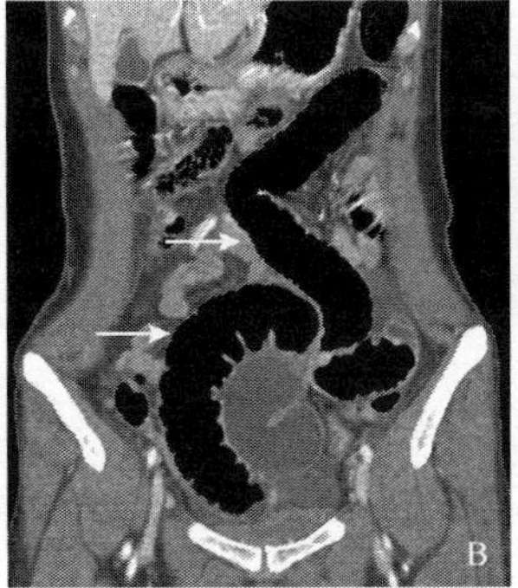
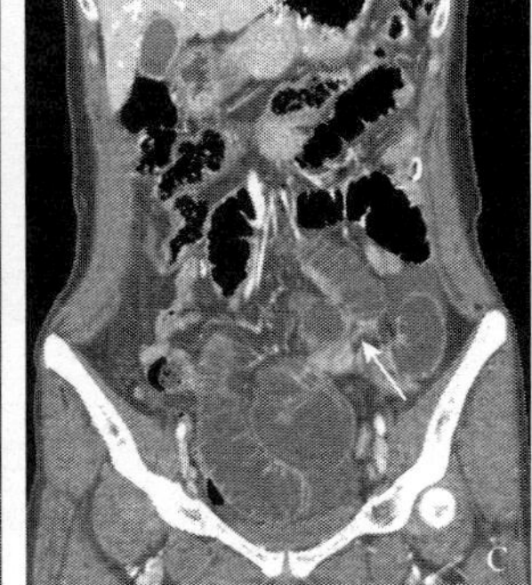

图 5-2-8 小肠粘连性肠梗阻

CT 增强左下腹小肠局部纠集，肠腔呈鸟嘴样狭窄（图 A 白箭头）其近端多组小肠明显积气、扩张（图 B 白箭头）。冠状位重建后可见肠管纠集处索条样粘连带（图 C 白箭头）

【分析思维导图】

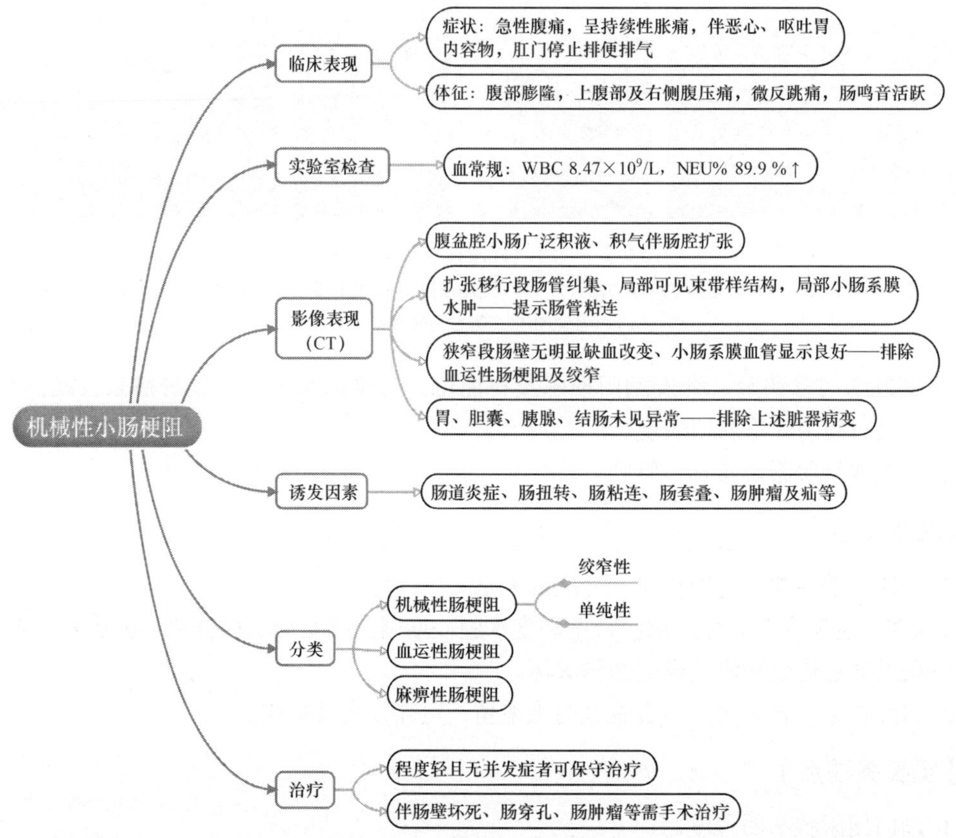

【扩展病例 5-2-4】 患者，男，74 岁，腹胀、腹部隐痛，肛门停止排便排气 2 天。查体：腹部膨隆，肠鸣音减弱，全腹叩诊呈鼓音，无压痛及叩痛。血常规：WBC 3.44×10^9/L，CRP 105.35mg/L↑。CT 检查如图 5-2-9 所示。

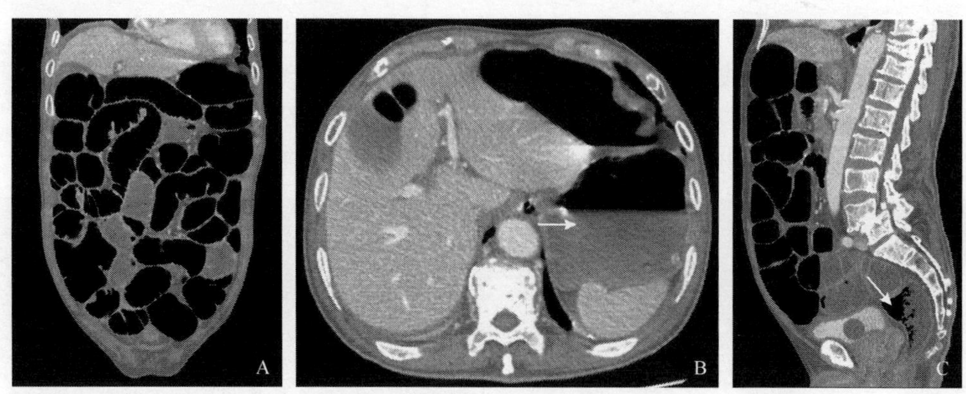

图 5-2-9　麻痹性肠梗阻

CT 冠状位显示全腹部小肠积气伴肠腔扩张（图 A）。CT 增强胃腔积气、积液伴胃腔扩张（图 B 白箭头）。CT 矢状位直肠积气、积液（图 C 白箭头），全腹部未见确切机械性梗阻点显示

【病理生理及临床】

肠梗阻主要是由于肠内、肠外多种因素导致的肠内容物无法正常运行导致。常见的致病原因包括肠道炎症、肠扭转、肠粘连、肠套叠、肿瘤及疝等。根据梗阻水平分为高位肠梗阻与低位肠梗阻，前者主要指梗阻位置位于空肠上段或十二指肠，后者主要指梗阻位置位于回肠、盲肠或结直肠。根据梗阻原因可分为机械性肠梗阻、麻痹性肠梗阻、血运性肠梗阻。其中机械性肠梗阻最常见，多由肠粘连、粘连带牵拉、小肠炎症或肿瘤、异物所致。根据肠壁是否伴有血运障碍可分为单纯性和绞窄性肠梗阻。麻痹性肠梗阻无肠腔狭窄，是由于胃肠道动力丧失所致，常见原因包括急性腹膜炎、腹部手术后、败血症等。血运性肠梗阻是由于肠系膜血管阻塞所致，常见于血栓性静脉炎、心脏病血栓脱落或动脉粥样硬化等。

临床表现为腹胀、腹痛、恶心、呕吐、肛门停止排便排气、肠鸣音亢进。

【影像表现】

1. 腹部立卧位 X 线平片 腹腔多发气-液平面及肠道扩张，小肠管径≥3cm，结肠管径≥5cm 可判断肠腔扩张。若梗阻点位于小肠，可见弹簧状或管状扩张肠管影；若梗阻点位于结肠，则可见结肠袋样肠管扩张。小肠梗阻伴发绞窄时，可见腹腔内类圆形、轮廓清晰的软组织肿块影，构成“假肿瘤”征；当近端肠腔内气体和液体进入闭袢肠曲内，可见椭圆形软组织肿块影伴中央透亮线，构成“咖啡豆”征。小肠完全性梗阻时，结肠内无气体粪便影显示。

2. CT 梗阻原因不同，CT 表现存在一定差异。机械性肠梗阻表现为梗阻近端肠腔扩张，肠腔内可见气-液平面。若为肠道炎症，可见肠壁节段性增厚，边界不清，增强扫描肠壁呈分层样或靶环样强化；肠套叠、肠扭转、肠道肿瘤所致机械性肠梗阻请参见本章相关章节。伴发绞窄或血运性肠梗阻时，可见梗阻处系膜血管显示中断、肠壁肿胀增厚，严重者可见肠壁坏死、积气、穿孔，甚至形成门静脉积气或肠瘘。其中肠壁气泡、肠系膜静脉及肠壁密度增高、肠壁强化减弱征象对判断绞窄具有较高的特异度。麻痹性肠梗阻，无确切梗阻点显示，肠道以积气为主，积液较少，可同时累及胃、小肠及结肠，致肠腔广泛扩张、肠道蠕动减弱。

3. 可伴发腹腔积液、腹膜炎。

【重要关注点】

梗阻的位置及原因；肠管是否伴发绞窄。

六、肠　套　叠

【病例 5-2-6】 患者，女，69 岁，患者无明显诱因黑便 5 天，上腹痛 3 天。查体：中上腹部压痛，程度中等，无反跳痛，肠鸣音正常。血常规：WBC 9.5×10^9/L，Hb 51.2g/L↓，RBC 1.7×10^{12}/L↓。CT 检查如图 5-2-10 所示。

【分析思维导图】

思维导图见下页。

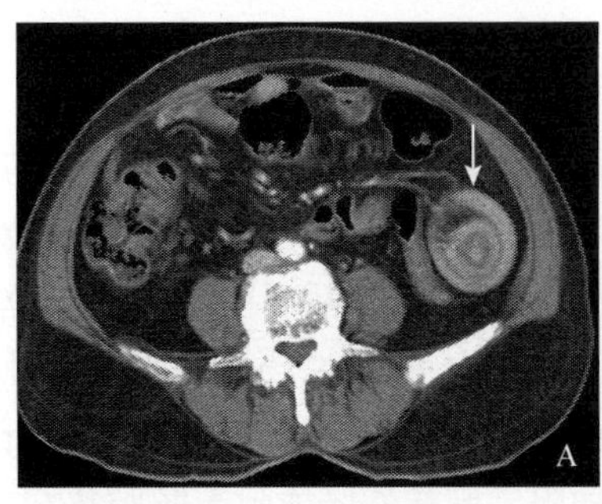

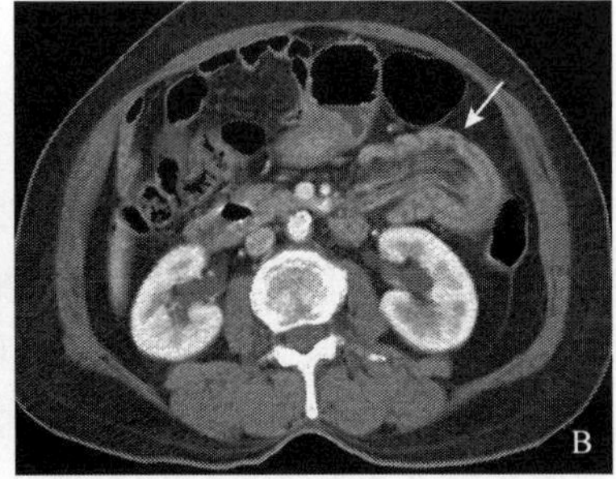

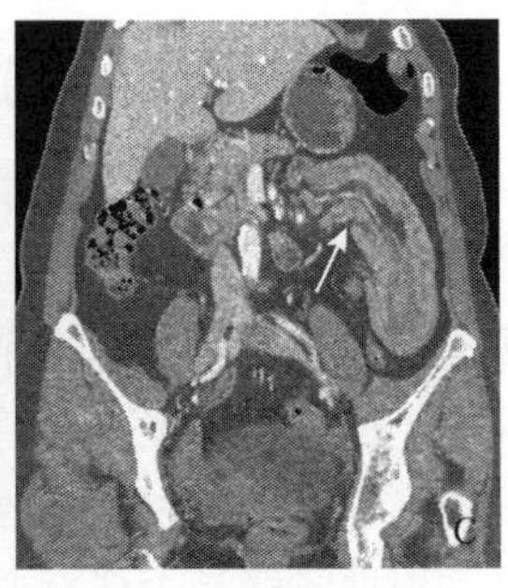

图 5-2-10　小肠套叠

CT 增强左侧腹见肠管“同心圆”样结构（图 A 白箭头）。近端小肠及系膜套入远端小肠（图 B 白箭头）。CT 斜矢状位完整显示套入肠管范围（图 C 白箭头）

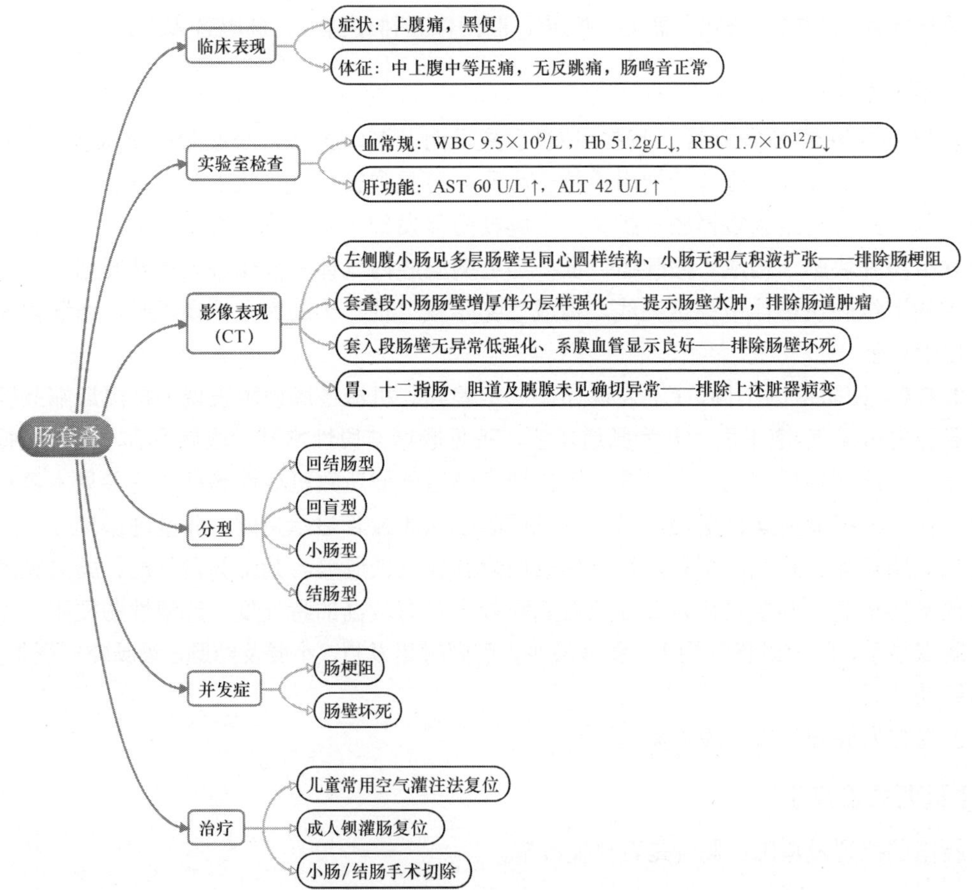

【扩展病例 5-2-5】 患者，女，72 岁，持续性腹胀、腹痛伴肛门坠胀 1 个月，呈持续性发作，伴进食量减少，大便性状改变，不易解，不成形、量少，偶有黑便。CT 检查如图 5-2-11 所示。

【病理生理及临床】

肠套叠是指肠管及其附属肠系膜套入邻近肠腔内、可伴/不伴肠梗阻。肠套叠原因包括先天性（如梅克尔憩室、小肠系膜较长等）和继发性（如肠道炎症/肿瘤、术后粘连等）。

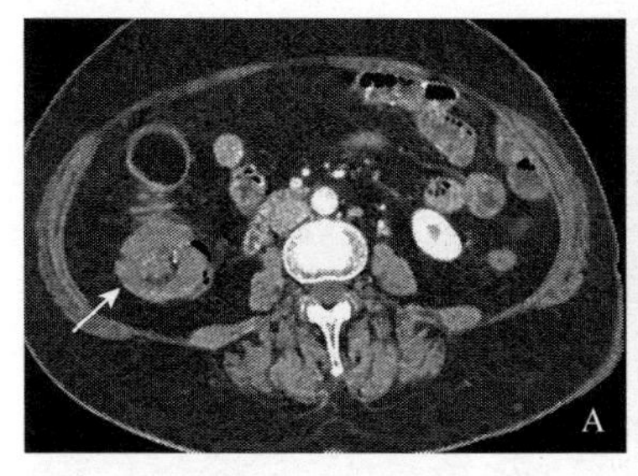

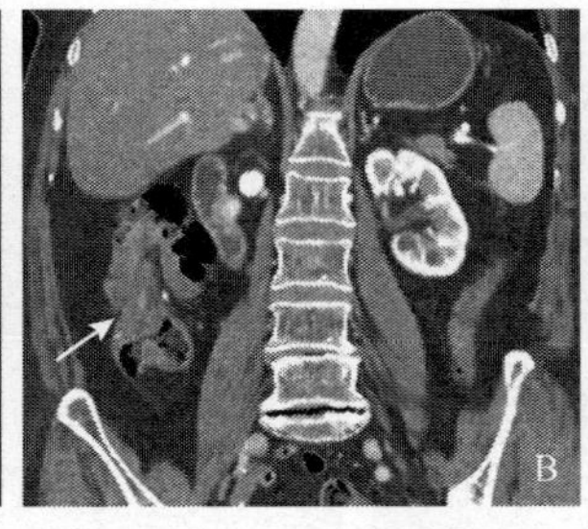

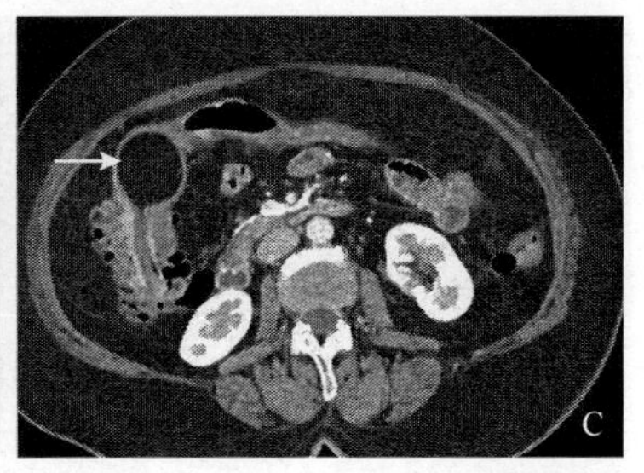

图 5-2-11 结肠套叠

CT 增强见升结肠肠管“同心圆”样结构（图 A 白箭头）。CT 冠状位显示盲肠套入升结肠（图 B 白箭头）。CT 增强见套入部肠管远端脂肪瘤（图 C 白箭头）

根据套入部位的不同，可分为回盲型、回结肠型、小肠型、结肠型和多发型。其中回盲型最常见。套叠部肠壁结构分为三层，外层肠壁称为套鞘，而进入其内的两层（中层和内层）肠管合称为套入部。其中套入部肠管由于肠系膜血管受压、肠管血供障碍，易导致肠壁淤血、水肿和坏死。

典型三大临床症状为阵发性腹痛、血便或腹部肿块，可伴呕吐、红果酱样血便。

【影像表现】

1. 腹部平片 表现为肠梗阻征象，早期腹部平片可为阴性。

2. CT 直接征象 靶征（同心圆征），表现为图像断面与套入肠管垂直时，套叠肠管的三层肠壁结构呈靶环或同心圆状改变，各层肠壁密度高低相间，套入肠管中可见肠系膜血管及条状脂肪。

3. CT 间接征象 肠壁增厚、肠梗阻、腹水、邻近肠系膜或筋膜增厚、腹腔淋巴结增大。

【鉴别诊断】

1. 肠道肿瘤 病程较长；肠道肿瘤病变中心一般无条状脂肪；肿瘤内供血血管为分支样改变，而无单支粗大血管；常侵犯浆膜及邻近结构，远隔脏器及淋巴结转移常见。

2. 肠扭转 肠道连带附属肠系膜血管一起旋转形成漩涡征；扭转的中心为肠系膜血管，而非肠管，无三层套鞘样肠壁结构显示。

3. 肠粘连 狭窄段肠管呈鸟嘴征；肠管无同心圆样改变。

【重要关注点】

1. 套叠的位置和分型。

2. 明确套叠的原因非常重要，尤其是否继发于肠道肿瘤。

3. 套叠并发症，需重点评估是否伴发肠壁血运障碍。

七、肠 扭 转

【病例 5-2-7】 患者，女，84 岁，患者近几日食欲减退，呕吐胃内容物，排气、排便量减少。查体：腹软、肠鸣音减弱，全腹无明显压痛及反跳痛。CT 检查如图 5-2-12 所示。

【分析思维导图】

思维导图见下页。

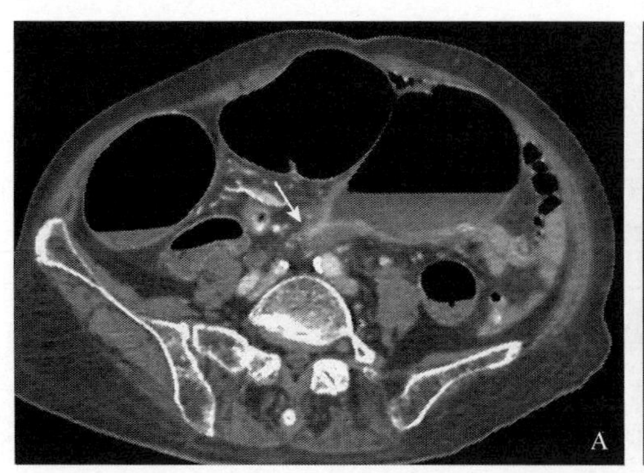

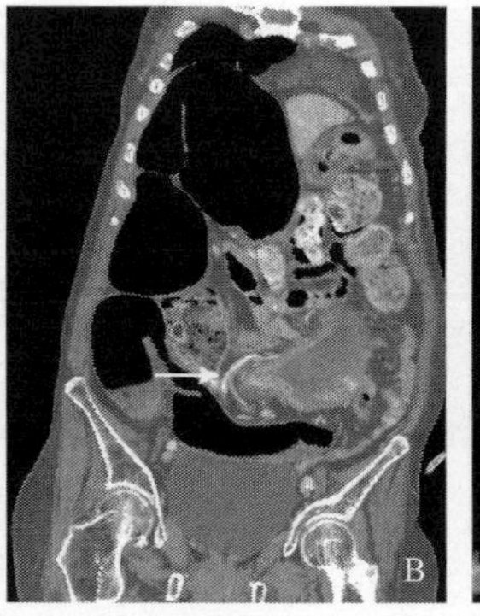

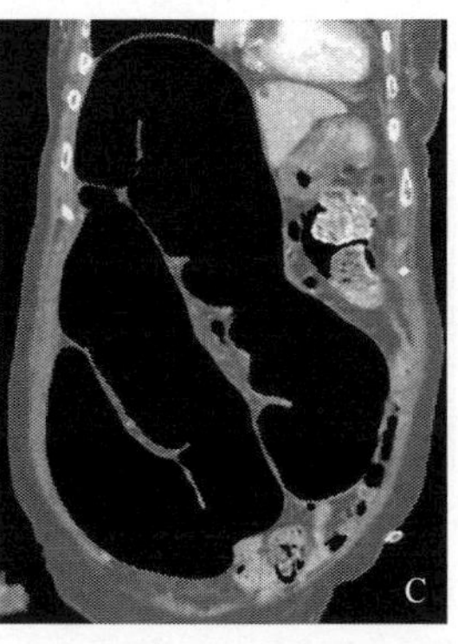

图 5-2-12 乙状结肠扭转

CT 增强乙状结肠扩张，扭转部位肠管呈鸟嘴样狭窄，肠壁肿胀（图 A 白箭头）。CT 冠状位显示乙状结肠狭窄部系膜血管旋转（图 B 白箭头）。CT 冠状位乙状结肠冗长并广泛积气扩张（图 C）

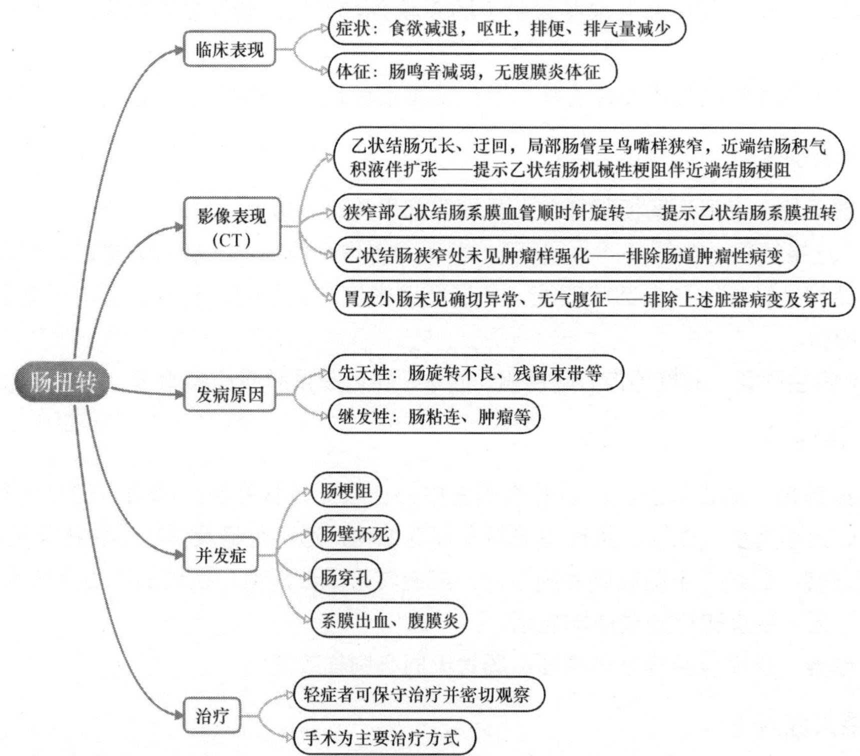

【扩展病例 5-2-6】 患者，男，32 岁，间断性腹痛 1 周。疼痛呈阵发性，偶有呕吐、腹胀、排便不畅。查体：腹部稍膨隆，脐周腹部压痛，反跳痛，无肌紧张，肠鸣音 3 次/分，未闻及高调金属音及气过水声。血常规：WBC 12.61×10^9/L↑，NEU% 87.2%↑。CT 检查如图 5-2-13 所示。

【病理生理及临床】

肠扭转是指肠袢一段或全部因各种原因围绕一个固定点发生旋转或移位，并引发肠系膜及其内部脉管同时出现扭转而形成闭袢性肠梗阻。以小肠最为多见，其次为乙状结肠。

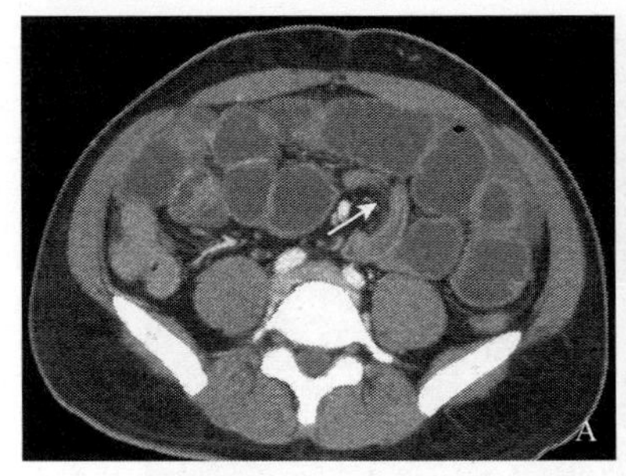
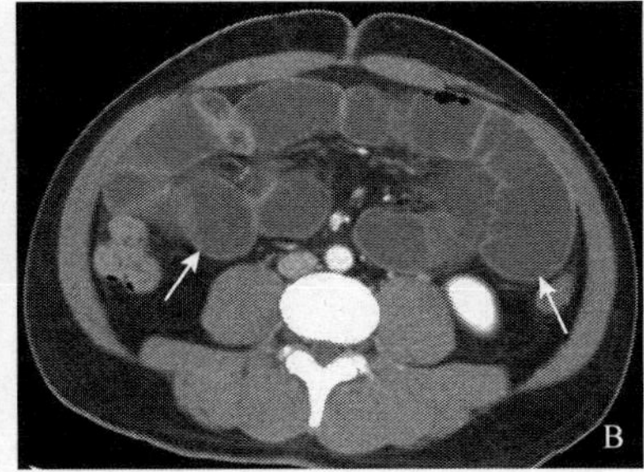
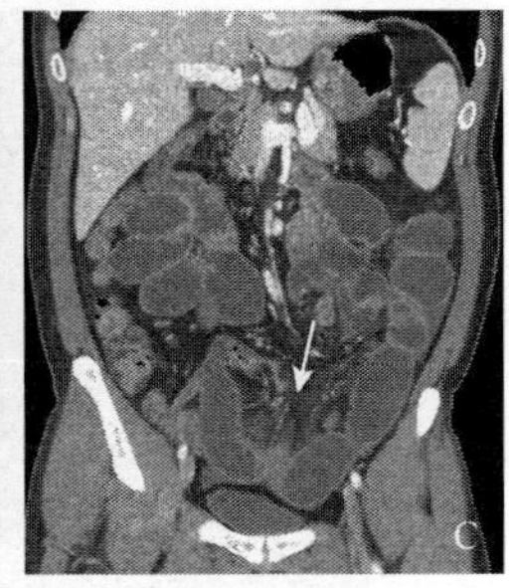

图 5-2-13 小肠扭转

CT 增强左下腹局部小肠呈漩涡样扭转（图 A 白箭头）。CT 增强显示近端小肠广泛积液扩张（图 B）。CT 冠状位显示扭转部小肠系膜水肿（图 C 白箭头）

其发病原因包括肠旋转不良、残留束带、术后粘连、肿瘤、肠道蛔虫等。小肠扭转后是否发生肠梗阻与扭转小肠袢的长短和扭转度数有关。肠扭转时，系膜血管扭曲受压，系膜静脉血运回流受阻，组织淤血，继而发生组织动脉供血障碍。肠管出血肿胀，可伴有肠腔内血性渗出，局部肠系膜水肿增厚、出血。

临床最常见症状为腹痛伴呕吐、发热、腹胀、停止排便排气等。

【影像表现】

1. 漩涡征 肠曲紧紧围绕着某一中轴盘绕聚集，在 CT 上形成漩涡状影像，中轴结构常为肠系膜血管。

2. 鸟嘴征 扭转处近端肠管积气、积液、肠管扩张，紧邻扭转缘的肠管突然狭窄变尖呈鸟嘴样。

3. 肠壁强化减弱、靶环征和腹水 靶环征为黏膜下层肠壁水肿增厚征象，出现靶环征及腹水，可提示肠壁血运障碍。

【鉴别诊断】

肠套叠：多层肠壁形成同心圆样改变，套入部中轴为肠管。

【重要关注点】

扭转的位置及原因；是否伴肠壁血运障碍。

八、腹 内 疝

【病例 5-2-8】 患者，男，69 岁，9 小时前无诱因出现腹痛，呈持续性绞痛，无腹部反跳痛，蜷曲体位腹痛有改善，伴反酸、呕吐，心悸、视物旋转。实验室检查：血淀粉酶 86.0U/L，尿淀粉酶 11.7U/L，血常规：Hb 139g/L，WBC 12.32×10^9/L↑，NEU% 91.9%↑。CT 检查如图 5-2-14 所示。

【分析思维导图】

思维导图见下页。

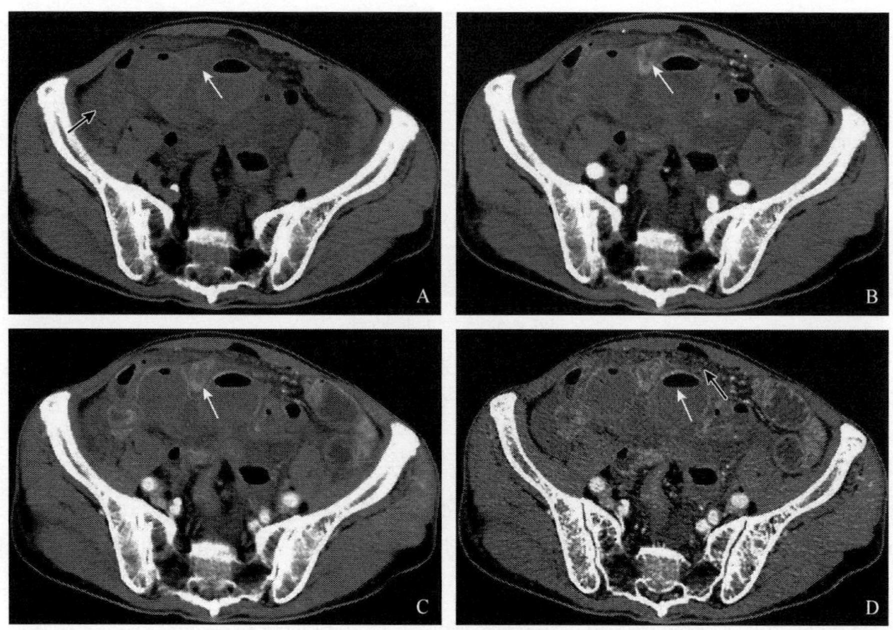

图 5-2-14　腹内疝致小肠梗阻

平扫示盆腔小肠局部呈漩涡状改变，局部腹内疝形成（图 A 白箭头），盆腔少量积液（图 A 黑箭头）。增强示小肠呈漩涡状，肠管塌陷并粘连，增强后肠管节段性强化程度减低（图 B、C 白箭头）。近段小肠明显积气积液扩张，并见气-液平面（图 D 白箭头），肠周脂肪间隙模糊并见大量渗出（图 D 黑箭头）

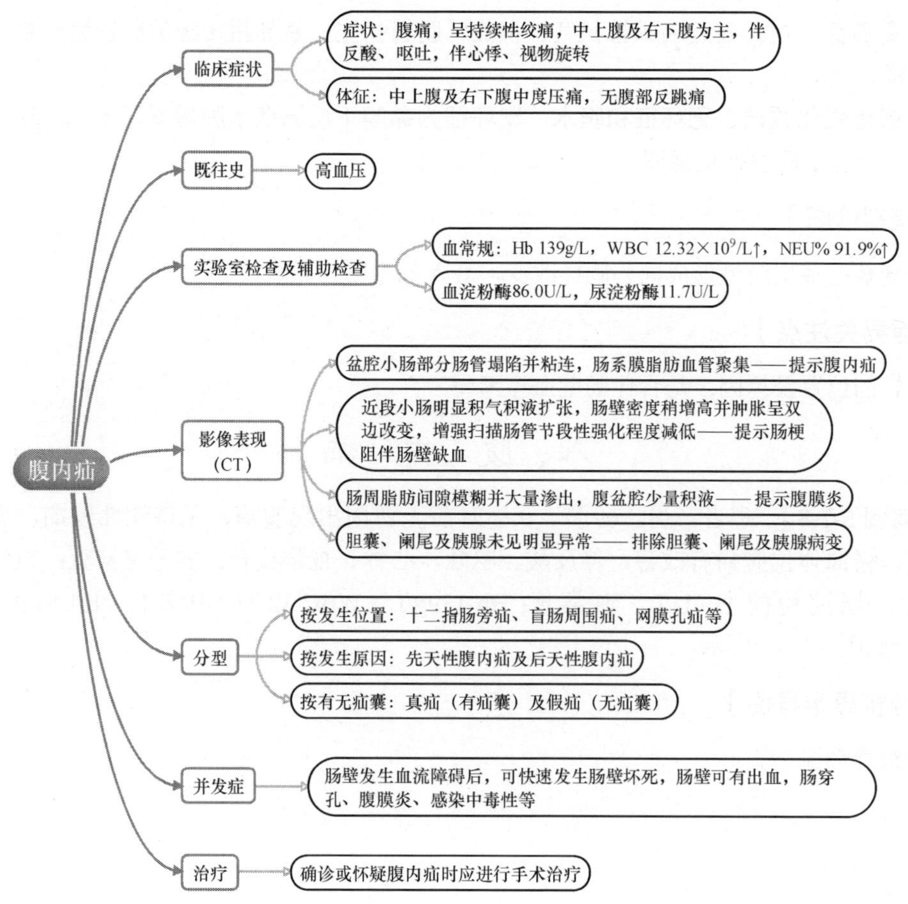

【扩展病例 5-2-7】 患者，男，71 岁，5 月前因乙状结肠肿瘤伴梗阻行乙状结肠肿瘤切除术+乙状结肠造口术；20 余天前造口处停止排便，伴有腹胀、恶心、呕吐等不适。腹部叩诊为鼓音，肠鸣音亢进。血常规：WBC 6.98×10^9/L，NEU% 88.7%↑，CRP 115.8mg/L↑。CT 检查如图 5-2-15 所示。

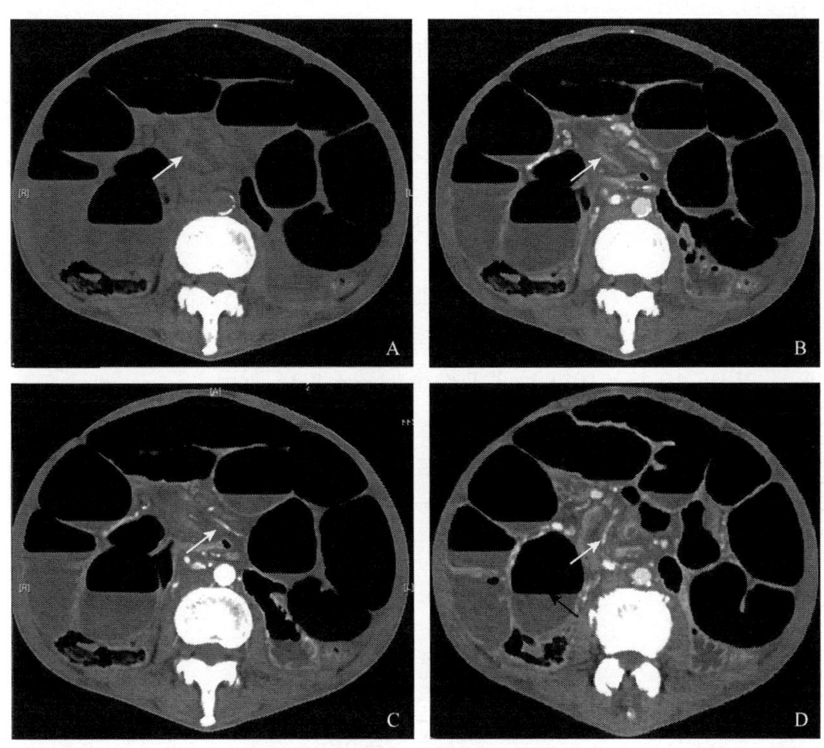

图 5-2-15 乙状结肠肿瘤术后并发腹内疝

CT 平扫及增强示腹腔局部小肠走行于肠系膜间，肠管狭窄（图 A、B 白箭头）。增强示肠系膜稍渗出肿胀（图 C 白箭头）；肠系膜血管聚集扭曲（图 D 白箭头），近段小肠梗阻（图 D 黑箭头）

【病理生理及临床】

腹内疝是指腹腔内脏器或组织由原来位置通过腹膜或肠系膜的正常或异常孔道、裂隙进入另一腔隙；疝内容物多为小肠。根据疝口的大小及疝入肠管的长度，腹内疝可自行回纳或发生嵌顿。若疝入的肠道不能回纳，出现肠道血液循环发生障碍时，导致肠黏膜淤血、缺血、肠壁水肿、坏死，并伴有组织间液漏出，进入肠壁、肠腔和腹腔。

临床常见的症状包括恶心、呕吐、腹痛、腹胀、肛门停止排气排便等，还可并发绞窄性肠梗阻、感染性休克等严重并发症。

【影像表现】

CT 为腹内疝首选检查方法。

1. 肠管异常 位于异常位置的 C 形或 U 形扩张积液的肠袢，被或不被膜性结构包绕，输入段及输出段狭窄。

2. 肠系膜血管在疝环处聚集、充血、拉伸移位和扭曲。

3. 肠管扩张积液、梗阻。

4. 肠壁缺血、缺氧所致肠管壁增厚，增强扫描强化减低，肠壁积气，并可见肠系膜渗出。

【鉴别诊断】

1. 单纯性肠梗阻 肠管扩张积气、积液，梗阻远段肠道内气体减少。详见第五章第二节肠梗阻部分。

2. 肠扭转 特征性的漩涡征、鸟嘴征，有助于与腹内疝进行鉴别。

【重要关注点】

梗阻部位及性质；受累肠道的血供情况。

九、消化道出血

【病例 5-2-9】 患者，男，76 岁，出现便血 3 小时，伴右腹部胀痛，伴反酸、嗳气、恶心。2 月前患急性胰腺炎，治疗好转出院。实验室检查：Hb 79g/L↓，RBC 2.98×10^{12}/L↓，红细胞比容 30.4%↓，WBC 10.43×10^{9}/L↑。CT 检查如图 5-2-16 所示。

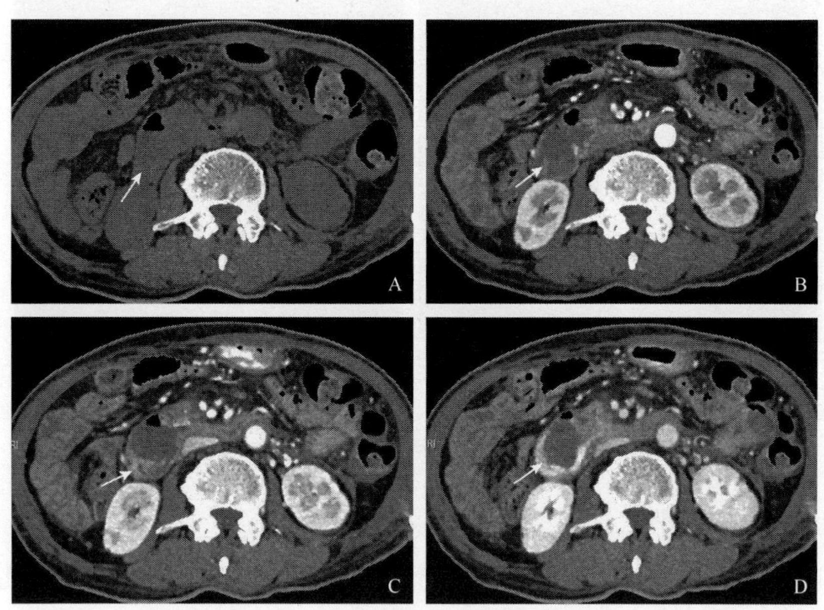

图 5-2-16 急性胰腺炎合并消化道出血

平扫示十二指肠降段见少许高密度影（图 A 白箭头）。动脉期十二指肠降段见高密度对比剂外溢（图 B 白箭头）。静脉期及延迟期十二指肠降段腔内外溢对比剂增多、流动（图 C、D 白箭头）

【分析思维导图】

思维导图见下页。

【扩展病例 5-2-8】 患者，男，66 岁，无明显诱因突发右侧肢体无力 5 小时。高血压病史 6 年，收缩压最高 180mmHg；入院诊断脑出血，治疗 20 天后，出现便血，血压最低下降至 63/46mmHg，患者神志昏睡—浅昏。Hb 69g/L↓，红细胞比容 20.8%↓，WBC 11.28×10^{9}/L↑，NEU% 91.6%↑，凝血酶原时间 17.4s↑，予以加快补液后血压可回升至 100/54mmHg。CT 检查如图 5-2-17 所示。

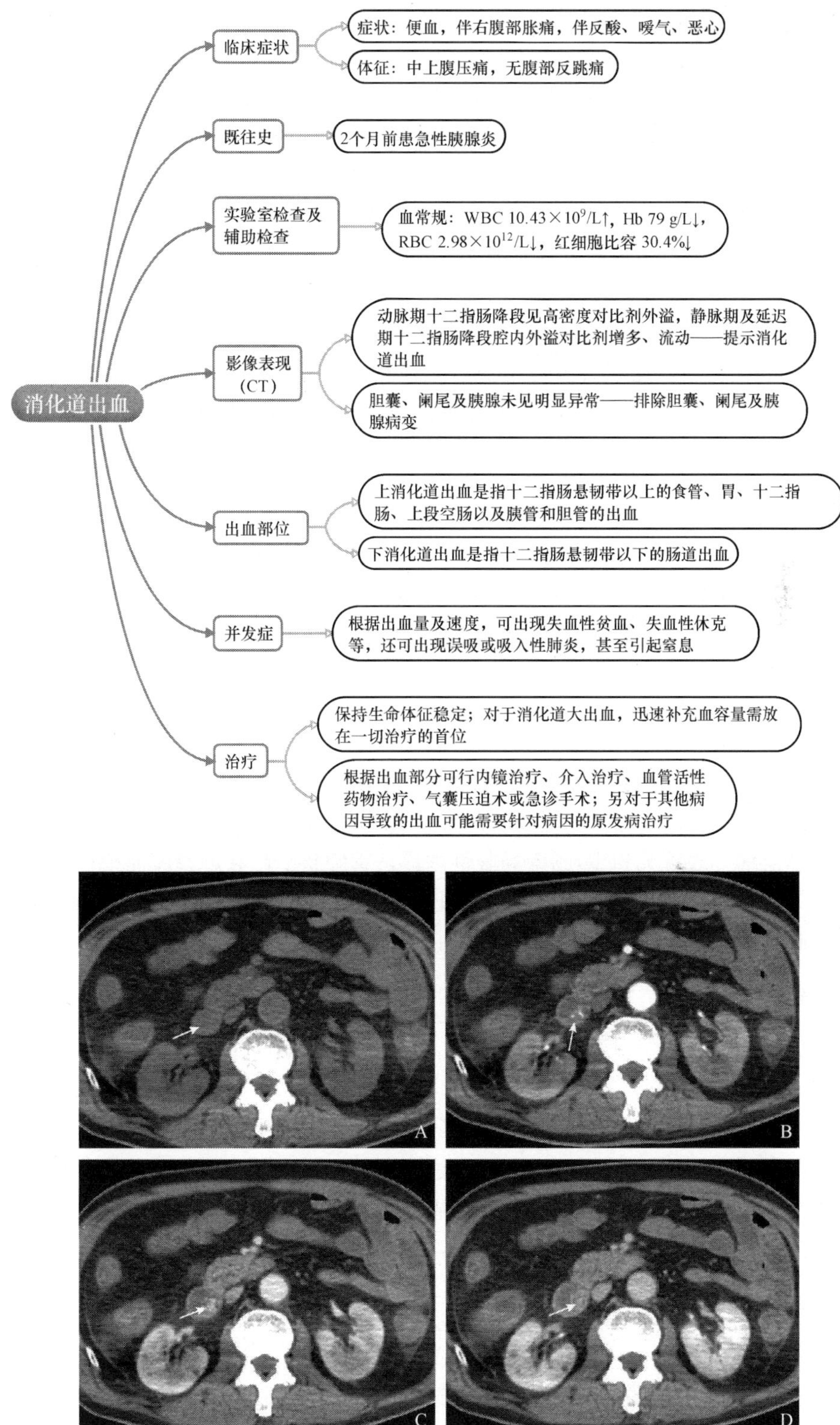

图 5-2-17 脑出血后应激性溃疡所致急性消化道出血

平扫示十二指肠降段内未见明显高密度影（图 A 白箭头）。动脉期十二指肠降段见高密度对比剂外溢（图 B 白箭头）。静脉期及延迟期十二指肠降段腔内外溢对比剂增多（图 C、D 白箭头）

【病理生理及临床】

消化道出血可分为上消化道出血及下消化道出血。上消化道出血是指十二指肠悬韧带以上消化道出血。十二指肠悬韧带以下的肠道出血统称为下消化道出血。

消化道出血病因很多，可由消化道本身的血管病变、肿瘤等因素引起，也可因邻近器官的病变和全身性疾病累及消化道所致，如消化道动静脉畸形所致出血可能为胃肠道黏膜慢性缺氧，静脉回流阻力增加，致使血管压力升高，进而引发动静脉交通支产生及血管破裂而出血。

根据出血部位及出血量、出血速度不同，临床表现不同。患者常有呕血或（和）便血，部分患者还可出现发热等症状。少量出血可无症状；大量出血可表现为心悸、烦躁不安、血压下降甚至晕厥、死亡。实验室检查血红蛋白浓度、红细胞计数及红细胞比容可下降。

【影像表现】

1. 活动性出血 在CT增强扫描表现为动脉期肠壁下、肠腔或（和）胃壁下胃腔内高密度“碘征”，为对比剂外溢至管腔内。

2. 静脉期及延迟期，肠腔或（和）胃腔内外溢对比剂量增加，与肠道液体或（和胃液）混合后，密度较前降低，高密度对比剂的流动性和聚集性是其特征性表现。

【鉴别诊断】

1. 胃肠道血管畸形 CT平扫可无异常，或病灶处管壁稍增厚，管腔无明显狭窄；血管成像可显示明显强化的迂曲条状或结节状影，部分表现为不规则异常血管团，可见粗大异常引流静脉；并发出血时，可在邻近肠腔内观察到对比剂聚集。

2. 胃肠道肿瘤 表现为胃壁/肠壁局限性增厚，管腔狭窄，邻近浆膜面模糊等。增强后病灶可表现为明显强化或不均匀强化；并发出血时，动脉期可观察到对比剂渗入管腔，静脉期及延迟期对比剂聚集增多，并向远处移动。

【重要关注点】

出血部位及原因。

十、肠脂垂炎

【病例 5-2-10】 患者，男，32岁，左下腹持续性隐痛3天，压痛明显，大便次数减少，无里急后重，尿常规、泌尿系统彩色超声未见明显异常；肠镜未见明显异常；血常规未见明显异常。CT检查如图5-2-18所示。

【分析思维导图】

思维导图见下页。

【扩展病例 5-2-9】 患者，男，34岁，右下腹疼痛不适3天。尿常规各项均正常，血常规未见明显异常。CT检查如图5-2-19所示。

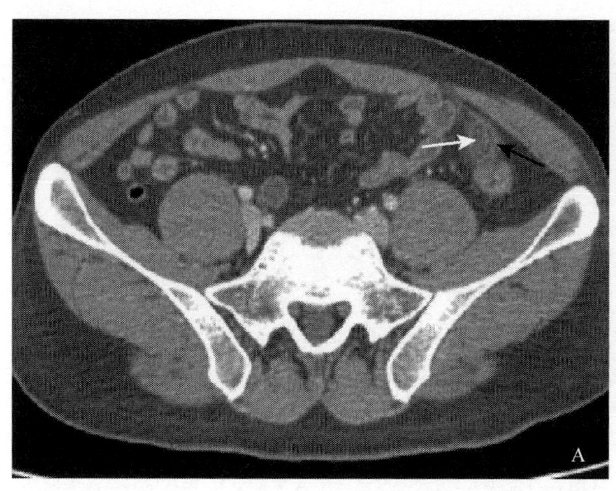

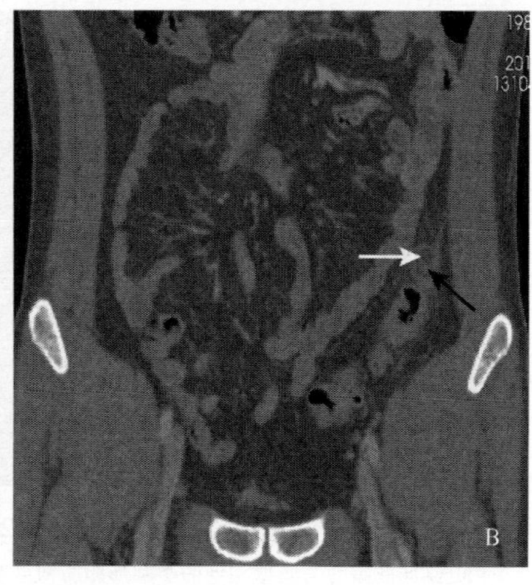

图 5-2-18　降结肠与乙状结肠交界区肠脂垂炎

增强轴位示降结肠与乙状结肠交界区与肠壁相连的卵圆形脂肪密度影（图 A 白箭头），边缘密度高，周围脂肪间隙模糊，增强后呈环形强化（图 A 黑箭头）。冠状位示与结肠壁相连的类圆形脂肪密度影（图 B 白箭头），病灶内见中心点征（图 B 黑箭头）

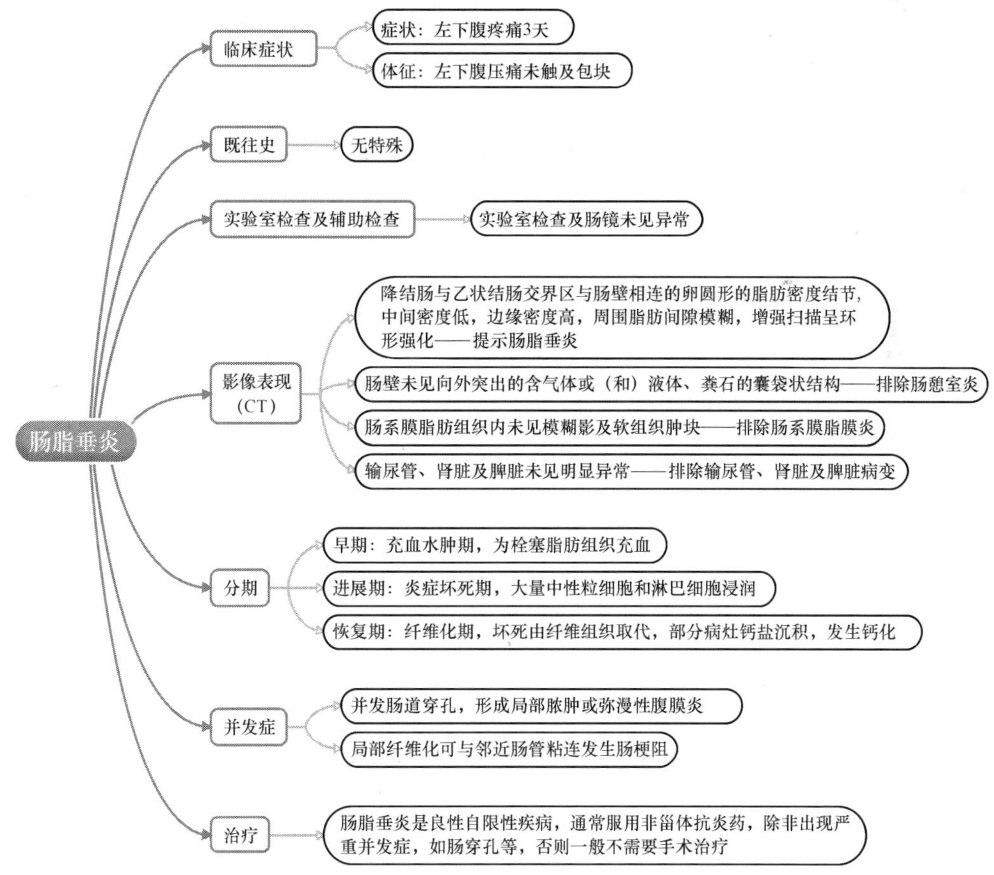

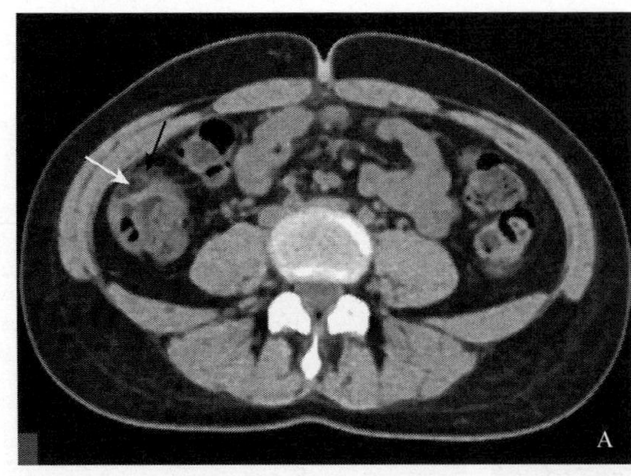
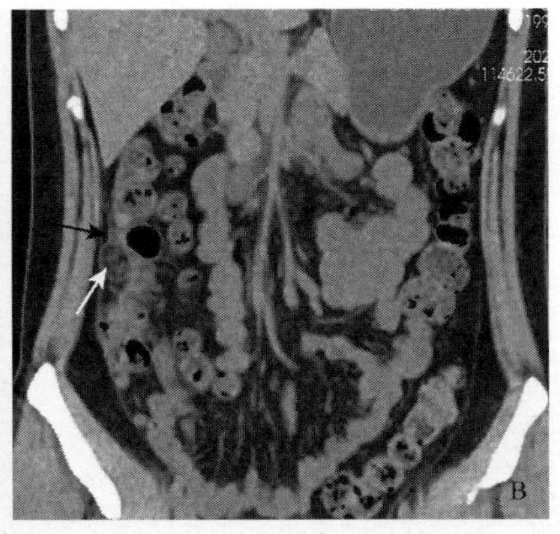

图 5-2-19　升结肠肠脂垂炎

CT 平扫升结肠肠壁旁与肠壁相连的类圆形脂肪密度影（图 A 白箭头），边缘密度高（图 A 黑箭头）。冠状位升结肠旁与肠壁相连的类圆形脂肪密度影（图 B 白箭头），周围脂肪间隙模糊（图 B 黑箭头）

【病理生理及临床】

肠脂垂炎是一种相对少见的良性自限性炎症。多见于 20～50 岁，肥胖者多发。多见于乙状结肠，其次为降结肠、升结肠和盲肠，横结肠相对少见。由于肠脂垂蒂扭转或自发性引流静脉血栓形成导致局部缺血，引起的无菌性炎性反应及周围水肿。根据病程分为充血水肿期、炎症坏死期、纤维化期。

临床多表现为局限性非迁移性下腹痛，局部压痛，部分可伴有肌紧张。多不出现发热或仅轻度发热，白细胞计数、红细胞沉降率、CRP 水平均在正常范围内，偶尔可因炎症反应出现轻度白细胞增多。

【影像表现】

1. CT 为最有效的检查方法。CT 表现为结肠肠管旁孤立的卵圆形或戒指样脂肪密度影，直径通常为 1～5cm，提示梗死的脂肪组织，为本病特异性表现。

2. 病灶边缘呈高密度环形影，提示为脏腹膜组织炎性改变；病灶中央所见点线状或类圆形高密度影，为发生血栓的静脉或病灶内出血。

3. 病灶周围脂肪间隙可出现絮状、条索状高密度影；进一步发展可出现肠穿孔，形成局部脓肿或弥漫性腹膜炎，局部纤维化可与邻近肠管粘连引起肠梗阻。

4. 增强后病灶边缘轻-中度强均匀环形强化。

【鉴别诊断】

1. 急性憩室炎　CT 表现为由肠壁向外突出的囊袋结构影，其内可充盈气体、液体或粪石等；邻近肠壁可增厚、强化，周围脂肪间隙呈片絮状或条索状密度增高；憩室炎可并发穿孔、出血、脓肿形成，也可与周围结构形成瘘管。

2. 急性阑尾炎　发生于升结肠或盲肠的肠脂垂炎需与急性阑尾炎鉴别。

【重要关注点】

1. 病灶发生部位。

2. 病灶周围情况及是否存在严重并发症。

十一、肠憩室炎

【病例 5-2-11】 患者，男，27 岁，2 天前出现右下腹反复疼痛。查体：全腹软，右下腹触痛，无反跳痛，右侧肾区无叩击痛。血常规：WBC 13.85×10^9/L↑，NEU 9.87×10^9/L↑，单核细胞 0.72×10^9/L。CT 检查如图 5-2-20 所示。

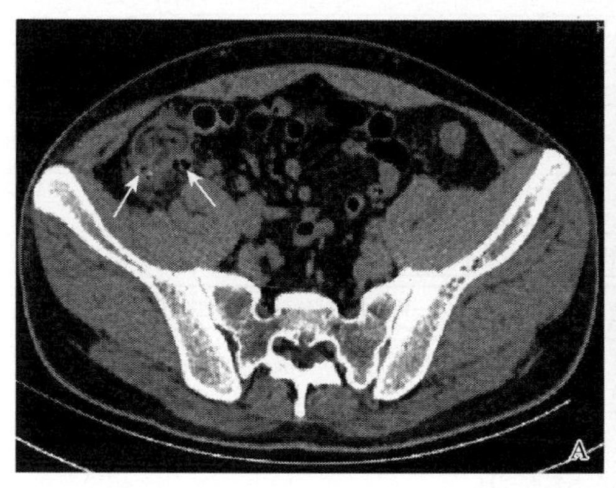

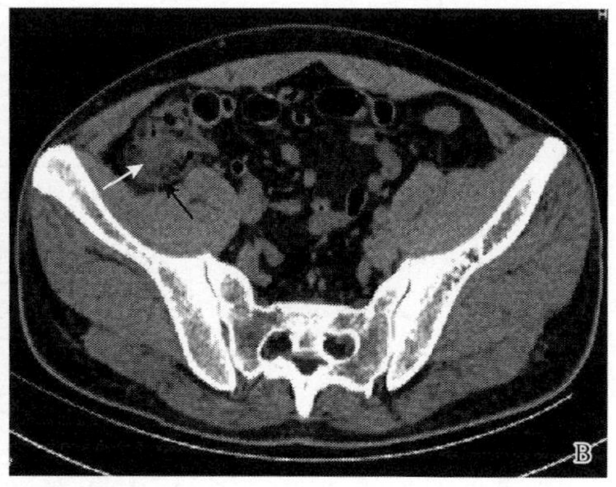

图 5-2-20 升结肠憩室炎

升结肠多发局限性小囊状突起，部分密度增高（图 A 白箭头），突起周围脂肪间隙模糊（图 B 白箭头），邻近腹膜增厚（图 B 黑箭头）

【分析思维导图】

思维导图见下页。

【扩展病例 5-2-10】 患者，男，56 岁，1 天前无明显诱因左下腹持续性隐痛，无恶心、呕吐，无发热、畏寒，否认发热咳嗽。查体：左下腹压痛、反跳痛，无肌紧张。血常规：RBC 5.84×10^{12}/L↑，WBC 11.41×10^9/L↑，NEU 8.21×10^9/L↑，CRP 205.0mg/L↑。CT 检查如图 5-2-21 所示。

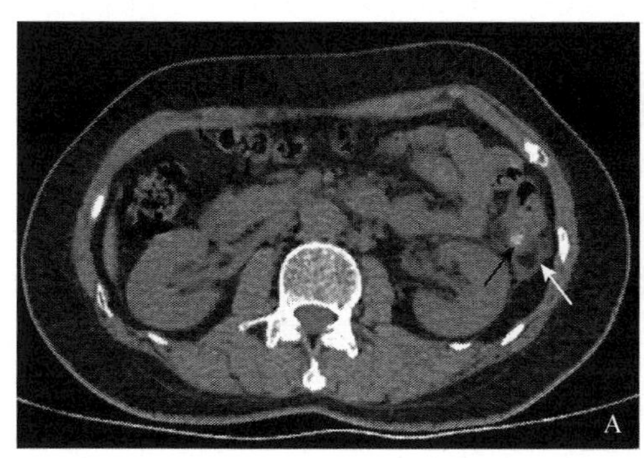

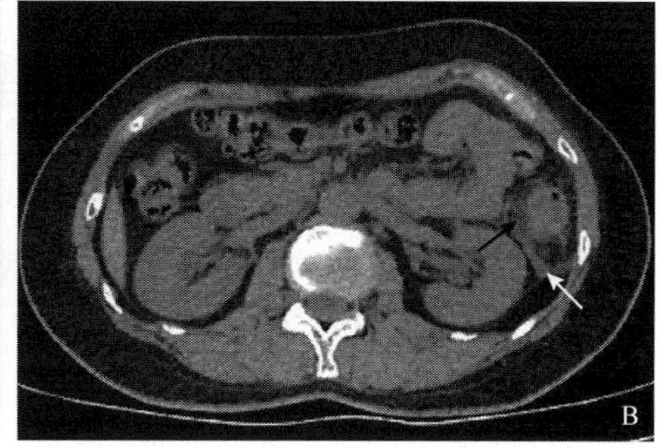

图 5-2-21 降结肠憩室炎

左下腹降结肠见小囊袋状高密度影（图 A 黑箭头），邻近腹膜增厚（图 A 白箭头）。降结肠旁小囊袋影周围脂肪间隙模糊（图 B 黑箭头），肠周筋膜增厚（图 B 白箭头）

【病理生理及临床】

肠道憩室是先天性或后天性因素导致肠壁黏膜层和黏膜下层通过肌层的薄弱区向外膨隆形成的囊袋状突起，憩室开口阻塞时，则可能形成憩室炎。男女发病率无明显差异，以

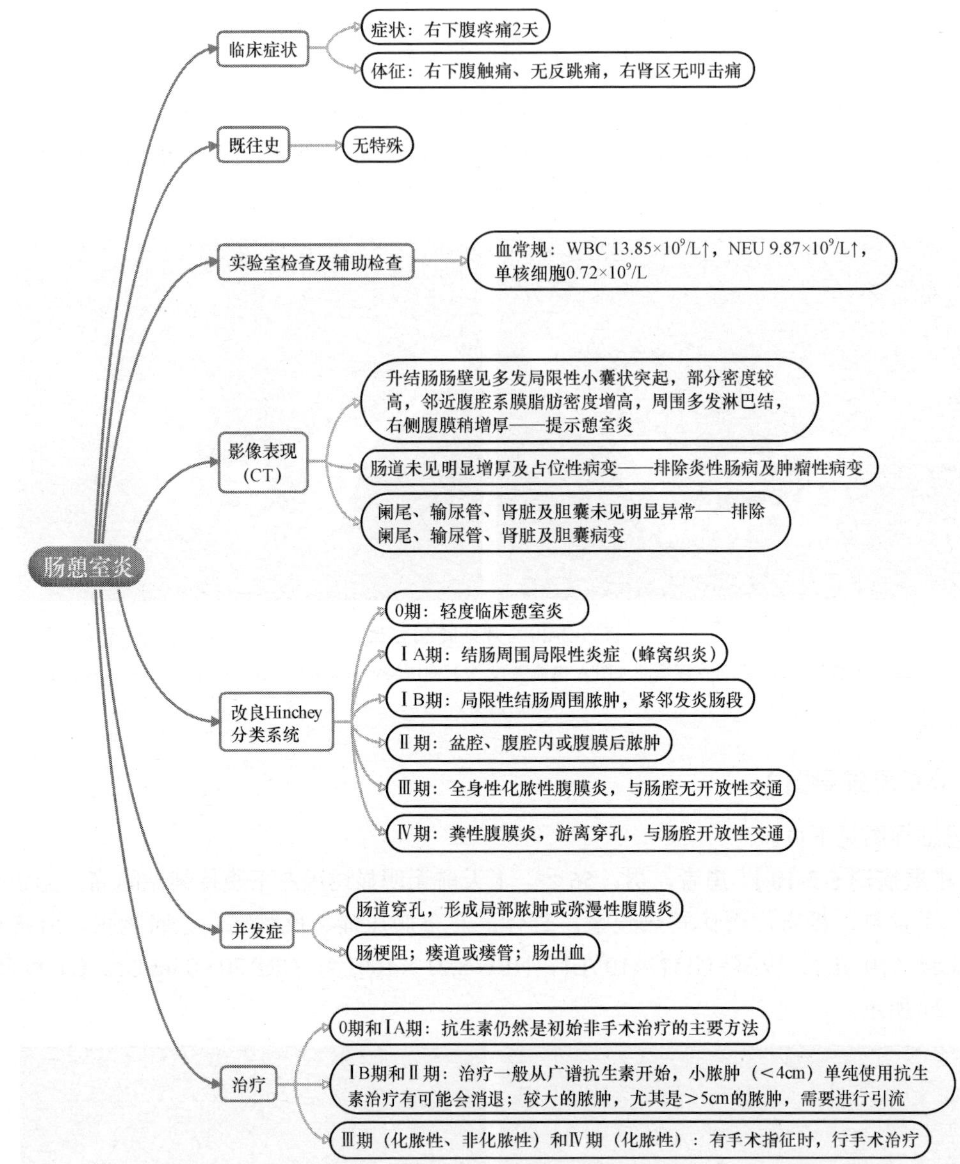

乙状结肠及降结肠多见。结肠憩室炎的发病机制包括慢性感染、肠道菌群失调、肥胖、非甾体类抗炎药使用等。通常为憩室微穿孔引起，当憩室口阻塞，其内黏液分泌及细菌滋生而引发炎症。由于结肠憩室壁通常缺少肌层，故炎症极易扩散，形成憩室周围炎、周围脓肿和（或）腹膜炎。

急性憩室炎临床通常表现为腹痛、发热，少数患者可发生急、慢性穿孔引发急性弥漫性腹膜炎；白细胞、CRP 等可升高。

【CT 影像表现】

1. 直接征象 憩室壁增厚，憩室相邻结肠管壁增厚（厚度≥5mm），可继发肠壁相邻腹膜增厚。

2. 肠道穿孔 部分急性憩室炎可发生穿孔，CT 表现为憩室旁游离气体。

3. 结肠旁和远隔部位脓肿 部分急性结肠憩室炎患者可见结肠旁脓肿，典型 CT 表现为含气、有分隔的低密度液体积聚区，增强后脓肿壁可表现为明显强化。

4. 肠梗阻 部分慢性结肠憩室炎可出现肠梗阻，表现为不规则肠壁增厚并近端肠管扩张。

5. 窦道和（或）瘘管形成。

【鉴别诊断】

1. 阑尾炎 发生于右侧结肠的憩室炎应与阑尾炎鉴别。

2. 结肠肠脂垂炎 结肠周围的类圆形或分叶状含脂肪密度病灶，其内可见点状或线状高密度影；周围脂肪结构紊乱，邻近肠壁多正常。

【重要关注点】

憩室炎发病部位；憩室炎周围表现及是否存在并发症。

十二、急性阑尾炎

【病例 5-2-12】 患者，男，32 岁，无明显诱因右下腹疼痛 4 小时余，程度剧烈，持续数十分钟后逐渐缓解，后呈持续隐痛。无发热、寒战，无尿痛、尿频、尿血。查体：右下腹压痛，无明显反跳痛。血常规：WBC 10.54×10^9/L↑，NEU 9.82×10^9/L↑，CRP 184.7mg/L↑。CT 检查如图 5-2-22 所示。

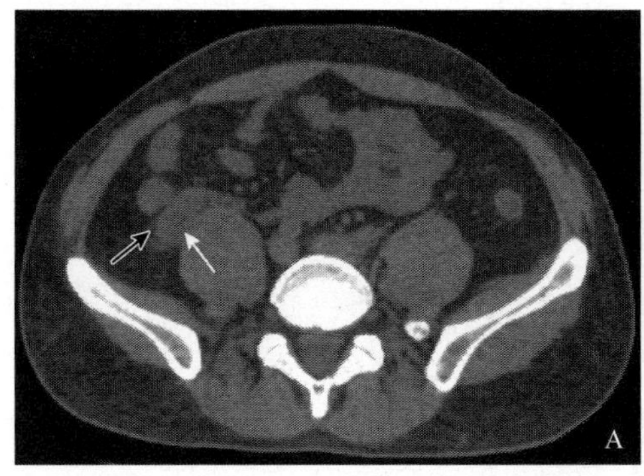

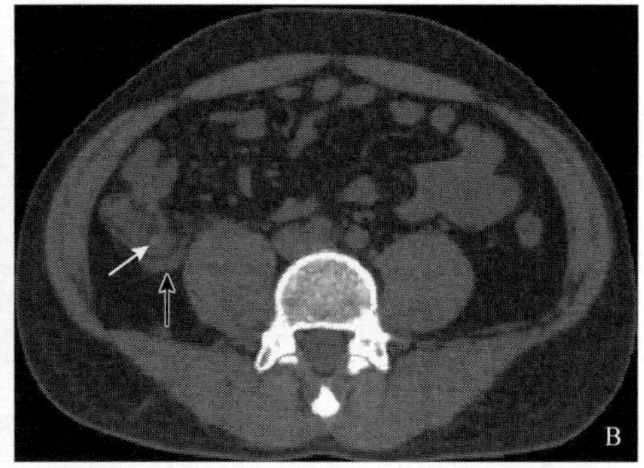

图 5-2-22 急性阑尾炎（1）

右下腹髂窝区阑尾肿胀（图 A 白箭头），阑尾起始部小结节状高密度粪石影（图 B 白箭头）。阑尾周围脂肪间隙模糊并见条索影（图 A、B 黑箭头）

【分析思维导图】

思维导图见下页。

【扩展病例 5-2-11】 患者，男，75 岁，9 小时前突发腹痛，反复发作，并阵发性加重。查体：全腹稍硬，右下腹触痛，无反跳痛。实验室检查：WBC 11.22×10^9/L↑，NEU% 76%↑，淋巴细胞百分比 9.5%↓。CT 检查如图 5-2-23 所示。

【病理生理及临床】

阑尾急性炎症是临床常见的腹部急诊，以 20～30 岁青壮年发病率最高，男女比例为（2∶1）～（3∶1）。其发病机制主要是阑尾腔阻塞。发生梗阻时，阑尾腔内不断分泌黏液，压力增大、细菌大量繁殖，造成黏膜损伤，细菌进入阑尾肌层，产生炎性反应。另外阑尾

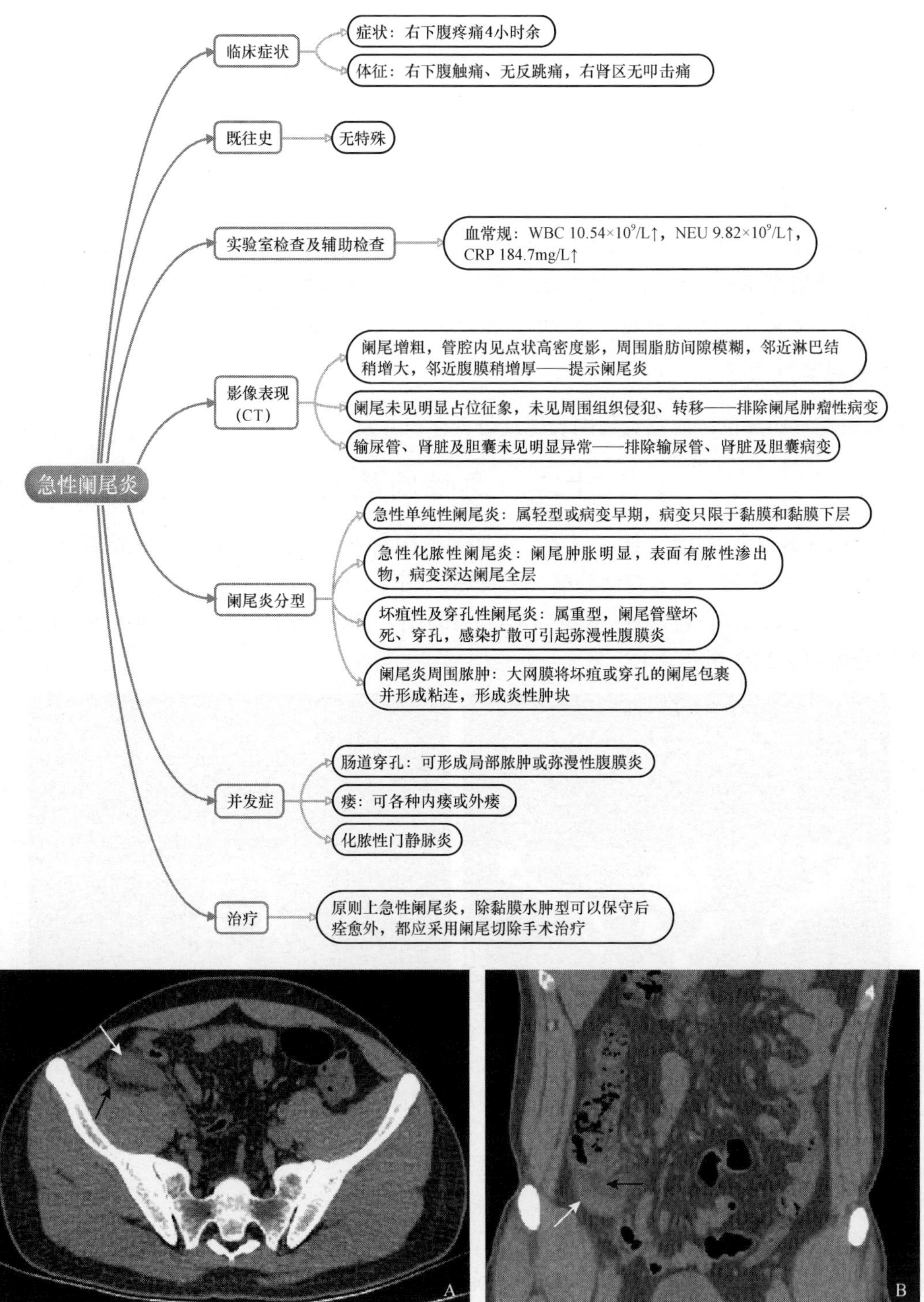

急性阑尾炎
临床症状
症状：右下腹疼痛4小时余
体征：右下腹触痛、无反跳痛，右肾区无叩击痛
既往史
无特殊
实验室检查及辅助检查
血常规：WBC 10.54×10⁹/L↑，NEU 9.82×10⁹/L↑，CRP 184.7mg/L↑
影像表现（CT）
阑尾增粗，管腔内见点状高密度影，周围脂肪间隙模糊，邻近淋巴结稍增大，邻近腹膜稍增厚——提示阑尾炎
阑尾未见明显占位征象，未见周围组织侵犯、转移——排除阑尾肿瘤性病变
输尿管、肾脏及胆囊未见明显异常——排除输尿管、肾脏及胆囊病变
阑尾炎分型
急性单纯性阑尾炎：属轻型或病变早期，病变只限于黏膜和黏膜下层
急性化脓性阑尾炎：阑尾肿胀明显，表面有脓性渗出物，病变深达阑尾全层
坏疽性及穿孔性阑尾炎：属重型，阑尾管壁坏死、穿孔，感染扩散可引起弥漫性腹膜炎
阑尾炎周围脓肿：大网膜将坏疽或穿孔的阑尾包裹并形成粘连，形成炎性肿块
并发症
肠道穿孔：可形成局部脓肿或弥漫性腹膜炎
瘘：可各种内瘘或外瘘
化脓性门静脉炎
治疗
原则上急性阑尾炎，除黏膜水肿型可以保守后痊愈外，都应采用阑尾切除手术治疗
A
B

图 5-2-23　急性阑尾炎（2）

右下腹髂窝区阑尾肿胀（图 A 白箭头），邻近腹膜稍增厚（图 A 黑箭头），冠状位示阑尾肿胀（图 B 白箭头），周围脂肪间隙模糊（图 B 黑箭头）

腔内压力增高也可引起动脉血供受阻，导致阑尾壁缺血，引起阑尾穿孔、坏疽及腹膜炎。

临床表现为持续伴阵发性加剧的右下腹痛、恶心、呕吐，多数患者白细胞和中性粒细胞计数增高；右下腹阑尾区（麦氏点）压痛是该病重要体征。

【影像表现】

1. CT 表现为阑尾肿大，直径＞6mm，管壁增厚，阑尾腔内积液，有时可见高密度粪石影，阑尾边缘模糊，与周围组织分界不清。邻近盲肠及结肠壁可增厚。

2. 阑尾周围脂肪间隙内出现条片状密度增高影，脂肪间隙模糊，局部筋膜增厚。进一步发展可出现阑尾穿孔、局部脓肿形成及腹膜炎表现。

3. 增强后阑尾呈环形或轨道样强化。

【鉴别诊断】

1. **结肠肠脂垂炎** 结肠旁类圆形或分叶状含脂肪密度病灶，周围脂肪结构紊乱，邻近肠壁多正常。

2. **急性憩室炎** 由肠壁向外突出的囊袋状结构，周围脂肪间隙片絮状或条索状密度增高；可并发穿孔、出血、脓肿等。

3. **结肠癌** 结肠壁多为非对称性、偏心性增厚，增厚肠壁周围淋巴结增大；并可出现远处转移，如肝转移、肺转移、骨转移等。

【重要关注点】

1. 注意查找异位阑尾。

2. 阑尾炎并发症，如穿孔、脓肿形成、腹膜炎等。

十三、肠系膜上动脉栓塞

【病例 5-2-13】 患者，男，65 岁，剑突下胀痛，伴恶心、大便次数增多。查体：剑突下压痛，无反跳痛，无肌紧张，肠鸣音约 3 次/分。既往有慢性胃炎、肠息肉切除术史。D-二聚体 10.91mg/L↑；WBC 12.61×10^9/L↑，NEU% 94.5%↑，PLT 113×10^9/L；凝血检查：凝血酶原时间 16.2s↑，纤维蛋白原 3.70g/L。CT 检查如图 5-2-24 所示。

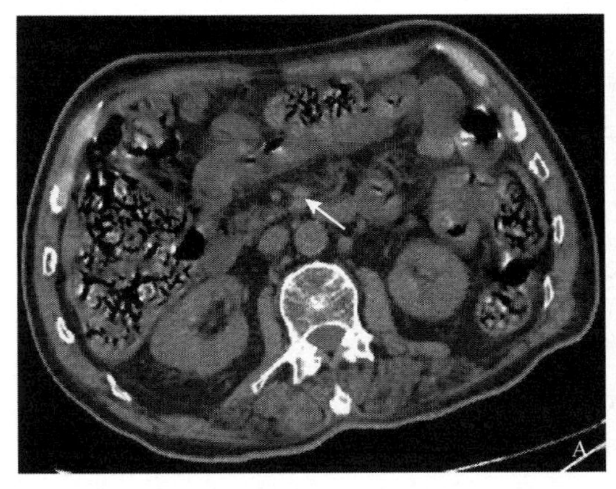

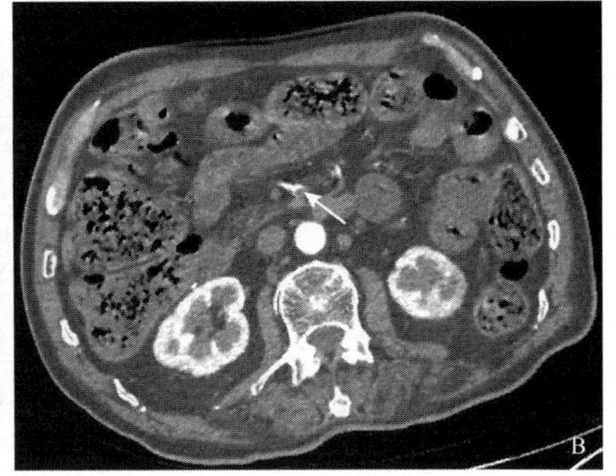

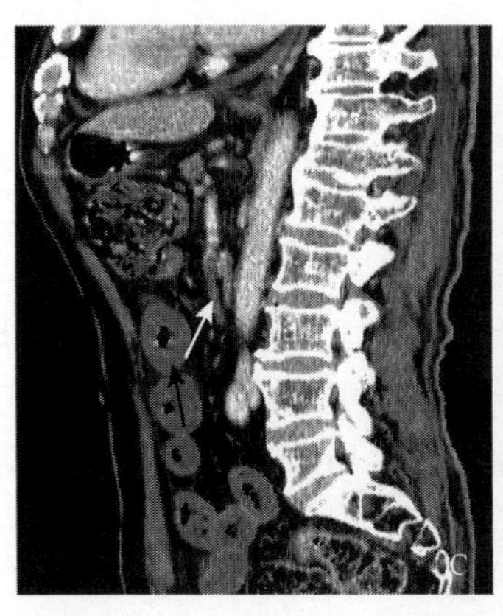

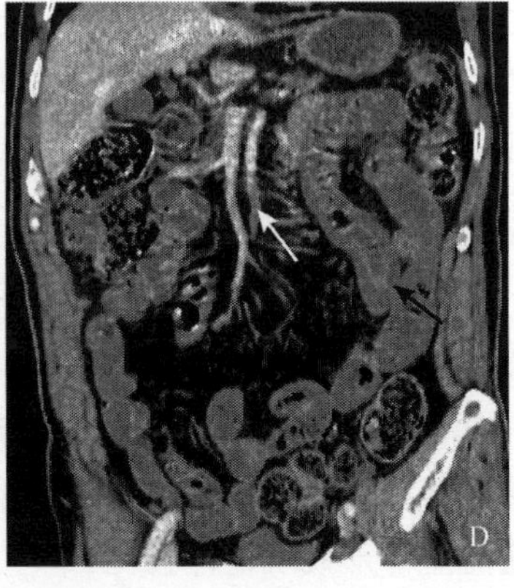

图 5-2-24　肠系膜上动脉栓塞（1）

平扫示肠系膜上动脉为等/高密度（图 A 白箭头）。增强肠系膜上动脉腔内见充盈缺损（图 B 白箭头）。矢状位及冠状位肠系膜上动脉腔内充盈缺损（图 C、D 白箭头），部分小肠壁强化程度减低（图 C、D 黑箭头）

【分析思维导图】

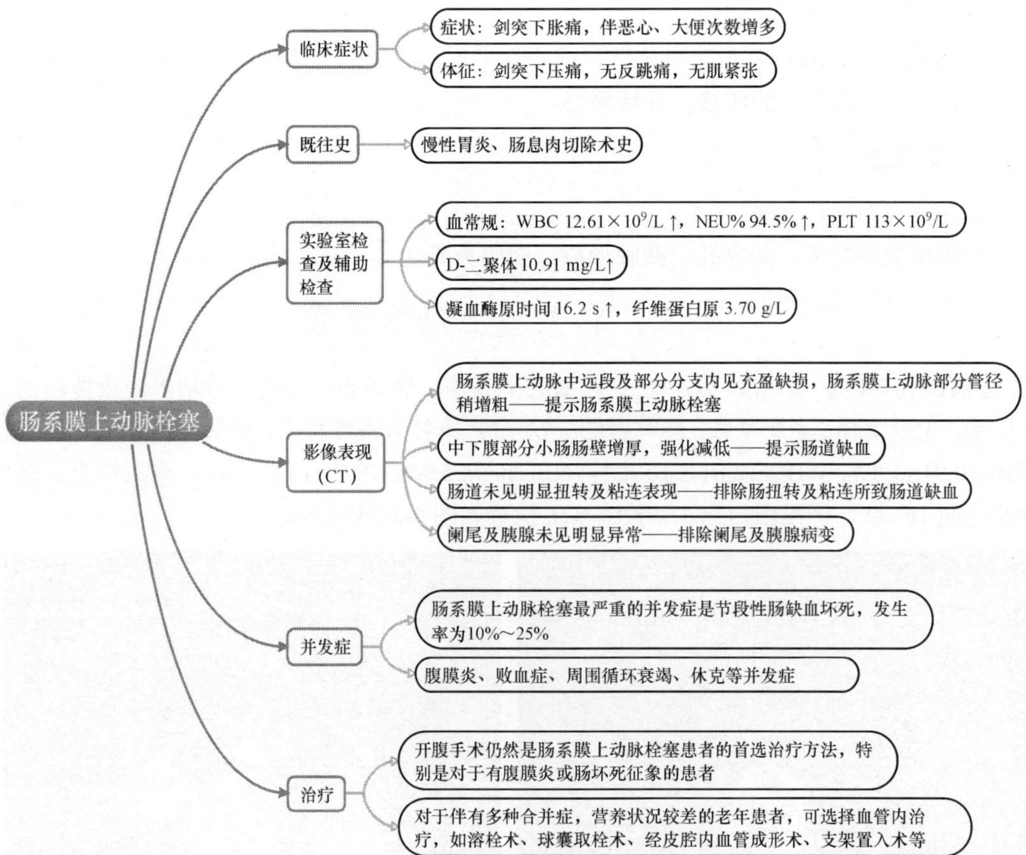

【扩展病例 5-2-12】 患者，男，92 岁，2 天前出现腹痛，反复呕吐，未解大便，查体：腹部压痛明显，反跳痛，无肌紧张，叩诊呈鼓音，肠鸣音明显减弱或消失。D-二聚体 7.32mg/L↑，血常规：WBC 14.52×10^9/L↑，NEU% 90.3%↑，凝血检查：凝血酶原时间 15.1s↑，纤维蛋白原 3.59g/L。CT 检查如图 5-2-25 所示。

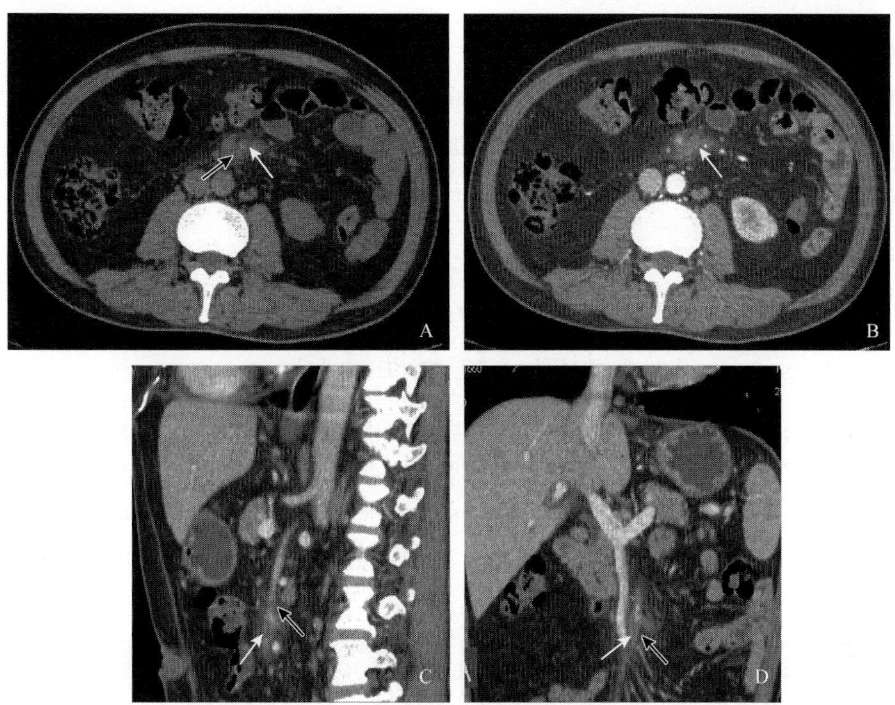

图 5-2-25 肠系膜上动脉栓塞（2）

平扫示肠系膜上动脉为等/稍高密度（图 A 白箭头），周围脂肪间隙模糊（图 A 黑箭头）。增强肠系膜上动脉腔内见充盈缺损（图 B 白箭头）。矢状位及冠状位肠系膜上动脉腔内见充盈缺损（图 C、D 白箭头），周围脂肪间隙模糊（图 C、D 黑箭头）

【病理生理及临床】

肠系膜上动脉栓塞可造成供血肠道发生急性缺血性坏死，出现绞窄性肠梗阻症状。男性较女性多见，大多数患者有风湿性心脏病、冠心病、心房颤动或动脉硬化史。肠系膜上动脉以锐角从腹主动脉发出，直径较大，因此腹主动脉内栓子易进入其内。栓子主要源自心脏较大的附壁血凝块、赘生物或动脉粥样硬化脱落的斑块，在肠系膜上动脉主干狭窄处或分叉处栓塞，从而导致供血肠管缺血、水肿、坏死和穿孔。

临床上多数患者有突然发作的严重腹痛，部分患者伴有呕吐、腹泻、恶心、腹胀、发热及血便等症状。临床症状严重，但腹部体征轻微；随着肠坏死和腹膜炎的进展，可出现腹部明显压痛、反跳痛，腹肌紧张等腹膜刺激征。典型的肠系膜上动脉栓塞患者还可出现白细胞增多、代谢性酸中毒、D-二聚体升高。

【影像表现】

1. 直接征象 CT 平扫显示栓子为稍高密度或等密度，增强扫描无强化，表现为肠系膜上动脉腔内的条状充盈缺损，动脉管径增粗，远端血管闭塞。

2. 间接征象 ①供血肠管壁增厚，增强扫描强化程度减低，可表现为靶环征或轨道征；②肠管扩张积液、梗阻；③门静脉系统积气：肠系膜上静脉、门静脉血管腔内见气体影，表现为树枝状，此征象常提示肠壁损伤或肠壁全层坏死。

【鉴别诊断】

肠扭转所致绞窄性肠梗阻：直接征象有肠管C形征、肠系膜血管扭曲征、鸟嘴征、漩涡征。间接征象为扭转肠袢内积液积气、周围肠管内见气-液平面。

【重要关注点】

1. 相应肠管血供情况。

2. 是否存在肠壁坏死、腹膜炎等并发症。

十四、缺血性肠病

【病例 5-2-14】 患者，男，66岁，无明显诱因出现脐周阵发性绞痛1天，伴反酸、呕吐，无腹胀、腹泻，外院CTA检查提示肠系膜上动脉栓塞，入院后行肠系膜上动脉置管溶栓术，术后2天患者腹痛加剧，并腹胀伴呕吐，血性腹泻。血常规：WBC 16.54×10^9/L↑，NEU 15.11×10^9/L↑，淋巴细胞 0.73×10^9/L↓；CRP 191mg/L↑，D-二聚体 12.52mg/L↑，血淀粉酶 171.0U/L↑。CT检查如图5-2-26所示。

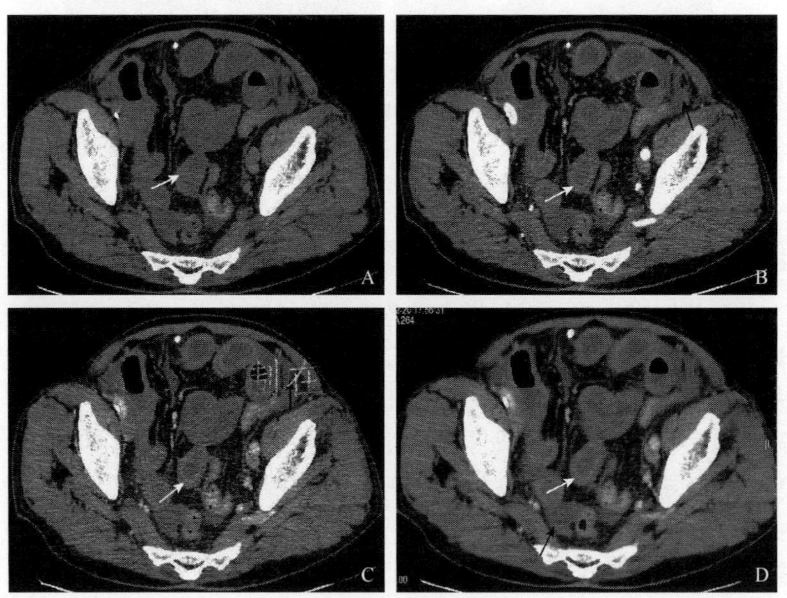

图 5-2-26 缺血性肠病

平扫示盆腔内部分小肠肠壁水肿增厚（图A白箭头），肠腔积气积液，并可见气-液平面。动脉期及静脉期小肠肠壁强化减低，并可见分层强化（图B、C白箭头），盆腔内系膜水肿（图B、C黑箭头）。延迟期示小肠肠壁可见靶环征（图D白箭头），盆腔内积液（图D黑箭头）

【分析思维导图】

思维导图见下页。

【扩展病例 5-2-13】 患者，男，54岁，2天前患者出现腹痛、伴腹胀、恶心、呕吐、发热，解少量稀便。查体：全腹压痛，轻度反跳痛及肌紧张，血常规：WBC 12.23×10^9/L↑，NEU% 88%↑，淋巴细胞百分比 4.9%↓；电解质浓度：Na^+126.4mmol/L，Cl^- 94.9mmol/L，Ca^{2+} 1.88mmol/L↓。CT检查如图5-2-27所示。

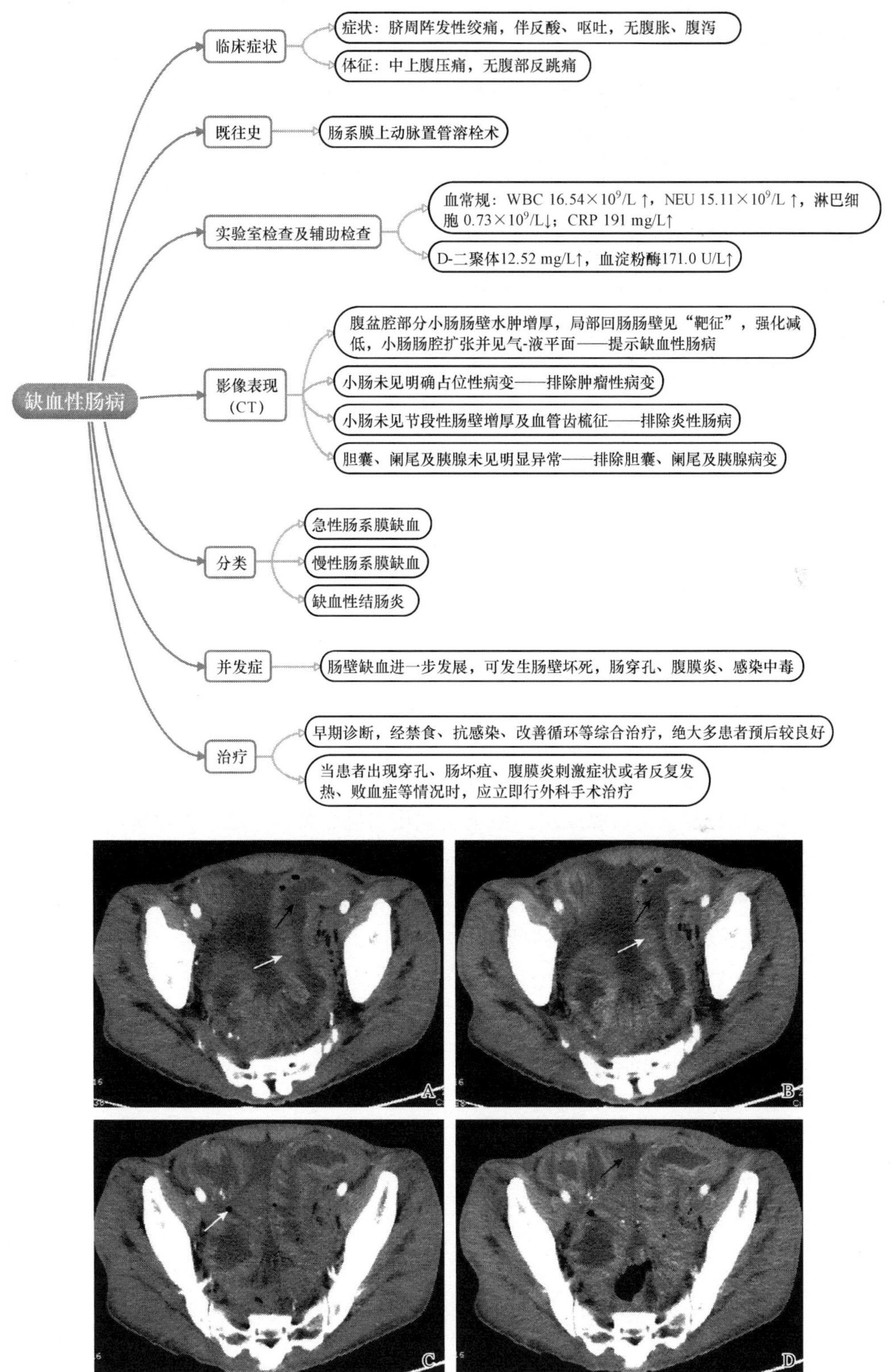
缺血性肠病
临床症状
症状：脐周阵发性绞痛，伴反酸、呕吐，无腹胀、腹泻
体征：中上腹压痛，无腹部反跳痛
既往史
肠系膜上动脉置管溶栓术
实验室检查及辅助检查
血常规：WBC 16.54×10⁹/L ↑，NEU 15.11×10⁹/L ↑，淋巴细胞 0.73×10⁹/L↓；CRP 191 mg/L↑
D-二聚体12.52 mg/L↑，血淀粉酶171.0 U/L↑
影像表现（CT）
腹盆腔部分小肠肠壁水肿增厚，局部回肠肠壁见“靶征”，强化减低，小肠肠腔扩张并见气-液平面——提示缺血性肠病
小肠未见明确占位性病变——排除肿瘤性病变
小肠未见节段性肠壁增厚及血管齿梳征——排除炎性肠病
胆囊、阑尾及胰腺未见明显异常——排除胆囊、阑尾及胰腺病变
分类
急性肠系膜缺血
慢性肠系膜缺血
缺血性结肠炎
并发症
肠壁缺血进一步发展，可发生肠壁坏死，肠穿孔、腹膜炎、感染中毒
治疗
早期诊断，经禁食、抗感染、改善循环等综合治疗，绝大多患者预后较良好
当患者出现穿孔、肠坏疽、腹膜炎刺激症状或者反复发热、败血症等情况时，应立即行外科手术治疗
A
B
C
D

图 5-2-27 缺血性肠病

动脉期及静脉期示盆腔内小肠肠壁增厚、肿胀，增强后强化程度减低（图 A、B 白箭头），并见节段性肠腔扩张积液（图 A、B 黑箭头）。增强示部分扩张肠管肠壁积气（图 C 白箭头）。盆腔见积液（图 D 黑箭头）

【病理生理及临床】

缺血性肠病是由于肠壁血流灌注不足所致相应肠道缺血性疾病。该病多见于有心血管疾病的老年人。冠心病、高血压病、糖尿病、动脉粥样硬化等疾病可导致肠系膜动脉粥样硬化、狭窄、血流缓慢瘀滞、血栓形成，引起局部肠黏膜血供减少，黏膜缺血坏死、溃疡形成。

多数患者以腹痛及便血为主要临床表现，可伴恶心、呕吐、腹泻，甚至出现肠坏死、肠穿孔等，表现为腹膜炎体征。实验室检查可有白细胞增多、CRP 及 D-二聚体升高。

【影像表现】

1. 肠管异常　缺血肠段扩张及积液；肠壁可增厚，亦可变薄；肠壁可表现为低密度或高密度影；增强后肠壁弱强化、不强化或延迟强化，典型者出现靶环征。管壁内可见积气。

2. 肠系膜异常　可表现为肠系膜静脉和（或）门静脉积气；肠系膜水肿积液；腹盆腔积液。

3. 如果为肠系膜动静脉栓塞所致，可见肠系膜血管异常　CT 平扫表现为肠系膜血管管径增粗、密度增高，血管壁周围模糊；增强见充盈缺损，肠系膜血管缆绳样改变。

【鉴别诊断】

1. 溃疡性结肠炎　起始于直肠、乙状结肠，为连续性病变并逆行向上发展。肠管壁增厚一般小于 10mm，肠腔可略狭窄，较对称。肠管壁分层强化，横断面呈“靶环征”，可见肠壁积气，肠系膜血管增生，纤维脂肪增殖。

2. 克罗恩病　多发节段性、跳跃性病变。肠管壁增厚明显，可达 10mm 以上，肠腔不对称狭窄。肠管壁分层强化。黏膜层、浆膜层强化明显，黏膜下层水肿增宽，横断面呈靶环征，提示病变处于活动期；管壁不强化或轻度均匀强化，无分层，提示病变处于静止期或慢性期。肠系膜血管增生，回肠血管空肠化，呈梳样征。肠系膜纤维脂肪增生；肠系膜、腹膜后淋巴结增多增大。可并发瘘、脓肿、肠梗阻。

【重要关注点】

1. 肠系膜上动静脉是否栓塞。

2. 肠壁强化程度，判断肠壁是否坏死。

（刘欣杰　蒋　伟　何晓静）

第六章　肝、胆、胰腺、脾

第一节　创伤性病变

一、肝脏创伤

【病例 6-1-1】 患者，男，54 岁，高处坠落致胸、腹疼痛 4 小时。CT 检查如图 6-1-1 所示。

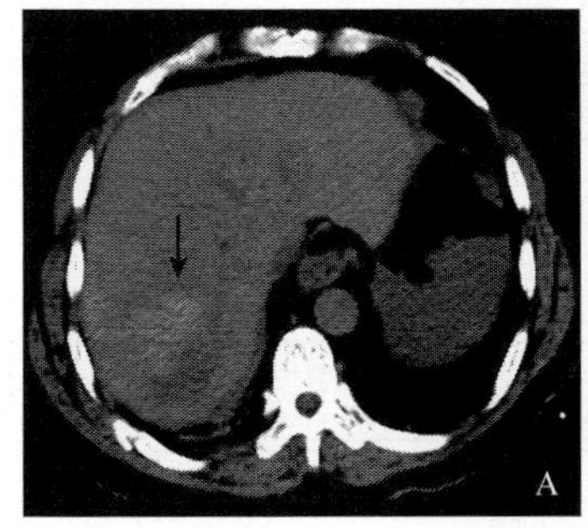

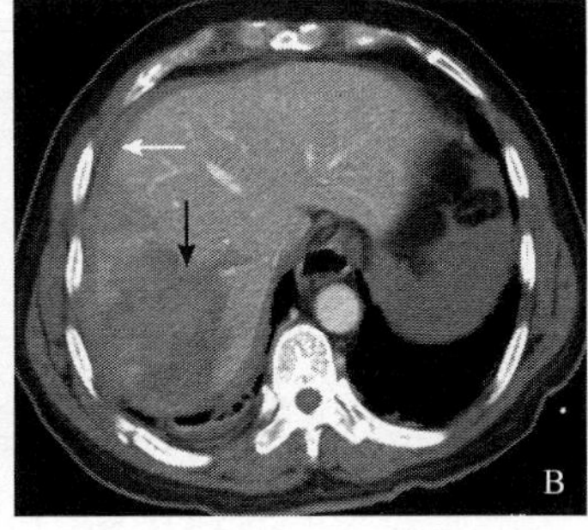

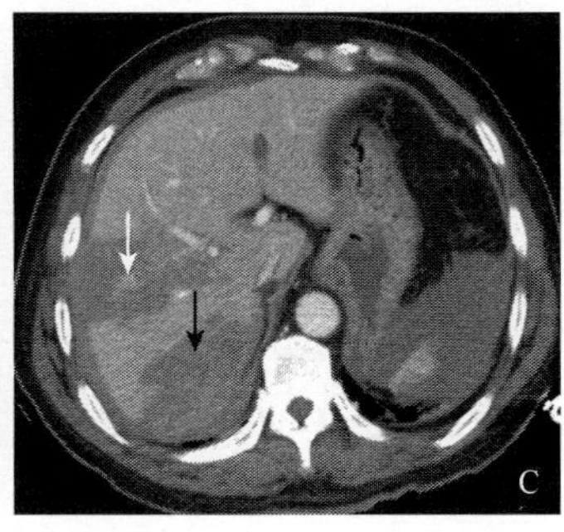

图 6-1-1　肝脏创伤、肝内血肿形成（AAST Ⅴ级）

CT 平扫肝右叶挫裂伤，局部见高密度血肿（图 A 黑箭头）。门静脉期挫裂伤及血肿无强化或弱强化（图 B、C 黑箭头），肝周积血（图 B 白箭头）。损伤区内可见对比剂呈絮状外溢（图 C 白箭头），提示血管损伤，活动性出血

【分析思维导图】

思维导图见下页。

【扩展病例 6-1-1】 患者，男，32 岁，车祸致腹部疼痛 9 天。CT 检查如图 6-1-2 所示。

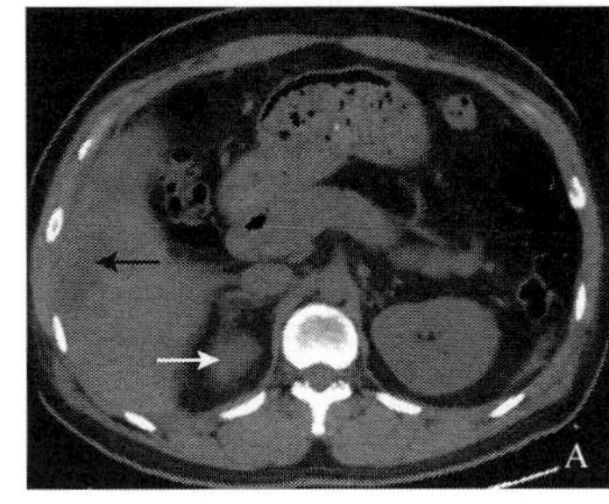

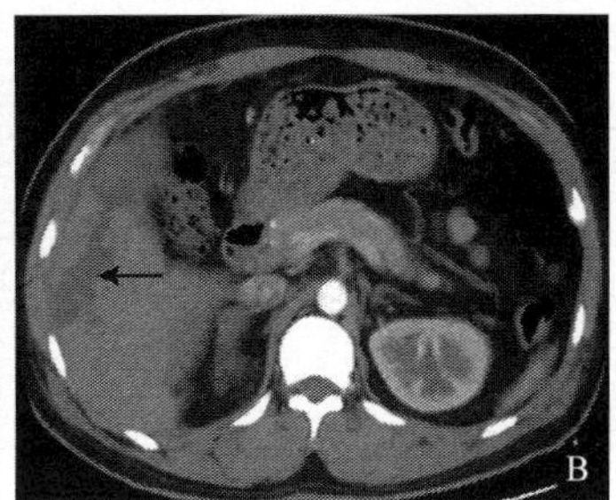

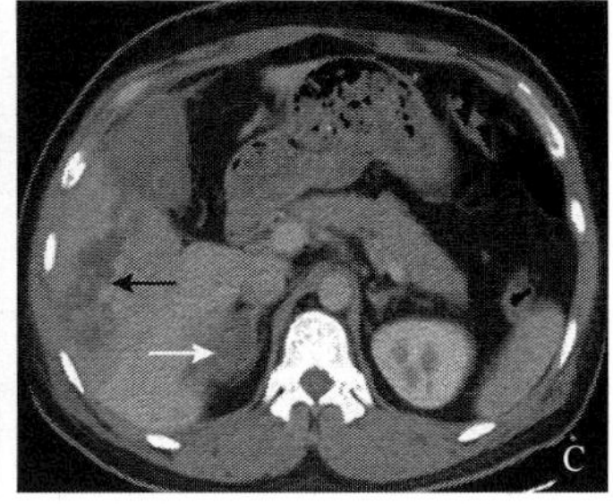

图 6-1-2　肝脏创伤（AAST Ⅲ级）

CT 平扫肝右叶挫裂伤（图 A 黑箭头）；右肾上腺血肿（图 A 白箭头）。动脉期挫裂伤呈裂隙样低密度影（图 B 黑箭头）。平衡期肝挫裂伤显示更清晰（图 C 黑箭头）、右肾上腺血肿（图 C 白箭头）无强化

【病理生理及临床】

肝脏是腹部闭合性及开放性损伤中较常累及器官。肝右叶因体积大，其损伤多于肝左叶。临床表现为腹痛、腹部压痛、反跳痛、肌紧张，腹腔穿刺抽出不凝血。

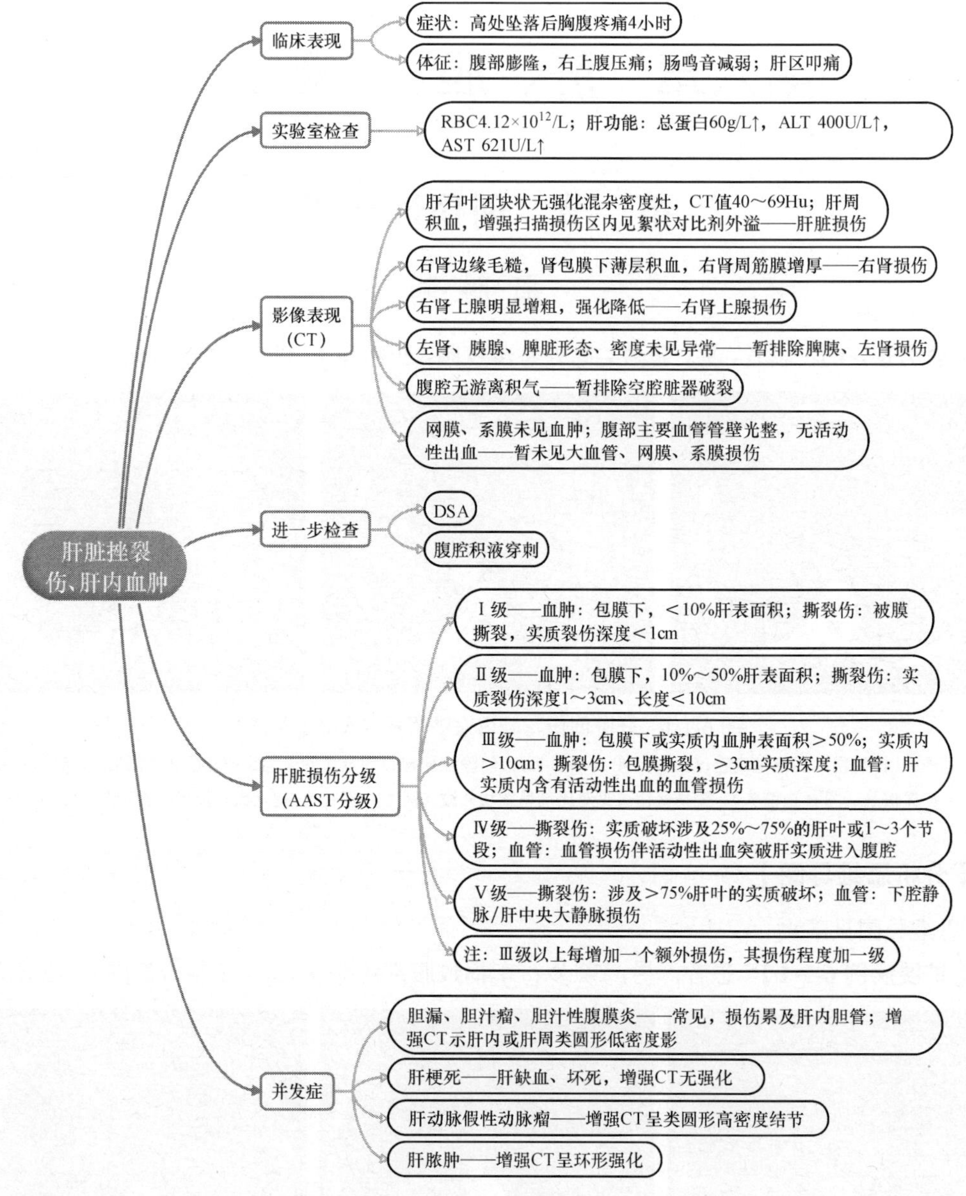

【影像表现】

CT 平扫及增强扫描为诊断肝脏损伤的主要手段。

1. 肝挫伤 肝实质内边界模糊的条、片状、不规则低密度区，部分轻度挫伤仅在增强扫描后显示，表现为较正常肝组织强化低。

2. 肝撕裂伤 肝实质内条片状、分支状及不规则低密度区；CT 增强扫描示弱强化（存在血供）或无强化（血供丧失或肝坏死）。

3. 肝内血肿 类圆形、椭圆形或不规则形等或稍高密度灶，增强后不强化，边界清晰。

4. 肝包膜下积血 肝包膜与肝外缘之间新月形或弧形稍高密度影，增强扫描不强化。

5. 肝脏血管损伤 CT 增强扫描对比剂外溢，为活动性出血点；肝静脉损伤表现为损伤区静脉连续性中断及相应肝引流区无强化；沿肝内门静脉及分支走行的轨状低密度影。

【鉴别诊断】

1. 不均匀脂肪肝　累及范围多较广，形态更加不规则，边缘光滑，增强扫描有强化。

2. 膈肌束　与肝裂伤鉴别，为膈肌下表面突起的肌性束状或瓣状影，延伸至肝轮廓之内。CT上呈条状、楔形低密度影，周围有细条状脂肪密度影包绕。膈肌束轮廓较肝撕裂伤更平滑，边界清晰规则，不合并出血或血肿。

【重要关注点】

1. 急性肝脏创伤可能存在迟发性出血，需要密切随诊。

2. 肝损伤后，如果CT上有活动性出血表现，提示需要栓塞或手术治疗。

3. 肝左叶撕裂伤通常伴发肠道或胰腺损伤。

（谢　丹　周士玲　刘　军）

二、脾脏创伤

【病例 6-1-2】　患者，女，58岁，骑车时不慎被大货车撞伤5小时，伤后感胸腹部疼痛、腹胀，无昏迷及意识障碍，Hb 105g/L↓。CT检查如图6-1-3所示。

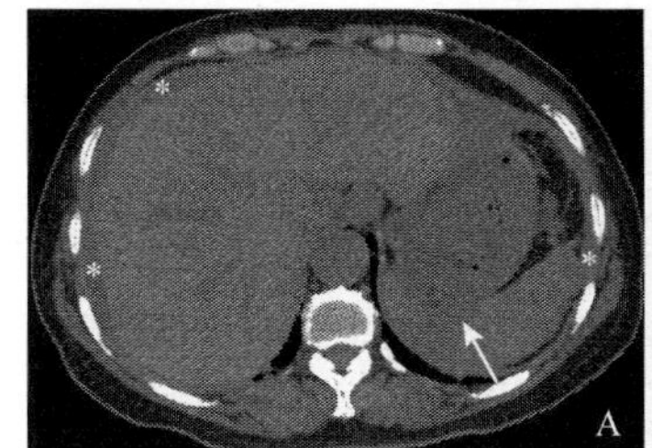

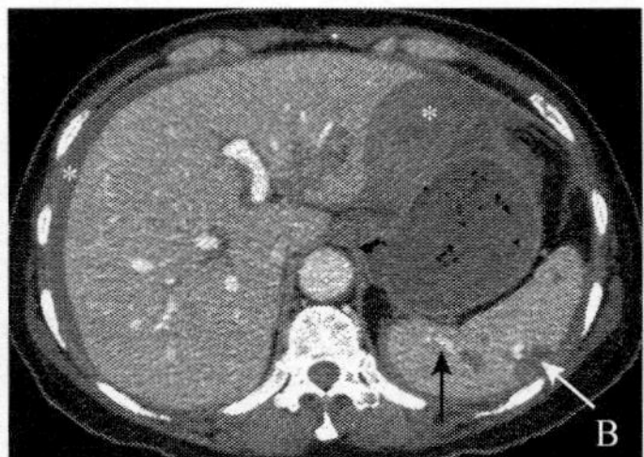

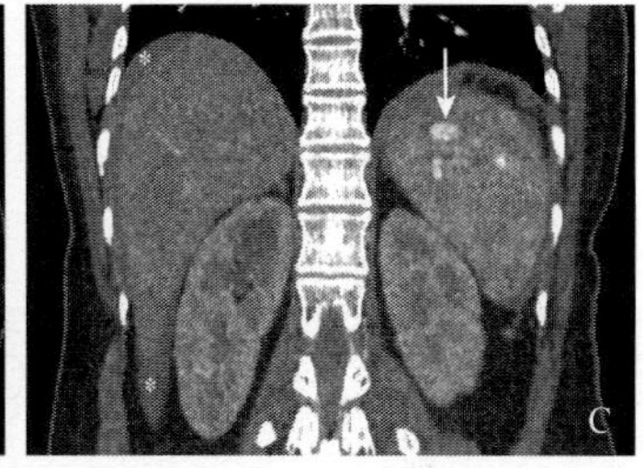

图6-1-3　脾脏挫裂伤（AAST Ⅳ级）

CT平扫脾脏见低密度挫伤区（图A白箭头），增强局部见对比剂外溢（图B黑箭头、图C白箭头），增强扫描脾脏边缘可见更多挫伤区，呈斑片状低强化区（图B白箭头）；肝周、脾周积血（图A～C*），肝左叶可见挫伤

【分析思维导图】

思维导图见下页。

【扩展病例 6-1-2】　患者，男，51岁，左侧腹部撞击桌角后摔倒，伴大汗、四肢发冷，面色苍白，无胸背部撕裂样疼痛。既往反复胰腺炎病史。行剖腹探查术及脾脏切除术，术中所见：脾脏上极见长约5cm破口，脾内见黑色坏死组织，为陈旧性出血及坏死组织。CT检查如图6-1-4所示。

【病理生理及临床】

脾脏创伤占腹部实质性脏器外伤的首位，脾挫裂伤由直接或间接外力作用所致。脾脏破裂多沿着脾段边缘裂开，以脾脏下极最常见。裂口沿脾段方向，少有脾段血管断裂，出血慢且持续时间短；裂口横过脾段，则血管受损较重，出血大，持续时间长。如涉及脾蒂及脾门损伤，则短时间大量出血。发病初期临床表现为腹痛、恶心、呕吐，持续大量出血则出现腹胀、低血压和失血性休克。

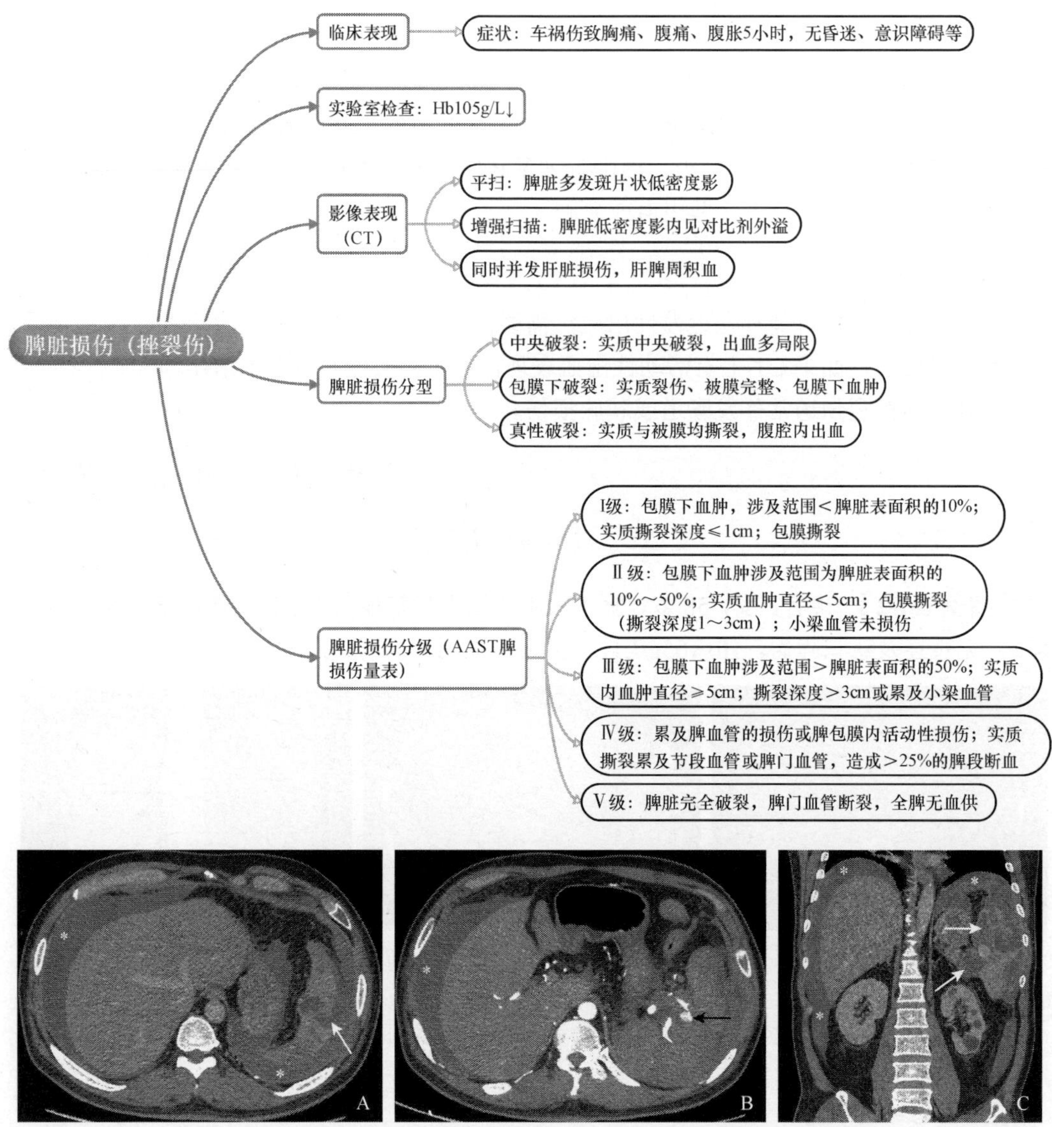

图 6-1-4 外伤致脾脏内假性动脉瘤破裂、脾脏破裂

CT 增强扫描脾脏内见多发斑片状低密度影（图 A、C 白箭头），为陈旧性出血及坏死组织，脾脏边缘不连续（图 A 白箭头），肝周、脾周见大量积血（图 A～C*），增强扫描脾脏内见假性动脉瘤形成（图 B 黑箭头）

【影像表现】

CT 扫描对脾脏创伤具有很高的敏感性和特异性，可确认脾脏损伤，了解损伤类型及程度。当平扫对部分脾脏损伤显示不明显时，CT 增强扫描可进一步明确诊断。

1. 局限性包膜下积血 脾周新月形或半月形高密度或近似脾脏密度的病变，脾实质受压，增强扫描脾实质强化，血肿不强化。

2. 脾内血肿 脾大，形态改变，脾脏内密度不均匀，见团片状略高密度、等密度或低密度影，增强扫描不强化。

3. 单一撕裂 CT 平扫不易发现，增强扫描可见窄带样低密度影。

4. 多发性脾撕裂　即粉碎性脾破裂，多发不规则低密度影，增强扫描低密度病灶更明显。

5. 间接征象　腹腔积血。

【鉴别诊断】

脾脏本身具有病变时可以在轻微外伤下发生损伤破裂，出现这种情况需明确脾脏自身是否具有肿瘤性或血管性病变（扩展病例 6-1-2），CT 增强扫描可以进行判断。

【重要关注点】

外伤患者脾脏密度不均匀或外形饱满时，要建议增强扫描或随访观察，避免迟发性出血破裂的发生。

（陈　姣　周士玲　刘　军）

三、胰腺创伤

【病例 6-1-3】 患者，男，21 岁，骑摩托车致车祸伤后腹痛 1 天。CT 检查如图 6-1-5 所示。

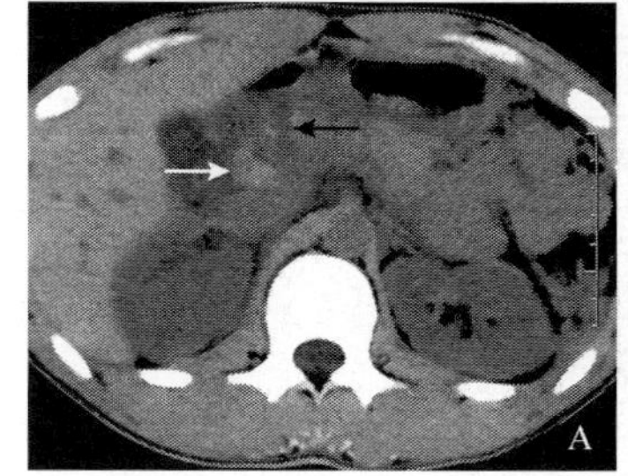

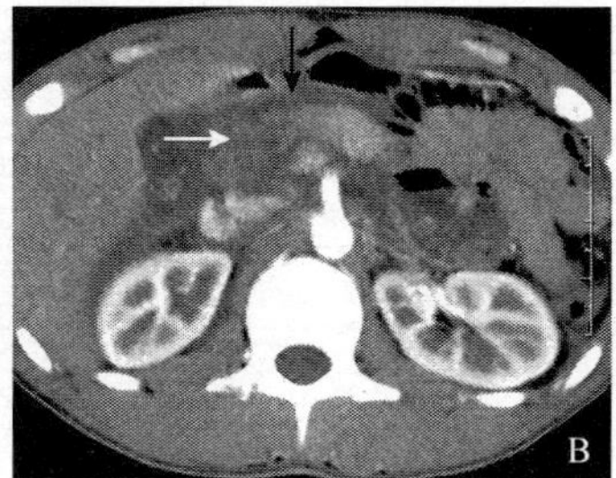

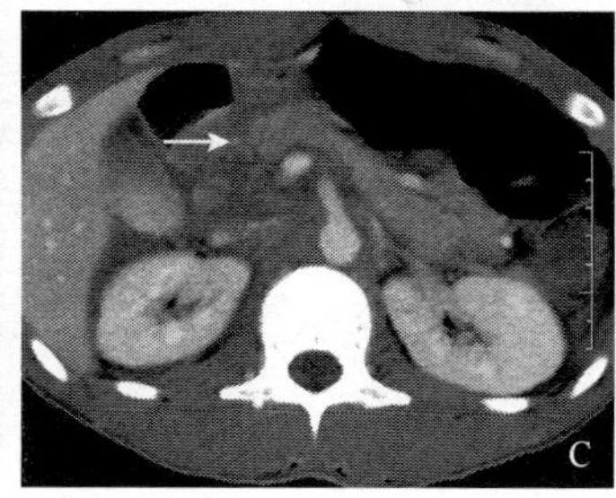

图 6-1-5　胰腺创伤（AAST Ⅳ级）

CT 平扫胰头可见结节状高密度血肿影（图 A 白箭头），胰头颈部深裂伤呈条状稍低密度影（图 A 黑箭头），增强扫描胰头颈部强化减低（图 B 白箭头），胰周积血（图 B 黑箭头），实质期见点状对比剂外溢（图 C 白箭头）。术后明确胰腺颈部断裂

【分析思维导图】

思维导图见下页。

【扩展病例 6-1-3】 患者，男，49 岁，高坠致腹痛 2 小时。腹部膨隆，全腹压痛，肌紧张，反跳痛，移动性浊音阳性。血、尿淀粉酶未升高。CT 检查如图 6-1-6 所示。

【病理生理及临床】

胰腺创伤多因腹部受突发局部冲击如自行车车把、汽车方向盘撞击，枪伤或刺伤而致脊柱挤压胰腺或胰腺的直接损伤，约占腹部损伤的 2%，多见于胰周脂肪薄弱的儿童、瘦者。胰腺损伤继发组织水肿、出血、坏死、胰管破裂，致创伤性胰腺炎。主胰管破裂是形成胰腺假性囊肿的主要成因。

胰腺位于腹膜后，临床表现隐匿，常被其他脏器损伤所掩盖，损伤早期影像表现多阴性，易漏诊而延误诊治。典型临床表现可出现上腹疼痛、白细胞增多、血清淀粉酶升高。严重者可有格雷 · 特纳（Grey Turner）征（肋腹部瘀斑）或卡伦（Cullen）征（脐周瘀斑），但不常见。

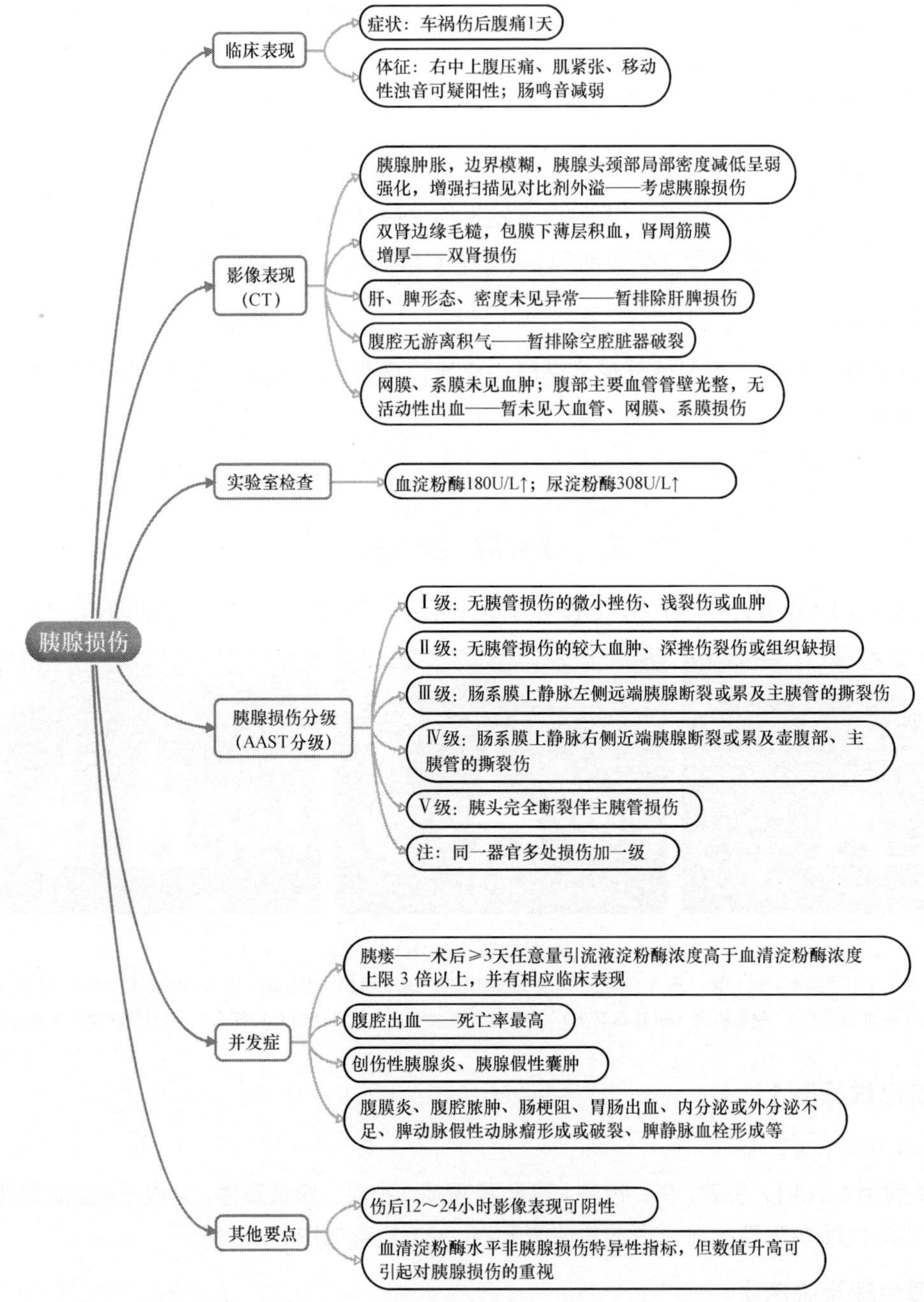

【影像表现】

CT 增强扫描是评估胰腺损伤的主要手段，MRI 因扫描速度较慢作为补充手段。

1. 挫伤 CT 平扫为胰腺局灶或弥漫性低密度影，可因周围肠道影响显示欠清晰而漏诊。

2. 撕裂伤 显示为垂直于胰腺长轴的线状低密度影。浅裂伤涉及＜50% 胰腺厚度，提示无胰管损伤；深裂伤涉及＞50% 胰腺厚度，提示胰管破裂。增强扫描比平扫显示更清晰。

3. 胰腺内部及周围团片状高密度影为血肿形成。

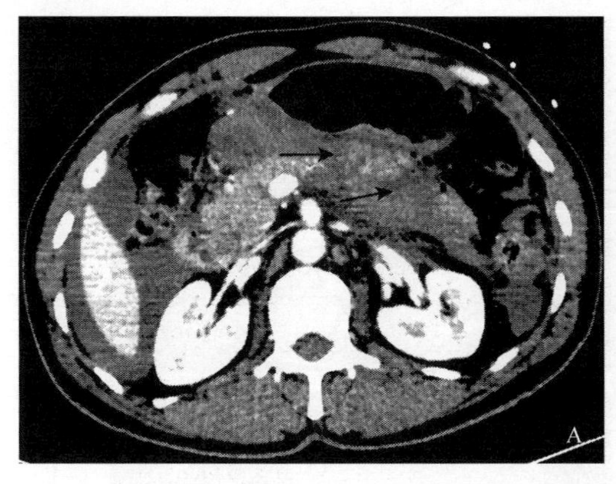
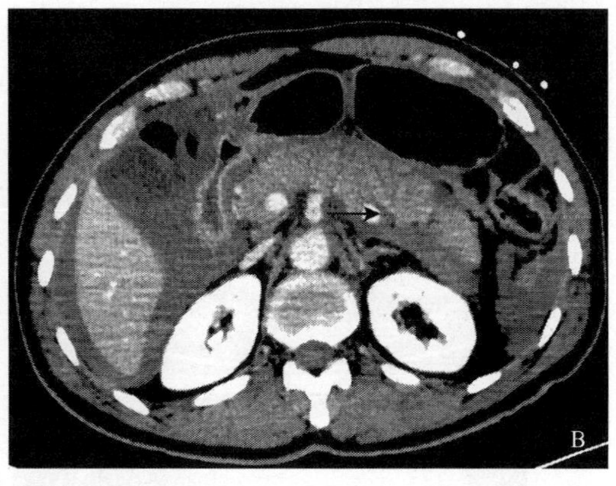

图 6-1-6　胰腺创伤（AAST Ⅲ级）

CT 增强扫描显示胰腺体尾部断裂，表现为胰腺纵轴垂直的条状低强化或不强化区，累及主胰管（图 A 黑箭头）。胰腺与脾静脉之间积液（图 B 黑箭头）

4. 胰周脂肪水肿，肠系膜、肾周筋膜模糊、液体渗出。

5. 胰周积液（血）　胰腺与脾静脉之间、肠系膜上动脉周围、肾旁间隙、横结肠系膜根部周围、小网膜囊积液（血）。

6. MRCP 可显示主胰管中断，伴或不伴胰管扩张。

7. 增强扫描胰腺强化程度减低、不均匀；可显示对比剂外渗，说明有活动性出血。

【鉴别诊断】

1. 急性胰腺炎　无外伤史，无胰腺内血肿、胰管断裂及活动性出血。

2. 胰腺休克　严重外伤后的“低灌注综合征”。胰腺、小肠壁、肾脏低灌注，主动脉及下腔静脉管径变小，弥漫性肠腔扩张积液，补液后 24 小时内好转。

3. 十二指肠损伤　因与胰腺头部紧邻需与胰头损伤鉴别，前者十二指肠壁增厚、壁内血肿，伴或不伴肠破裂，壁内血肿可阻塞肠腔致不完全性肠梗阻。

【重要关注点】

1. 胰腺位于腹膜后，位置深，常无腹膜刺激征，早期表现隐匿，易被其他脏器损伤所掩盖，CT 发现肾前筋膜增厚者需仔细评估胰腺。

2. 注意有无胰管损伤，与治疗及预后密切相关。

（谢　丹　周士玲　刘　军）

第二节　非创伤性病变

一、细菌性肝脓肿

【病例 6-2-1】 患者，男，55 岁，畏寒、发热 1 天。既往糖尿病史 4 年。查体：T 38.4℃，腹部触诊右上腹压痛。血常规：WBC 12.36×10^9/L↑、NEU% 88.8%↑。CRP 174.7mg/L↑，降钙素原 1.39ng/ml↑。血培养：肺炎克雷伯菌。CT 检查如图 6-2-1 所示。

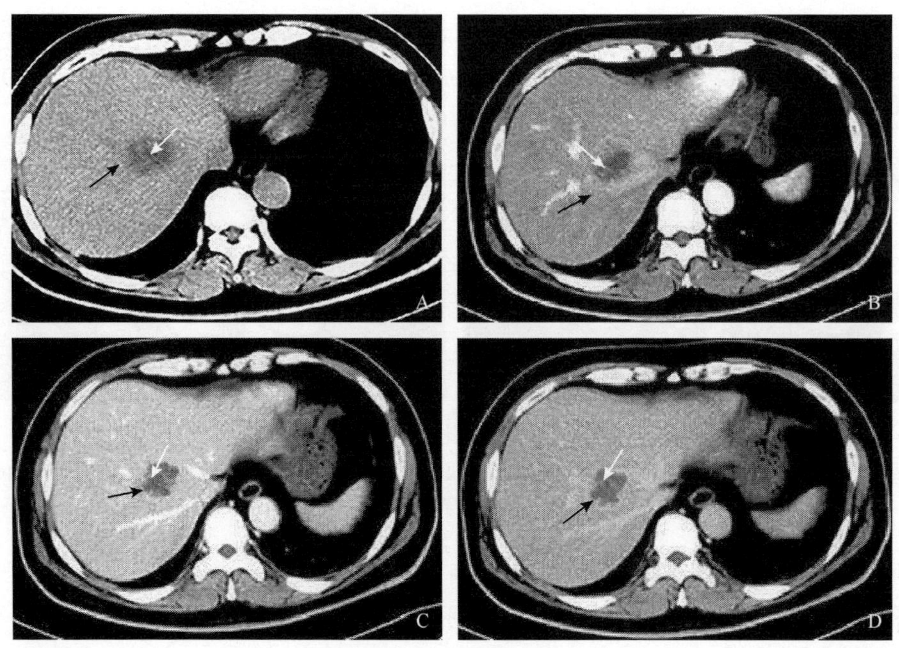

图 6-2-1 细菌性肝脓肿

肝 S8 段低密度病灶（图 A 白箭头），边界不清（图 A 黑箭头），动脉期病灶周围环形明显强化带，呈“双环征”（图 B 黑箭头），门脉期及延迟期该区呈等密度，病灶内部边界清楚无强化区（图 B～D 白箭头），其壁呈延迟强化（图 C、D 黑箭头）

【分析思维导图】

思维导图见下页。

肝脓肿

【扩展病例 6-2-1】 患者，男，63 岁，中上腹疼痛 10 天，伴恶心、呕吐、发热、轻微腹胀。查体：T 39.7℃，中上腹压痛。血常规：WBC 10.88×10^9/L↑，NEU% 93.1%↑。CRP 202.0mg/L↑，超敏 CRP＞10mg/L↑。CT 及 MRI 检查如图 6-2-2 所示。

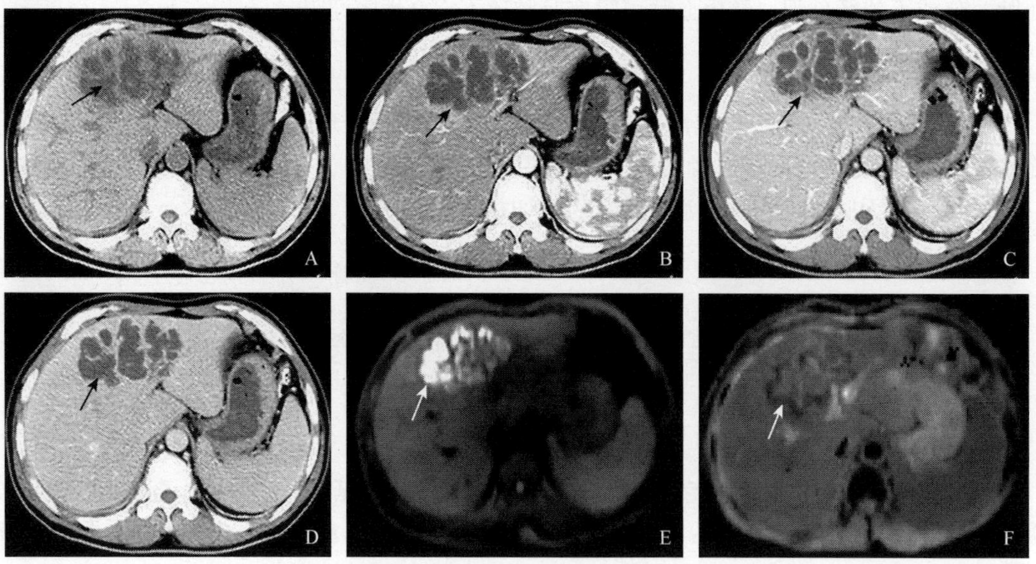

图 6-2-2 肝脓肿

肝 S4 段低密度肿块影，呈蜂窝状（图 A 黑箭头），增强扫描壁及分隔明显强化（图 B～D 黑箭头），内壁光滑；DWI 病灶中心呈高信号，壁及分隔呈稍低信号（图 E 白箭头），ADC 病灶中心呈高信号，壁及分隔呈低信号（图 F 白箭头）

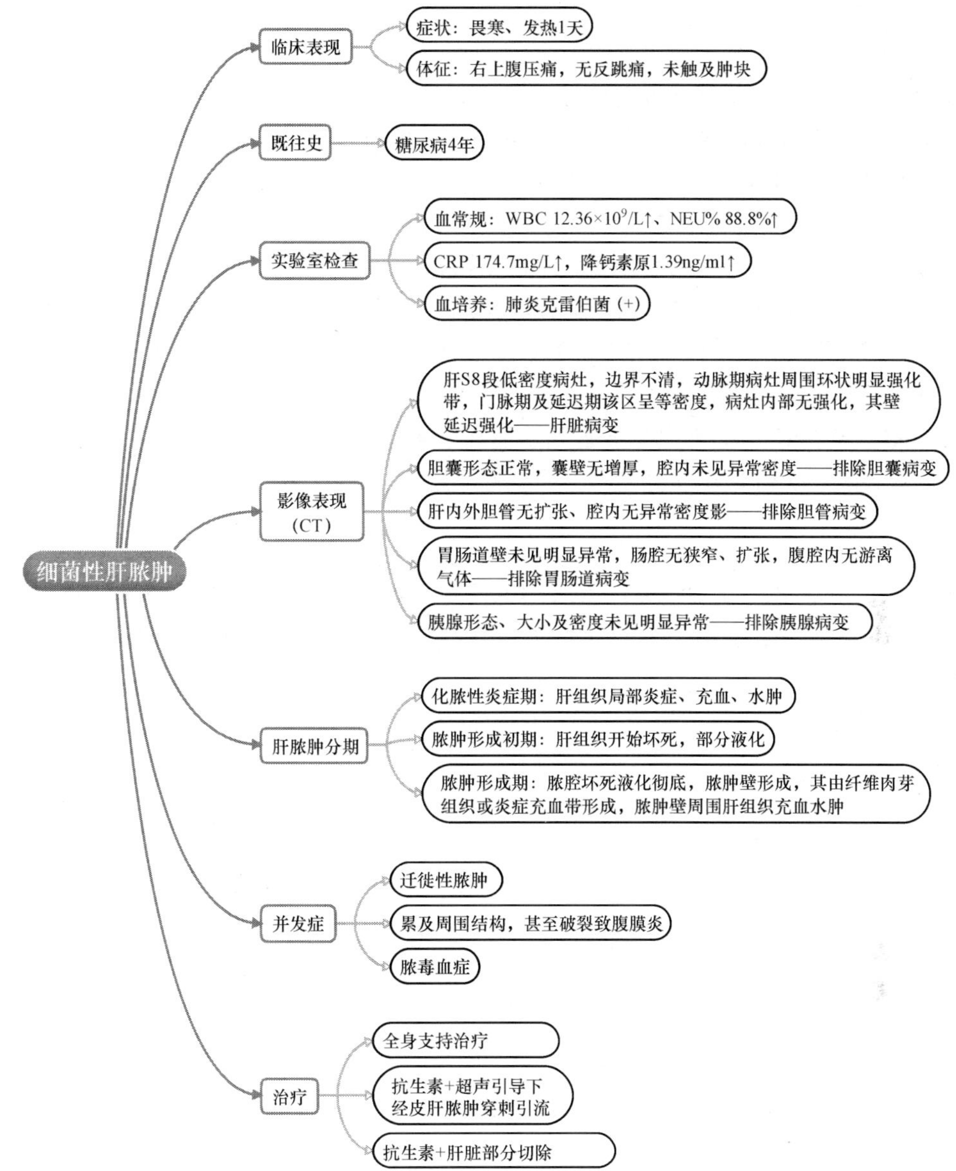

【病理生理及临床】

细菌性肝脓肿是临床常见的肝脏感染性疾病，占所有肝脓肿的80%，起病急，以男性多见，50～70岁多见，好发于肝右叶。化脓性细菌主要经胆道系统，也可经肝动脉系统、门脉系统及邻近脏器直接蔓延侵入肝脏，引起局部炎症或形成小脓肿，小脓肿可相互融合形成大脓肿，致肝组织破坏，脓肿破裂致严重并发症，毒素吸收入血致全身中毒症状。根据病程分为化脓性炎症期、脓肿形成初期、脓肿形成期。

临床表现为发热、寒战、右上腹钝痛、全身乏力、食欲减退、恶心和呕吐等症状；C反应蛋白、降钙素原升高，白细胞计数升高，中性粒细胞百分比升高；血培养或脓液培养可明确病原菌种类。

【影像表现】

1. 化脓性炎症期 单发或多发边界不清、密度不均的病灶，不同程度强化，延迟期部分病灶呈等密度，为脓肿不完全液化所残存肝组织的炎症反应。

2. 肝脓肿形成初期 蜂窝状低密度区，增强壁及内部分隔强化，为炎症破坏后的增生反应，即细菌性肝脓肿形成初期。

3. 脓肿形成期 脓肿壁密度低于正常肝组织，动脉期环形强化，门脉期及延迟期进一步强化，即脓肿形成期，其中心液化坏死区无强化；脓肿壁外围为充血水肿带，动脉期一过性强化，门脉期及延迟期呈等密度。脓肿壁表现为“双环征”或“三环征”。

4. 部分病灶内见气体或液平面。

5. MRI 脓肿壁 T_1WI 信号低于肝实质而高于脓腔，脓腔 T_2WI 呈明显高信号，腔内含中等信号的分隔，DWI 脓腔呈高信号（典型特征）。

【鉴别诊断】

1. 阿米巴肝脓肿 发病缓慢，有腹泻或痢疾的既往史；急性期白细胞、中性粒细胞增高，血清阿米巴原虫抗体阳性；常邻近肝包膜，肝外侵犯较常见，病灶包膜呈靶征或双边征。

2. 转移瘤 有原发肿瘤病史；病灶环形强化，边界不清，病灶周围无充血水肿带，典型表现为牛眼征；肝脓肿壁呈延迟强化，内壁较清楚；DWI 病灶边缘高信号，内部低信号。

3. 肝内胆管细胞癌 病变区肝萎缩、包膜凹陷征；病变区周围胆管不规则扩张；动脉期边缘强化明显，门脉期及延迟期病灶边缘强化消退、病灶内部呈延迟强化；DWI 边缘环形高信号、内部低信号，肝胆期边缘环形低信号，内部云絮状高信号。

二、Budd-Chiari 综合征

【病例 6-2-2】 患者，男，17 岁，腹痛，伴腹胀 7 天。查体：巩膜轻微黄染，腹部膨隆，右上腹轻压痛。血常规：WBC 19.06×10^9/L↑，NEU% 80.2%↑。肝功能：丙氨酸转氨酶（ALT）900U/L↑，天冬氨酸转氨酶（AST）573U/L↑，总胆红素 67.52μmol/L↑，结合胆红素 22.47μmol/L↑。腹水生化：总蛋白 25.4g/L↑。CT 检查如图 6-2-3 所示。

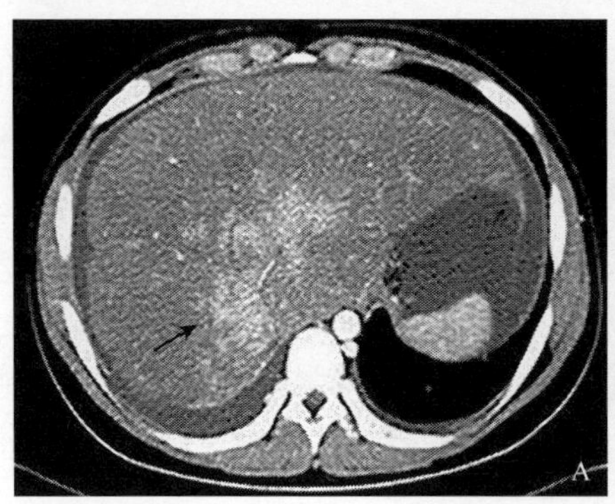

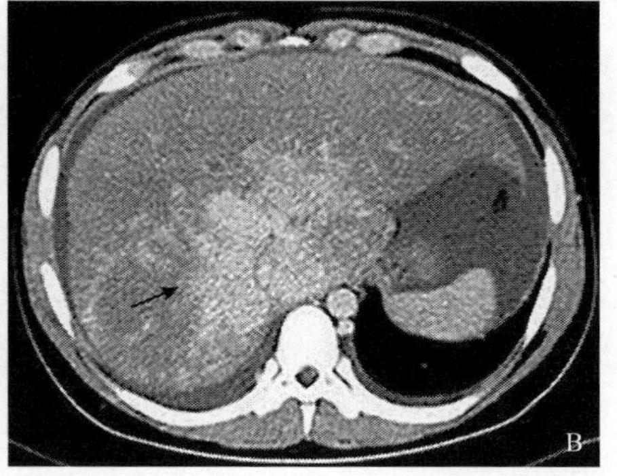

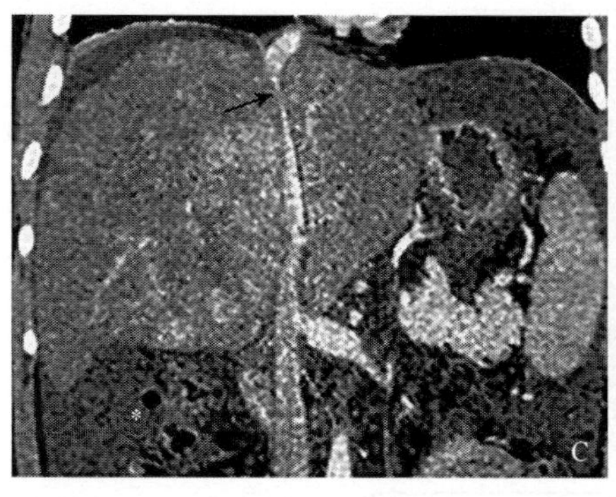
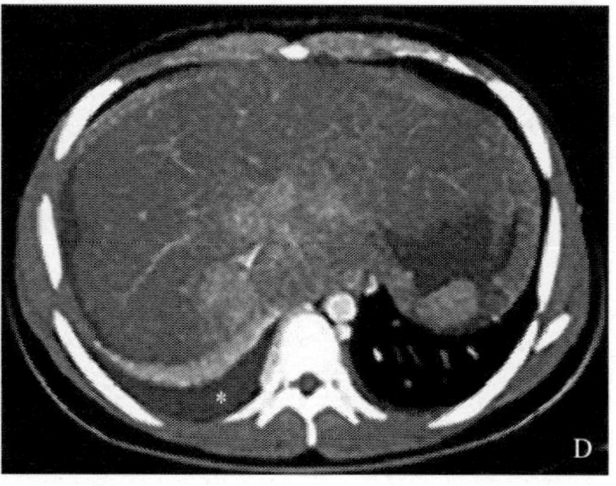

图 6-2-3　Budd-Chiari 综合征（1）

肝脏增大，以尾叶为著，肝实质各期强化不均（图 A～D），以尾叶为中心的区域片状明显强化（图 A、B 黑箭头），肝外周实质强化不明显，下腔静脉肝内段明显受压，管腔狭窄（图 C 黑箭头），肝静脉未见显影（图 D），胸腹水（图 C、D 白 *）

【分析思维导图】

思维导图见下页。

【扩展病例 6-2-2】 患者，男，63 岁，双下肢黑色素沉着 27 年，左足内踝溃疡 20 年。查体：下腹壁静脉曲张，双下肢表浅静脉曲张，黑色素沉着，轻度肿胀，左足内踝见约 5cm×3cm 的溃疡创面，伴脓液流出。生化：总蛋白 78g/L，白蛋白 42g/L，总胆红素 19.9μmol/L，结合胆红素 6.1μmol/L↑，ALT 28U/L，AST 28U/L。CT 检查如图 6-2-4 所示。

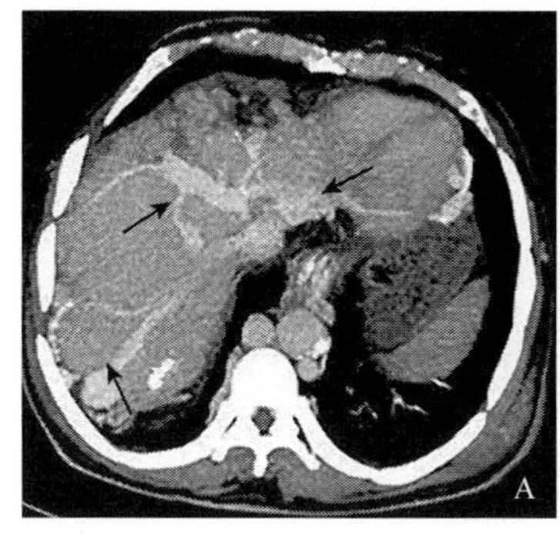
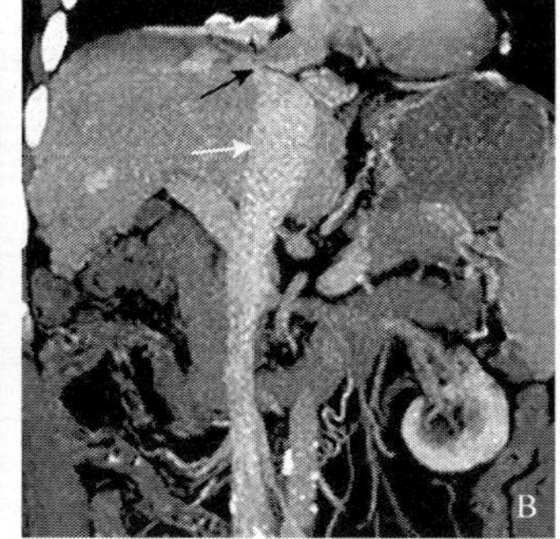
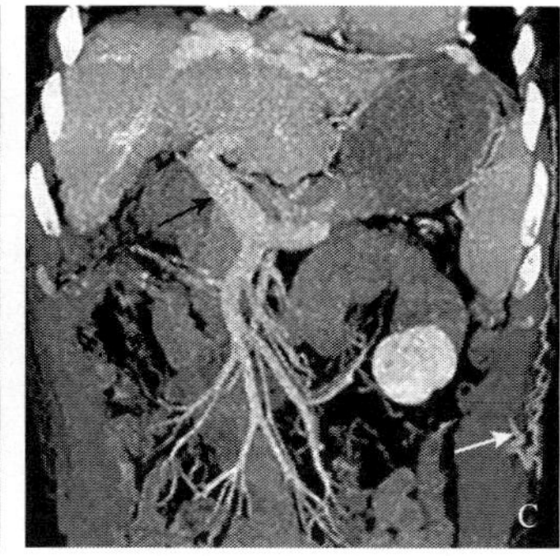

图 6-2-4　Budd-Chiari 综合征（2）

肝脏缩小，肝包膜呈结节状突起，各肝静脉主干明显增粗（图 A 黑箭头），第二肝门处下腔静脉线状低密度分隔，示“膜性阻塞”（图 B 黑箭头），相应管腔狭窄明显，狭窄端下方管腔扩张（图 B 白箭头），门静脉增粗（图 C 黑箭头），腹壁静脉曲张（图 C 白箭头）

【病理生理及临床】

巴德-基亚里（Budd-Chiari）综合征是由于各种原因所致肝静脉流出道和（或）下腔静脉肝内段狭窄或阻塞，血液回流受阻，引起门静脉和（或）下腔静脉高压，严重者可导致急性肝衰竭；20～40 岁多见，男性略多于女性。肝静脉或下腔静脉先天性发育异常、血液高凝状态、恶性肿瘤侵犯肝静脉或下腔静脉、外源性压迫等，可导致肝静脉和（或）下腔静脉肝内段膜性梗阻和节段性狭窄或闭塞，引起肝淤血后肝细胞变性、萎缩、坏死，小叶间纤维组织增生、肝细胞结节性再生，假小叶形成，最终导致肝硬化、门静脉高压，后期肝内外侧支循环形成。

临床表现为门脉高压所致上腹部不适、腹胀、乏力、纳差、肝区疼痛、肝脾大、腹水、

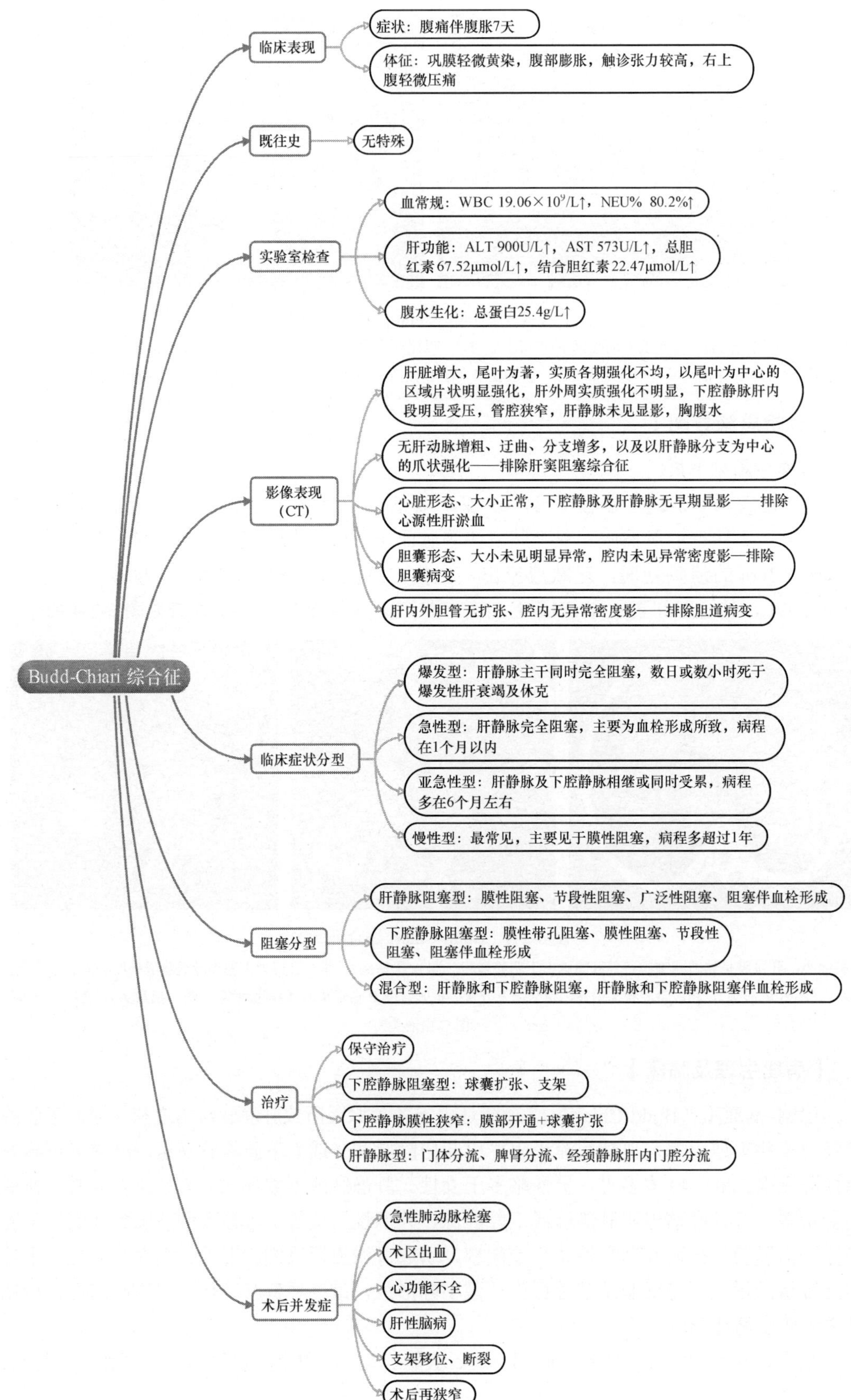
Budd-Chiari 综合征
临床表现
症状：腹痛伴腹胀7天
体征：巩膜轻微黄染，腹部膨胀，触诊张力较高，右上腹轻微压痛
既往史
无特殊
实验室检查
血常规：WBC 19.06×10⁹/L↑，NEU% 80.2%↑
肝功能：ALT 900U/L↑，AST 573U/L↑，总胆红素67.52μmol/L↑，结合胆红素22.47μmol/L↑
腹水生化：总蛋白25.4g/L↑
影像表现（CT）
肝脏增大，尾叶为著，实质各期强化不均，以尾叶为中心的区域片状明显强化，肝外周实质强化不明显，下腔静脉肝内段明显受压，管腔狭窄，肝静脉未见显影，胸腹水
无肝动脉增粗、迂曲、分支增多，以及以肝静脉分支为中心的爪状强化——排除肝窦阻塞综合征
心脏形态、大小正常，下腔静脉及肝静脉无早期显影——排除心源性肝淤血
胆囊形态、大小未见明显异常，腔内未见异常密度影—排除胆囊病变
肝内外胆管无扩张、腔内无异常密度影——排除胆道病变
临床症状分型
爆发型：肝静脉主干同时完全阻塞，数日或数小时死于爆发性肝衰竭及休克
急性型：肝静脉完全阻塞，主要为血栓形成所致，病程在1个月以内
亚急性型：肝静脉及下腔静脉相继或同时受累，病程多在6个月左右
慢性型：最常见，主要见于膜性阻塞，病程多超过1年
阻塞分型
肝静脉阻塞型：膜性阻塞、节段性阻塞、广泛性阻塞、阻塞伴血栓形成
下腔静脉阻塞型：膜性带孔阻塞、膜性阻塞、节段性阻塞、阻塞伴血栓形成
混合型：肝静脉和下腔静脉阻塞，肝静脉和下腔静脉阻塞伴血栓形成
治疗
保守治疗
下腔静脉阻塞型：球囊扩张、支架
下腔静脉膜性狭窄：膜部开通+球囊扩张
肝静脉型：门体分流、脾肾分流、经颈静脉肝内门腔分流
术后并发症
急性肺动脉栓塞
术区出血
心功能不全
肝性脑病
支架移位、断裂
术后再狭窄

黄疸、消瘦、呕血等症状；下腔静脉高压所致下肢肿胀、小腿色素沉着或溃疡、胸腹壁及躯干浅静脉曲张等症状；但高达15%患者可能无症状。

【影像表现】

1. 急性期 肝脏增大，平扫呈弥漫性低密度，增强动脉期以尾叶为中心的区域斑片状明显强化，外周肝实质强化不明显。

2. 慢性期 肝脏萎缩，边缘结节状突起，尾叶增大，平扫肝脏内斑片状、楔形低密度影，增强以尾叶为中心的区域斑片状强化，周边呈低密度，延迟期渐进性均匀强化，整个肝实质呈等密度。

3. 肝静脉、下腔静脉血栓形成 静脉期肝静脉不显影，肝静脉与下腔静脉间连续性中断，阻塞端以下的下腔静脉扩张。

4. 肝内、外侧支循环形成，腹水。

【鉴别诊断】

1. 肝窦阻塞综合征 有吡咯双烷生物碱中毒（土三七）、化疗药物及免疫抑制剂个人史。肝窦内皮细胞损害致肝窦流出道阻塞所引起的肝内窦性门脉高压。肝大，但肝叶比例及肝包膜正常，肝实质密度不均、地图状改变。CT/MRI增强：补丁样肝实质强化（对比剂受阻于门脉分支末端区而未能进入肝叶、段静脉，导致肝静脉不显影），静脉期及延迟期明显。典型表现为以肝静脉分支为中心的爪状强化，典型呈“三叶征”强化。

2. 心源性肝淤血 心脏增大或心包异常。肝脏增大，肝内淋巴瘀滞。动脉期：下腔静脉及肝静脉早期显影，肝实质内一过性异常灌注，下腔静脉、肝静脉扩张。

【重要关注点】

1. 肝静脉和（或）下腔静脉肝内段有无狭窄或阻塞。
2. 属于膜性阻塞还是节段性狭窄或闭塞。
3. 肝实质及肝内外侧支循环建立情况。

三、肝癌破裂出血

【病例6-2-3】 患者，男，44岁，腹胀1个月，腹痛10小时。乙肝病史1年。查体：巩膜轻度黄染，腹部膨隆，移动性浊音（+）。血常规：NEU% 80.6%↑，Hb 86.0g/L↓，PLT 86×10^9/L↓，CRP 41.76mg/L↑。血凝检查：凝血酶原时间16.1s↑，凝血酶原时间比值1.23↑，国际标准化比值1.30↑，凝血酶原活动度67.0%↓。CT检查如图6-2-5所示。

【分析思维导图】

思维导图见下页。

【扩展病例6-2-3】 患者，男，63岁，上腹部胀痛1天。乙肝病史多年，间断抗病毒治疗。查体：中上腹轻压痛，伴反跳痛及肌紧张。血常规：Hb 111.0g/L↓。生化：AFP 164.4ng/ml↑，白蛋白36g/L↓。CT检查如图6-2-6所示。

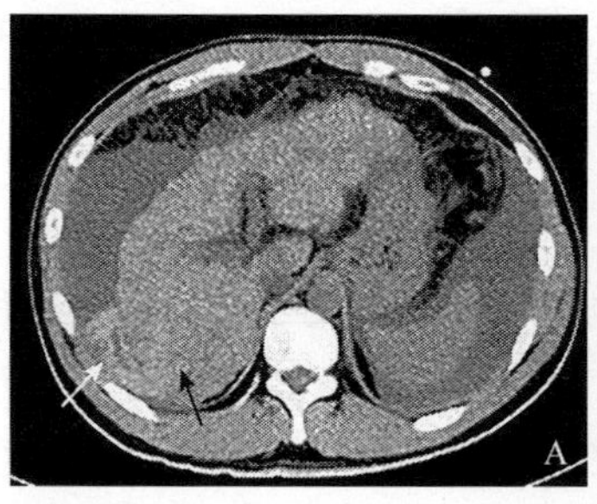

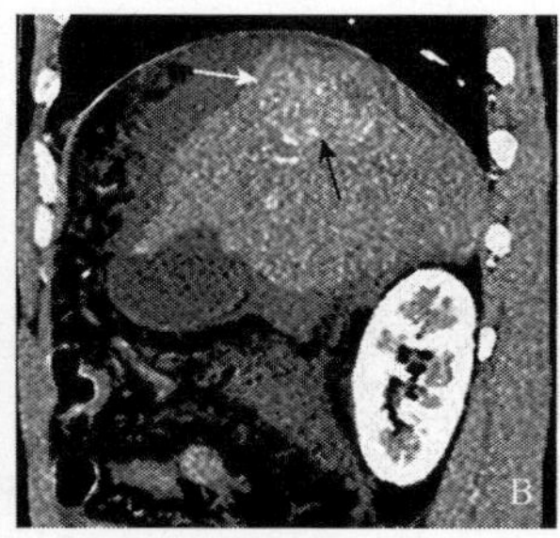

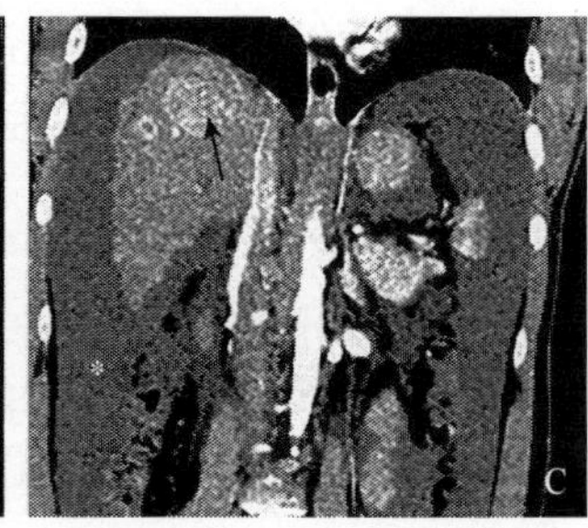

图 6-2-5 肝癌破裂出血（1）

肝脏体积缩小，肝包膜呈结节状突起，肝 S7 段见稍低密度肿块影（图 A 黑箭头），边界不清，动脉期不均匀明显强化（图 B、C 黑箭头），病灶突破肝包膜向外生长，邻近包膜不连续（图 B 白箭头），肝周积血（图 A 白箭头），腹腔积液（图 C 白 *）

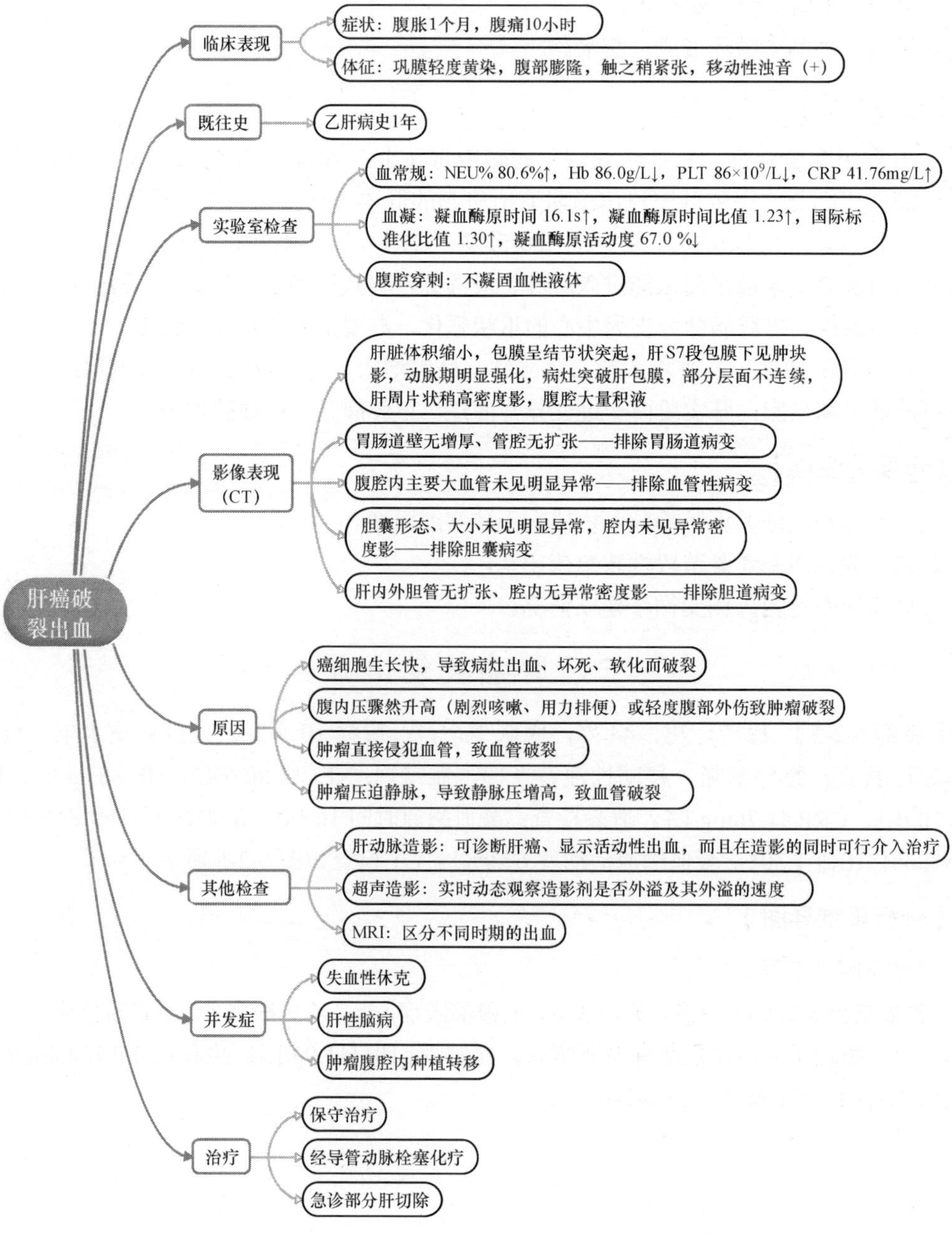

肝癌破裂出血

- 临床表现
  - 症状：腹胀1个月，腹痛10小时
  - 体征：巩膜轻度黄染，腹部膨隆，触之稍紧张，移动性浊音（+）
- 既往史
  - 乙肝病史1年
- 实验室检查
  - 血常规：NEU% 80.6%↑，Hb 86.0g/L↓，PLT 86×10^9/L↓，CRP 41.76mg/L↑
  - 血凝：凝血酶原时间 16.1s↑，凝血酶原时间比值 1.23↑，国际标准化比值 1.30↑，凝血酶原活动度 67.0 %↓
  - 腹腔穿刺：不凝固血性液体
- 影像表现（CT）
  - 肝脏体积缩小，包膜呈结节状突起，肝S7段包膜下见肿块影，动脉期明显强化，病灶突破肝包膜，部分层面不连续，肝周片状稍高密度影，腹腔大量积液
  - 胃肠道壁无增厚、管腔无扩张——排除胃肠道病变
  - 腹腔内主要大血管未见明显异常——排除血管性病变
  - 胆囊形态、大小未见明显异常，腔内未见异常密度影——排除胆囊病变
  - 肝内外胆管无扩张、腔内无异常密度影——排除胆道病变
- 原因
  - 癌细胞生长快，导致病灶出血、坏死、软化而破裂
  - 腹内压骤然升高（剧烈咳嗽、用力排便）或轻度腹部外伤致肿瘤破裂
  - 肿瘤直接侵犯血管，致血管破裂
  - 肿瘤压迫静脉，导致静脉压增高，致血管破裂
- 其他检查
  - 肝动脉造影：可诊断肝癌、显示活动性出血，而且在造影的同时可行介入治疗
  - 超声造影：实时动态观察造影剂是否外溢及其外溢的速度
  - MRI：区分不同时期的出血
- 并发症
  - 失血性休克
  - 肝性脑病
  - 肿瘤腹腔内种植转移
- 治疗
  - 保守治疗
  - 经导管动脉栓塞化疗
  - 急诊部分肝切除

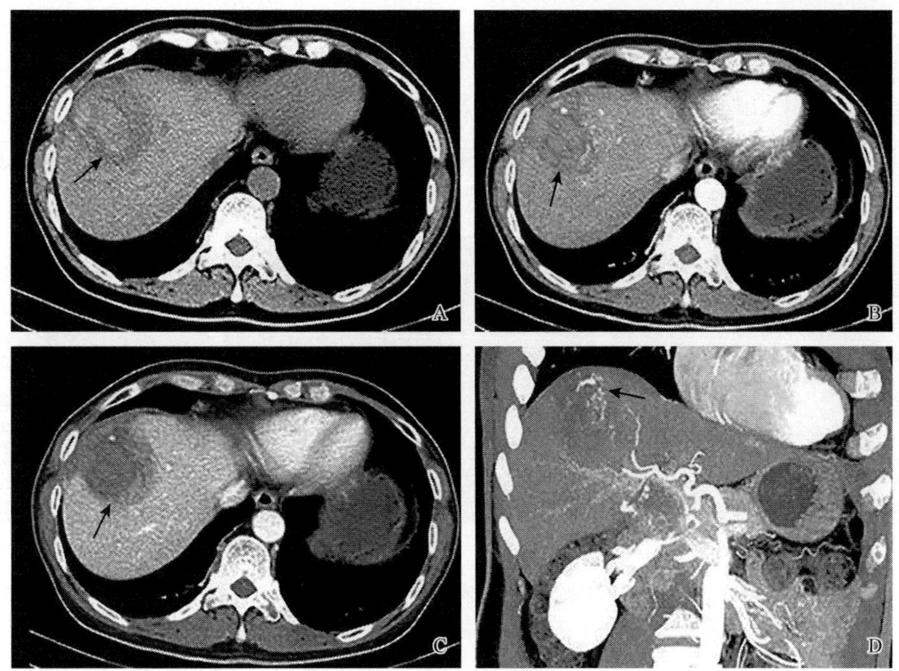

图 6-2-6 肝癌破裂出血（2）

肝 S8 段类圆形肿块影（图 A 黑箭头），边界模糊，密度不均，其内见团片状稍高密度影，CT 值约 62Hu，动脉期病灶不均匀明显强化（图 B 黑箭头），门脉期强化减低（图 C 黑箭头），MIP 血管重组见病灶内多发点条状增粗、杂乱血管影（图 D 黑箭头）

【病理生理及临床】

肝癌破裂出血多以急腹症为首发症状，其在肝癌患者中发生率占 3%～15%，肝癌破裂急性期的病死率为 25%～75%，近几年，随着肝癌诊断技术的日益成熟，肝癌破裂的发生率和病死率随之下降。

临床表现为腹胀、腹腔积血、失血性休克、肝硬化和肝癌相关症状，部分患者可伴发肝衰竭；但出血缓慢或者较少的患者临床表现轻微。

【影像表现】

1. 肝实质内肿块，呈快进快出强化方式，延迟期呈现肿瘤包膜强化征。

2. 病灶周围肝包膜不完整，包膜外见对比剂外溢，肝周及肝包膜下积血。

3. 腹腔积血。

【鉴别诊断】

1. 肝脓肿破裂 有畏寒、发热等感染症状；病灶周围有水肿带，脓肿壁呈延迟强化，内壁光滑；病灶区肝包膜不连续，周围炎性反应明显。

2. 胆管细胞癌破裂 病灶区肝萎缩、包膜凹陷、部分肝包膜不连续；病灶周围胆管不规则扩张；动脉期边缘强化明显，门脉期及延迟期病灶边缘强化消退、病灶内部呈延迟强化，病灶周围对比剂外溢至肝周。

【重要关注点】

肿瘤部位、破裂口大小，是否有活动性出血。

四、门静脉血栓

【病例 6-2-4】 患者，女，48 岁，左侧腹部疼痛 3 天。查体：腹部膨隆，未触及包块，肠鸣音减弱。血常规：WBC 18.72×10^9/L↑，NEU% 86.9%↑，RBC 2.94×10^{12}/L↓，Hb 65.0g/L↓，红细胞比容 21.6%↓。CT 检查如图 6-2-7 所示。

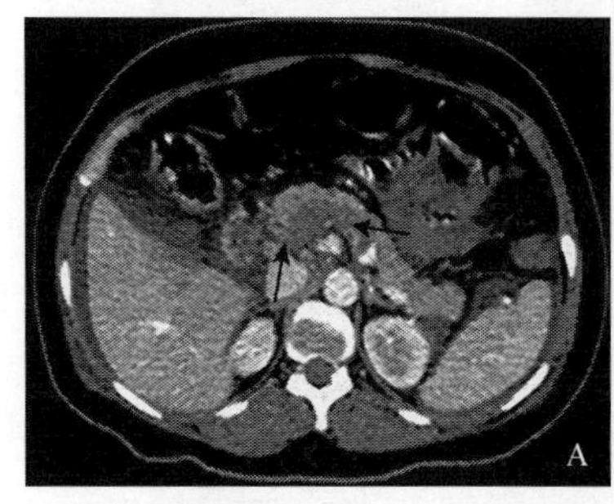

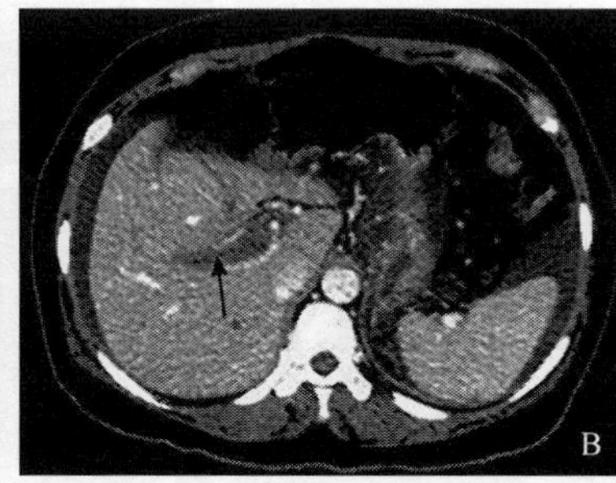

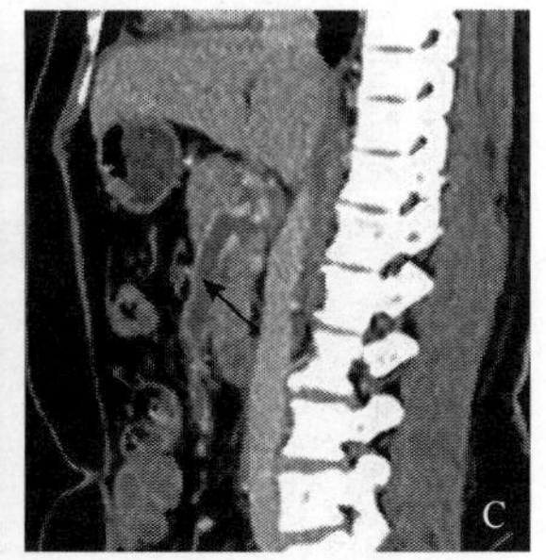

图 6-2-7　门静脉血栓

门静脉主干及脾静脉近段管腔内见长条状充盈缺损（图 A 黑箭头），门静脉右支主干内长条状充盈缺损（图 B 黑箭头），肠系膜上静脉内长条状充盈缺损（图 C 黑箭头），均无强化

【分析思维导图】

思维导图见下页。

【扩展病例 6-2-4】 患者，男，30 岁，右上腹不适 7 天。查体：右侧腹部压痛，肠鸣音减弱。血常规：WBC 8.72×10^9/L，NEU% 66.9%，Hb 75.0g/L↓，红细胞比容 23.6%↓。癌谱：AFP 1184μg/L。CT 检查如图 6-2-8 所示。

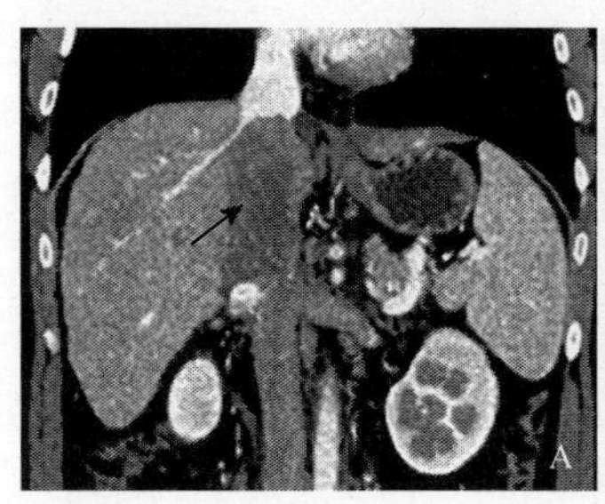

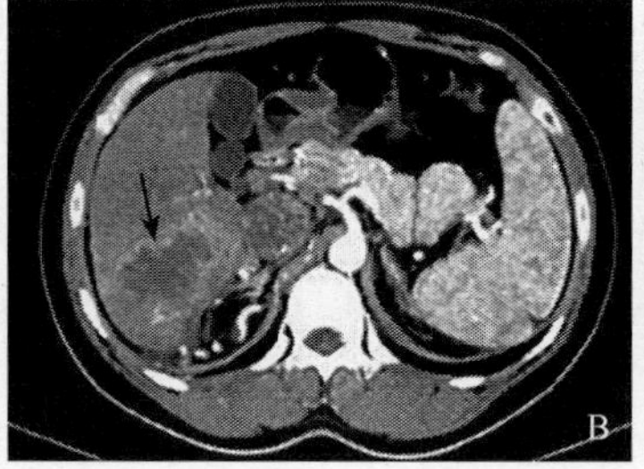

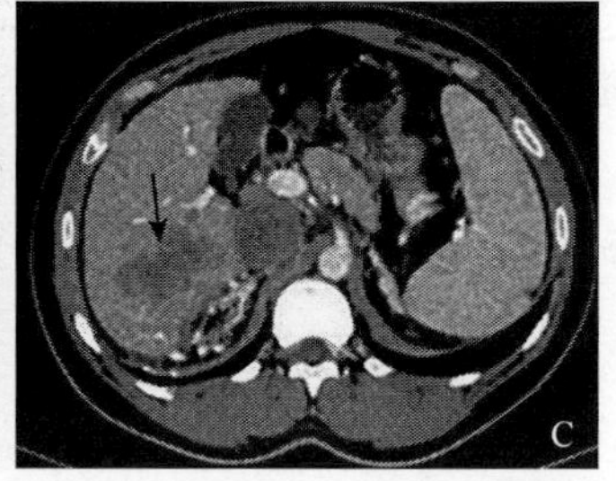

图 6-2-8　肝癌伴下腔静脉癌栓

下腔静脉管腔明显增粗，腔内见不均匀低强化影（图 A 黑箭头），肝 S6 段见不规则肿块影，动脉期不均匀明显强化（图 B 黑箭头），门脉期强化减低（图 C 黑箭头）

【病理生理及临床】

门静脉血栓是指发生于门静脉主干、肠系膜上静脉、肠系膜下静脉或脾静脉的血栓，造成门静脉阻塞，引起门静脉压力增高、肠管淤血。门静脉系统血容量较高、血流压力较低、流速较慢，可因高凝状态、内皮受损和血流速度下降的因素发生血栓。根据病因门静脉血栓形成可分为原发性和继发性，前者多与血液高凝状态有关，后者与门静脉淤血、慢性肝病、腹腔内炎症、肿瘤、腹部手术等有关。

临床表现分为急性型和慢性型，前者突然发病，有剧烈腹痛、呕吐、腹泻等症状，腹

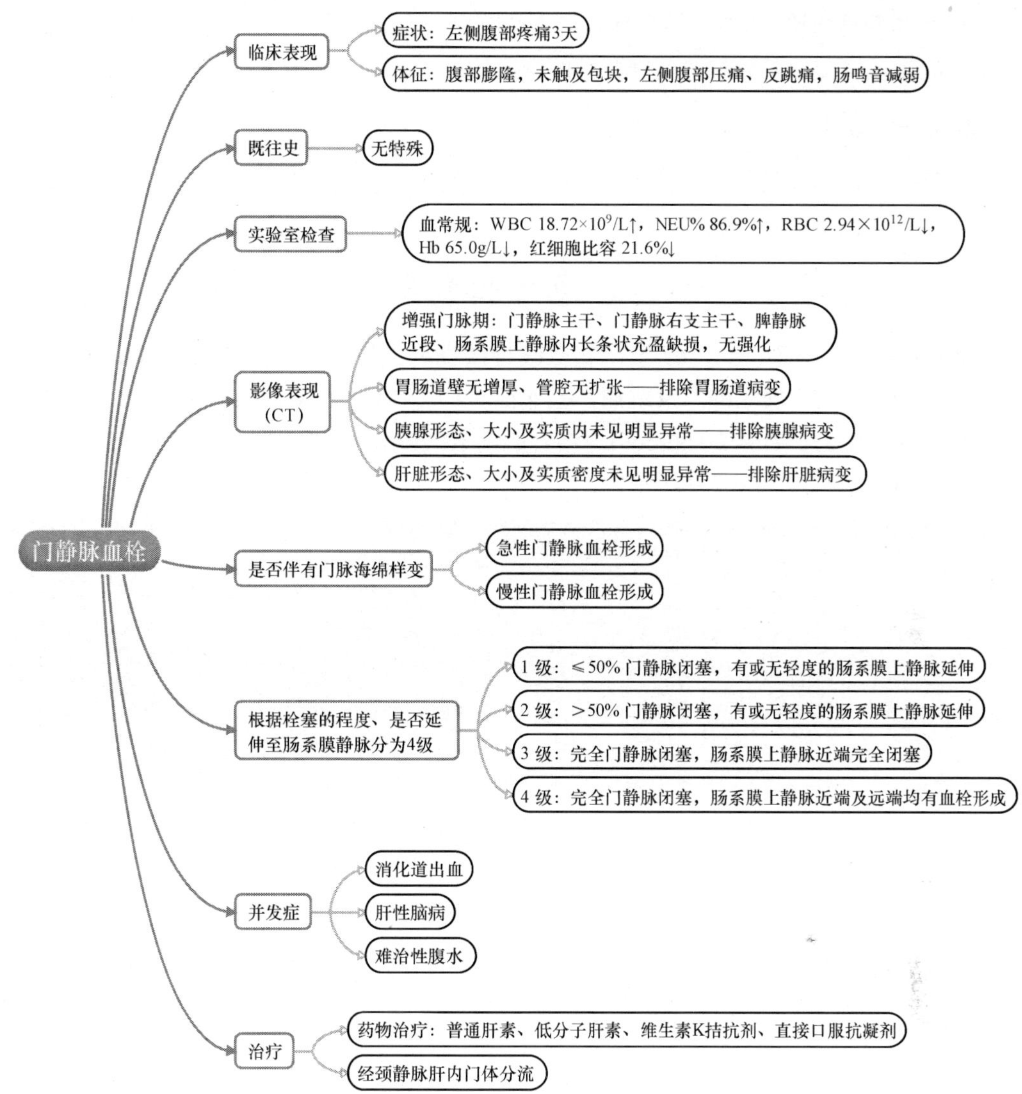

部压痛、肌紧张、叩击痛等体征，可抽出血性腹水；后者因门-体静脉侧支循环广泛建立，腹水可减少，后期出现脾大、功能亢进，引起不同程度的贫血、血小板计数减少、鼻出血等症状。

【影像表现】

1. 门静脉增粗（＞1.4cm），平扫密度增高。

2. 增强扫描　门静脉主干及分支、属支内充盈缺损，管腔内部分或完全阻塞，栓子无强化。

3. 其他　门静脉海绵样变，肠系膜及肠壁水肿，腹水以及原发疾病征象。

【鉴别诊断】

1. 门静脉癌栓　有原发肿瘤病史，门静脉管腔增粗，血栓强化，其内有新生血管，血栓附近有肿瘤。

2. 门静脉假性血栓 CT 平扫门静脉形态及腔内密度无异常，增强早期门静脉管腔中央边界不清的充盈缺损，延迟扫描门静脉管腔密度均匀。

【重要关注点】

1. 门静脉血栓累及的部位、范围，管腔栓塞程度，各属支、分支情况，管腔周围情况。
2. 是否存在侧支循环及腹水。

五、急性胆囊炎

【病例 6-2-5】 患者，女，67 岁，右上腹持续性剧烈胀痛 3 天，伴背部放射痛，伴恶心、呕吐。查体：右上腹压痛、反跳痛，墨菲征（+）。血常规：WBC 15.0×10^9/L↑，NEU% 88.61%↑。肝功能：总胆红素 20.6μmol/L，结合胆红素 7.1μmol/L↑，非结合胆红素 13.5μmol/L，AST 30U/L。CT 检查如图 6-2-9 所示。

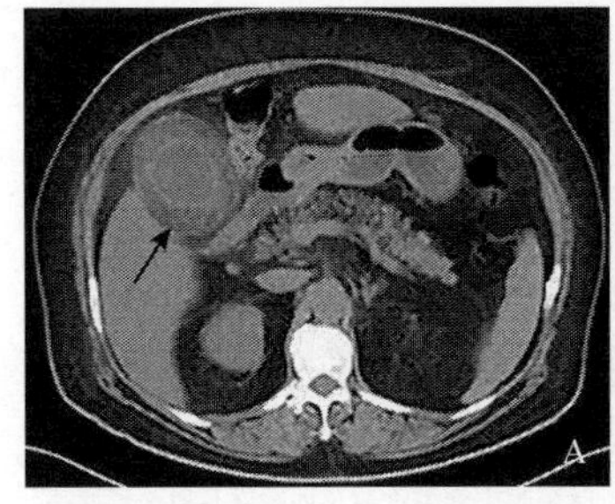

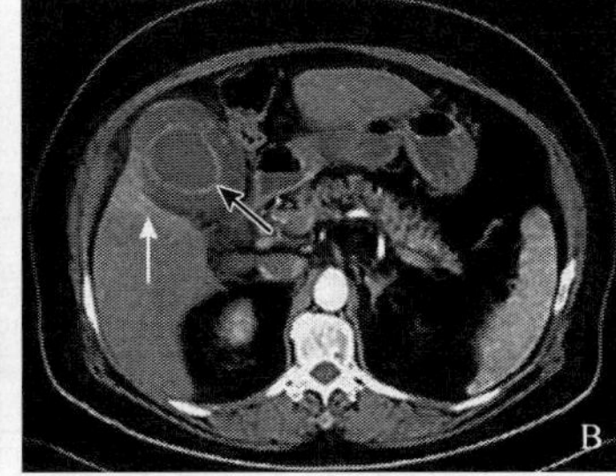

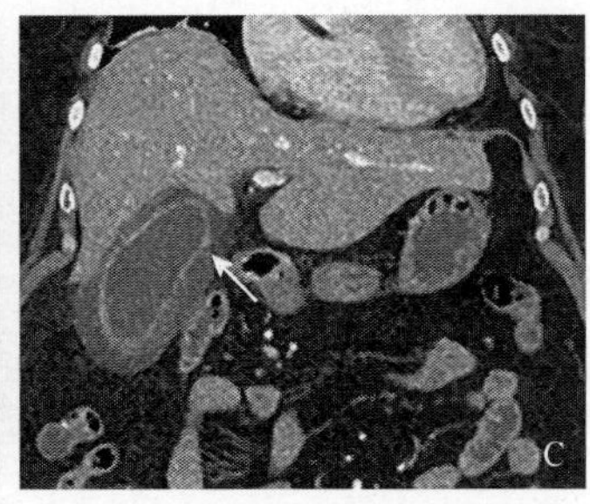

图 6-2-9　急性胆囊炎

胆囊增大，胆囊壁弥漫性水肿增厚（图 A 黑箭头），增强黏膜线状明显强化（图 B 黑箭头），邻近肝实质动脉期明显强化（图 B 白箭头），胆囊周围脂肪间隙稍模糊（图 C 白箭头）

【分析思维导图】

思维导图见下页。

【扩展病例 6-2-5】 患者，男，50 岁，持续性腹部胀痛 2 天，疼痛较剧烈。血常规：WBC 14.75×10^9/L↑，Hb 99.0g/L↓，NEU% 96.3%↑；CRP＞90.0mg/L↑，降钙素原 2.80ng/ml↑。肝功能：白蛋白 31g/L↓，总胆红素 58.5μmol/L，结合胆红素 49.3μmol/L↑，AST 73U/L↑。CT 检查如图 6-2-10 所示。

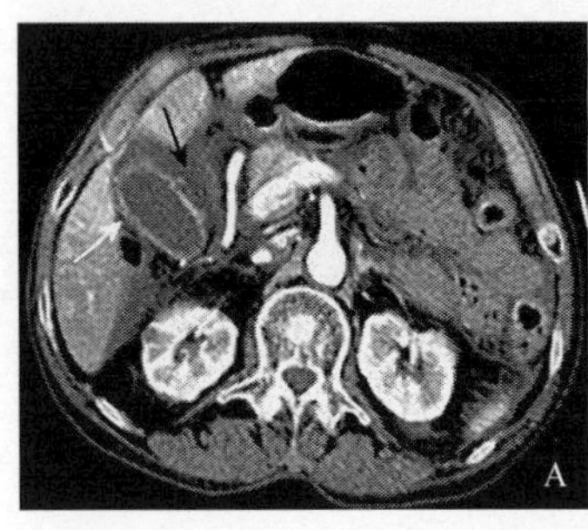

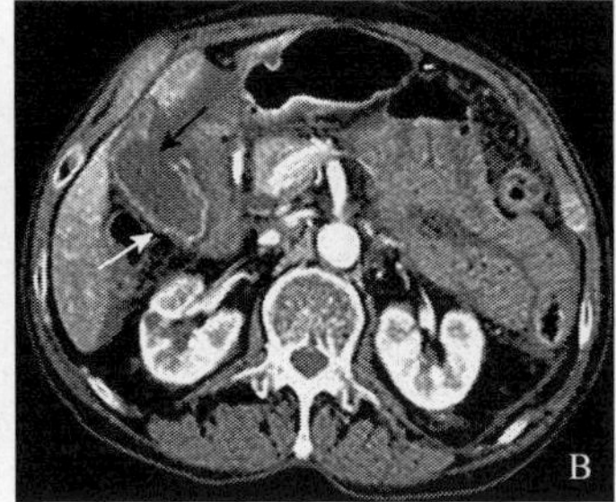

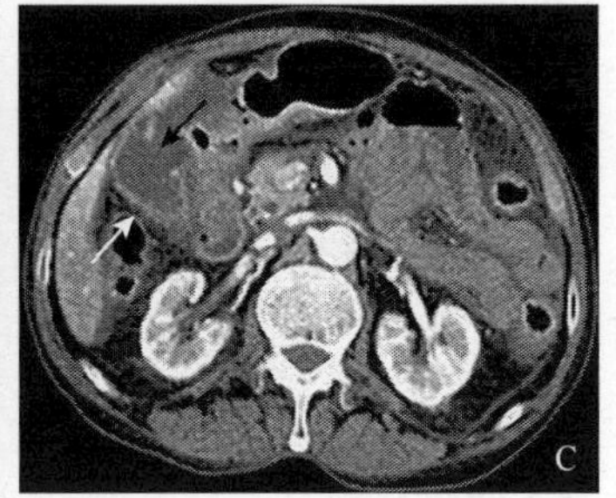

图 6-2-10　急性胆囊炎伴胆囊穿孔

胆囊壁增强明显强化（图 A～C 白箭头），胆囊壁不连续伴前方积液，提示胆囊穿孔（图 A～C 黑箭头）

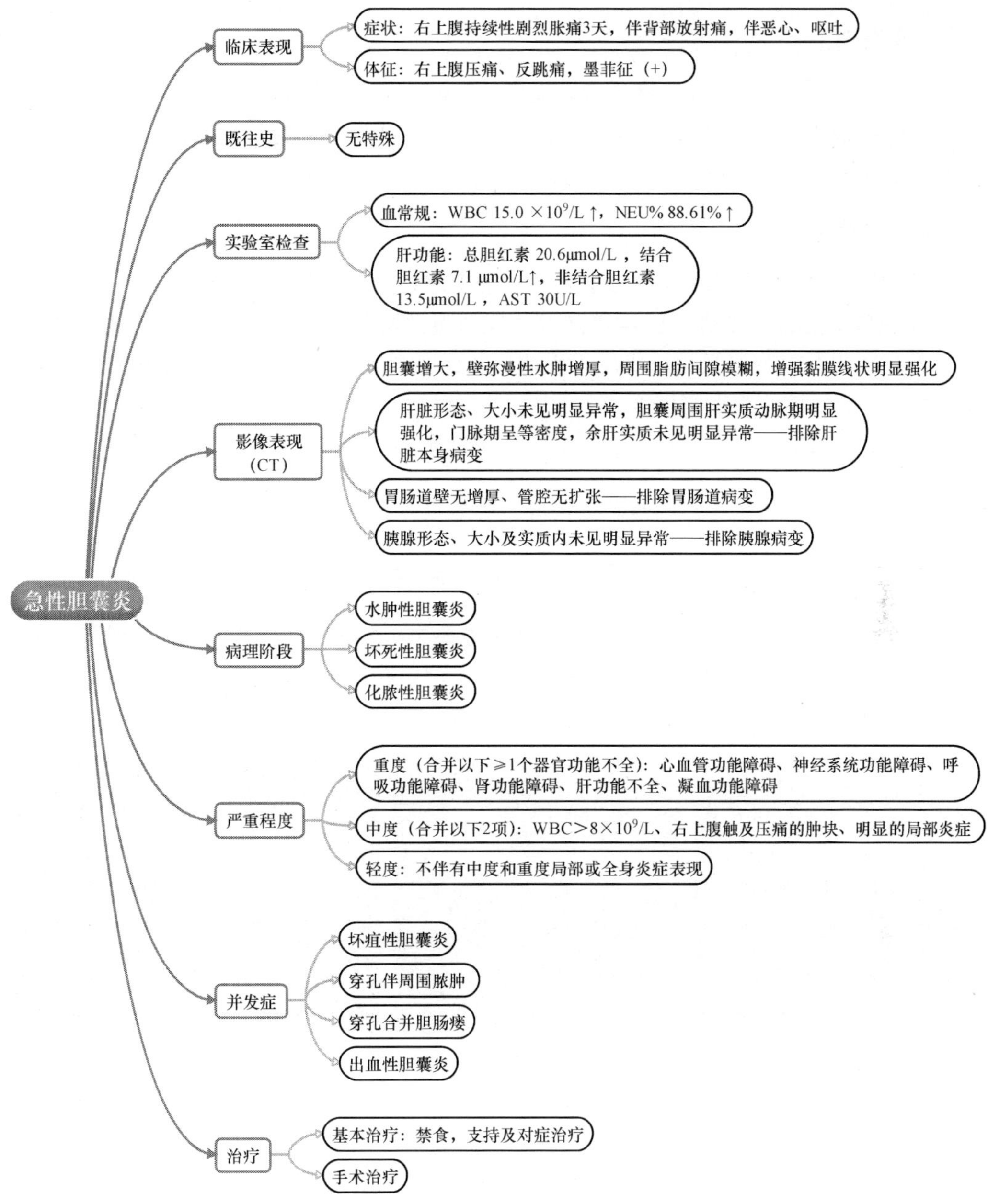

【病理生理及临床】

急性胆囊炎是临床常见的外科急腹症，多见于 40 岁的女性。严重者可导致胆囊穿孔，发病率为 8%～12%，死亡率约 24.1%。急性炎症、胆囊管阻塞、胆囊黏膜分泌功能亢进等因素可引起胆囊增大、压力增高，胆囊壁不同程度的中性粒细胞浸润，黏膜充血、水肿，上皮细胞变性、坏死，浆膜面纤维蛋白脓性渗出物覆盖，导致坏疽性胆囊炎和穿孔等并发症。

临床表现为持续性疼痛并阵发性绞痛，伴有畏寒、发热、呕吐，右上腹压痛，背部及右肩放射痛，墨菲征阳性；白细胞、中性粒细胞及 C 反应蛋白升高。

【影像表现】

1. 胆囊增大，外径＞5cm，壁弥漫性增厚＞3mm，胆囊壁结构模糊。
2. 增强扫描壁分层样强化，坏疽穿孔可出现胆囊壁中断、强化程度减低。
3. 胆囊周围脂肪间隙模糊，邻近腹膜增厚。

【鉴别诊断】

1. 肝硬化所致胆囊壁水肿 肝硬化背景；胆囊壁均匀性肿胀，轻度强化。

2. 黄色肉芽肿性胆囊炎 胆囊壁弥漫性或局限性增厚，壁内低密度结节，腔内结石；增强扫描黏膜层及浆膜层强化，肌层不强化，邻近肝实质一过性强化；与周围肝脏、胃窦及十二指肠分界不清，胆囊窝积液。

【重要关注点】

胆囊形态及壁的连续性、胆囊腔内密度、胆囊窝有无积液。

六、胆囊结石

【病例 6-2-6】 患者，女，42 岁，发现胆囊结石 10 余年，右上腹痛 12 小时，为持续性绞痛，程度剧烈，未见明显加重及缓解因素。查体：右上腹轻压痛。血常规：WBC 14.37×10^9/L↑，NEU% 86.3%↑。CT 检查如图 6-2-11 所示。

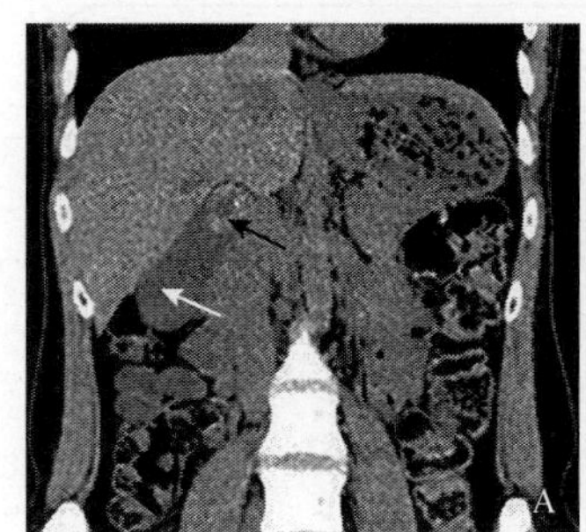

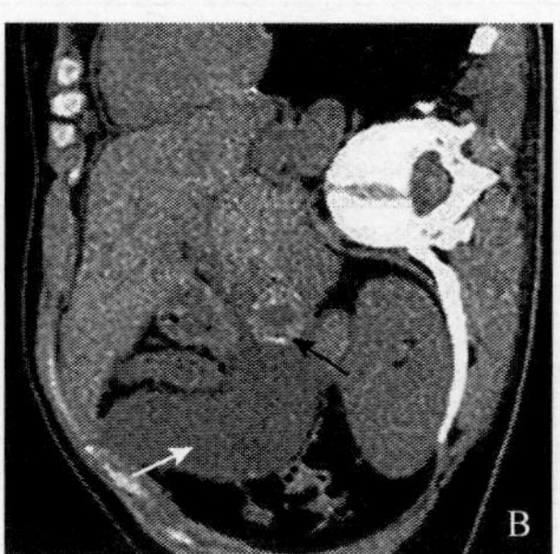

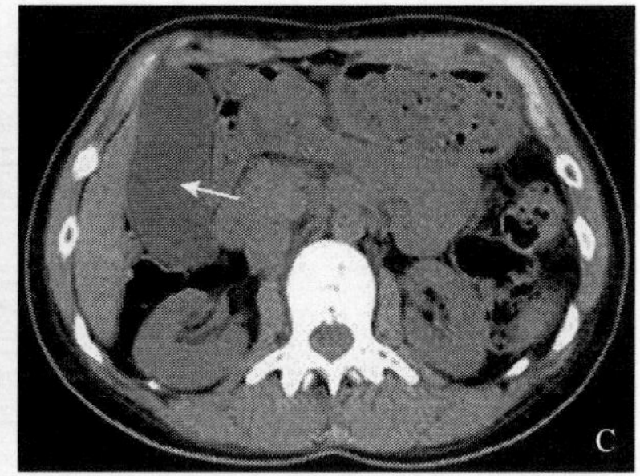

图 6-2-11 胆囊结石（1）

胆囊形态饱满（图 A～C 白箭头），胆囊颈见环形稍高密度影（图 A、B 黑箭头）

【分析思维导图】

思维导图见下页。

【扩展病例 6-2-6】 患者，男，64 岁，进食后出现右上腹疼痛 6 小时，程度较剧烈，阵发性加重，伴恶心、呕吐，呕吐物为胃内容物，伴有寒战、冷汗，无发热。查体：右上腹轻压痛。血常规：WBC 15.87×10^9/L↑，NEU% 89.3%↑。CT 及 MRI 检查如图 6-2-12 所示。

【病理生理及临床】

胆囊结石在临床常见，以中年女性多见。在胆汁淤滞和胆道感染等因素的影响下，胆汁中胆色素、胆固醇、黏液物质和钙盐等析出、凝集而形成结石，其在胆囊内又加重胆汁淤滞，继而又促进结石形成和发展，易继发梗阻和感染。结石因成分不同可分为胆固醇性、胆色素性和混合型结石。

胆囊结石

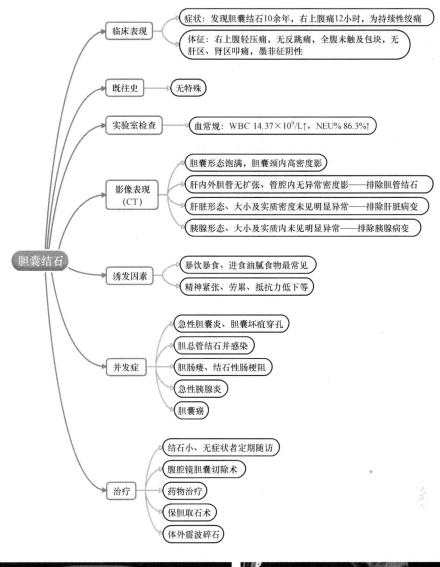

- 临床表现
  - 症状：发现胆囊结石10余年，右上腹痛12小时，为持续性绞痛
  - 体征：右上腹轻压痛，无反跳痛，全腹未触及包块，无肝区、肾区叩痛，墨菲征阴性
- 既往史
  - 无特殊
- 实验室检查
  - 血常规：WBC 14.37×10^9/L↑，NEU% 86.3%↑
- 影像表现（CT）
  - 胆囊形态饱满，胆囊颈内高密度影
  - 肝内外胆管无扩张、管腔内无异常密度影——排除胆管结石
  - 肝脏形态、大小及实质密度未见明显异常——排除肝脏病变
  - 胰腺形态、大小及实质内未见明显异常——排除胰腺病变
- 诱发因素
  - 暴饮暴食、进食油腻食物最常见
  - 精神紧张、劳累、抵抗力低下等
- 并发症
  - 急性胆囊炎、胆囊坏疽穿孔
  - 胆总管结石并感染
  - 胆肠瘘、结石性肠梗阻
  - 急性胰腺炎
  - 胆囊癌
- 治疗
  - 结石小、无症状者定期随访
  - 腹腔镜胆囊切除术
  - 药物治疗
  - 保胆取石术
  - 体外震波碎石

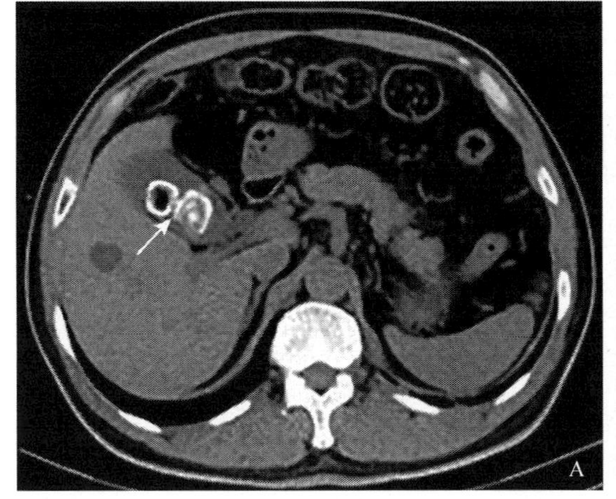

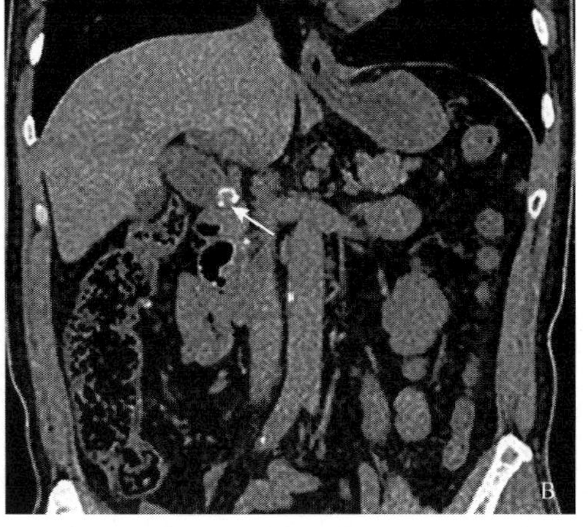

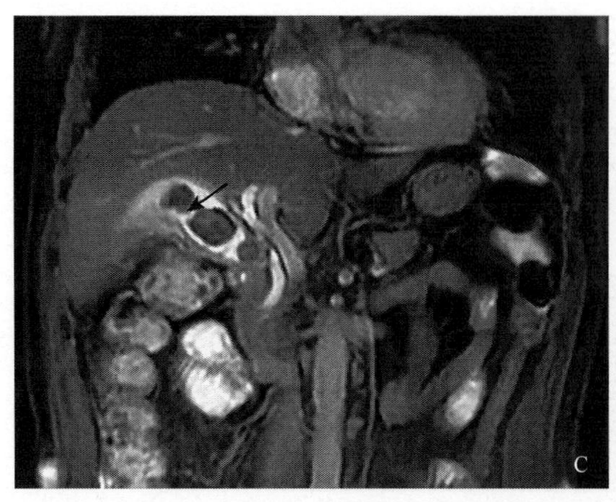

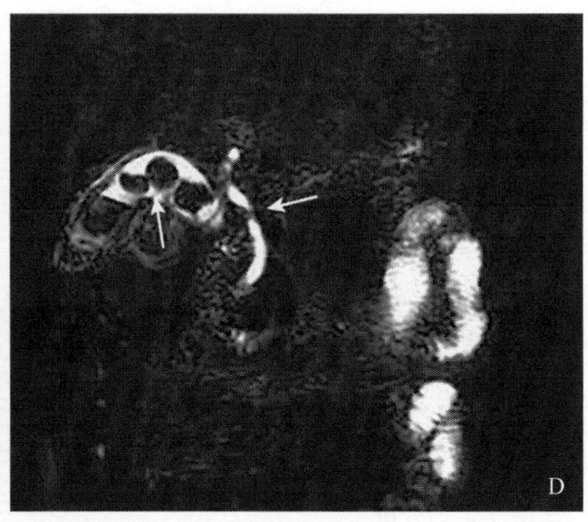

图 6-2-12　胆囊结石（2）

胆囊腔内多发结节状高、混杂高密度影（图 A、B 白箭头），T_2WI 示胆囊腔内多发结节状低信号（图 C 黑箭头），MRCP 示胆囊腔及胆总管内结节状低信号（图 D 白箭头）

结石移动期临床出现反复、突发性右上腹绞痛，并放射至右肩胛下区和背部等；C 反应蛋白、降钙素原升高，白细胞计数升高，中性粒细胞百分比升高。静止性结石可终身无症状。

【影像表现】

1. X 线　右上腹高密度影，侧位片位于脊椎影前方（阳性结石）。

2. CT　胆囊形态饱满或正常，胆囊腔内或胆囊颈内高密度影，无强化，胆囊壁正常，若合并胆囊炎时，胆囊壁增厚、毛糙，周围脂肪间隙模糊。

3. T_2WI/MRCP　高信号胆汁内见低信号或无信号的充盈缺损。

【鉴别诊断】

1. 胆囊息肉　胆囊壁向囊腔内呈息肉样凸起或隆起，增强扫描可见强化；腔内窄蒂结节与胆囊壁相连，位置固定。

2. 胆囊癌　胆囊壁常局限性不规则增厚，病灶基底较宽、与相对正常的胆囊壁边界不清；黏膜中断、甚至侵犯胆囊壁外结构、不均匀强化。

【重要关注点】

1. 胆囊结石大小、数量以及是否嵌顿于胆囊颈。
2. 胆囊形态、大小及胆囊壁情况。
3. 肝内外胆管、胰管有无异常。

七、急性胆管炎

【病例 6-2-7】 患者，女，69 岁，右上腹持续性胀痛 10 天，伴皮肤巩膜黄染及尿黄。既往 10 年前行胆囊切除术。查体：巩膜稍黄染，右上腹压痛。血常规：WBC 11.53×10^9/L↑，NEU% 86.3%↑，CRP 34.2mg/L↑，超敏 CRP＞10mg/L↑，降钙素原 0.46ng/ml↑。CT 检查如图 6-2-13 所示。

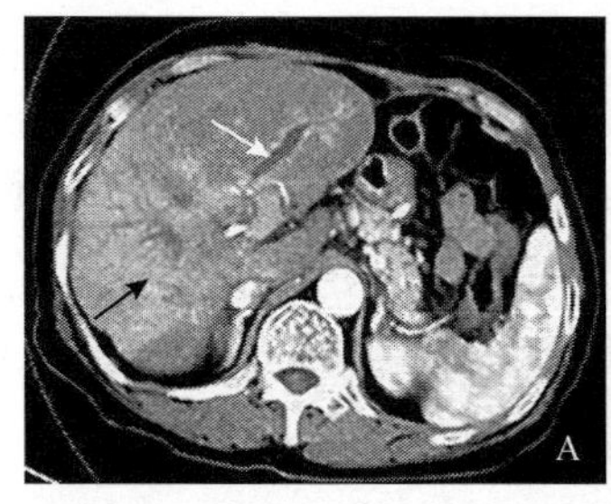

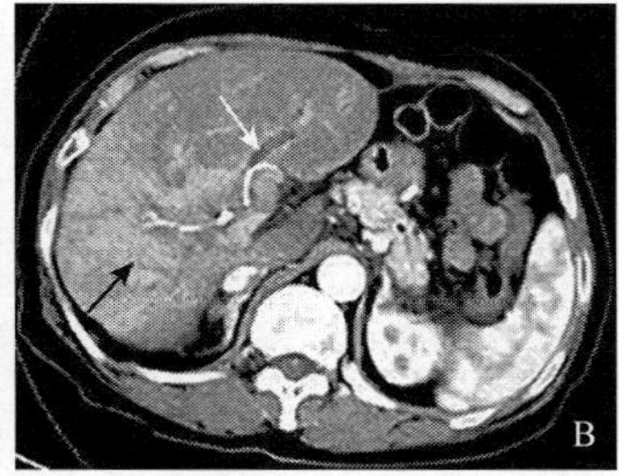

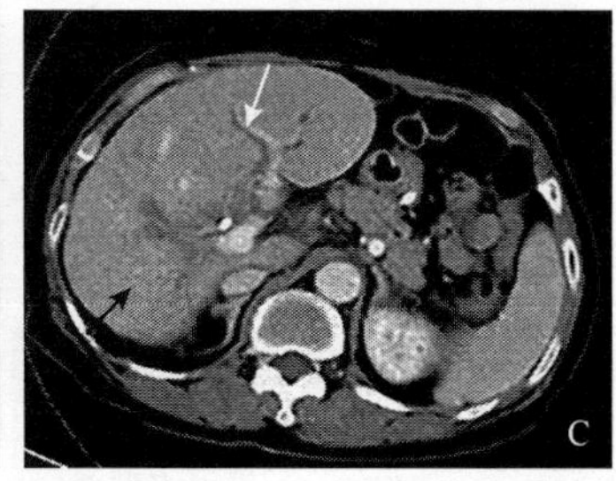

图 6-2-13　急性胆管炎

肝内胆管扩张，壁增厚，增强明显强化（图 A～C 白箭头），动脉期肝右叶大片状明显强化区（图 A、B 黑箭头），门脉期呈等密度影（图 C 黑箭头）

【分析思维导图】

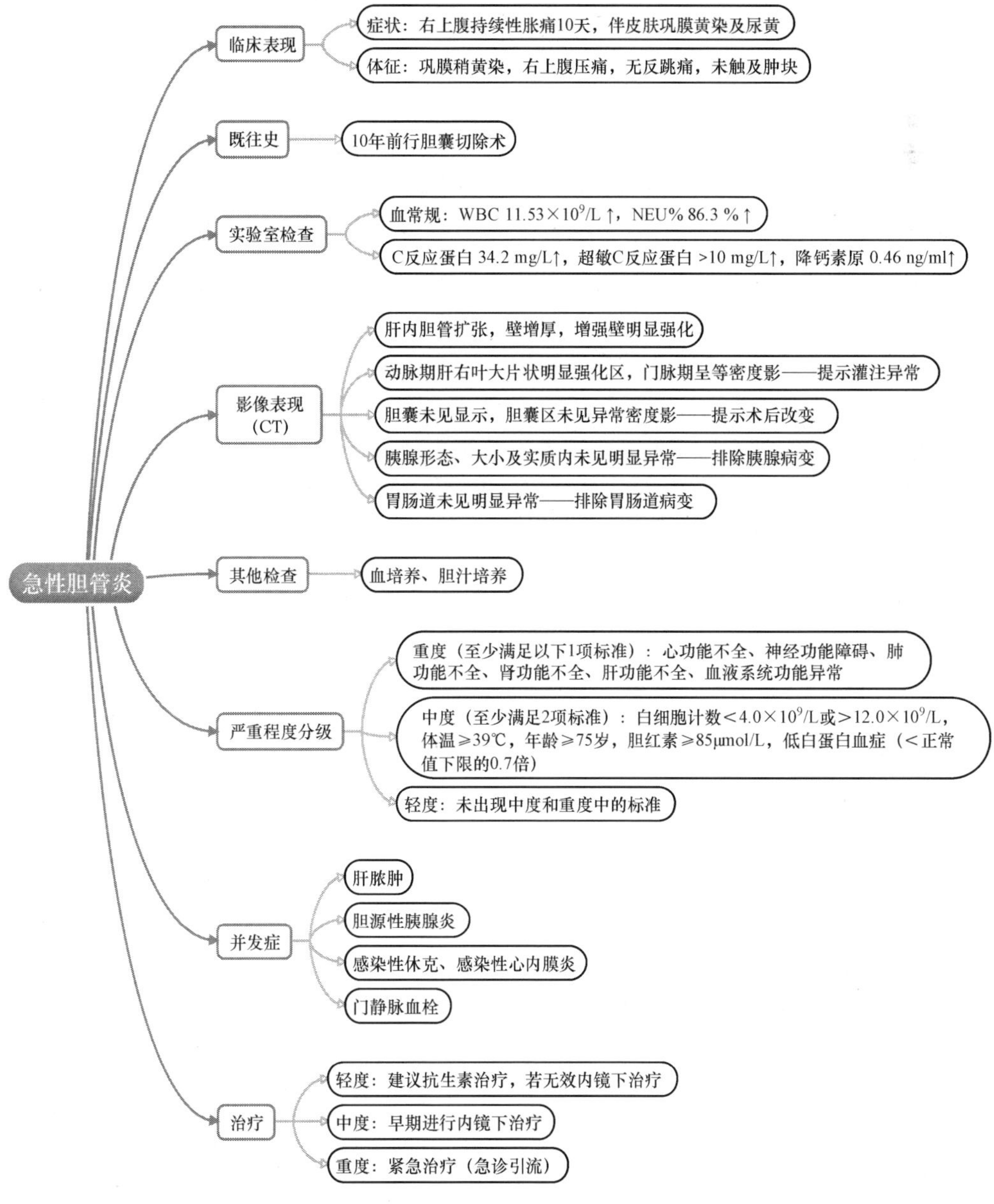

- 急性胆管炎
  - 临床表现
    - 症状：右上腹持续性胀痛10天，伴皮肤巩膜黄染及尿黄
    - 体征：巩膜稍黄染，右上腹压痛，无反跳痛，未触及肿块
  - 既往史
    - 10年前行胆囊切除术
  - 实验室检查
    - 血常规：WBC 11.53×10^9/L ↑，NEU% 86.3 % ↑
    - C反应蛋白 34.2 mg/L↑，超敏C反应蛋白 >10 mg/L↑，降钙素原 0.46 ng/ml↑
  - 影像表现（CT）
    - 肝内胆管扩张，壁增厚，增强壁明显强化
    - 动脉期肝右叶大片状明显强化区，门脉期呈等密度影——提示灌注异常
    - 胆囊未见显示，胆囊区未见异常密度影——提示术后改变
    - 胰腺形态、大小及实质内未见明显异常——排除胰腺病变
    - 胃肠道未见明显异常——排除胃肠道病变
  - 其他检查
    - 血培养、胆汁培养
  - 严重程度分级
    - 重度（至少满足以下1项标准）：心功能不全、神经功能障碍、肺功能不全、肾功能不全、肝功能不全、血液系统功能异常
    - 中度（至少满足2项标准）：白细胞计数＜4.0×10^9/L或＞12.0×10^9/L，体温≥39℃，年龄≥75岁，胆红素≥85μmol/L，低白蛋白血症（＜正常值下限的0.7倍）
    - 轻度：未出现中度和重度中的标准
  - 并发症
    - 肝脓肿
    - 胆源性胰腺炎
    - 感染性休克、感染性心内膜炎
    - 门静脉血栓
  - 治疗
    - 轻度：建议抗生素治疗，若无效内镜下治疗
    - 中度：早期进行内镜下治疗
    - 重度：紧急治疗（急诊引流）

【扩展病例 6-2-7】 患者，女，67 岁，腹痛腹胀 34 天，反复发热 19 天，伴食欲不振、洗鲜肉水样大便。查体：阴性。血常规：WBC 12.36×10^9/L↑，Hb 77.0g/L↓，NEU% 79.6%↑，CRP 77.88mg/L↑。肝功能：白蛋白 26g/L↓，AST 80U/L↑，ALT 97U/L↑，脂肪酶 634U/L↑。CT 检查如图 6-2-14 所示。

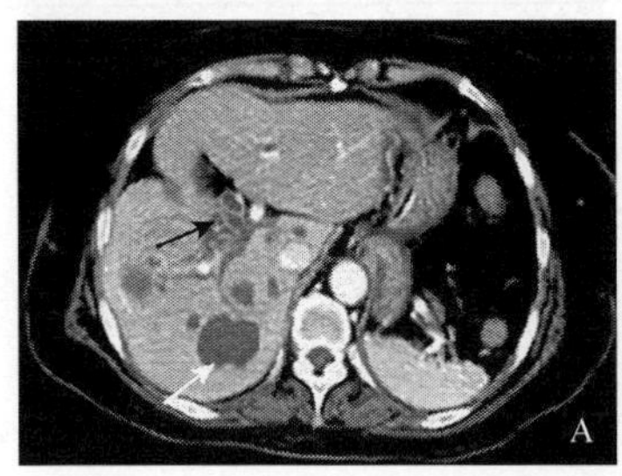

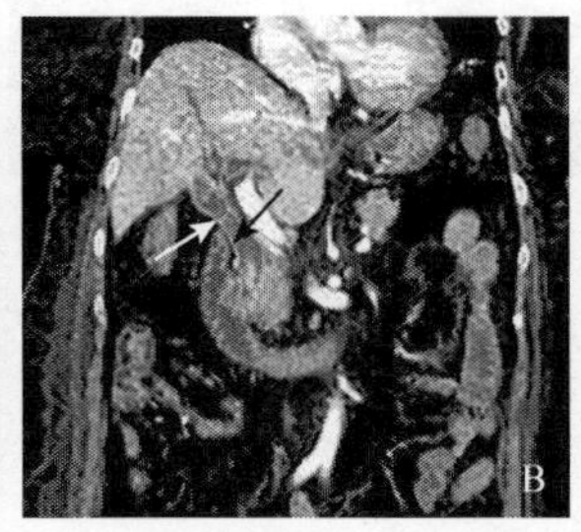

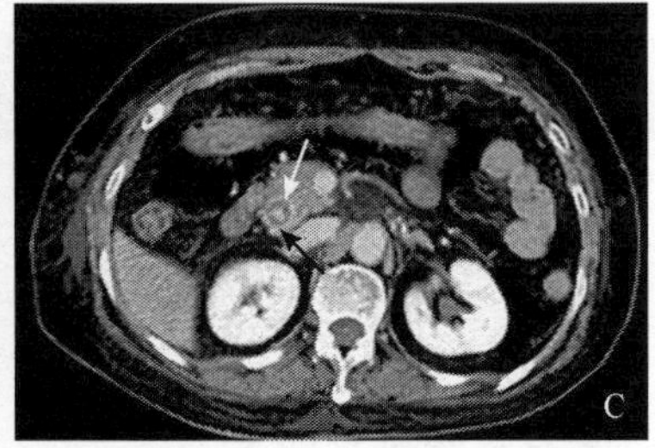

图 6-2-14 胆总管下段结石，胆管炎；肝内多发囊肿

肝右叶多发类圆形低密度无强化影（图 A 白箭头），肝门区胆管及胆总管扩张（图 A、B 黑箭头），胆总管壁环形稍增厚、强化明显（图 B、C 白箭头），胆总管下段管腔内见结节状高密度影（图 C 黑箭头）

【病理生理及临床】

胆道解剖、动力学异常、代谢异常和细菌感染因素等可引起胆管梗阻，使得胆管内压力增加和胆囊排空受限，导致胆汁分泌障碍和胆-血反流、胆-淋巴反流，引起胆管壁增厚、炎症细胞浸润及纤维化。主要感染途径为上行感染和血行感染。急性胆管炎根据起病时严重程度不同可分为轻、中及重度三级，不同级别的急性胆管炎死亡率不一，患者所属级别越高，则死亡率越高，重症急性胆管炎的死亡率为 11%～27%，故及时诊断和评估病情对治疗十分重要。虽然现在治疗手段逐步改善，但急性胆管炎仍属于重症疾病。

临床表现为腹痛、恶心、呕吐、黄疸及发热等症状；C 反应蛋白、降钙素原、白细胞计数、中性粒细胞百分比等升高；胆红素、肝酶升高，如 AST、ALT、碱性磷酸酶等。

【影像表现】

1. 胆管壁增厚、水肿，明显强化，上方胆管扩张。

2. 部分胆管腔内可合并结石。

3. 晚期可引起胆源性肝硬化征象。

【鉴别诊断】

1. 原发性硬化性胆管炎 年轻人多见，可与其他自身免疫疾病重叠；胆管壁增厚、环形强化，管腔呈串珠状；易伴发肝内及肝外并发症。

2. IgG4 相关性胆管炎 IgG4 水平高于正常上限（≥1.35g/L）；胆管系统广泛狭窄；同时合并其他器官的病变，如自身免疫性胰腺炎及双肾炎。

【重要关注点】

1. 胆管受累部位、范围、形态，胆管壁是否连续，是否形成胆瘘。

2. 胆管邻近结构情况。

八、胆总管结石

【病例 6-2-8】 患者，女，69 岁，中上腹疼痛 1 个月，可放射至背部，伴呕吐胃内容物，呕吐过后疼痛明显缓解。查体及血常规：阴性。CT 检查如图 6-2-15 所示。

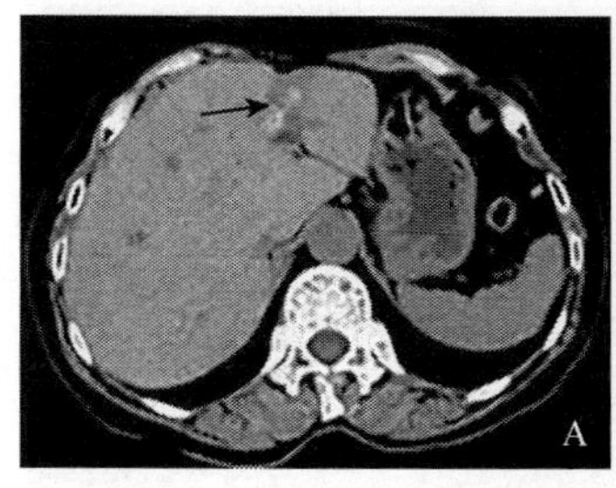

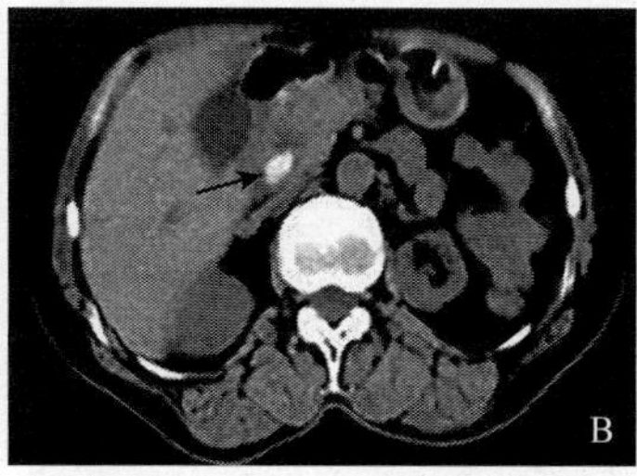

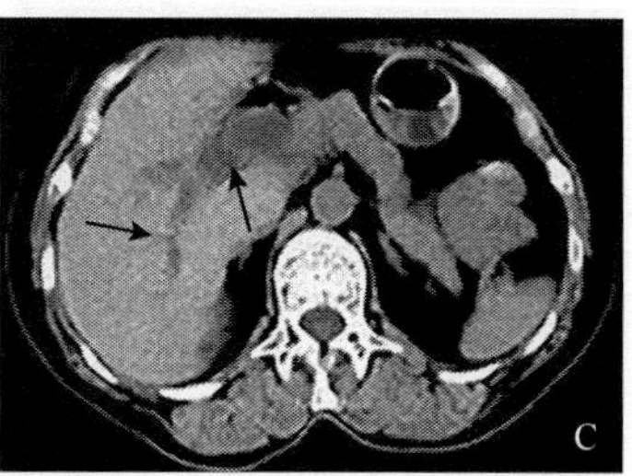

图 6-2-15　胆管多发结石

肝左叶内胆管见多发结节状高密度影（图 A 黑箭头），胆总管上段结石（图 B 黑箭头），肝内胆管及胆总管稍扩张（图 C 黑箭头）

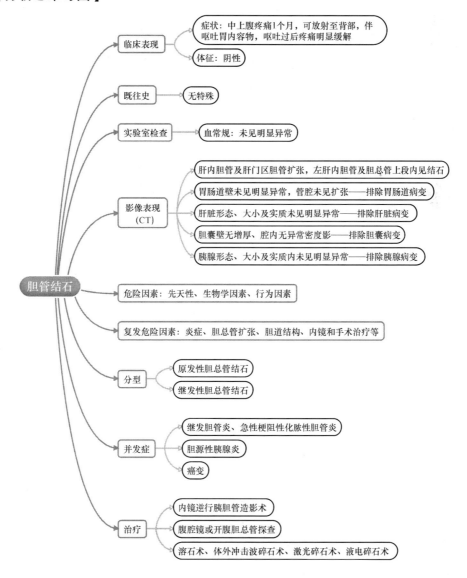

【分析思维导图】

- 胆管结石
  - 临床表现
    - 症状：中上腹疼痛1个月，可放射至背部，伴呕吐胃内容物，呕吐过后疼痛明显缓解
    - 体征：阴性
  - 既往史
    - 无特殊
  - 实验室检查
    - 血常规：未见明显异常
  - 影像表现（CT）
    - 肝内胆管及肝门区胆管扩张，左肝内胆管及胆总管上段内见结石
    - 胃肠道壁未见明显异常，管腔未见扩张——排除胃肠道病变
    - 肝脏形态、大小及实质未见明显异常——排除肝脏病变
    - 胆囊壁无增厚、腔内无异常密度影——排除胆囊病变
    - 胰腺形态、大小及实质内未见明显异常——排除胰腺病变
  - 危险因素：先天性、生物学因素、行为因素
  - 复发危险因素：炎症、胆总管扩张、胆道结构、内镜和手术治疗等
  - 分型
    - 原发性胆总管结石
    - 继发性胆总管结石
  - 并发症
    - 继发胆管炎、急性梗阻性化脓性胆管炎
    - 胆源性胰腺炎
    - 癌变
  - 治疗
    - 内镜逆行胰胆管造影术
    - 腹腔镜或开腹胆总管探查
    - 溶石术、体外冲击波碎石术、激光碎石术、液电碎石术

【扩展病例 6-2-8】 患者，男，40 岁，发热、腹部疼痛 20 余天，最高体温达 39℃，伴恶心，无呕吐不适。查体：右下腹压痛，墨菲征阳性，移动性浊音（−）。血常规：WBC 12.69×10^9/L↑，NEU% 92.4%↑。肝功能：总胆红素 99.2μmol/L↑，AST 65U/L↑，碱性磷酸酶 188U/L↑，γ-谷酰转移酶 394U/L↑。CT 检查如图 6-2-16 所示。

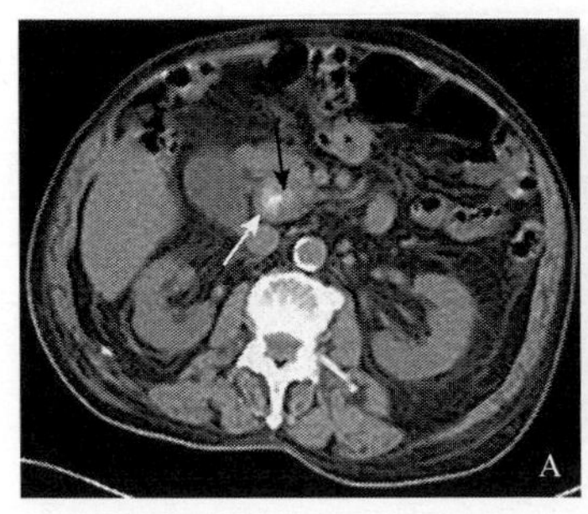

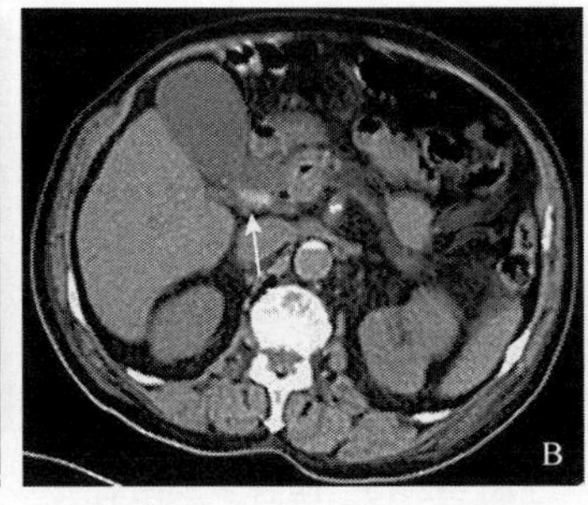

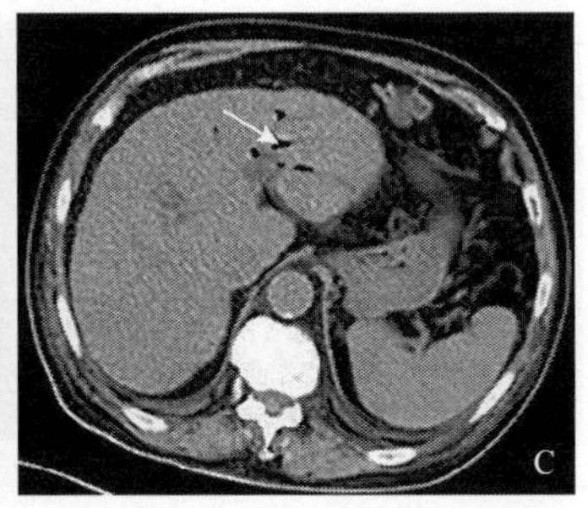

图 6-2-16　胆管结石并胆管炎

胆总管内结节状高密度影（图 A 白箭头），相应节段胆总管壁增厚（图 A 黑箭头），胆囊腔内结节状高密度影（图 B 白箭头），肝左叶胆管多发积气（图 C 白箭头）

【病理生理及临床】

Oddi 括约肌功能障碍、原发性硬化性胆管炎、免疫缺陷综合征和寄生虫可导致胆管结石的形成，胆汁淤积和胆道感染是原发性胆总管结石形成的重要因素，胆色素结石是胆总管结石的主要形式，继发性胆总管结石是由胆囊内结石掉到胆总管内所致。胆总管结石易导致胆道梗阻、继发性胆管炎、胰腺炎和梗阻性黄疸，甚至危及生命，故需要及时治疗，发病率为 8%～10%，而且还在不断增加。

临床表现为右上腹绞痛、寒战发热和黄疸，伴腹胀、食欲下降、恶心和呕吐等，疼痛可放射到右肩和背部。胆总管结石的临床表现及病情严重程度取决于结石阻塞程度和有无胆道感染，严重者可出现休克、意识障碍。

【影像表现】

1. CT　胆管腔内高、稍高、等密度影，相应胆管壁增厚、毛糙，周围脂肪间隙模糊，上方胆管扩张。

2. MRCP　胆管内低信号或无信号充盈缺损，上方胆管扩张，较大结石导致胆管梗阻点呈杯口状改变。

3. MRCP 比 CT 更容易显示一些阴性或者泥沙样结石。

【鉴别诊断】

1. 胆管周围淋巴结钙化　无胆道相关临床症状；胆管形态正常。

2. 十二指肠降段憩室内粪石　部分情况下易与胆总管内结石混淆，高密度病灶与十二指肠降段相连；无胆管异常。

【重要关注点】

1. 胆管结石的部位、胆管壁及管腔。

2. 胆管邻近结构是否正常，肝脏形态及实质密度有无变化。

3. 有无并发症，如胆源性胰腺炎。

九、恶性阻塞性黄疸

【病例 6-2-9】 患者，女，62 岁，纳差、厌油、畏寒及乏力 15 天，黄疸 5 天。查体：阴性。肝功能：总胆红素 339.9μmol/L↑，结合胆红素 295.6μmol/L↑，非结合胆红素 44.3μmol/L↑，ALT 63U/L↑，碱性磷酸酶 301U/L↑，γ-谷酰转移酶 116U/L↑，胆碱酯酶 3994U/L↓；CA19-9 378.58kU/L↑。CT 检查如图 6-2-17 所示。

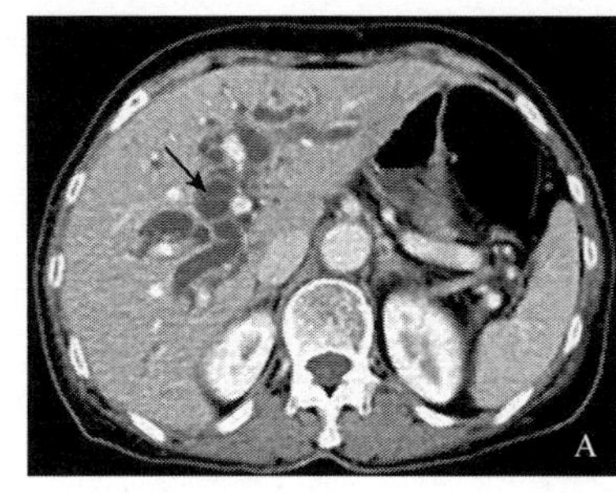

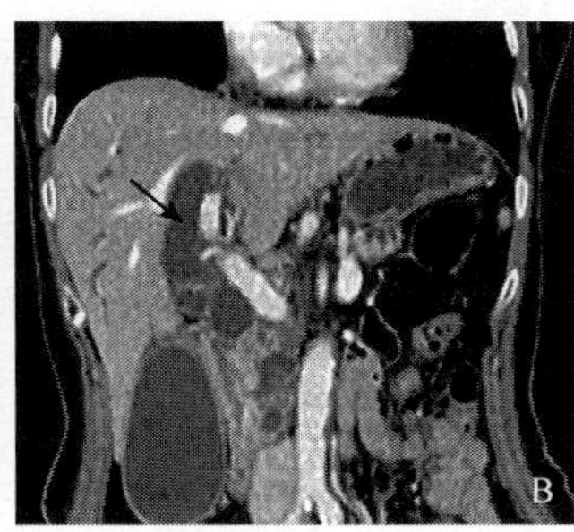

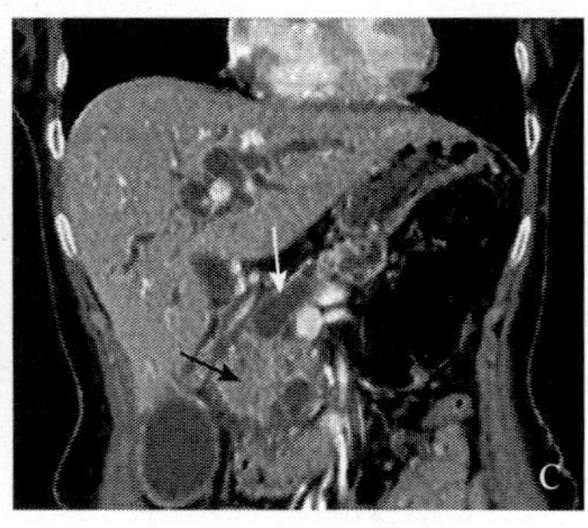

图 6-2-17 胰腺癌所致恶性阻塞性黄疸

肝内外胆管明显扩张（图 A、B 黑箭头），胰管明显扩张（图 C 白箭头），胰头区肿块影（图 C 黑箭头）

【分析思维导图】

思维导图见下页。

【扩展病例 6-2-9】 患者，男，64 岁，呕吐 14 天，伴畏寒、寒战、发热、四肢乏力。既往糖尿病史 11 年。查体：阴性。血常规：WBC 6.64×10^9/L，Hb 90.0g/L↓，NEU% 80.5%↑，降钙素原 1.12ng/ml↑，CRP＞90.00mg/L↑。肝功能：白蛋白 28g/L↓，总胆汁酸 127.5μmol/L↑，总胆红素 50.6μmol/L↑，结合胆红素 49.4μmol/L↑，AST 228U/L ↑，ALT 267U/L↑，碱性磷酸酶 1104U/L↑，γ-谷酰转移酶 1344U/L↑。血培养（−）。CT 检查如图 6-2-18 所示。

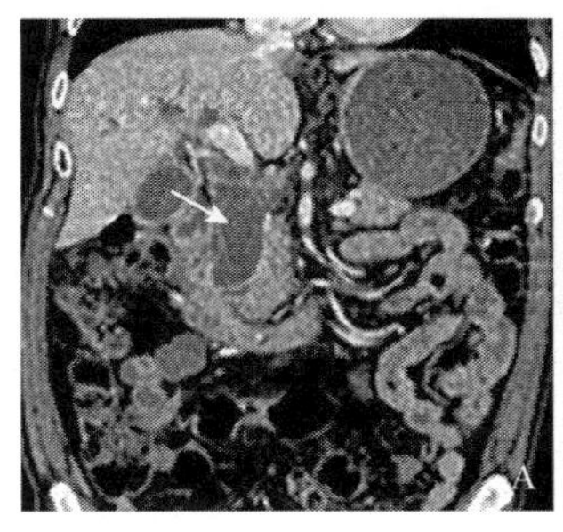

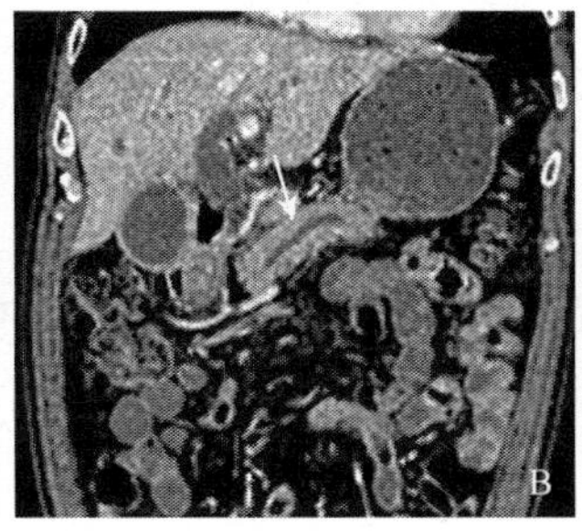

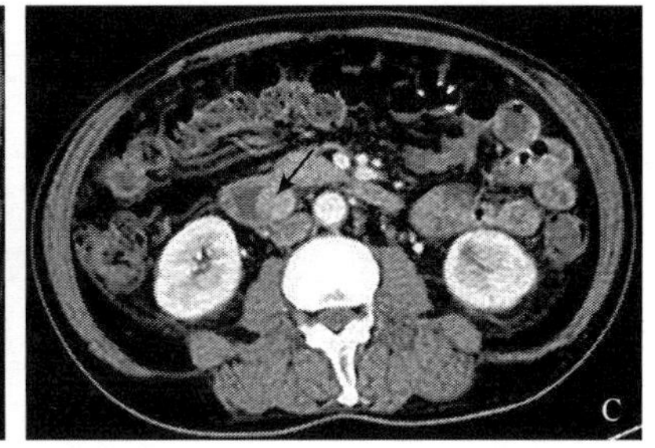

图 6-2-18 胆总管腺癌所致恶性阻塞性黄疸

胆总管明显扩张（图 A 白箭头），胰管扩张（图 B 白箭头），胆总管下段见偏心性结节状明显强化影（图 C 黑箭头）

【病理生理及临床】

胆汁通过肝细胞和胆管细胞分泌后，经胆囊管进入胆囊，经过浓缩而在胆囊内储存，在饮食刺激下周期性地经胆道流入十二指肠。当一个或多个胆管堵塞时，即为胆道梗阻，胆道梗阻可能导致胆汁在肝脏积聚，并导致血液中胆红素积累增多。最常见原因：胆结石、

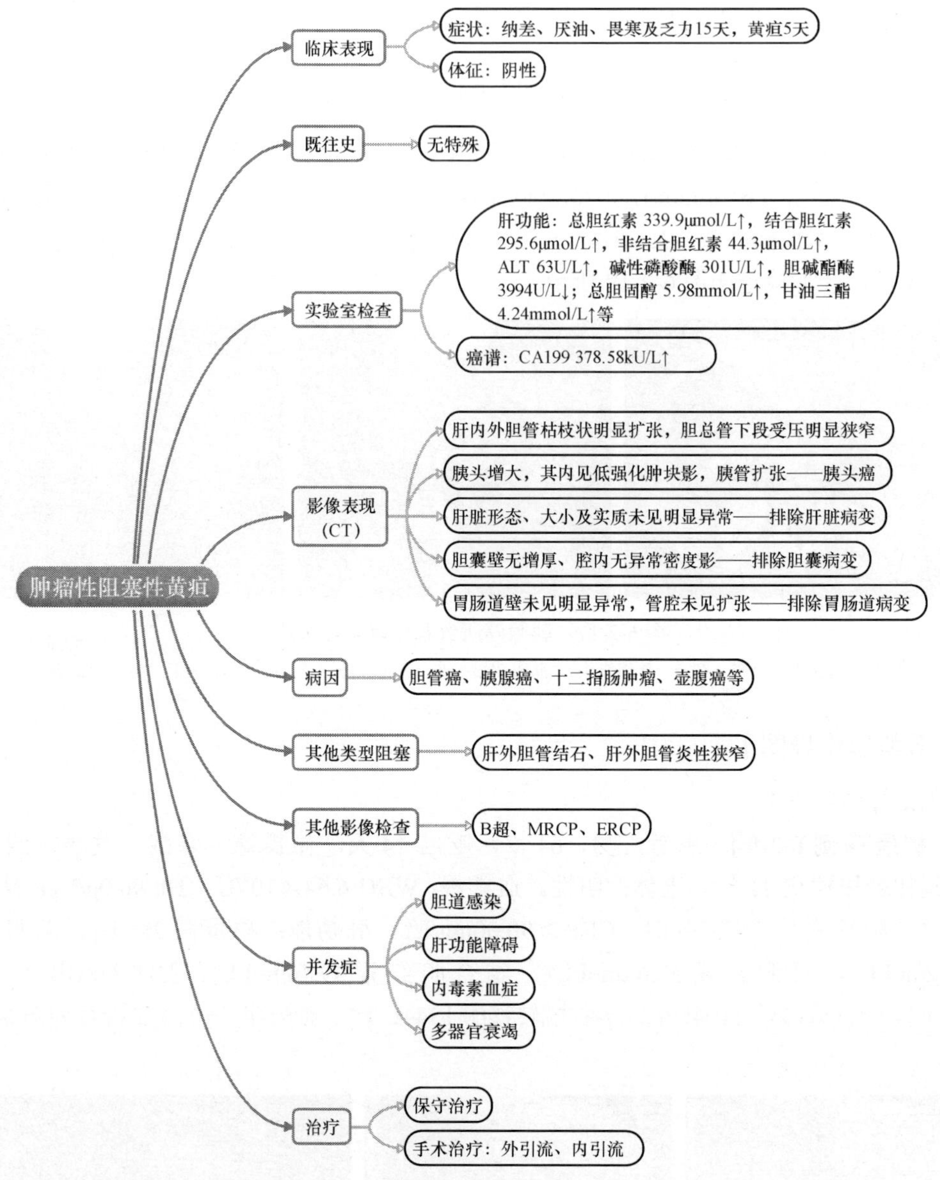

胆管癌或胰腺癌。如不及时治疗，堵塞会导致严重感染。

临床表现为右上腹痛、发热、疲倦或乏力、恶心、呕吐、瘙痒、纳差等症状。胆红素、碱性磷酸酶、肝酶升高。

【影像表现】

1. 胆总管下段明显不规则增厚，其上游胆总管及肝内胆管明显扩张，即软藤征。

2. 胰头区肿块，平扫呈稍低密度影，增强后动脉期强化低于周围正常的胰腺实质，延迟期肿块逐渐强化，胰管截断性狭窄伴远段胰管扩张；病灶邻近胆总管受累，上游胆道系统扩张，呈双管扩张征。

3. MRCP 更直接显示双管扩张征，梗阻点的突然中断，肝内胆管扩张呈软藤征。

4. 肿块侵犯邻近血管及周围脏器和淋巴结转移。

【鉴别诊断】

胆总管炎性狭窄：胆总管壁环形增厚、毛糙，上方胆管稍扩张，周围脂肪间隙模糊。增强胆管壁均匀环形强化，渐进性狭窄或中断，特别是狭窄处呈鼠尾状改变，无局限性结节或肿块，多提示良性狭窄。

【重要关注点】

1. 胆管狭窄、阻塞处的解剖结构是否有异常。

2. MRI 和 CT 观察梗阻点处是否有软组织、管壁局限性增厚及延迟强化，胆囊张力是否增高。

十、急性胰腺炎

【病例 6-2-10】 患者，男，46 岁，进食高脂饮食后出现中上腹持续性疼痛 8 小时，伴呕吐。查体：中上腹轻微压痛。血常规：WBC 15.18×10^9/L↑，NEU% 82%↑。淀粉酶 260U/L↑，脂肪酶 1990U/L↑。个人史：饮酒史 20 年。CT 检查如图 6-2-19 所示。

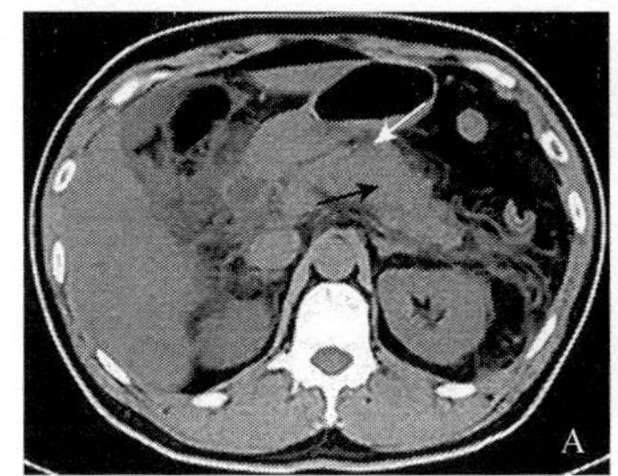

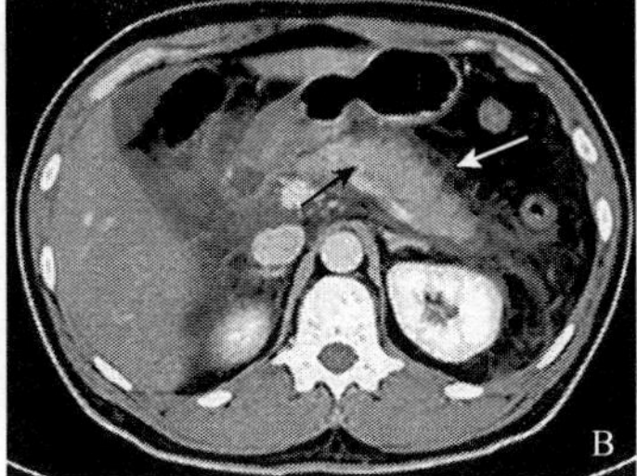

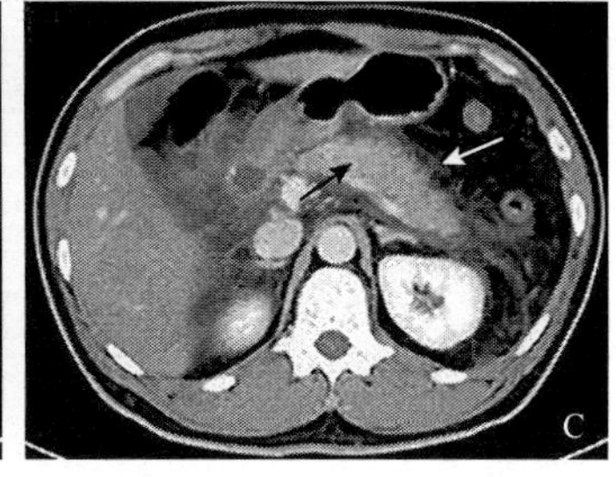

图 6-2-19　急性胰腺炎

胰腺形态饱满、轮廓不清（图 A 白箭头），实质密度平扫及增强未见明显异常（图 A～C 黑箭头），周围脂肪间隙模糊（图 B、C 白箭头）

【分析思维导图】

思维导图见下页。

【扩展病例 6-2-10】 患者，男，46 岁，大量饮酒后出现上腹痛 4 余天，加重 10 小时，伴腰背部放射痛，伴恶心、呕吐，伴肛门停止排气、排便。查体：上腹部有压痛。2 年前有急性胰腺炎发作史。血常规：NEU% 88.3%↑，Hb 110.0g/L↓，降钙素原 0.78ng/ml↑，CRP 133.8mg/L↑，超敏 CRP＞10mg/L↑，淀粉酶 355U/L↑，脂肪酶 371U/L↑。CT 检查如图 6-2-20 所示。

【病理生理及临床】

急性胰腺炎是临床常见的消化系统急症之一，临床可分为轻症、中度重症及重症急性胰腺炎，我国以轻症急性胰腺炎多见，占急性胰腺炎中 80%～85%，严重者可累及全身器官及系统而成为重症急性胰腺炎，病死率 13%～35%。酒精性、胆源性、高脂血症性等因素引起胰蛋白酶原溢出到胰腺间质和胰周组织内而被激活为胰蛋白酶，引起胰腺组织自身消化、充血水肿、出血甚至坏死。

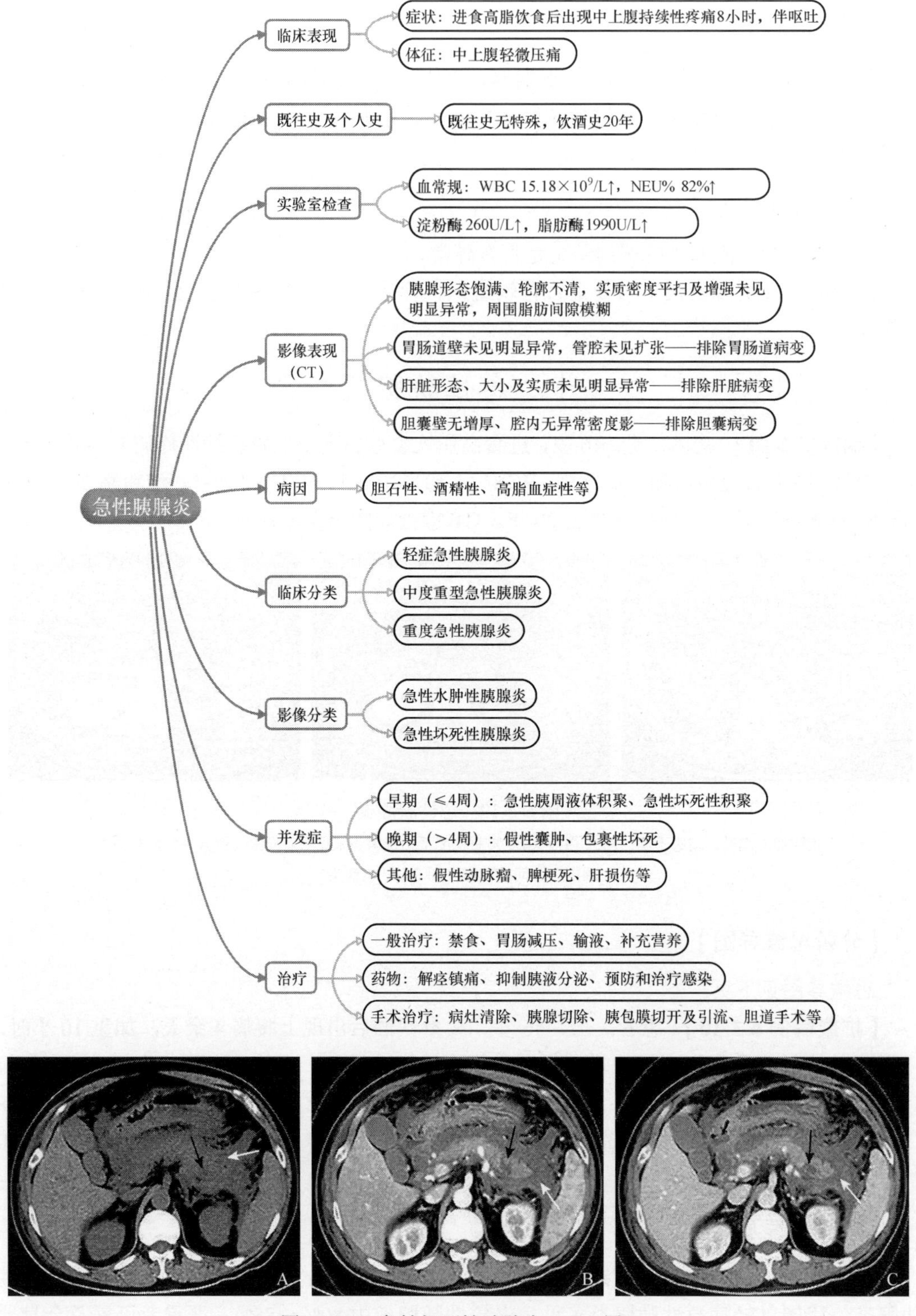

图 6-2-20　急性坏死性胰腺炎（<4 周）

胰腺轮廓不清（图 A 白箭头），胰腺体尾部实质密度稍减低（图 A 黑箭头），增强各期胰尾处呈低密度无强化（图 B、C 黑箭头），小网膜囊、左肾旁前间隙大量急性坏死物积聚（图 B、C 白箭头）

临床表现为中上腹痛、发热、恶心、呕吐等症状，部分患者前倾位或蜷曲体位时腹痛有所缓解；轻症者上腹部深压痛及轻度肌紧张，重症者双侧或单侧腰部皮肤出现蓝-绿-棕色大片不规则瘀斑即 Grey Turner 征，腹腔内大出血时出现脐周围发蓝的征象即 Cullen 征，血清淀粉酶和（或）脂肪酶升高在正常值上限的 3 倍以上等。

【影像表现】

1. 急性间质水肿性胰腺炎　胰腺局限性或弥漫性增大、胰周脂肪间隙模糊，实质稍低程度均匀强化。

2. 急性坏死性腺炎　胰腺多弥漫性明显增大、轮廓模糊，密度不均，胰腺实质和（或胰周）见片状低密度无强化坏死区，4 周内胰周脂肪密度增高、急性液体积聚或者坏死物积聚，4 周后分别形成胰腺假性囊肿或者包裹性坏死。

3. 增强检查　是判断胰腺有无坏死的金标准，增强检查的最佳时间是发病后 48～72 小时，5～7 天最容易发生胰腺实质坏死，必要时要复查。

4. 其他　胸腔积液与肺下叶膨胀不全、肝密度弥漫性降低、胆管狭窄、胰腺与肠道瘘，腹腔脓肿、十二指肠狭窄等；血管并发症如脾动脉和胃十二指肠动脉假性动脉瘤、脾静脉或门静脉及肠系膜上静脉血栓等。

【鉴别诊断】

1. 急性胆囊炎　墨菲征阳性，血清淀粉酶和脂肪酶水平在参考范围内或仅轻度升高；胆囊增大、壁增厚水肿，可伴有胆囊结石。

2. 胆总管结石　间歇性右上腹或剑突下钝性疼痛或绞痛，黄疸，陶土色大便；胆红素水平升高，且以结合胆红素为主；胆总管扩张，其内见结石。

【重要关注点】

明确急性胰腺炎类型，增强后胰腺及胰周强化情况，急性坏死性胰腺炎 4 周内关注胰腺实质和胰周坏死物积聚的范围，4 周后是否形成包裹性坏死，是否伴有脓肿及胰腺肠瘘等。

十一、沟槽胰腺炎

【病例 6-2-11】 患者，男，60 岁，右上腹疼痛 5 年，复发加重 1 个多月。查体：阴性。吸烟史 40 年，饮酒史 30 年。生化检查：淀粉酶 155U/L↑，脂肪酶 716U/L↑。CT 检查如图 6-2-21 所示。

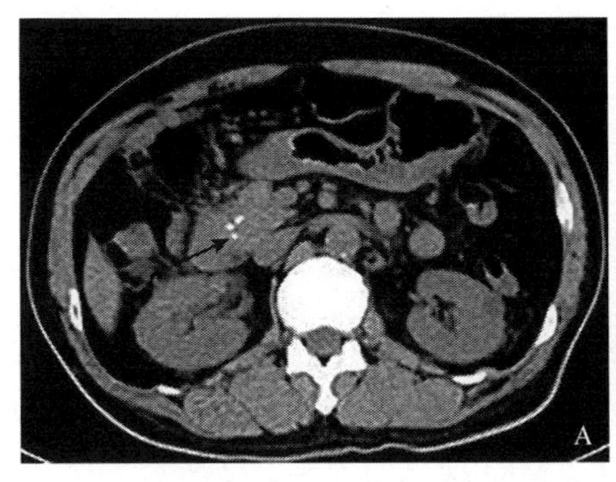

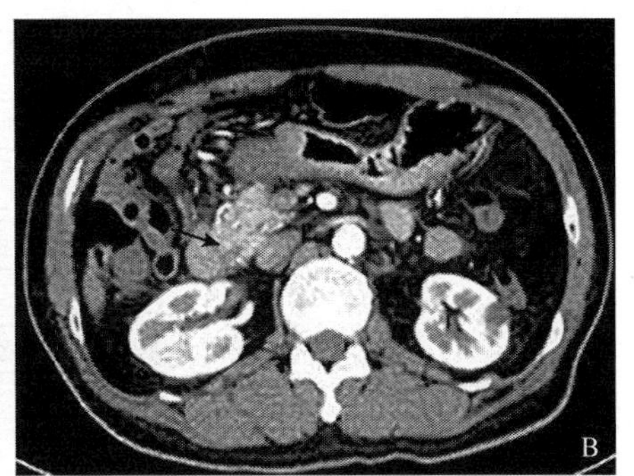

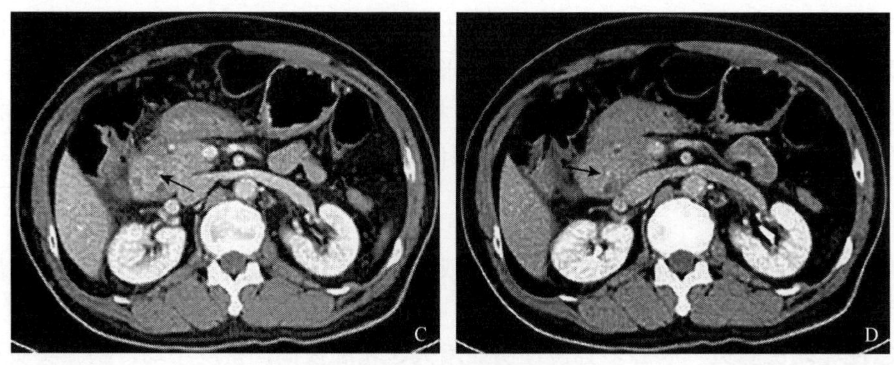

图 6-2-21 沟槽胰腺炎（1）

胰腺沟突区等密度团块影，其内斑点状高密度影（图 A 黑箭头），动脉期团块影呈相对低强化（图 B 黑箭头），门脉期不均匀逐渐强化（图 C 黑箭头），延迟期强化较均匀，与邻近正常胰腺强化一致（图 D 黑箭头），病变与十二指肠分界不清

【分析思维导图】

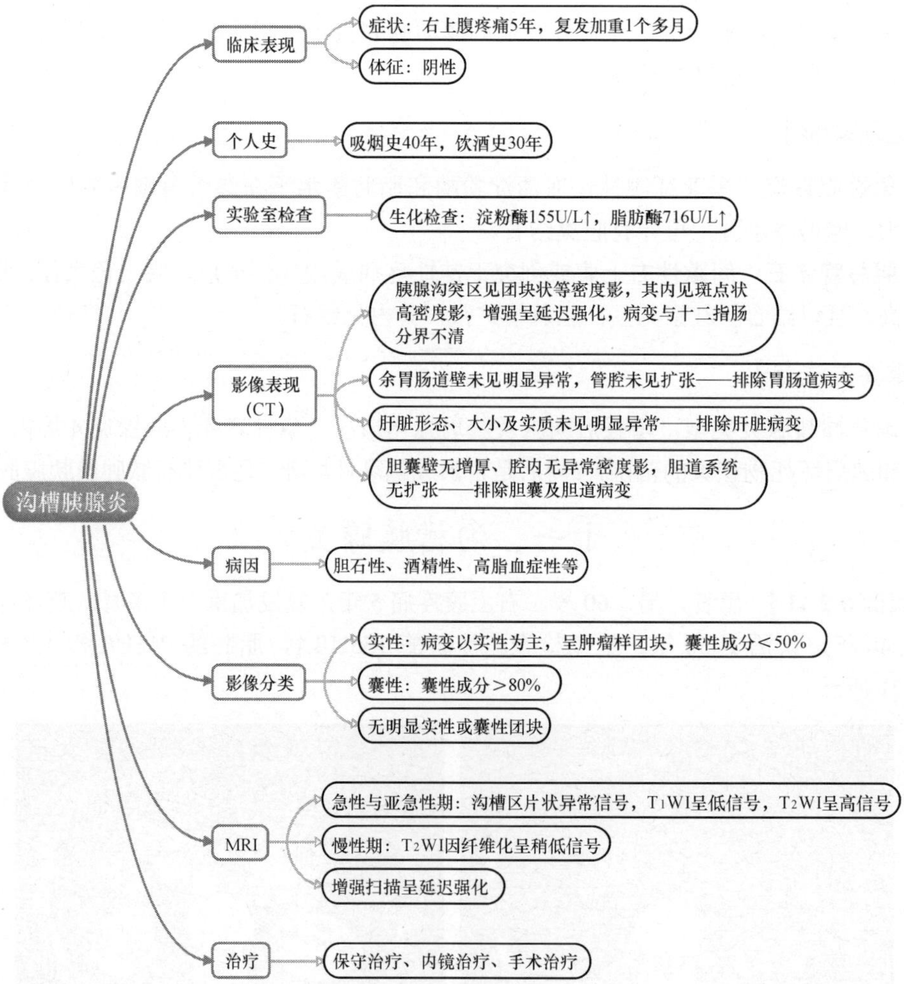

- 沟槽胰腺炎
  - 临床表现
    - 症状：右上腹疼痛5年，复发加重1个多月
    - 体征：阴性
  - 个人史
    - 吸烟史40年，饮酒史30年
  - 实验室检查
    - 生化检查：淀粉酶155U/L↑，脂肪酶716U/L↑
  - 影像表现（CT）
    - 胰腺沟突区见团块状等密度影，其内见斑点状高密度影，增强呈延迟强化，病变与十二指肠分界不清
    - 余胃肠道壁未见明显异常，管腔未见扩张——排除胃肠道病变
    - 肝脏形态、大小及实质未见明显异常——排除肝脏病变
    - 胆囊壁无增厚、腔内无异常密度影，胆道系统无扩张——排除胆囊及胆道病变
  - 病因
    - 胆石性、酒精性、高脂血症性等
  - 影像分类
    - 实性：病变以实性为主，呈肿瘤样团块，囊性成分＜50%
    - 囊性：囊性成分＞80%
    - 无明显实性或囊性团块
  - MRI
    - 急性与亚急性期：沟槽区片状异常信号，T_1WI呈低信号，T_2WI呈高信号
    - 慢性期：T_2WI因纤维化呈稍低信号
    - 增强扫描呈延迟强化
  - 治疗
    - 保守治疗、内镜治疗、手术治疗

【扩展病例 6-2-11】 患者，男性，49 岁，反复中上腹痛 3 年，加重伴腰背部放射痛 2 个月。查体：阴性。生化检查：淀粉酶 1837U/L。MRI 检查如图 6-2-22 所示。

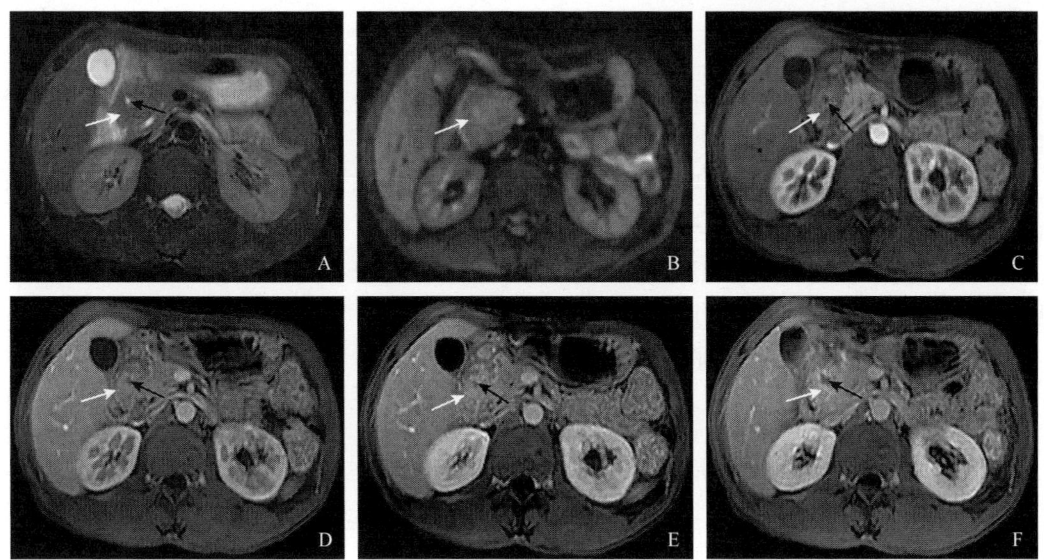

图 6-2-22　沟槽胰腺炎（2）

胰腺沟突区 T_2WI 等稍高信号影（图 A 白箭头），DWI 呈等信号（图 B 白箭头），动脉期轻度强化（图 C 白箭头），门静脉期、静脉期及延迟期呈渐进性延迟强化（图 D～F 白箭头），病灶内斑点状高信号（图 A 黑箭头），边界清楚，其增强各期均无强化（图 C～F 黑箭头）

【扩展病例 6-2-12】 患者，男，43 岁，反复上腹痛 10 年，再发 20 余天。既往有反复胰腺炎急性发作史。查体：阴性。生化检查：淀粉酶 217U/L↑，脂肪酶 1314U/L↑。CT 检查如图 6-2-23 所示。

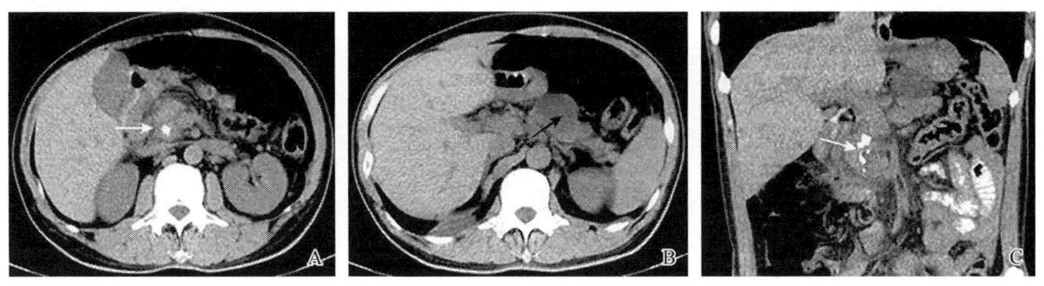

图 6-2-23　慢性胰腺炎、胰体假性囊肿

胰腺沟突区实质内多发结节状钙化（图 A、C 白箭头），胰腺体部类圆形低密度影（图 B 黑箭头）

【病理生理及临床】

沟槽胰腺炎是慢性胰腺炎的特殊形式，以沟槽区的炎症和纤维组织成分为特征，沟槽区特指胰头、十二指肠降段、胆总管下段之间的一个潜在间隙，内有淋巴组织、血管和淋巴结，正常时影像难以显示。慢性酗酒史、消化性溃疡、胃液过度分泌、胃切除术、十二指肠囊肿、胰腺十二指肠区变异可引起胰液排出障碍，导致十二指肠腺增生，背侧胰腺的胰液排出障碍、淤滞，进而导致沟槽区的慢性胰腺炎。沟槽胰腺炎可分为单纯型和节段型，前者只累及沟槽区、胰腺组织不受累，后者累及十二指肠邻近的胰腺组织。

临床表现为中上腹痛、反复呕吐、厌食、黄疸、体重减轻等症状；血清胰酶轻度升高、胆红素升高、CA199 正常。

【影像表现】

1. 单纯型　小乳头附近乏血供盘状低密度肿块影，部分病灶延迟强化，十二指肠肠壁增厚、肠腔狭窄及胆总管渐进性狭窄，胰管正常。

2. 节段型　胰头区低密度肿块，早期边缘强化，延迟期呈渐进性强化，主胰管远端轻度扩张，胆总管末端狭窄伴肝内外胆管扩张。

3. 十二指肠壁的囊性变和增厚　是沟槽胰腺炎在动态增强CT图像上的特征表现，延迟和渐进性不均匀强化反映了组织的纤维化特征。

4. 部分病灶内见钙化灶，胰周血管正常，无包绕浸润。

【鉴别诊断】

1. 自身免疫性胰腺炎　血清IgG或IgG4水平升高；胰腺实质多为弥漫性肿大呈腊肠型，部分可局限性肿大，动脉期不均匀、低强化，门静脉期及延迟期呈较均匀渐进性强化，局限型者可见导管穿行征；其他脏器受累，激素治疗有效。

2. 胰头癌　胰头区乏血供肿块，肿块内胰管截断，远端扩张；肿块侵犯周围血管和腹膜后神经丛，导致周围软组织影增多，血管内癌栓形成。

3. 胆管癌　胆总管壁不规则增厚伴腔内肿块；胆总管下端不规则截断，易出现上方胆管扩张。

【重要关注点】

1. 胰腺和十二指肠之间是否有软组织增多、间隙是否增宽，特别是CT和MRI增强后显示边界清楚的囊变以及软组织的均匀延迟强化，MRI显示小囊变更具有特征，T_2WI显示软组织呈稍低信号的纤维化改变。

2. 胰管、胆管有无扩张。

3. 胰腺邻近脏器及血管基本正常。

十二、脾　梗　死

【病例6-2-12】 患者，女，48岁，左上腹痛1天。查体：左侧腹部压痛。血常规：WBC 18.72×10^9/L↑，NEU% 86.9%↑，Hb 65.0g/L↓，红细胞比容21.60%↓。CT检查如图6-2-24所示。

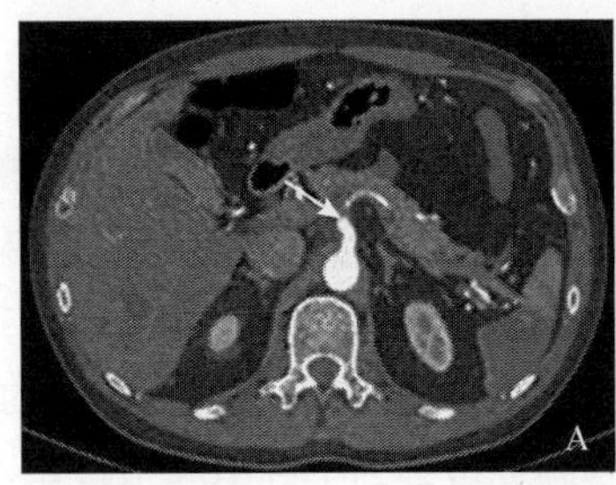

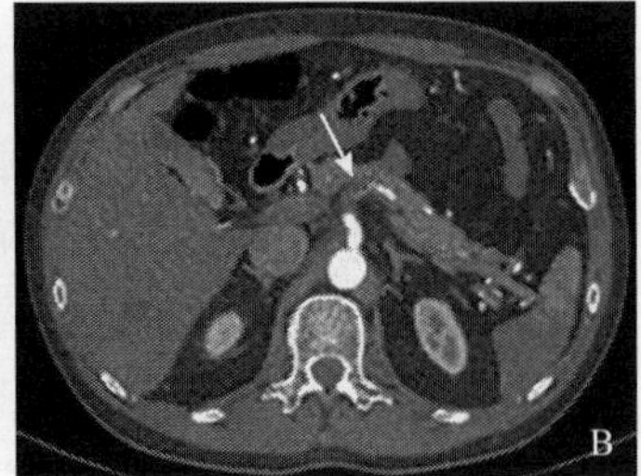

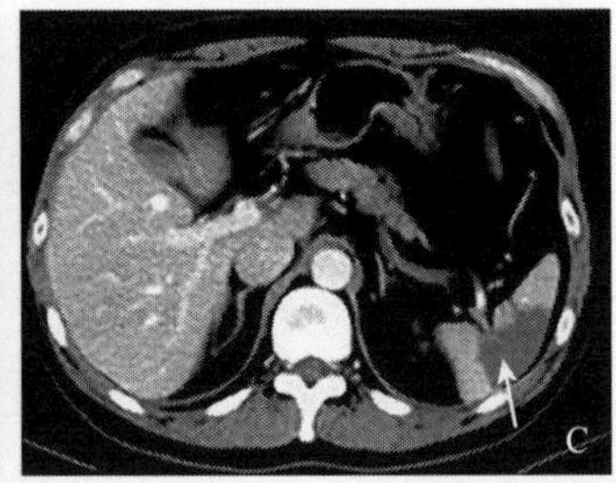

图6-2-24　腹腔干远段、脾动脉近段夹层动脉瘤伴脾梗死

腹腔干远段（图A白箭头）、脾动脉近段管径稍增粗，见夹层影（图B白箭头），假腔较大，腔内低密度影充填，脾实质内三角形低密度无强化影（图C白箭头），基底位于脾外缘，尖端指向脾门

【分析思维导图】

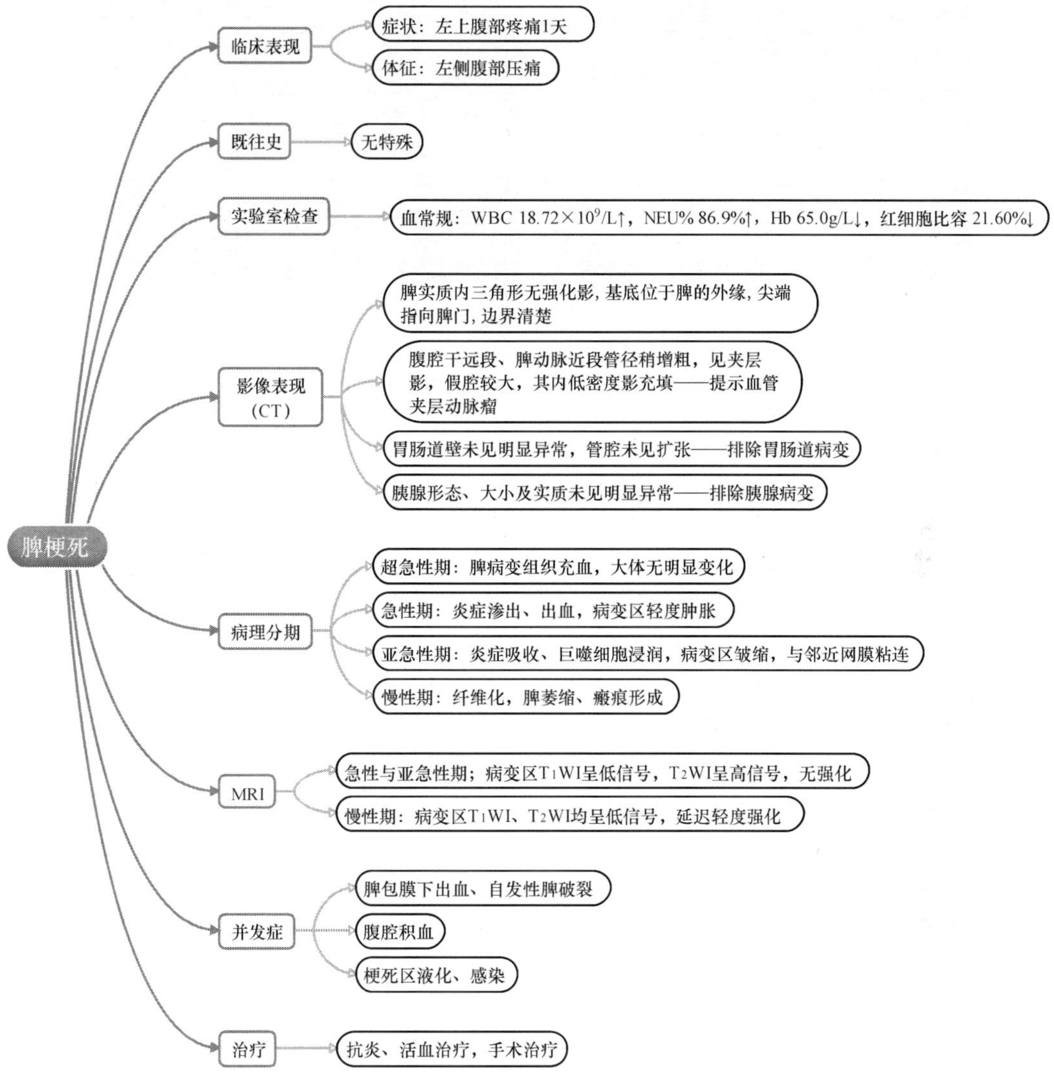

- 脾梗死
  - 临床表现
    - 症状：左上腹部疼痛1天
    - 体征：左侧腹部压痛
  - 既往史
    - 无特殊
  - 实验室检查
    - 血常规：WBC 18.72×10^9/L↑，NEU% 86.9%↑，Hb 65.0g/L↓，红细胞比容 21.60%↓
  - 影像表现（CT）
    - 脾实质内三角形无强化影，基底位于脾的外缘，尖端指向脾门，边界清楚
    - 腹腔干远段、脾动脉近段管径稍增粗，见夹层影，假腔较大，其内低密度影充填——提示血管夹层动脉瘤
    - 胃肠道壁未见明显异常，管腔未见扩张——排除胃肠道病变
    - 胰腺形态、大小及实质未见明显异常——排除胰腺病变
  - 病理分期
    - 超急性期：脾病变组织充血，大体无明显变化
    - 急性期：炎症渗出、出血，病变区轻度肿胀
    - 亚急性期：炎症吸收、巨噬细胞浸润，病变区皱缩，与邻近网膜粘连
    - 慢性期：纤维化，脾萎缩、瘢痕形成
  - MRI
    - 急性与亚急性期；病变区T_1WI呈低信号，T_2WI呈高信号，无强化
    - 慢性期：病变区T_1WI、T_2WI均呈低信号，延迟轻度强化
  - 并发症
    - 脾包膜下出血、自发性脾破裂
    - 腹腔积血
    - 梗死区液化、感染
  - 治疗
    - 抗炎、活血治疗，手术治疗

【扩展病例 6-2-13】 患者，女，68 岁。上腹部间断性疼痛 3 个月。查体：上腹部轻压痛。癌谱：CA199 11835.0U/ml↑，癌胚抗原 15.5ng/ml↑。血常规：WBC 12.63×10^9/L↑，RBC 3.57×10^{12}/L，Hb 100.0g/L↓，NEU% 84.6%↑，淋巴细胞百分比 6.5%↓。CT 检查如图 6-2-25 所示。

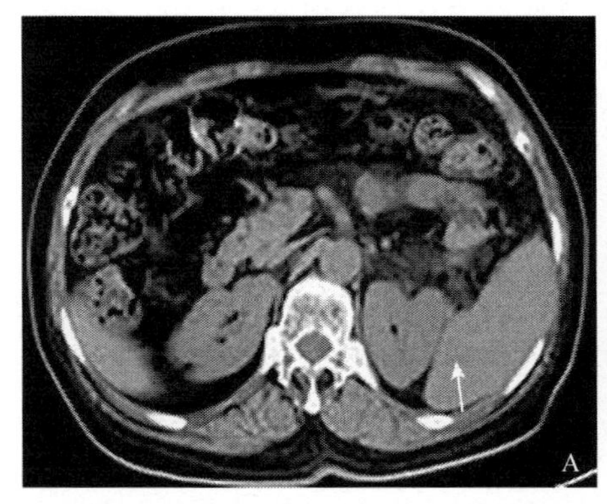

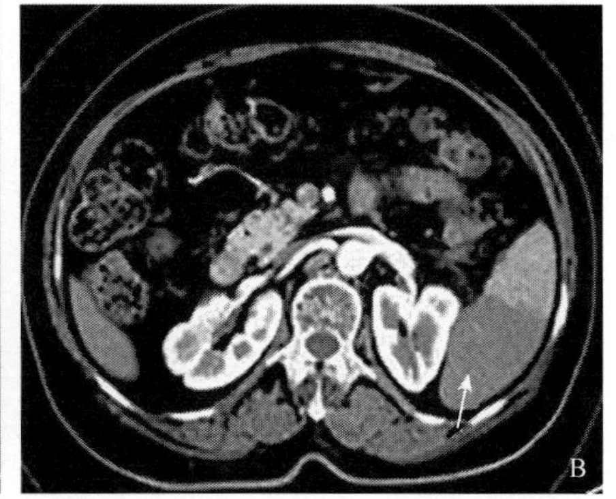

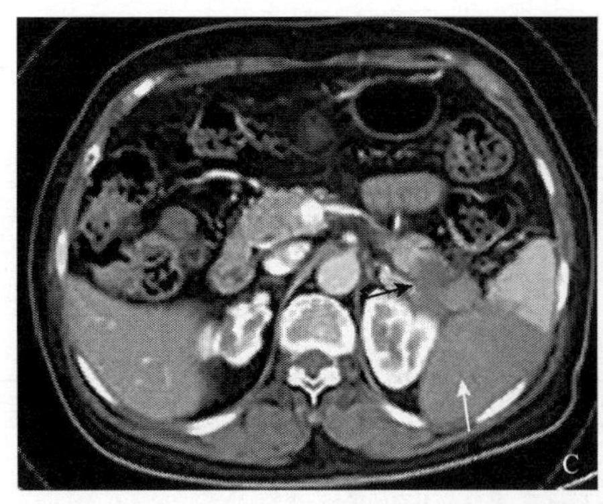

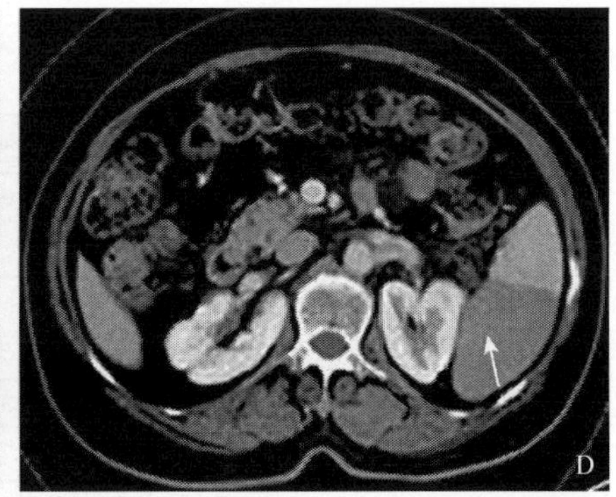

图 6-2-25　胰腺癌侵犯脾动脉致脾缺血

脾实质内稍低密度影（图 A 白箭头），动脉期、门静脉期及静脉期强化均低于周围正常脾实质（图 B～D 白箭头），平扫及增强各期 CT 值分别为 46、65、92、85Hu。胰尾低强化肿块影（图 C 黑箭头），其与邻近脾动脉分界不清

【病理生理及临床】

脾梗死是一种临床少见疾病。脾动脉分支为无相互交通的终末动脉，发生栓塞易致脾梗死。血栓脱落、血液系统疾病、脾动脉硬化、脾周围炎症等因素可致脾动脉或其分支栓塞引起局部组织缺血坏死，可分为贫血性梗死和出血性梗死。超急性期病变区充血水肿；急性期炎症渗出和出血，病变区轻度膨胀；亚急性期炎症吸收、巨噬细胞浸润、含铁血黄素沉着，病变区皱缩；慢性期纤维化致脾萎缩、瘢痕形成。梗死范围较大，难以及时吸收则可液化坏死或出血破裂，极少数可继发感染，形成脾脓肿，梗死范围较小，部分可恢复正常。

临床表现为突发左上腹痛，伴压痛、反跳痛，可放射至肩背部，发热、腹胀、恶心等症状，血白细胞、血小板升高。

【影像表现】

1. 急性期　脾实质内楔形低密度区，尖端指向脾门，无强化，血管造影可见脾动脉变细、闭塞。

2. 慢性期　脾实质内不均匀密度区，钙化灶，假性囊肿。

3. 其他　梗死区液化坏死或继发感染，脾脏包膜下出血、腹腔积血。

【鉴别诊断】

1. 脾裂伤　有外伤史；脾内密度不均匀，脾脏边缘不规则。

2. 脾脏淋巴瘤浸润　脾脏明显增大，平扫实质内多发片状稍低密度影，边界不清；增强轻度强化，一般脾动脉及分支正常；脾外多发肿大、融合淋巴结。

【重要关注点】

1. 脾脏梗死范围，脾动脉及分支情况。

2. 是否存在副脾，若存在有无梗死。

十三、脾脏感染、脓肿

【病例 6-2-13】 患者，男，52 岁，腰背部疼痛伴发热 4 天。既往 14 年前因胰管结石行“胰管切开术及胰肠吻合术”。查体：中上腹部见一长约 15cm 瘢痕，左上腹深压痛。血常规：WBC 8.79×10^9/L，NEU% 75.1%↑。CT 检查如图 6-2-26 所示。

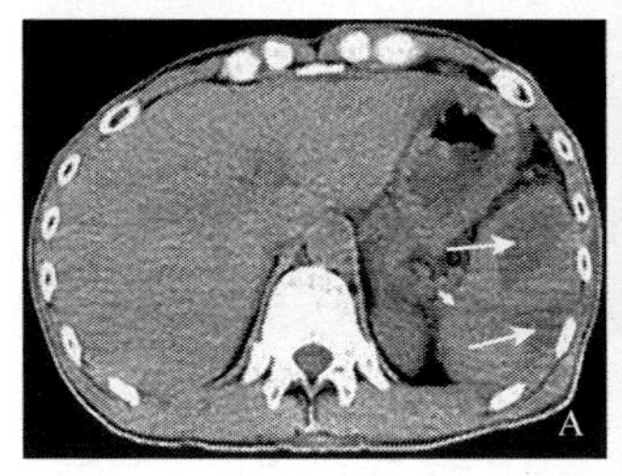

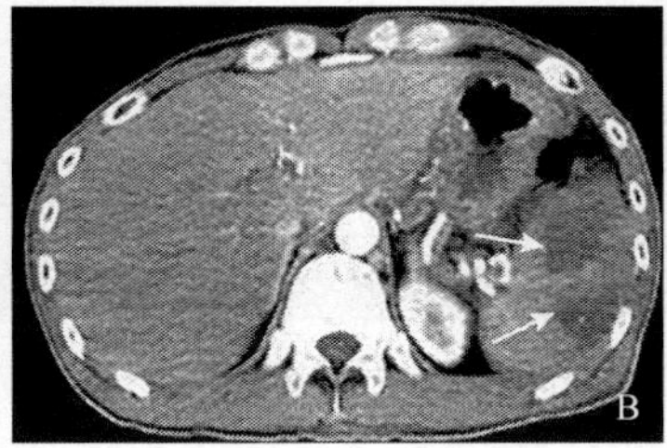

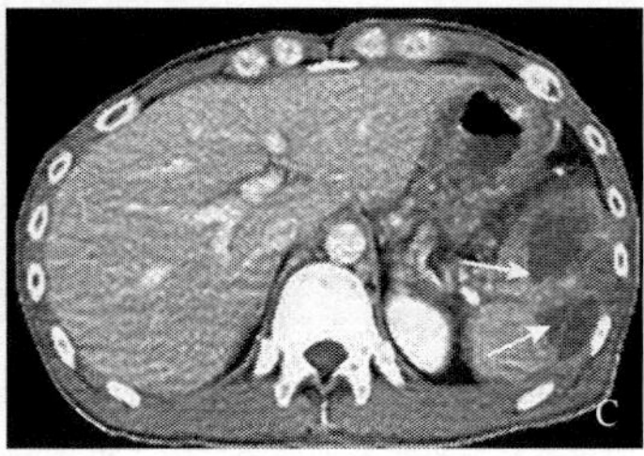

图 6-2-26　脾脓肿

脾脏实质内多发片状低密度影，平扫边界稍模糊（图 A 白箭头），增强动脉期及门静脉期病灶内无强化，边缘延迟强化（图 B、C 白箭头）

【分析思维导图】

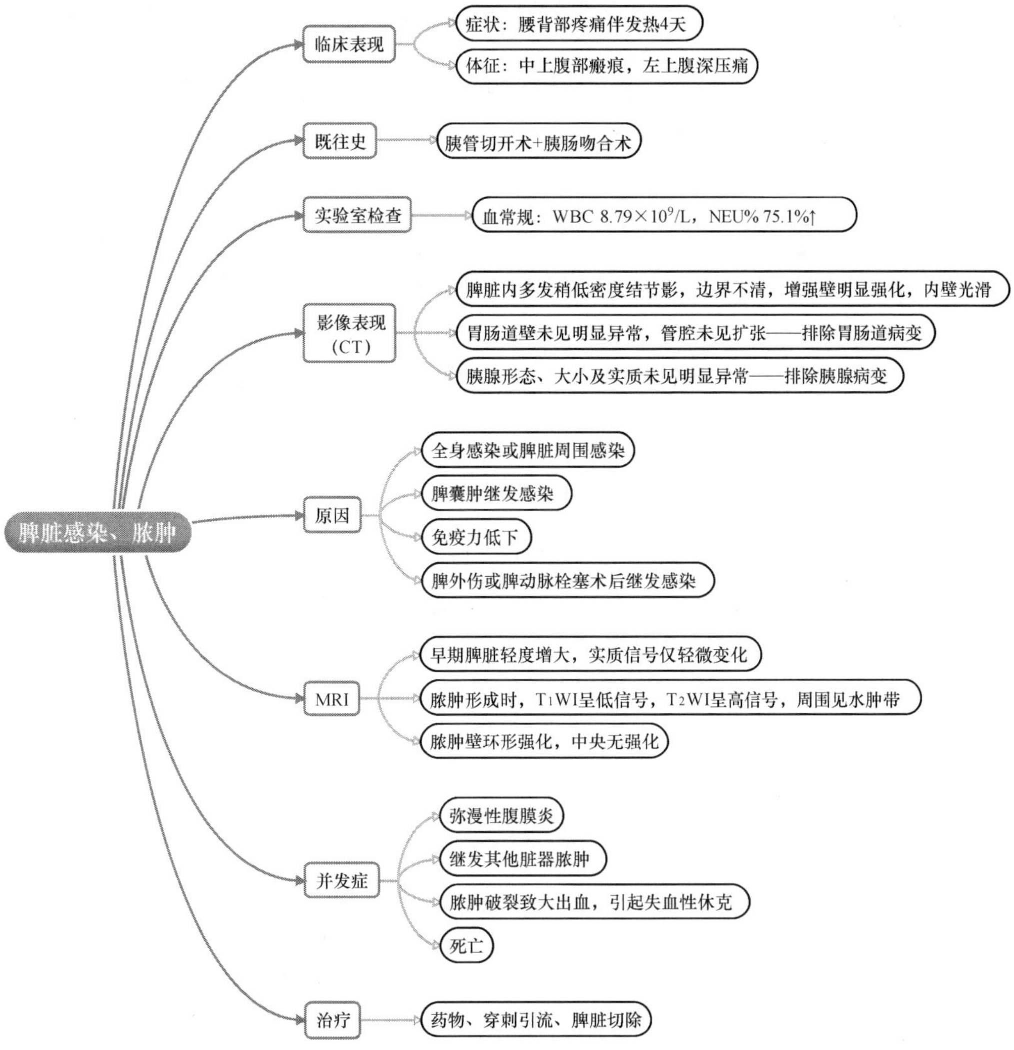

- 脾脏感染、脓肿
  - 临床表现
    - 症状：腰背部疼痛伴发热4天
    - 体征：中上腹部瘢痕，左上腹深压痛
  - 既往史
    - 胰管切开术+胰肠吻合术
  - 实验室检查
    - 血常规：WBC 8.79×10^9/L，NEU% 75.1%↑
  - 影像表现（CT）
    - 脾脏内多发稍低密度结节影，边界不清，增强壁明显强化，内壁光滑
    - 胃肠道壁未见明显异常，管腔未见扩张——排除胃肠道病变
    - 胰腺形态、大小及实质未见明显异常——排除胰腺病变
  - 原因
    - 全身感染或脾脏周围感染
    - 脾囊肿继发感染
    - 免疫力低下
    - 脾外伤或脾动脉栓塞术后继发感染
  - MRI
    - 早期脾脏轻度增大，实质信号仅轻微变化
    - 脓肿形成时，T_1WI呈低信号，T_2WI呈高信号，周围见水肿带
    - 脓肿壁环形强化，中央无强化
  - 并发症
    - 弥漫性腹膜炎
    - 继发其他脏器脓肿
    - 脓肿破裂致大出血，引起失血性休克
    - 死亡
  - 治疗
    - 药物、穿刺引流、脾脏切除

【扩展病例 6-2-14】 患者，女，47 岁，尿急尿痛 3 天，左上腹及左肾区疼痛 6 小时。查体：腹软，左上腹深压痛，无反跳痛及肌紧张，脾肋下可触及 2cm。左侧肾区叩击痛明显。血常规、血脂肪酶、血淀粉酶、尿常规均未见明显异常。CT 检查如图 6-2-27 所示。

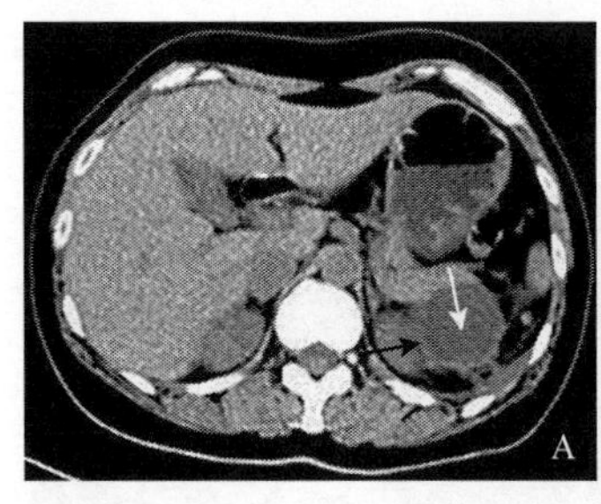

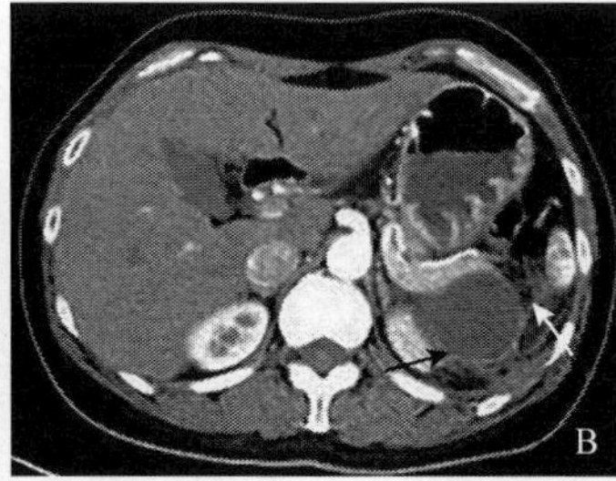

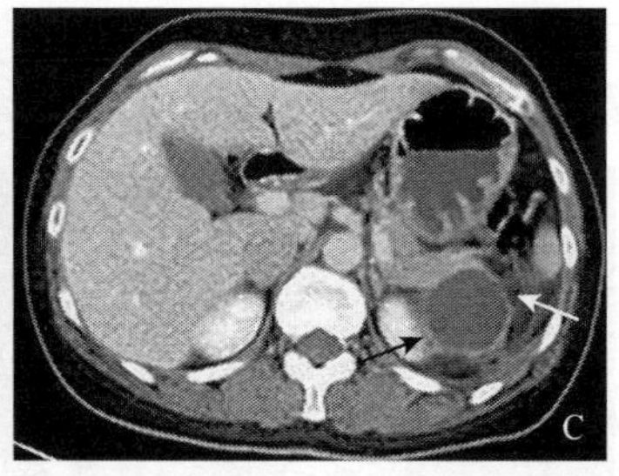

图 6-2-27　脾周感染

胰腺尾部后方见类圆形低密度影（图 A 白箭头），壁稍增厚、毛糙（图 A 黑箭头），增强壁呈延迟强化（图 B、C 黑箭头），病灶周围及脾周脂肪间隙模糊（图 B、C 白箭头）

【病理生理及临床】

脾脓肿多见于男性青壮年，一般为全身感染性疾病的并发症，脾梗死、脾外伤、糖尿病、免疫功能障碍等患者可继发脾脓肿。败血性栓子经血管直接将感染灶带到脾脏；邻近器官感染的可直接蔓延。当细菌侵入脾脏后，继而发生炎性改变，组织被溶解液化，形成脓腔，周围肉芽组织增生。常见致病菌为葡萄球菌和链球菌，部分免疫力减低患者可因霉菌引起。

临床表现为左上腹疼痛，寒战、发热，脾大及脾区叩痛，有时伴左肩部放射痛；白细胞和中性粒细胞升高，血液细菌培养阳性。

【影像表现】

1. CT 平扫　见脾内边界模糊的稍低密度区，CT 值 20～40Hu，部分病灶内见气-液平面。

2. 增强检查　脓肿壁环形强化，内壁光整。

3. 其他　梗死区液化坏死或继发感染，脾脏包膜下出血、腹腔积血。

【鉴别诊断】

1. 脾脏囊肿　类圆形水样密度，边界清楚，部分囊壁可钙化，囊内密度均匀；脾脏边缘可不规则，低密度区增强无强化，临床无相应症状。

2. 脾脏包虫病　疫区生活史，脾脏实质内多发囊性病灶，内可见大囊套小囊、“水上浮莲征”等征象；脾动脉及分支正常。

3. 脾脏淋巴瘤　脾脏增大，实质内多发类圆形稍低密度影，边界不清；脾内病灶轻度强化，脾外多发肿大、融合淋巴结；结合骨髓象、血象。

（谢艳君　代林泉　李咏梅）

第七章 泌尿系统

第一节 创伤性病变

一、肾脏损伤

【病例 7-1-1】 患者，男，14 岁，摔伤致左侧腰痛 8 小时，伴肉眼血尿。查体：左肾区及左上腹明显压痛，左侧输尿管行径区压痛，左上腹散在瘀点，无移动性浊音，肠鸣音正常。血常规：Hb 119g/L↓，WBC 12.27×10^9/L↑，NEU% 84.9%↑。降钙素原 0.09ng/ml↑。CT 检查如图 7-1-1 所示。

肾脏损伤

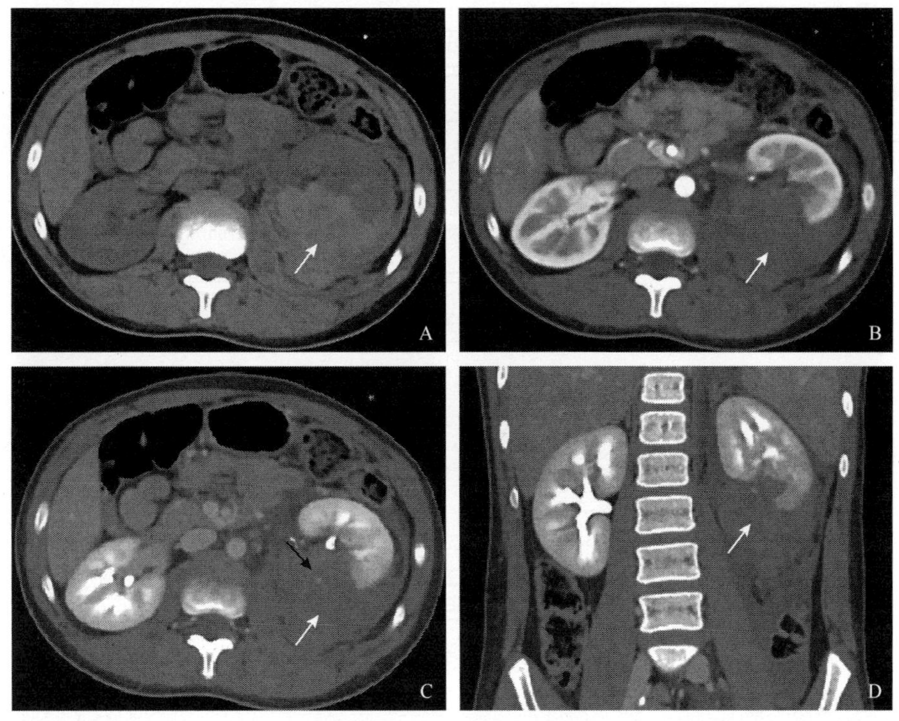

图 7-1-1 左肾损伤Ⅳ级

CT 平扫左肾形态失常，左肾内及肾周见大片状高密度影（图 A 白箭头），CT 值约 61Hu。增强扫描左肾见片状无强化区（图 B、C 白箭头），其内见点状对比剂外溢（图 C 黑箭头）。排泄期冠状位左肾实质部分缺损，左肾内及肾周高密度影无强化，肾周脂肪间隙模糊（图 D 白箭头）

【分析思维导图】

思维导图见下页。

【扩展病例 7-1-1】 患者，男，49 岁，高处坠落伤致左侧腰腹部疼痛 4 小时。查体：腹壁紧张，全腹部压痛、反跳痛，左肾区叩击痛。血常规：Hb 119g/L↓，WBC 14.68×10^9/L↑，NEU% 95.3%↑，PLT 340×10^9/L↑。降钙素原 0.20ng/ml↑。CT 检查如图 7-1-2 所示。

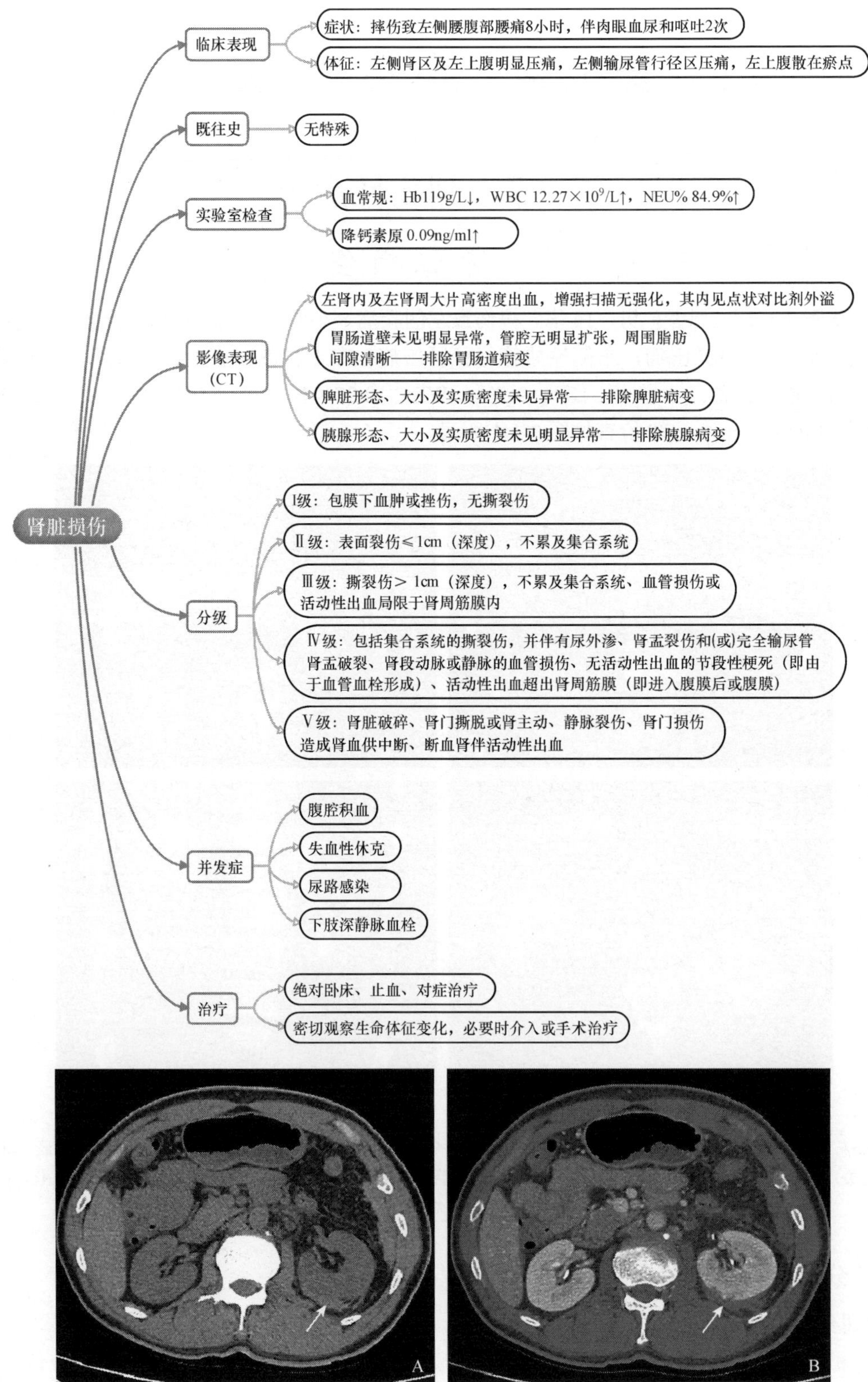
肾脏损伤
临床表现
症状：摔伤致左侧腰腹部腰痛8小时，伴肉眼血尿和呕吐2次
体征：左侧肾区及左上腹明显压痛，左侧输尿管行径区压痛，左上腹散在瘀点
既往史
无特殊
实验室检查
血常规：Hb119g/L↓，WBC 12.27×10⁹/L↑，NEU% 84.9%↑
降钙素原 0.09ng/ml↑
影像表现（CT）
左肾内及左肾周大片高密度出血，增强扫描无强化，其内见点状对比剂外溢
胃肠道壁未见明显异常，管腔无明显扩张，周围脂肪间隙清晰——排除胃肠道病变
脾脏形态、大小及实质密度未见异常——排除脾脏病变
胰腺形态、大小及实质密度未见明显异常——排除胰腺病变
分级
Ⅰ级：包膜下血肿或挫伤，无撕裂伤
Ⅱ级：表面裂伤≤1cm（深度），不累及集合系统
Ⅲ级：撕裂伤＞1cm（深度），不累及集合系统、血管损伤或活动性出血局限于肾周筋膜内
Ⅳ级：包括集合系统的撕裂伤，并伴有尿外渗、肾盂裂伤和(或)完全输尿管肾盂破裂、肾段动脉或静脉的血管损伤、无活动性出血的节段性梗死（即由于血管血栓形成）、活动性出血超出肾周筋膜（即进入腹膜后或腹膜）
Ⅴ级：肾脏破碎、肾门撕脱或肾主动、静脉裂伤、肾门损伤造成肾血供中断、断血肾伴活动性出血
并发症
腹腔积血
失血性休克
尿路感染
下肢深静脉血栓
治疗
绝对卧床、止血、对症治疗
密切观察生命体征变化，必要时介入或手术治疗
A
B

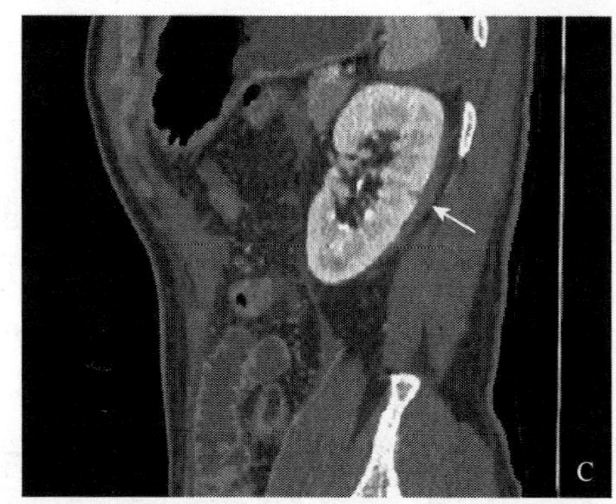

图 7-1-2　左肾损伤Ⅱ级

左肾包膜下弧形高密度影（图 A 白箭头），CT 值约 59Hu。增强扫描左肾表面裂伤，左肾包膜下弧形高密度影无强化（图 B 白箭头）。矢状位示左肾表面裂伤及包膜下血肿（图 C 白箭头）

【病理生理及临床】

由于肾脏位置较深，一般不易受伤，但受到严重的直接或间接暴力打击时可以引起肾损伤，以闭合性损伤多见。肾脏具有极其丰富的血供，损伤后易发生出血。按照美国创伤外科协会（AAST）肾损伤分级系统将其分为Ⅰ～Ⅴ级，详见分析思维导图。

肾脏损伤的临床表现与损伤程度有关，主要症状有血尿、疼痛、腰部肿块、发热等，严重者可发生休克。

【影像表现】

1. 肾包膜下血肿　弧线状或半月形高密度灶，增强无强化。

2. 肾周积血　肾周间隙高或混杂密度影，无强化；积血量与肾损伤程度呈正相关。

3. 肾内血肿　肾内高密度影，边界不清，增强后无强化。

4. 肾节段性梗死　楔形或半球形等或略低密度影，尖端指向肾门，边界清楚，增强无强化。

5. 轻度肾实质挫伤　片状或斑片状略低密度灶，境界模糊不清。

6. 肾撕裂伤　线条状或不规则低密度（高密度）裂隙。

7. 尿漏/尿外渗　肾旁水样密度影，排泄期对比剂外溢。

8. 肾破裂　肾实质区多条裂缝，肾组织碎裂成 3 块以上，部分肾块无强化。

9. 肾动脉主干断裂或闭塞　肾实质无强化，肾盂、肾盏内无对比剂显示。

【鉴别诊断】

1. 肾肿瘤出血　可见肾内占位性病变，增强扫描不同程度强化，瘤内可合并出血。

2. 肾脏梗死　多无外伤史，肾脏形态无明显异常改变，无血肿形成，增强扫描梗死的肾实质无强化，范围符合肾脏血供，部分可见肾动脉栓塞。

【重要关注点】

1. 肾脏血管损伤情况（CTA）。

2. 有无活动性出血（增强扫描动态观察）。

3. 有无尿外渗、尿性囊肿（CTU）。

二、输尿管损伤

【病例 7-1-2】 患者，男，46 岁，高处坠落致右肾挫裂伤 26 天，无明显诱因右下腹痛 3 天，无恶心、呕吐。查体：右下腹压痛、反跳痛、肌紧张，右侧腹扪及巨大包块，无胃肠蠕动波，无肠型，肠鸣音正常，无移动性浊音。既往有糖尿病病史。血常规：RBC 3.45×10^{12}/L，Hb 97g/L↓，WBC 16.61×10^{9}/L↑，NEU% 92.0%↑。降钙素原 2.38ng/ml↑。CT 检查如图 7-1-3 所示。

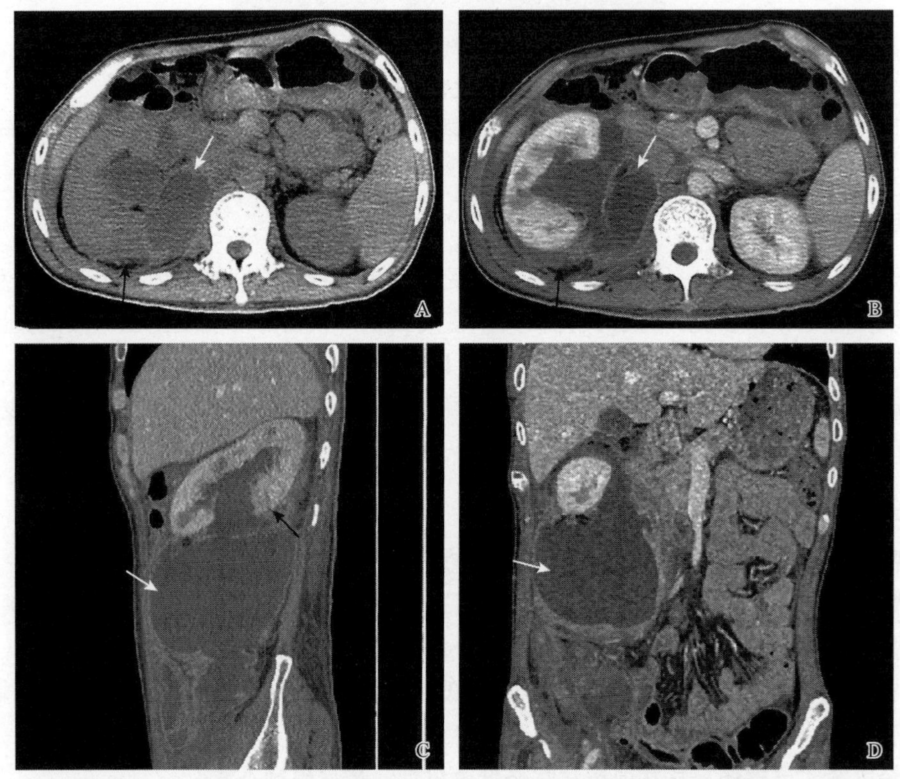

图 7-1-3　右肾挫裂伤并肾包膜下血肿，右侧输尿管撕裂伤，尿性囊肿形成

右侧肾窦区及输尿管腹段走行区不规则囊袋状低密度影，增强扫描见薄壁强化，内部水样密度影无强化（图 A、B 白箭头），右肾包膜下条片状等密度影，增强扫描无强化（图 B 黑箭头）。右侧输尿管及肾盂肾盏扩张，右侧输尿管走行区巨大不规则囊性灶（图 C、D 白箭头），右肾实质局部条片状低强化区（图 C 黑箭头）

【分析思维导图】

思维导图见下页。

【扩展病例 7-1-2】 患者，男，50 岁，左侧输尿管结石体外碎石术后，左肾区胀痛，伴排尿不尽感，脐周疼痛，无恶心、呕吐，无尿频、尿急、尿痛。查体：左肾区间断胀痛，伴脐上一指水平疼痛，按压疼痛不加剧，未见包块。血常规：RBC 4.80×10^{12}/L，Hb 153g/L，WBC 7.08×10^{9}/L，NEU% 68.8%。降钙素原 0.085ng/ml↑；D-二聚体 0.89mg/L↑。CT 检查如图 7-1-4 所示。

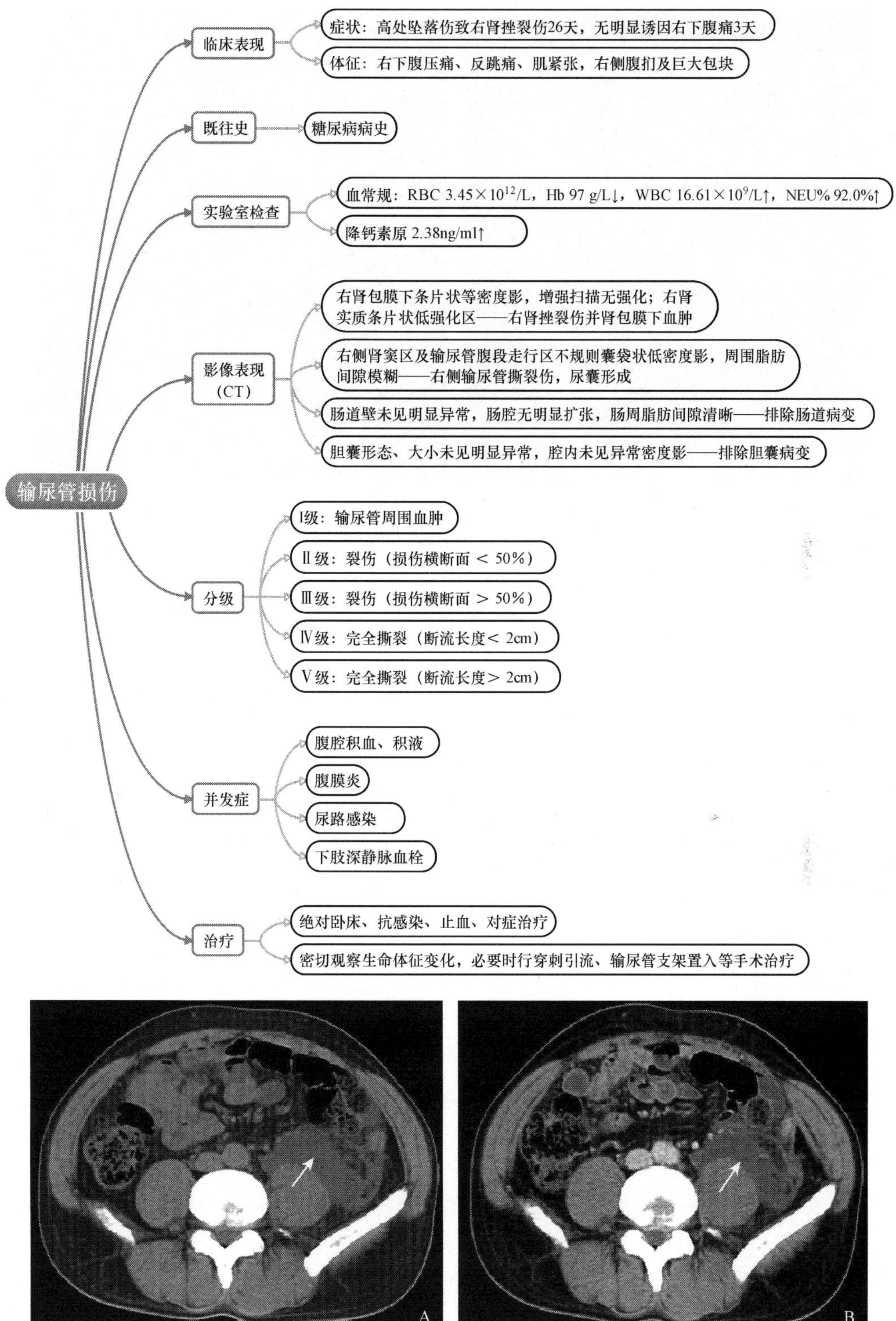
输尿管损伤
临床表现
症状：高处坠落伤致右肾挫裂伤26天，无明显诱因右下腹痛3天
体征：右下腹压痛、反跳痛、肌紧张，右侧腹扪及巨大包块
既往史
糖尿病病史
实验室检查
血常规：RBC 3.45×10^12/L，Hb 97 g/L↓，WBC 16.61×10^9/L↑，NEU% 92.0%↑
降钙素原 2.38ng/ml↑
影像表现（CT）
右肾包膜下条片状等密度影，增强扫描无强化；右肾实质条片状低强化区——右肾挫裂伤并肾包膜下血肿
右侧肾窦区及输尿管腹段走行区不规则囊袋状低密度影，周围脂肪间隙模糊——右侧输尿管撕裂伤，尿囊形成
肠道壁未见明显异常，肠腔无明显扩张，肠周脂肪间隙清晰——排除肠道病变
胆囊形态、大小未见明显异常，腔内未见异常密度影——排除胆囊病变
分级
Ⅰ级：输尿管周围血肿
Ⅱ级：裂伤（损伤横断面＜50%）
Ⅲ级：裂伤（损伤横断面＞50%）
Ⅳ级：完全撕裂（断流长度＜2cm）
Ⅴ级：完全撕裂（断流长度＞2cm）
并发症
腹腔积血、积液
腹膜炎
尿路感染
下肢深静脉血栓
治疗
绝对卧床、抗感染、止血、对症治疗
密切观察生命体征变化，必要时行穿刺引流、输尿管支架置入等手术治疗
A
B

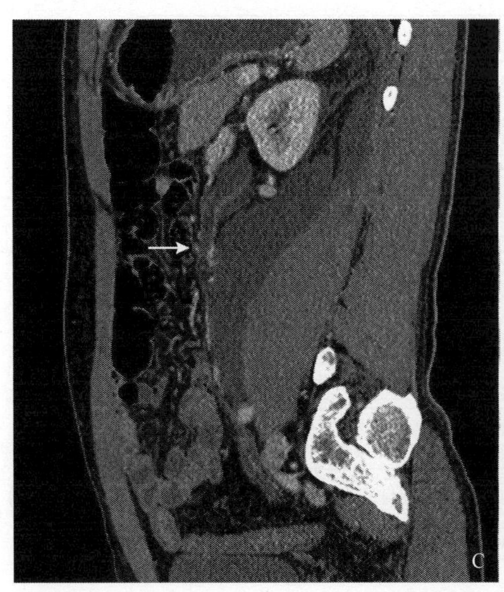

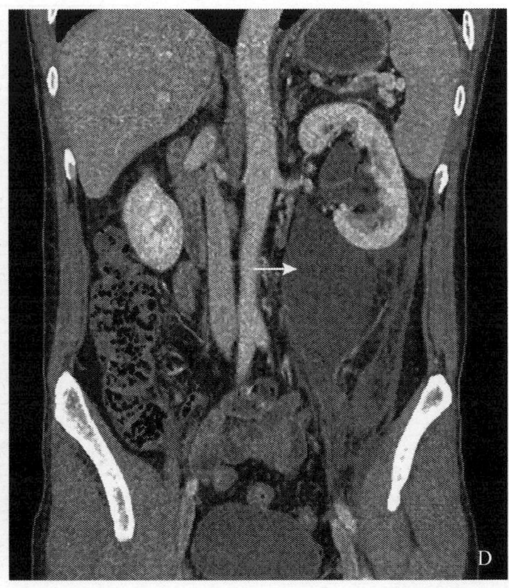

图 7-1-4 左侧输尿管撕裂伤

平扫左侧输尿管走行区周围积液（图 A 白箭头）。增强扫描示左侧输尿管周围积液（图 B 白箭头）。左侧输尿管壁欠连续并周围积液（图 C、D 白箭头）

【病理生理及临床】

输尿管位置深，受邻近骨骼及肌肉的保护，其损伤少见。医源性损伤（妇科手术、腹部外科手术，输尿管镜检查及结石碎石术）为其常见病因。根据 AAST 标准输尿管损伤分为Ⅰ～Ⅴ级，详见导图。

外源性输尿管损伤多伴有严重的腹部及骨盆损伤，穿透性损伤通常与血管及肠道损伤伴随，而钝性损伤与骨盆和腰椎损伤有关。临床症状主要包括腰腹痛，尿失禁、阴道漏尿、血尿等。

【影像表现】

1. 直接征象

（1）输尿管壁模糊，轮廓不连续，部分缺损或显示不清。

（2）尿外漏：盆腔内、腹腔内或腹膜后少量或大量液体密度积聚，排泄期见对比剂漏出。

2. 间接征象

（1）输尿管周围血肿。

（2）输尿管扩张或肾积水。

（3）尿性囊肿：损伤输尿管周围边界清楚、形态不规则的水样密度影，排泄期见对比剂漏出。

（4）尿性腹膜炎，腹膜增厚，部分肠管肿胀。

【重要关注点】

若怀疑输尿管损伤，血流动力学稳定的患者应行排泄期增强 CT 扫描。

三、膀胱损伤

【病例 7-1-3】 患者，男，40 岁，车祸伤致下腹部持续性胀痛 8 小时，伴全程血尿，伴明显尿频、尿急、尿痛。查体：腹壁紧张，下腹部压痛、反跳痛，无胃肠蠕动波，无肠型，肠鸣音减弱，无移动性浊音。血常规：WBC 13.29×10^9/L↑，NEU% 79.5%↑，Hb 99g/L↓。心肌酶谱：肌酸激酶 2908.0U/L↑。CT 检查如图 7-1-5 所示。

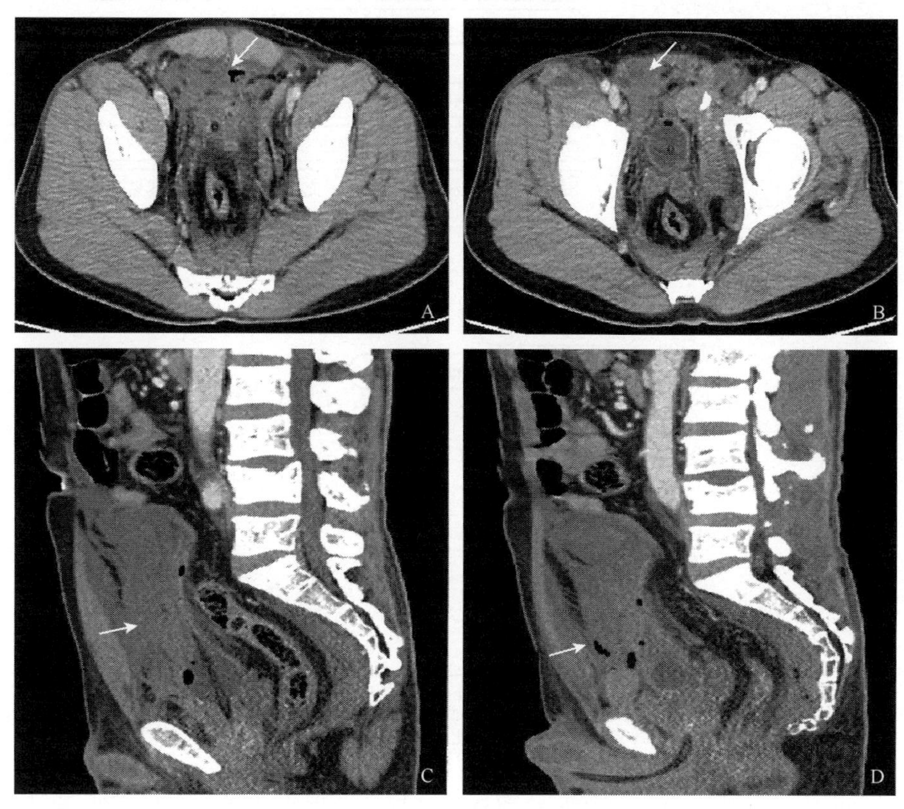

图 7-1-5　膀胱破裂（腹膜外型）

膀胱壁不连续，膀胱周围积气积液（图 A、B 白箭头）。膀胱前上方（腹膜外间隙）包裹性积气积液（图 C、D 白箭头）

【分析思维导图】

思维导图见下页。

【扩展病例 7-1-3】 患者，女，55 岁，子宫内膜癌术后 4 天，术后盆腔引流液增多。查体：生命体征正常，腹软，无压痛及反跳痛，引流管通畅在位，双下肢无肿胀。血常规：WBC 13.72×10^9/L↑，NEU% 84.5%↑，Hb 127g/L，PLT 382×10^9/L↑。降钙素原 0.11ng/ml↑。CT 检查如图 7-1-6 所示。

【病理生理及临床】

膀胱损伤常与骨盆骨折相关，其次为医源性损伤（膀胱镜检查、盆腔手术、放疗等）；分为腹膜外型（60%）、腹膜内型（30%，可引起严重的尿性腹膜炎），腹膜内外混合型（10%）。

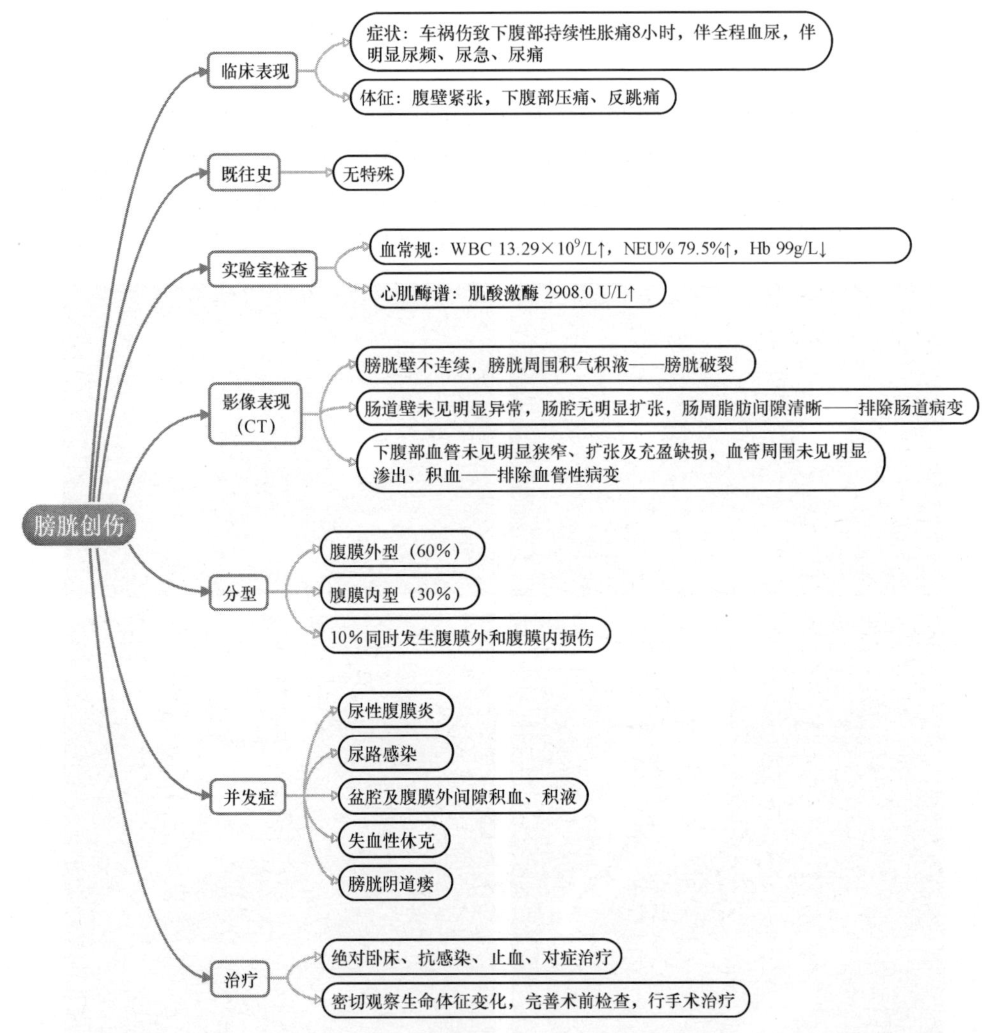

临床上可因创伤或出血导致休克。感尿频、尿急，但无尿排出或仅有少量鲜血排出。腹膜内型表现为下腹部疼痛伴恶心、呕吐、腹胀等，伴广泛肌紧张、压痛和移动性浊音。腹膜外型因尿外渗于膀胱周围，表现为下腹部疼痛并放射至会阴部，伴肌紧张和压痛，肛门指检直肠前壁饱满或有波动感。

【影像表现】

1. 膀胱挫伤　膀胱壁增厚，密度增高或膀胱壁血肿，连续性好，强化欠均匀。

2. 膀胱破裂

（1）直接征象：膀胱壁缺损，连续性中断；膀胱壁泪滴状变形。

（2）间接征象：膀胱周围低密度液体聚集，膀胱充盈不良或萎陷。

【重要关注点】

1. 大多数外伤性膀胱损伤在急诊 CT 平扫时可诊断，有时需要增强 CT、CT 膀胱造影或 X 线膀胱造影。如果诊断为膀胱损伤，应进一步分为腹膜内型、腹膜外型或混合型，还应考虑有无合并输尿管及尿道的损伤。

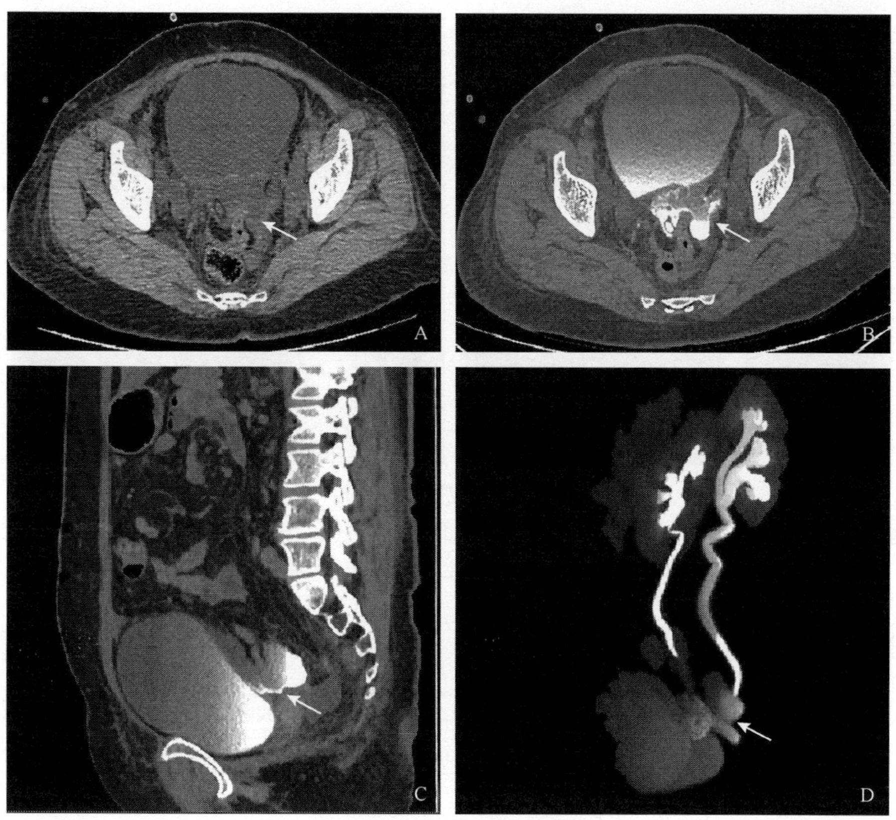

图 7-1-6　膀胱后壁破裂

平扫膀胱后壁欠光整，周围积液（图 A 白箭头）。排泄期膀胱内对比剂经膀胱后壁外漏（图 B 白箭头）。矢状位及 CTU 示膀胱内对比剂向后漏出（图 C、D 白箭头）

2. 女性患者应注意有无合并膀胱阴道瘘。

四、尿道损伤

【病例 7-1-4】 患者，男，50 岁，车祸伤致全身多处骨折 12 天，发现阴囊伤口溢液 3 天。查体：下腹部膨隆，局部压痛，骨盆分离挤压试验阳性，阴囊局部红肿触痛，双下肢无明显肿胀。尿常规：WBC 25426.3 个/ml↑，RBC 2670.7 个/ml↑，pH 7.5↑。血常规：WBC 9.73×10^9/L↑，NEU% 81.3%↑。CT 检查如图 7-1-7 所示。

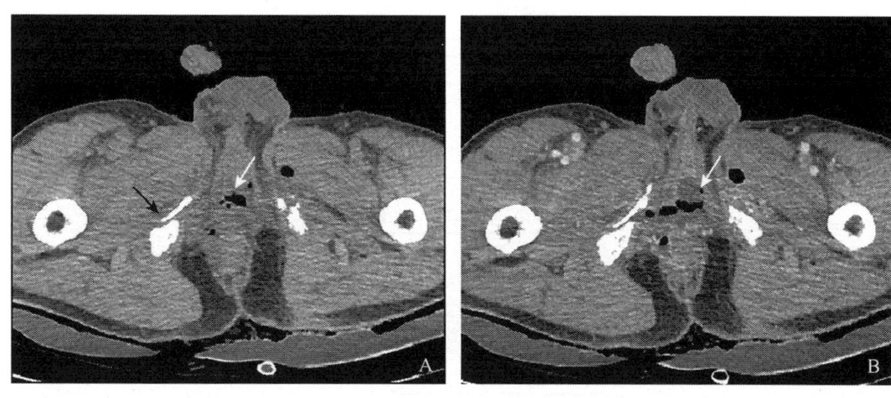

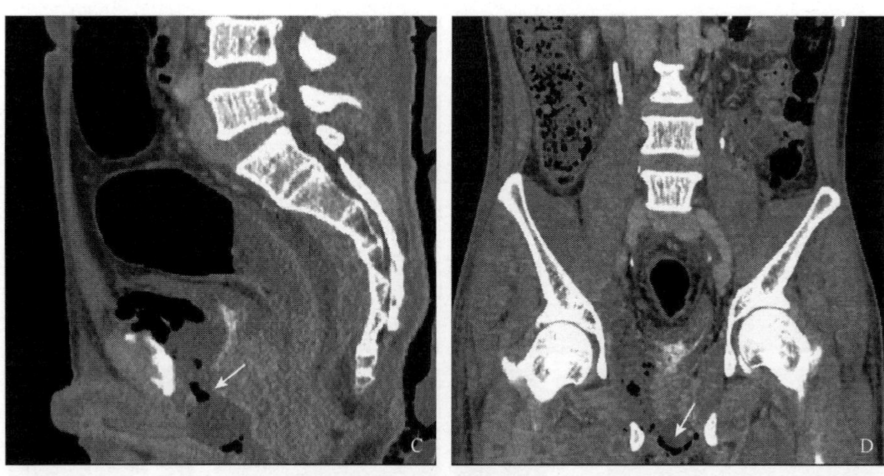

图 7-1-7 尿道膜部损伤

尿道膜部断裂并见积气（图 A、B 白箭头），耻骨骨折（图 A 黑箭头）。矢状位示尿道膜部断裂并积气积液，向上延伸至盆腔腹膜外间隙（图 C 白箭头）。冠状位示会阴部积气积液（图 D 白箭头）

【分析思维导图】

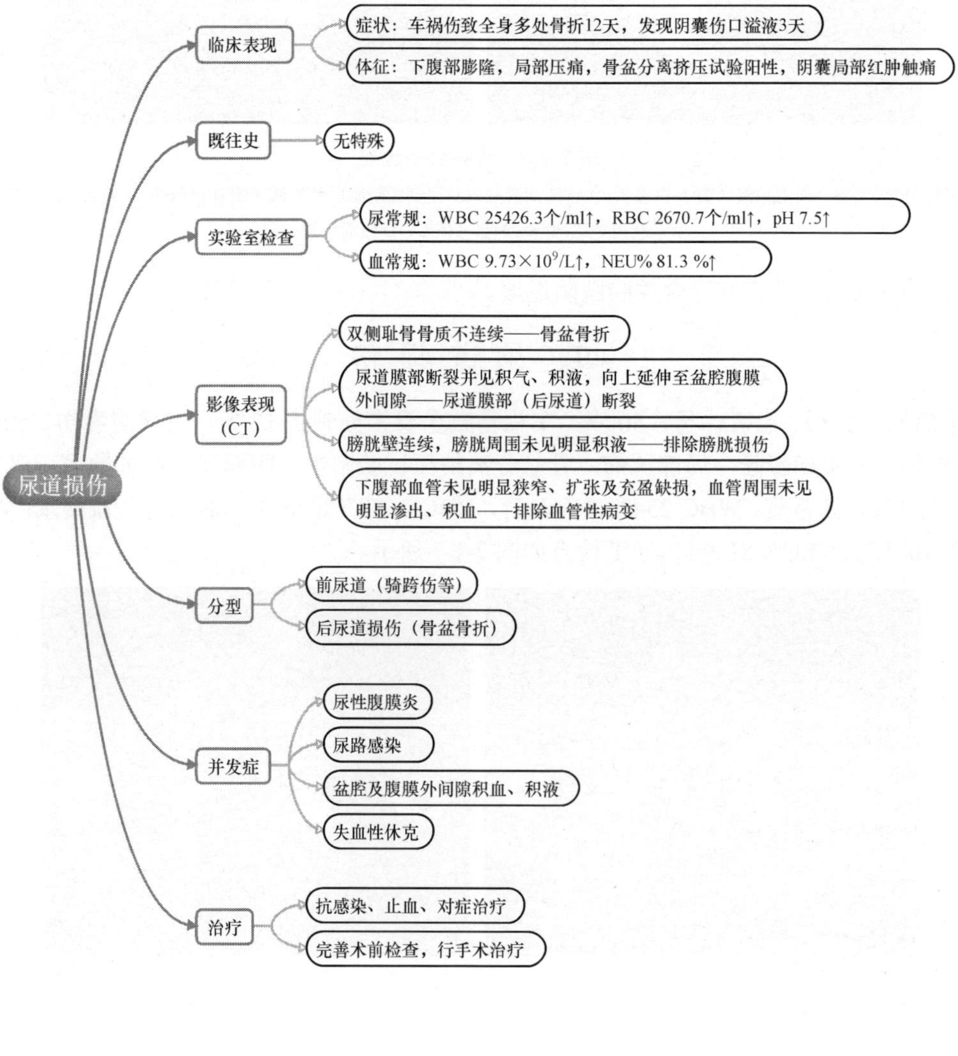

- 尿道损伤
  - 临床表现
    - 症状：车祸伤致全身多处骨折12天，发现阴囊伤口溢液3天
    - 体征：下腹部膨隆，局部压痛，骨盆分离挤压试验阳性，阴囊局部红肿触痛
  - 既往史
    - 无特殊
  - 实验室检查
    - 尿常规：WBC 25426.3个/ml↑，RBC 2670.7个/ml↑，pH 7.5↑
    - 血常规：WBC 9.73×10^{9}/L↑，NEU% 81.3 %↑
  - 影像表现（CT）
    - 双侧耻骨骨质不连续——骨盆骨折
    - 尿道膜部断裂并见积气、积液，向上延伸至盆腔腹膜外间隙——尿道膜部（后尿道）断裂
    - 膀胱壁连续，膀胱周围未见明显积液——排除膀胱损伤
    - 下腹部血管未见明显狭窄、扩张及充盈缺损，血管周围未见明显渗出、积血——排除血管性病变
  - 分型
    - 前尿道（骑跨伤等）
    - 后尿道损伤（骨盆骨折）
  - 并发症
    - 尿性腹膜炎
    - 尿路感染
    - 盆腔及腹膜外间隙积血、积液
    - 失血性休克
  - 治疗
    - 抗感染、止血、对症治疗
    - 完善术前检查，行手术治疗

【扩展病例 7-1-4】 患者，男，69 岁，前列腺肿瘤电切术后 2 个月。尿痛 15 天，伴尿频、尿急，伴会阴部胀痛、排尿费力、不尽感，呈进行性加重，2～3 次/晚。查体无异常。尿常规：WBC 1426.6 个/μl↑，RBC 144.8 个/μl↑，细菌 521.5 个/μl↑。血常规：RBC 3.95×10^{12}/L↓，Hb 116g/L↓，WBC 9.73×10^{9}/L，NEU% 71.3%。CT 检查如图 7-1-8 所示。

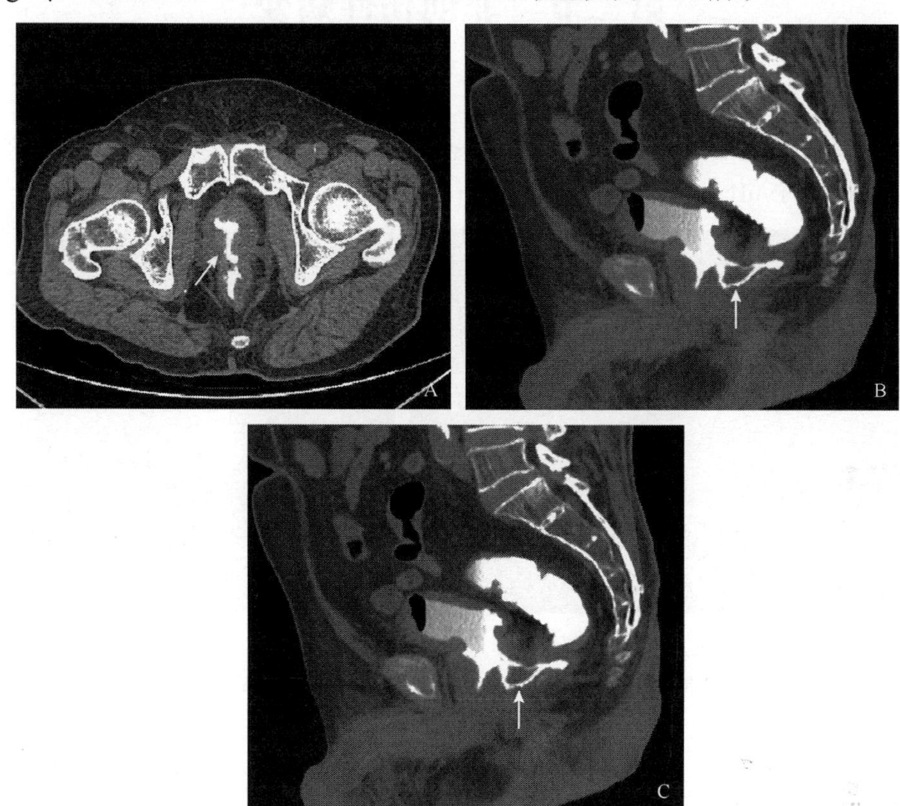

图 7-1-8 尿道（前列腺部）-直肠瘘

排泄期轴位示含对比剂的尿道前列腺部不规则增宽，其后方见不规则条状高密度对比剂影与直肠相通（图 A 白箭头）。排泄期矢状位示尿道前列腺部内高密度对比剂流向后方并与直肠相通（图 B 白箭头）。冠状位直肠内见高密度对比剂影（图 C 白箭头）

【病理生理及临床】

尿道损伤大多数发生于男性，分为前尿道（骑跨伤等）和后尿道（骨盆骨折）损伤。男性尿道膜部最易损伤（尿道最固定和薄弱的部位，也是除尿道外口外最狭窄的部位）；女性尿道损伤少见，多见于骨盆骨折，且常与膀胱破裂一起发生；医源性尿道损伤最常见的原因是导管放置。

临床上尿道口滴血为其特征表现，但无该征象亦不能排除尿道损伤的可能。无法排尿（膀胱明显扩张）通常提示尿道完全破裂。不全性破裂可出现血尿和排尿疼痛。尿外渗和出血可导致阴囊、阴茎和（或）会阴肿胀和瘀斑，这取决于损伤的位置和程度。

【影像表现】

1. 直接征象 尿道局部连续性中断；慢性损伤造成尿道狭窄或闭塞。

2. 间接征象 周围血肿形成，软组织肿胀，尿外渗。

【重要关注点】

尿道损伤的部位，有无合并尿道及周围结构瘘。

第二节　非创伤性病变

一、肾结石、输尿管结石

【病例 7-2-1】 患者，男，34 岁，右侧腰痛 1 个月，血尿 1 周。查体：右肾区叩痛。尿常规：RBC 46 个/μl↑。CT 检查如图 7-2-1 所示。

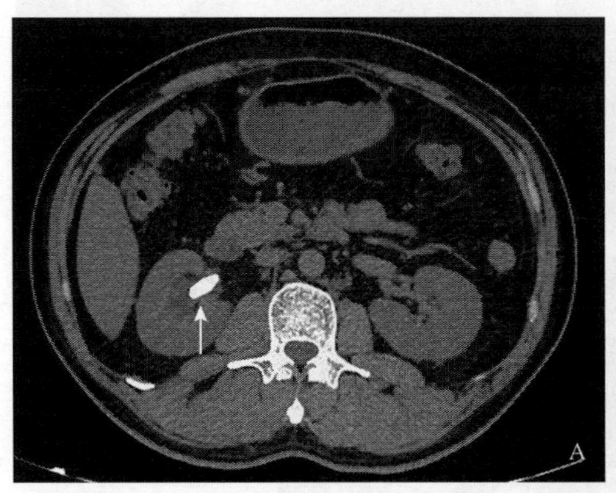

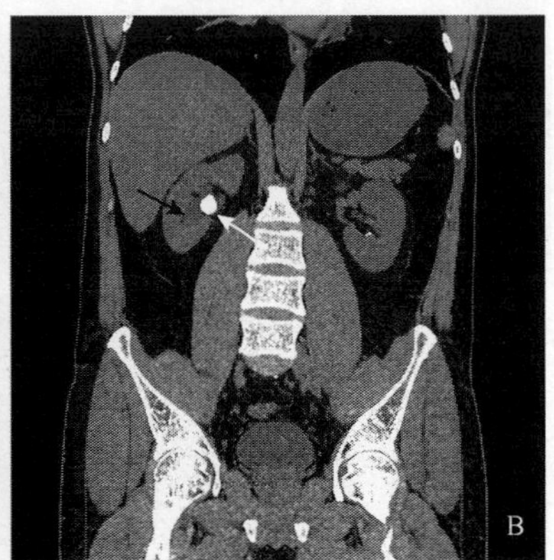

图 7-2-1　右侧肾盂结石

CT 平扫示右侧肾盂高密度结石（图 A 白箭头）。冠状位示右侧肾盂高密度结石（图 B 白箭头），伴肾盂、肾盏扩张、积水（图 B 黑箭头）

【分析思维导图】

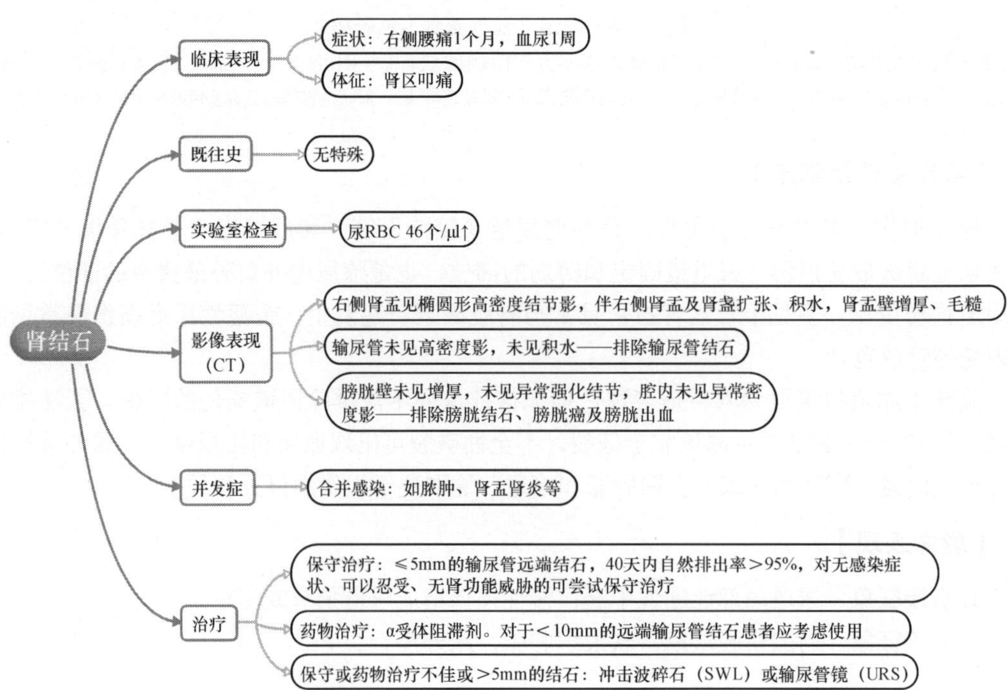

【扩展病例 7-2-1】 患者，男，47 岁，左侧肾绞痛 6 小时。CT 检查如图 7-2-2 所示。

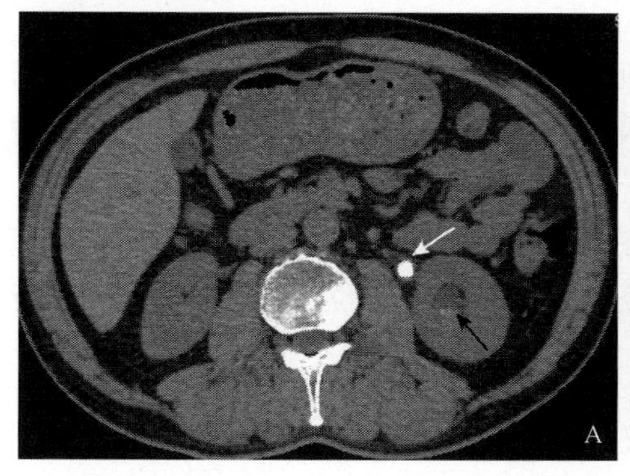

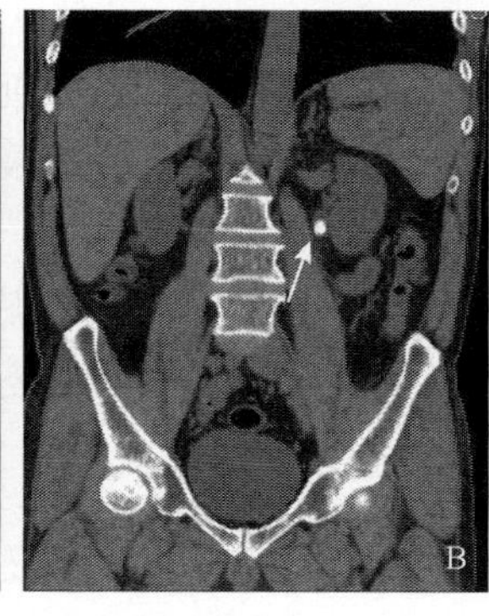

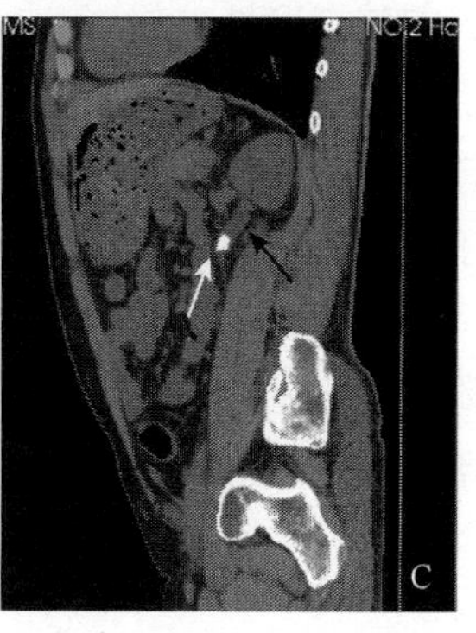

图 7-2-2 左侧输尿管结石

CT 平扫左侧输尿管腹段结石（图 A 白箭头），伴上方输尿管及肾盂扩张、积水（图 A 黑箭头）。冠、矢状位示左侧输尿管腹段结石（图 B、C 白箭头），上方输尿管及肾盂扩张、积水（图 C 黑箭头）

【病理生理及临床】

尿路结石多见于青壮年，男性多于女性。肾结石在尿路结石中居首位，常为单侧性，可单发或多发。输尿管结石多为肾结石下移而来，且易停留在生理狭窄处，即输尿管与肾盂连接部、输尿管与髂血管交叉部（骨盆缘处）及输尿管膀胱壁内段。尿路结石包括草酸钙、磷酸钙、胱氨酸盐、尿酸盐和碳酸钙等多种成分，其中草酸盐结石最常见（占 70%～80%）。临床疑为尿路结石时，常以 KUB 和（或）超声作为初查方法。当检查难以确诊或未发现结石者，需行 CT 检查。结石的移动造成黏膜刺激引起剧烈疼痛，可伴有黏膜损伤、出血，同时，较大者可使其上方尿路发生不同程度扩张积水。

典型症状为疼痛和血尿，其中输尿管结石为突发性胁腹部绞痛并向会阴部放射。继发感染时，可出现尿急、尿频和尿痛等。

【影像表现】

在 CT 上，几乎所有结石都是 X 线不透光结石，但密度差异较大。

1. 肾结石表现为肾盏和（或）肾盂内的高密度结节影，可为小圆形、椭圆形、鹿角状等形状。输尿管结石表现为管腔内呈米粒至枣核大小的卵圆形高密度影，长轴与输尿管走行一致，易见于输尿管生理性狭窄处。

2. 肾结石较大者可引起肾盂、肾盏积水，肾盂壁增厚。大部分输尿管结石可伴上方尿路扩张、积水，输尿管及肾盂壁增厚、毛糙，肾周筋膜增厚。

3. 可通过能谱 CT 行结石成分分析。

能谱 CT 的物质分离技术及有效原子序数图可区分结石的化学成分及性质，并可检出被集合系统钙化所掩盖的结石。根据结石的不同成分，可判断采取保守治疗或手术治疗。能谱 CT 也已被证明可以预测体外冲击波碎石术的成功。

【鉴别诊断】

1. 髓质海绵肾 双侧肾集合管扩张并伴有细小钙化，钙化均位于肾锥体处，且为双侧多发性。

2. 肾钙质沉着症　双侧性，见于高血钙症和肾小管酸中毒，钙化均位于肾锥体处，且为双侧多发性。

3. 血管壁钙化　较小的输尿管结石不易与邻近血管壁的钙化相鉴别。无法鉴别时，可行增强 CT 延迟扫描，观察高密度影与输尿管腔及血管壁的关系，是位于输尿管内或是位于血管壁，从而进行鉴别。

4. 盆腔静脉石　为盆腔静脉内的钙化，与盆底静脉走行一致，且多为小类圆形，密度均匀。无法鉴别时，可行增强 CT 扫描，观察高密度影是否显示其位于输尿管内从而进行鉴别。

二、肾　脓　肿

【病例 7-2-2】 患者，男，56 岁，发热 2 天伴尿中带血。血常规：WBC 20.14×10^9/L↑，NEU% 81.4%↑。尿常规：RBC 53 个/μl↑，WBC 97 个/μl↑。CT 检查如图 7-2-3 所示。

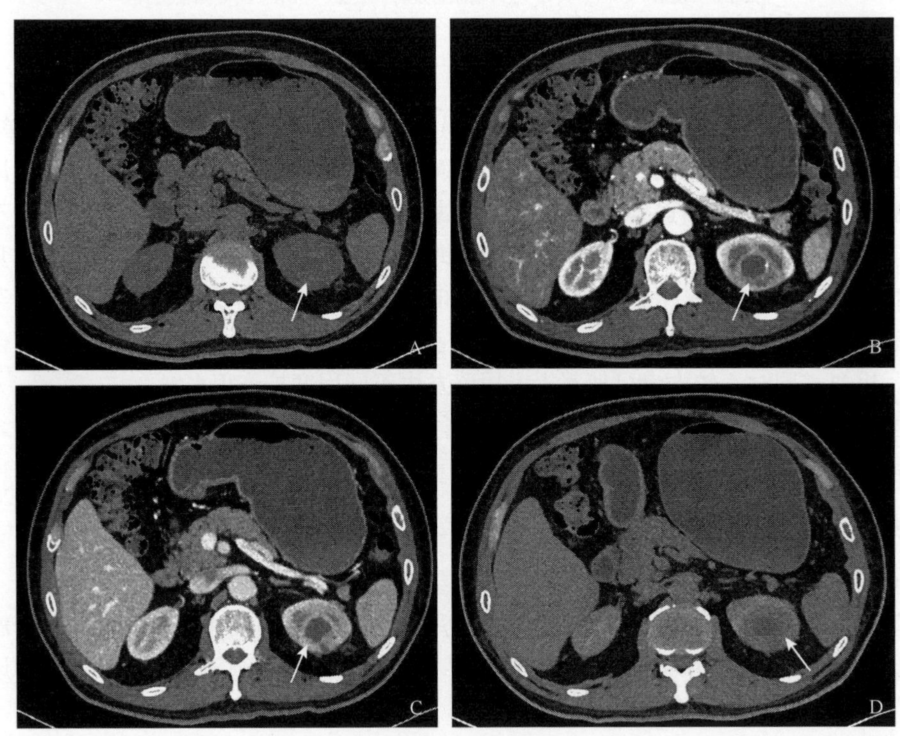

图 7-2-3　左肾脓肿

CT 平扫左肾上极见类圆形低密度病灶（图 A 白箭头），边界不清。动脉期病灶边缘呈明显环状强化，为脓肿壁（图 B 白箭头）。门脉期仍可见脓肿壁环状强化（图 C 白箭头）。延迟期脓肿壁呈等密度，外层环绕低密度水肿带（图 D 白箭头），中心见无强化低密度区

【分析思维导图】

思维导图见下页。

【扩展病例 7-2-2】 患者，女，26 岁，尿频、尿痛半个月，腰痛 10 天，发热 1 周。血常规：WBC 15.34×10^9/L↑，NEU% 83.6%↑，CRP 74.11mg/L↑。尿常规：RBC 53 个/μl↑，WBC 97 个/μl↑。CT 检查如图 7-2-4 所示。

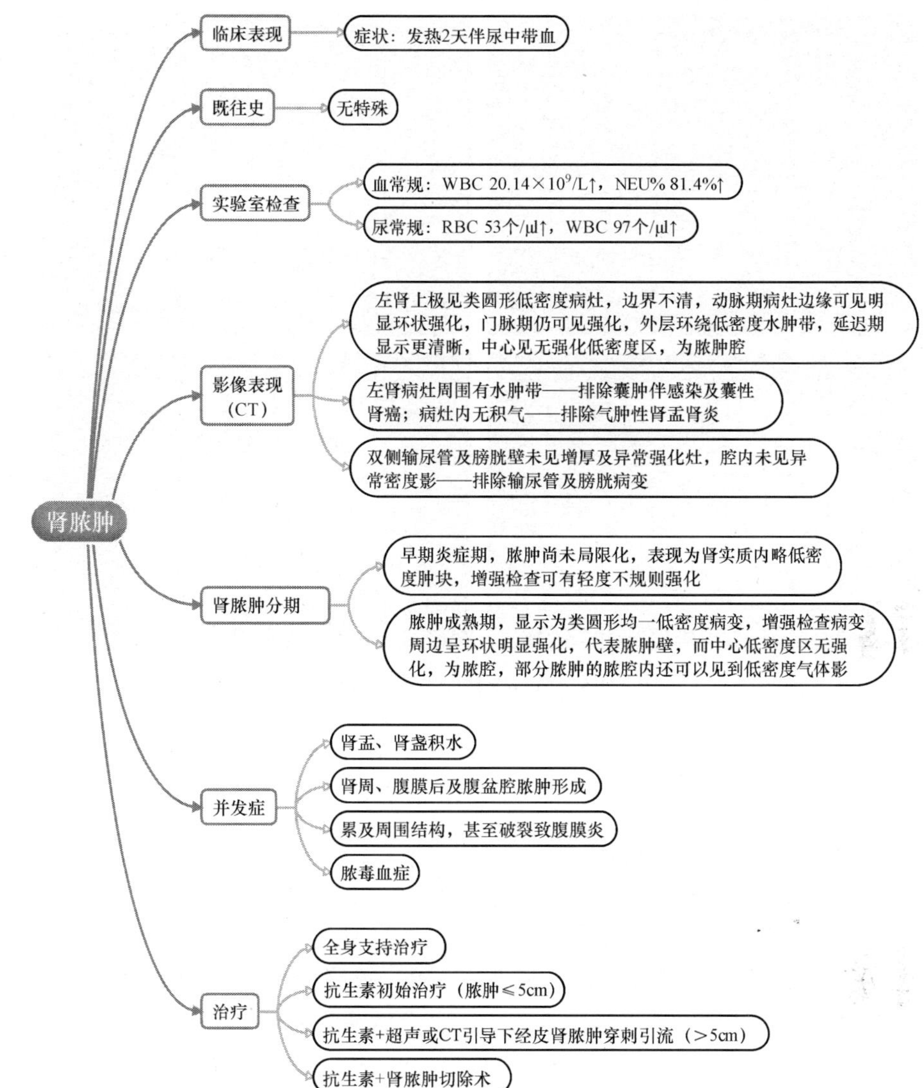
肾脓肿
临床表现
症状：发热2天伴尿中带血
既往史
无特殊
实验室检查
血常规：WBC 20.14×10^9/L↑，NEU% 81.4%↑
尿常规：RBC 53个/μl↑，WBC 97个/μl↑
影像表现（CT）
左肾上极见类圆形低密度病灶，边界不清，动脉期病灶边缘可见明显环状强化，门脉期仍可见强化，外层环绕低密度水肿带，延迟期显示更清晰，中心见无强化低密度区，为脓肿腔
左肾病灶周围有水肿带——排除囊肿伴感染及囊性肾癌；病灶内无积气——排除气肿性肾盂肾炎
双侧输尿管及膀胱壁未见增厚及异常强化灶，腔内未见异常密度影——排除输尿管及膀胱病变
肾脓肿分期
早期炎症期，脓肿尚未局限化，表现为肾实质内略低密度肿块，增强检查可有轻度不规则强化
脓肿成熟期，显示为类圆形均一低密度病变，增强检查病变周边呈环状明显强化，代表脓肿壁，而中心低密度区无强化，为脓腔，部分脓肿的脓腔内还可以见到低密度气体影
并发症
肾盂、肾盏积水
肾周、腹膜后及腹盆腔脓肿形成
累及周围结构，甚至破裂致腹膜炎
脓毒血症
治疗
全身支持治疗
抗生素初始治疗（脓肿≤5cm）
抗生素+超声或CT引导下经皮肾脓肿穿刺引流（>5cm）
抗生素+肾脓肿切除术

【病理生理及临床】

肾脓肿多由血源性感染所致，也可为尿路逆行性感染引起。多见于糖尿病酮症酸中毒、恶病质及药物滥用等引起的机体抵抗力下降等情况。常见致病菌包括大肠埃希菌、变形杆菌、假单胞菌、葡萄球菌及肠球菌等。脓肿可单发，也可多发，可发生于肾皮质和（或）髓质。脓肿壁由富含血管的肉芽组织构成。脓肿可破入肾盂，经尿路引流、排空；脓肿亦可突破肾皮质，累及肾周围脂肪囊，形成肾周围脓肿，进一步累及肾周筋膜后，可形成肾旁间隙脓肿。合并产气菌感染时，脓肿腔内可含有气体。

临床上急性起病，偶可见亚急性过程。主要表现有隐匿性发热、肾区叩痛和局部肌紧张（腹膜炎）。外周血白细胞计数增高，尿白细胞增多，尿培养可有致病菌生长。多数肾脓肿患者无泌尿系统感染的典型表现（如尿痛和尿频）。

【影像表现】

CT 是诊断和随访肾脓肿最准确的方法，也是评估肾周化脓是否蔓延至邻近结构的最佳

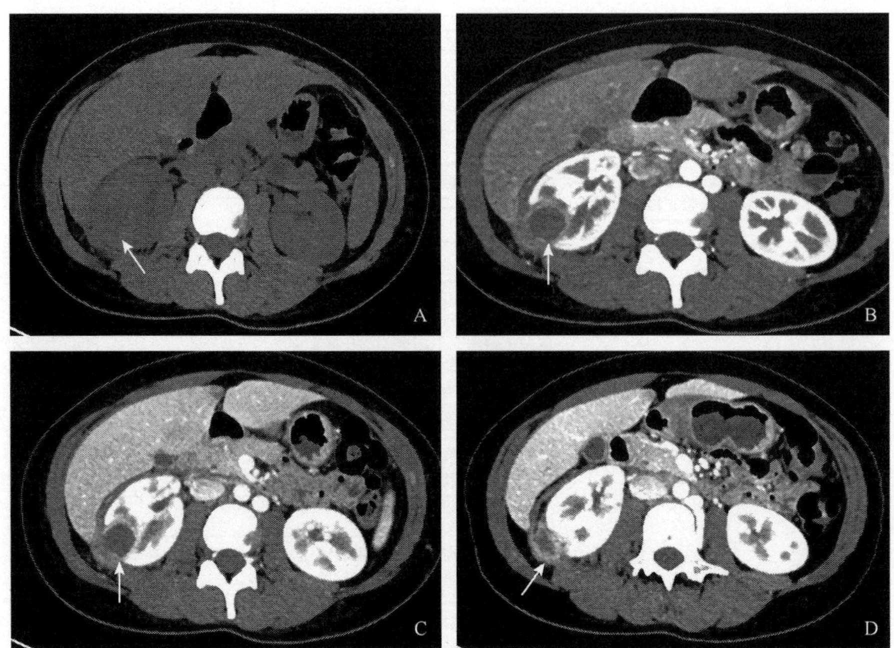

图 7-2-4　右肾脓肿伴肾周脓肿形成

CT 平扫示右肾中极见类圆形低密度病灶（图 A 白箭头），边界不清。动脉期病灶边缘可见明显环状强化（图 B 白箭头）。门脉期脓肿外层见低密度水肿带环绕（图 C 白箭头），中心见无强化脓腔。脓肿蔓延至肾周间隙，伴肾周脓肿形成（图 D 白箭头），右侧肾周筋膜可见增厚

影像学方法。肾脓肿影像表现因病期而异。

1. 早期炎症期，脓肿尚未局限化，表现为肾实质内略低密度肿块，增强检查可有轻度不规则强化。

2. 脓肿成熟期，显示为类圆形均一低密度病变，增强检查病变周边呈环状明显强化，代表脓肿壁，而中心低密度区无强化，为脓腔。部分脓肿的脓腔内还可见低密度气体影。

3. 感染蔓延至肾周间隙时，见肾周筋膜增厚，肾周脂肪密度增高，其内常可见条纹状高密度影；合并有肾周脓肿时，见肾周和肾旁脂肪间隙消失，代之以混杂密度肿块，内可有小气泡影，增强检查表现为规则或不规则单发或多发环状强化。

【鉴别诊断】

1. 复杂性肾囊肿　无急性起病。当单纯性肾囊肿合并感染时，表现为囊肿壁稍增厚，但壁厚程度小于肾脓肿，且增强扫描无双层壁结构。临床表现也明显轻于肾脓肿。

2. 气肿性肾盂肾炎　是一种累及肾实质的产气性坏死性感染，亦可累及肾周组织。CT 可见病灶中存在气体，与肾脏及肾周脓肿不同，后者主要为化脓性病变。

3. 肾脏梗死　感染早期需与肾脏缺血性梗死鉴别。

三、气肿性膀胱炎

【病例 7-2-3】 患者，男，70 岁，无明显诱因出现肉眼血尿 8 天，颜色淡红，伴有血凝块排出，小便自解困难。尿常规：WBC 4078.3 个/μl↑，RBC 1471.3 个/μl↑，细菌 525.3 个/μl↑。CT 检查如图 7-2-5 所示。

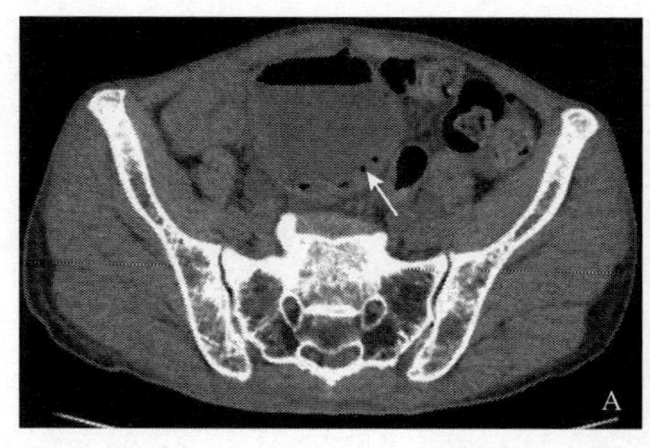

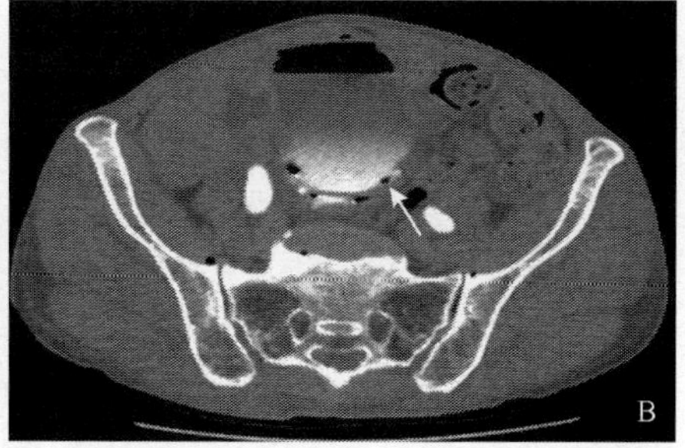

图 7-2-5 气肿性膀胱炎（1）

CT 平扫示膀胱壁弥漫性增厚，以侧壁、后壁为主，膀胱内及膀胱壁多发点状积气（图 A 白箭头）并可见气-液平面征象。CT 增强排泄期示膀胱内及膀胱壁多发点状积气（图 B 白箭头）并可见气-液平面征象

【分析思维导图】

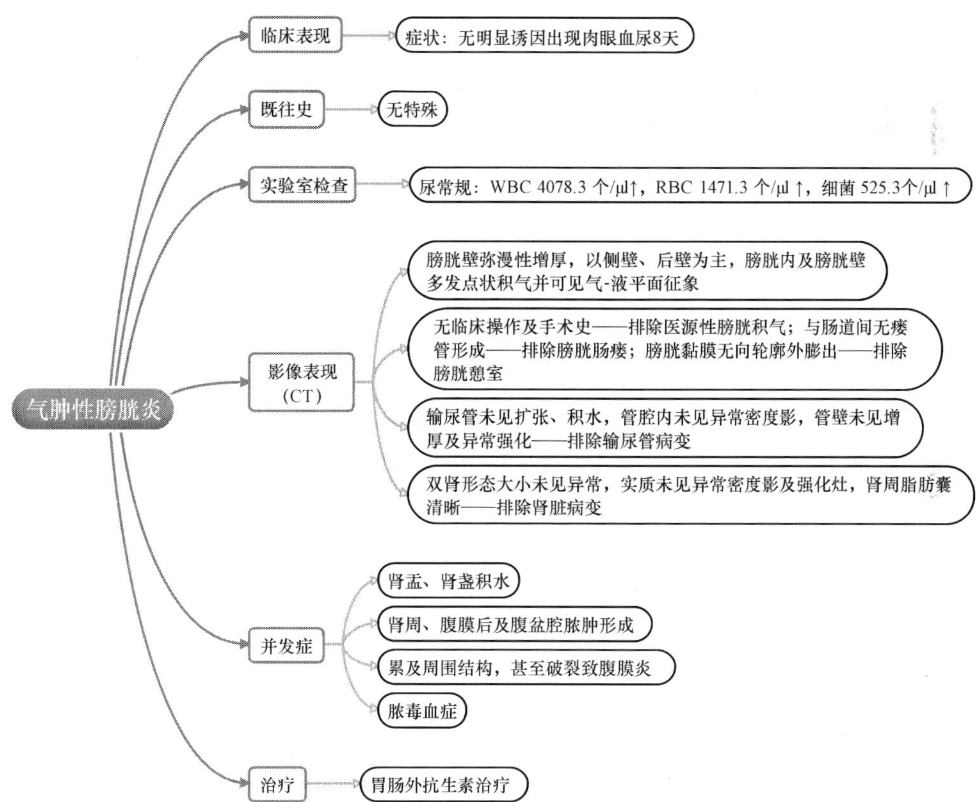

【扩展病例 7-2-3】 患者，女，80 岁，“右侧股骨转子间骨折”后长期卧床，出现尿频、尿急 2 天。尿常规：WBC 1528.1 个/μl↑，RBC 277.6 个/μl↑，细菌 8152.6 个/μl↑。CT 检查如图 7-2-6 所示。

【病理生理及临床】

气肿性膀胱炎临床罕见，多见于老年女性，由产气菌感染所致，常见致病菌有大肠埃希菌、克雷伯菌、变形杆菌、假膜杆菌、白念珠菌等。气肿性膀胱炎的致病危险因素包括糖尿病、免疫力低下状态（如器官移植的宿主）、晚期肾病、神经源性膀胱、下尿路梗阻、

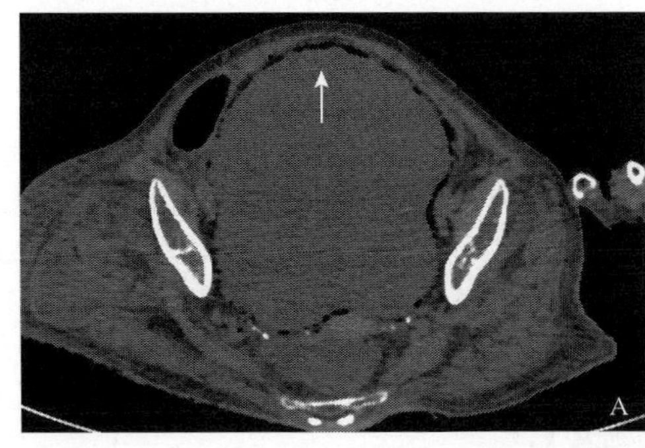

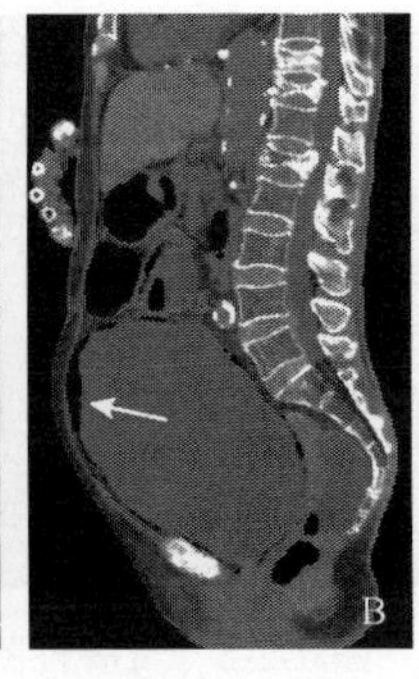

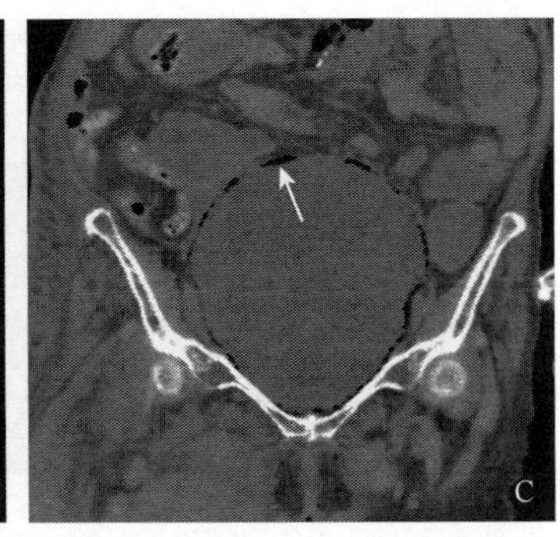

图 7-2-6 气肿性膀胱炎（2）

CT 平扫轴位示膀胱过度充盈，壁内见弥漫性积气（图 A 白箭头）。矢状位及冠状位示膀胱壁内弥漫性积气（图 B、C 白箭头）

留置导尿管等。致病菌导致膀胱壁内气肿形成，气体聚积于膀胱壁黏膜下和（或）膀胱外周的浆膜下。产生的气体使膀胱内压力增大，压力导致膀胱壁黏膜血供减少。

临床表现缺乏特异性，主要表现为排尿困难、血尿、脓尿或气尿（排除外源性气体进入膀胱），气尿对本病临床诊断具有一定价值。可有下腹膨隆，压痛，无反跳痛。

【影像表现】

CT 为诊断气肿性膀胱炎的金标准。可较好显示膀胱壁增厚程度、膀胱内气体范围和膀胱周围情况等。

1. 气抱球征 膀胱壁间弥漫性串珠样积气，膀胱内外壁下亦见弥漫分布串珠样积气，形似气体环绕球体样改变。为气肿性膀胱炎最敏感、最特异性的 CT 征象。

2. 膀胱腔内积气伴气-液平面。

3. 膀胱壁内外缘毛糙，内缘见多发小溃疡，呈锯齿状。

【鉴别诊断】

1. 医源性膀胱内积气 有相应临床操作或手术史，如导尿管置入、膀胱镜检查等，由于重力作用，通常集中位于重力位反方向，而不会环绕整个膀胱内壁。

2. 膀胱肠瘘 膀胱内积气，CT 增强排泄期见对比剂进入瘘管甚至肠道可确诊。

3. 膀胱憩室 膀胱黏膜经膀胱壁肌层向外膨出的囊袋影，可见憩室壁与膀胱相延续，且多为突出膀胱轮廓外的结构。当膀胱内无积气时，其内为膀胱内尿液充盈；有积气时，其内可见少量积气，并可随体位改变，易于鉴别。

【重要关注点】

1. 膀胱呈气抱球样改变及膀胱内气-液平面。

2. 是否合并输尿管扩张。

3. 是否合并肾脓肿。

四、肾 梗 死

【病例 7-2-4】 患者，男，54 岁，腹痛 12 小时。查体：左下腹触痛，左侧肾区叩击痛阴性。血常规：WBC 21.21×10^9/L↑，NEU% 82.1%↑。尿常规：WBC 4078.3 个/μl↑，RBC 1471.3 个/μl↑，细菌 525.3 个/μl↑。CT 检查如图 7-2-7 所示。

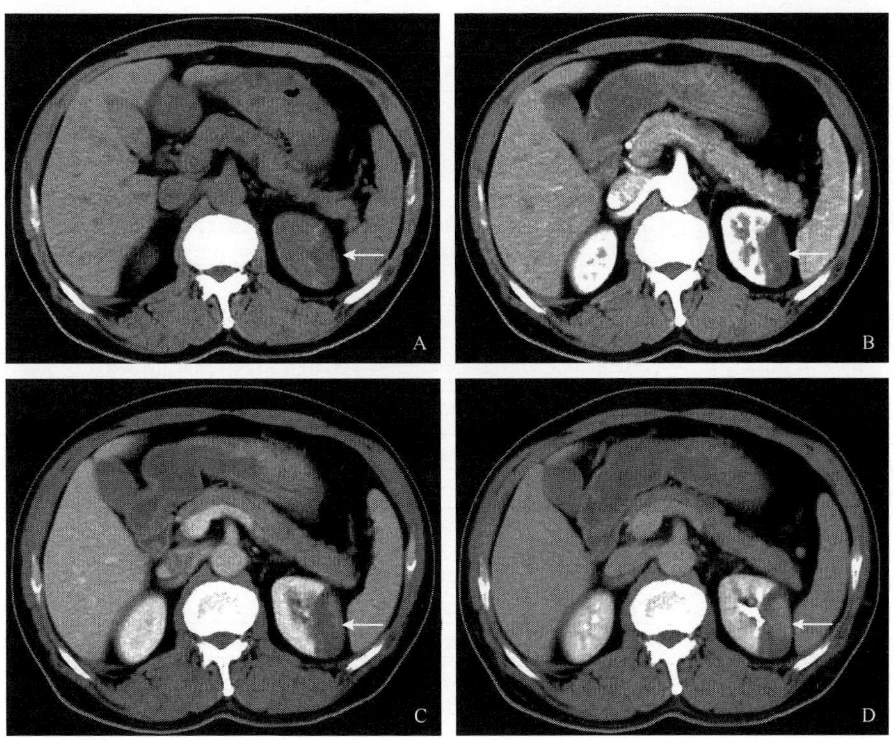

图 7-2-7 左肾梗死

左肾见楔形低密度区（图 A 白箭头），尖端指向肾门。增强扫描楔形低密度区大部未见强化（图 B、C 白箭头）。延迟期可见其内出现“翻转强化”（图 D 白箭头）

【分析思维导图】

思维导图见下页。

【扩展病例 7-2-4】 患者，男，54 岁，右侧腰痛 12 小时。查体：右侧腰部压痛、叩击痛。CT 检查如图 7-2-8 所示。

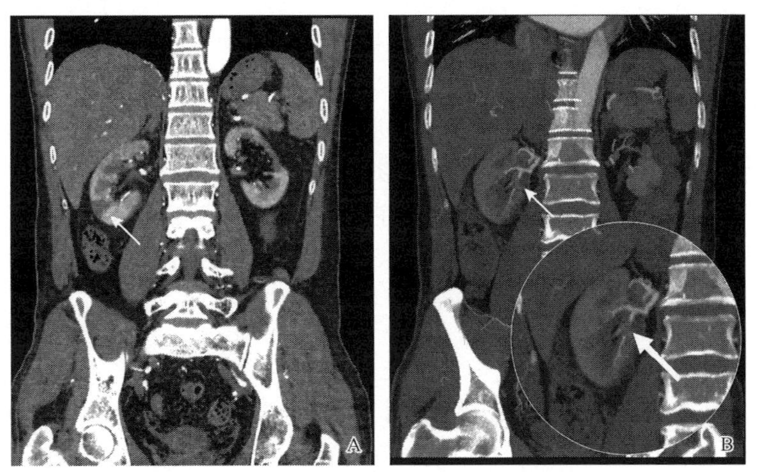

图 7-2-8 右肾下极梗死

CT 增强冠状位右肾下极见楔形无强化低密度区（图 A 白箭头）。冠状位示右肾动脉下支内见节段性充盈缺损（图 B 白箭头），提示血栓形成（右下为放大图）

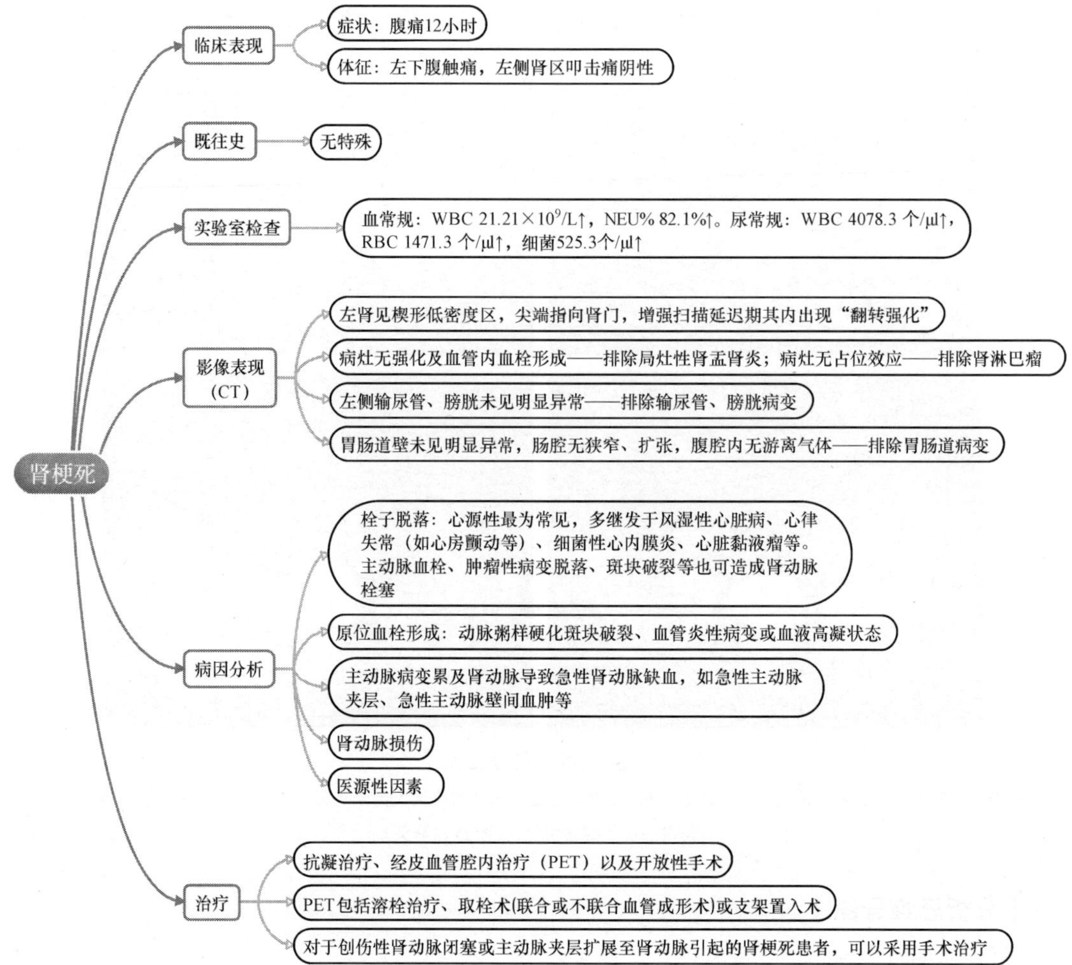
肾梗死
临床表现
症状：腹痛12小时
体征：左下腹触痛，左侧肾区叩击痛阴性
既往史
无特殊
实验室检查
血常规：WBC 21.21×10⁹/L↑，NEU% 82.1%↑。尿常规：WBC 4078.3 个/μl↑，RBC 1471.3 个/μl↑，细菌525.3个/μl↑
影像表现（CT）
左肾见楔形低密度区，尖端指向肾门，增强扫描延迟期其内出现“翻转强化”
病灶无强化及血管内血栓形成——排除局灶性肾盂肾炎；病灶无占位效应——排除肾淋巴瘤
左侧输尿管、膀胱未见明显异常——排除输尿管、膀胱病变
胃肠道壁未见明显异常，肠腔无狭窄、扩张，腹腔内无游离气体——排除胃肠道病变
病因分析
栓子脱落：心源性最为常见，多继发于风湿性心脏病、心律失常（如心房颤动等）、细菌性心内膜炎、心脏黏液瘤等。主动脉血栓、肿瘤性病变脱落、斑块破裂等也可造成肾动脉栓塞
原位血栓形成：动脉粥样硬化斑块破裂、血管炎性病变或血液高凝状态
主动脉病变累及肾动脉导致急性肾动脉缺血，如急性主动脉夹层、急性主动脉壁间血肿等
肾动脉损伤
医源性因素
治疗
抗凝治疗、经皮血管腔内治疗（PET）以及开放性手术
PET包括溶栓治疗、取栓术(联合或不联合血管成形术)或支架置入术
对于创伤性肾动脉闭塞或主动脉夹层扩展至肾动脉引起的肾梗死患者，可以采用手术治疗

【病理生理及临床】

肾梗死为肾动脉或肾段动脉急性闭塞所致，常见病因有血管内栓子（心脏功能不全、心房颤动、主动脉瘤）、局部血栓形成、主动脉或肾动脉病变（如主动脉夹层、肾动脉夹层、血管炎等）、创伤、经导管栓塞、医源性因素等。梗死早期由于血流灌注减少，主要表现为肾小管缺血性损伤、细胞肿胀、间质水肿；进展期则表现为肾实质组织缺血坏死，可合并出血；晚期主要表现为梗死区纤维化、瘢痕形成，体积缩小。

临床主要表现为急性腹痛和血尿，临床症状的程度与梗死区的大小有关。梗死较小时，症状轻微；面积较大时，症状明显。孤立肾、移植肾及双侧肾梗死时，还可出现肾衰竭。发生血尿及血块时，可引起一过性尿路梗阻。

【影像表现】

1. 血管造影　表现为血管腔内充盈缺损，血管连续性中断和狭窄，梗死区对比剂灌注缺乏或延迟，邻近梗死区的肾动脉代偿性扩张、充血。梗死后期可见肾脏全部或局限性萎缩、皮质瘢痕形成。

2. CT　平扫表现为梗死区肿胀，呈低密度改变。增强扫描表现为三角形或楔形无对比剂灌注区或低灌注区。还可出现典型的包膜下皮质环征（subcapsular cortical rim sign），表

现为肾实质期梗死区外层有 2～3mm 的高灌注致密带（由于肾动脉和肾囊动脉穿支的双重血供）。70%～75% 的病例可在延迟期出现翻转强化征（flip-flop enhancement sign），即楔形低密度区内出现斑片状强化（由于受损的毛细血管的通透性增加，导致对比剂从缺血的肾小球膜外溢到细胞外间隙）。

梗死后期，表现为肾实质变薄、瘢痕组织形成、肾脏轮廓不规则、肾萎缩等。

【鉴别诊断】

1. 局灶性肾盂肾炎 目前认为是肾脓肿前期的表现，其本质为感染引起的肾实质的低强化。多累及双肾，病灶多发，其强化程度降低不及肾梗死，边缘较模糊，且无包膜下皮质环征及翻转强化征。

2. 肾淋巴瘤 病灶为软组织肿块，密度略高于邻近肾实质，呈低强化，密度均匀或不均匀，易于鉴别。

【重要关注点】

1. 有无肾动脉狭窄或闭塞。

2. 血管分布区是否与梗死区对应。

五、肾静脉血栓

【病例 7-2-5】 患者，女，39 岁，突发腹痛 12 小时。既往史：门静脉海绵样变 12 年，脾切除术后 5 年。CT 检查如图 7-2-9 所示。

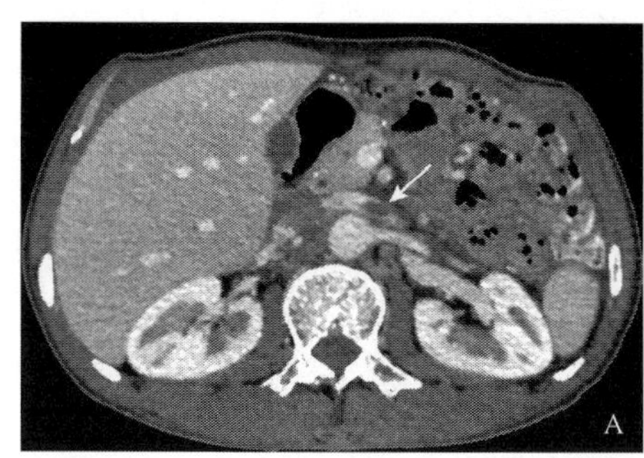

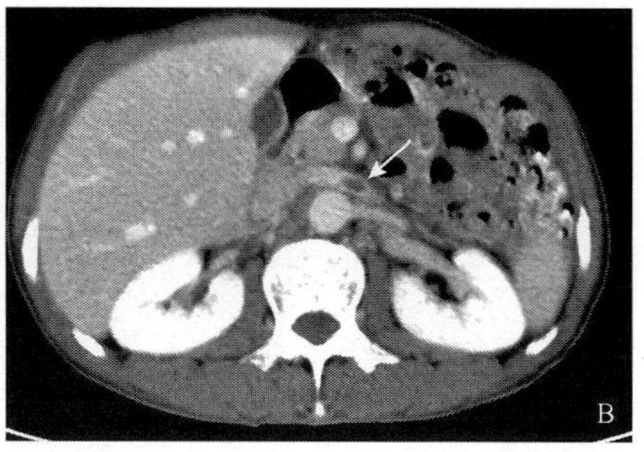

图 7-2-9 左肾静脉血栓形成

CT 增强皮质期左肾静脉近心端内见短条状充盈缺损（图 A 白箭头），实质期左肾静脉近心端内见短条状充盈缺损（图 B 白箭头），提示血栓

【分析思维导图】

思维导图见下页。

【扩展病例 7-2-5】 患者，女，42 岁，反复发热，腹胀半个月，右上腹胀痛 4 天。CT 检查如图 7-2-10 所示。

【病理生理及临床】

肾静脉血栓形成的原因在儿童和成人有所不同。儿童多为重度脱水引起血液浓缩所致，常见于发热性疾病；成人多由凝血障碍性病变、产后、肾病综合征等引起。发生肾静脉血栓后，尤其是儿童期发病者，将出现肾脏萎缩、变小，但无肾盏扩张。

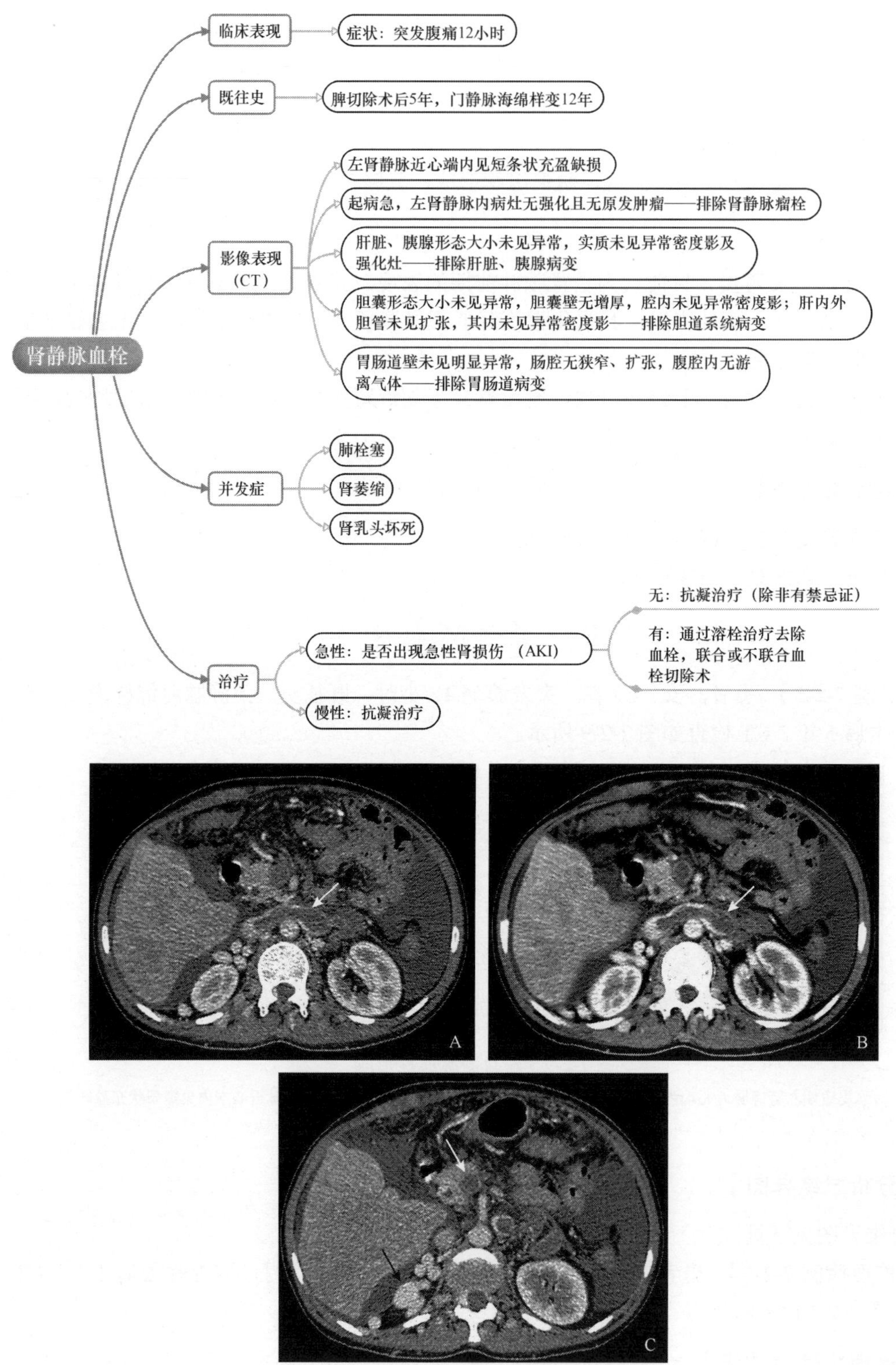
肾静脉血栓
临床表现
症状：突发腹痛12小时
既往史
脾切除术后5年，门静脉海绵样变12年
影像表现（CT）
左肾静脉近心端内见短条状充盈缺损
起病急，左肾静脉内病灶无强化且无原发肿瘤——排除肾静脉瘤栓
肝脏、胰腺形态大小未见异常，实质未见异常密度影及强化灶——排除肝脏、胰腺病变
胆囊形态大小未见异常，胆囊壁无增厚，腔内未见异常密度影；肝内外胆管未见扩张，其内未见异常密度影——排除胆道系统病变
胃肠道壁未见明显异常，肠腔无狭窄、扩张，腹腔内无游离气体——排除胃肠道病变
并发症
肺栓塞
肾萎缩
肾乳头坏死
治疗
急性：是否出现急性肾损伤（AKI）
无：抗凝治疗（除非有禁忌证）
有：通过溶栓治疗去除血栓，联合或不联合血栓切除术
慢性：抗凝治疗
A
B
C

图 7-2-10 左肾静脉广泛血栓形成

左肾静脉见广泛长条状充盈缺损（图 A、B 白箭头），并延伸至下腔静脉，提示血栓。腹膜后较多侧支开放（图 C 黑箭头），门静脉内亦见血栓形成（图 C 白箭头）

肾静脉阻塞的急性期，可出现腹痛、蛋白尿、少尿、血尿等表现。阻塞亚临床期，临床上可表现为蛋白尿、肾病综合征等。

【影像表现】

1. CT 平扫可见肾脏体积增大，密度减低。

2. 增强扫描皮髓质边界不清楚，肾实质期强化程度减低，集合系统内对比剂分泌延迟、减少。

3. 肾皮质外层由于接受肾动脉和肾囊动脉穿支的双重血供，在肾实质期也可出现所谓“包膜下皮质环”征象（本征象主要见于肾梗死）。

4. 静脉侧支循环建立后，肾周间隙内可见蜘蛛网样改变。

5. 扩张的肾静脉内可见血栓形成的充盈缺损征象。

【鉴别诊断】

肾静脉瘤栓：多有肾癌的病史，增强可见强化。

【重要关注点】

1. 肾静脉内充盈缺损的范围。

2. 肾脏的继发改变，如体积增大、密度减低、皮髓质边界不清楚、“包膜下皮质环”征。

3. 肾周是否有侧支血管形成。

（周　君　刘洋洋　何晓静）

第八章　生殖系统

第一节　男性生殖系统

一、睾丸损伤

【病例 8-1-1】 患者，男，52 岁，高处坠落并骑跨伤 5 小时，排尿困难伴阴囊进行性肿胀 4 小时，疼痛剧烈，向右大腿根部放射。CT 检查如图 8-1-1 所示。

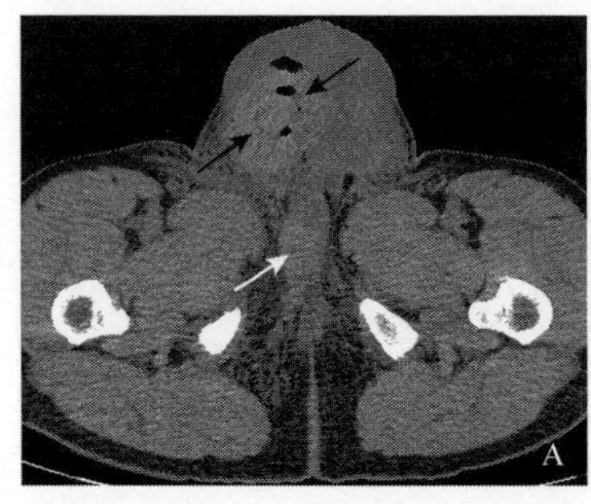

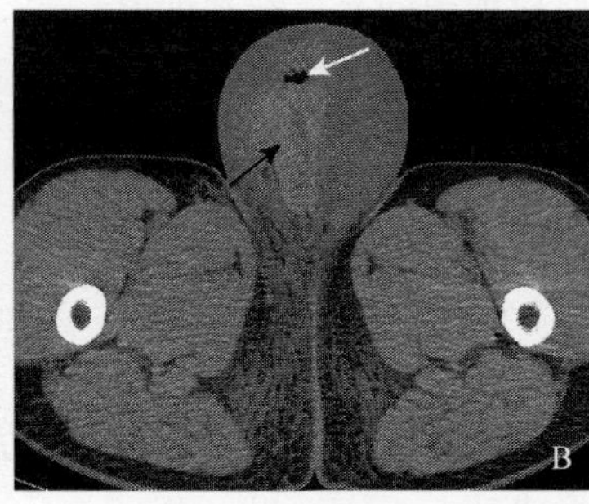

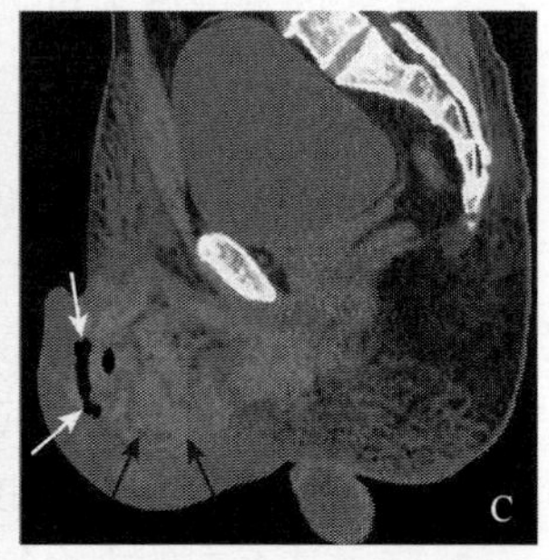

图 8-1-1　右侧睾丸碎裂合并尿道球部损伤

CT 平扫阴囊肿胀，睾丸形态失常、密度混杂（图 A 黑箭头），阴囊不规则积血（图 B 黑箭头）积气（图 B 白箭头），合并尿道球部血肿（图 A 白箭头）。矢状位示右侧睾丸碎裂、白膜不连续（图 C 黑箭头），阴囊积血积气（图 C 白箭头）

【分析思维导图】

思维导图见下页。

【扩展病例 8-1-1】 患者，男，29 岁，外伤致右侧阴囊肿大 4 天，持续性剧烈疼痛，向右下腹及腹股沟放射。CT 检查如图 8-1-2 所示。

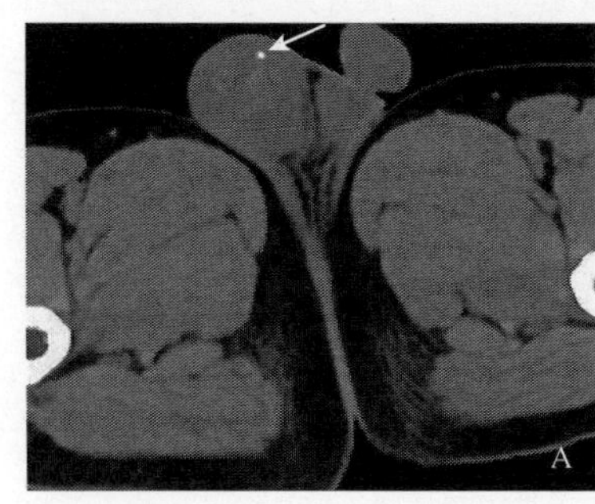

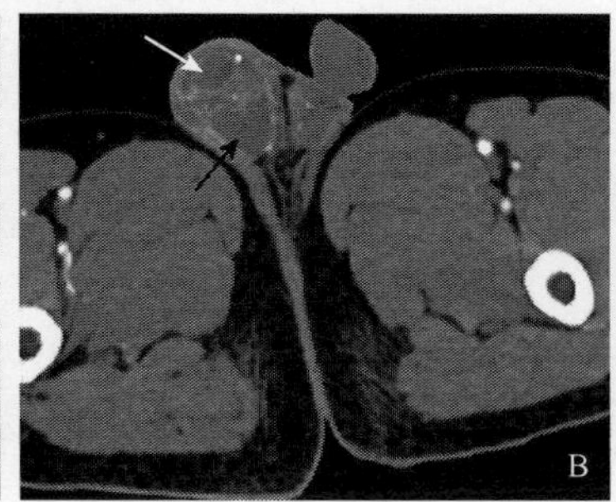

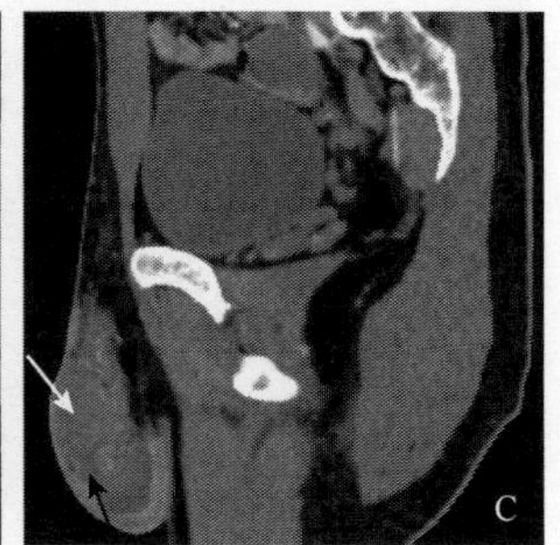

图 8-1-2　睾丸破裂

CT 平扫示右侧睾丸形态失常，鞘膜腔积血，并高密度异物（图 A 白箭头）。增强示睾丸强化不均匀且轮廓不连续（图 B 白箭头），鞘膜腔积血无强化（图 B 黑箭头）。矢状位示睾丸下缘白膜破口位置（图 C 黑箭头），上方为睾丸实质部分（图 C 白箭头）

【病理生理及临床】

睾丸损伤发病率低，多为外伤所致，且以钝性伤为主，穿透伤少见。因有潜在性腺功能减退和不育等并发症，需立即诊断及治疗。临床表现为阴囊肿胀，剧烈疼痛并向患侧腹

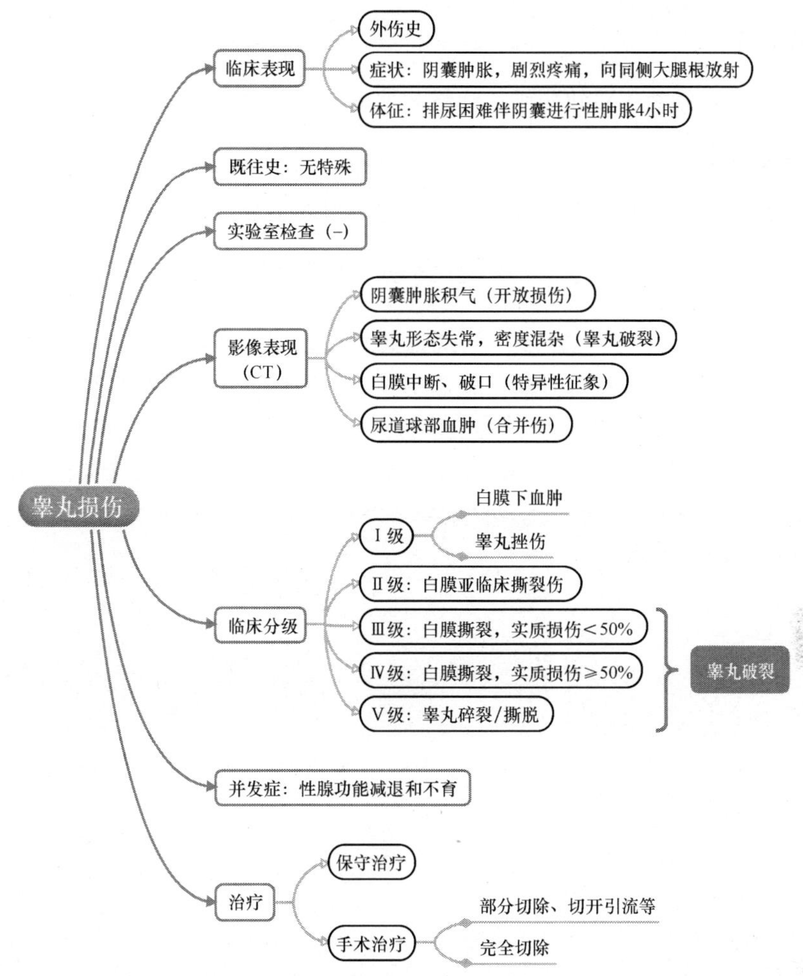

股沟放射。睾丸损伤分为5个等级：Ⅰ级为挫伤或血肿；Ⅱ级为白膜亚临床撕裂伤；Ⅲ级为白膜撕裂，实质损伤＜50%；Ⅳ级为白膜撕裂，实质损伤≥50%；Ⅴ级为睾丸碎裂或撕脱。其中白膜撕裂伤、睾丸碎裂均定义为睾丸破裂。

【影像表现】

1. 白膜下血肿 白膜下梭形稍高密度影，对应部位睾丸边缘受压凹陷。

2. 睾丸挫伤 睾丸形态大致正常，体积不同程度增大，实质密度均匀性减低，白膜无损伤。

3. 睾丸出血 睾丸实质内局限性或广泛片状、团状稍高密度影，周围有环形或不规则低密度水肿区。

4. 白膜撕裂伤 白膜连续性中断，可伴睾丸变形，或部分睾丸实质从白膜破口突出。

5. 睾丸碎裂 睾丸体积明显增大、变形，睾丸实质密度混杂，见多发线状低密度影，睾丸实质从白膜破口突出。

6. 睾丸脱位 罕见，患侧阴囊空虚，睾丸多位于阴茎根部上方，睾丸体积正常或轻度增大，实质密度均匀性减低，白膜无损伤。

【鉴别诊断】

结合外伤病史，诊断相对较明确，一般无须鉴别。

【重要关注点】

关注睾丸形态、密度及损伤范围、白膜的完整性以及合并伤。

二、急性睾丸附睾感染

【病例 8-1-2】 患者，男，55 岁，一周前感冒，自服感冒药好转。右侧阴囊肿胀、疼痛 5 天，向大腿根部放射，皮温升高，触痛明显，双侧输精管未触及串珠样结节。尿常规：细菌 423.9 个/μl，WBC 1402.9 个/μl。实验室检查：CRP 1521.71mg/L，血 WBC 8.24×10^9/L，NEU% 86.6%；红细胞沉降率 55mm/h；结核抗体（−）。CT 及 MRI 检查如图 8-1-3 所示。

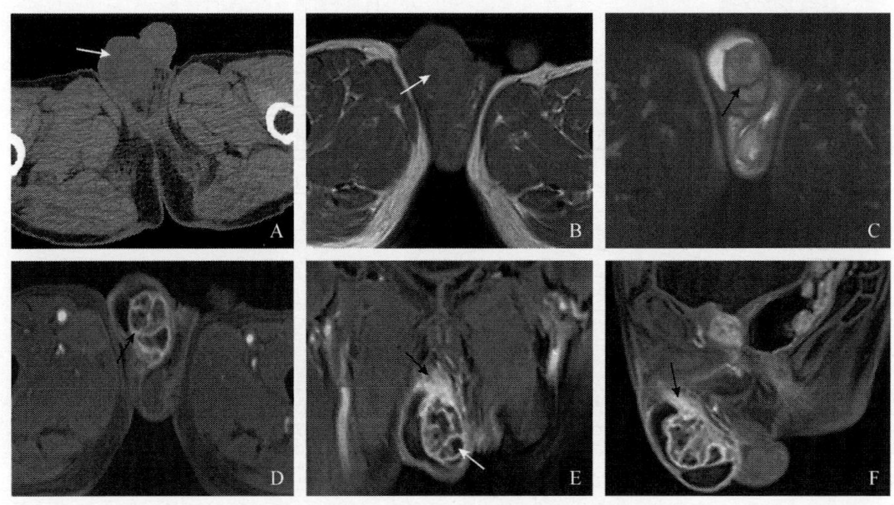

图 8-1-3 睾丸化脓性感染伴脓肿形成

CT 平扫示右侧睾丸体积增大，鞘膜腔积液（图 A 白箭头）。T_1WI 示睾丸内低信号脓腔无强化（图 B、E 白箭头）。T_2WI 示睾丸内见低信号分隔（图 C 黑箭头），增强见分隔明显强化（图 D 黑箭头）。MRI 冠状位及矢状位示右侧睾丸、附睾形态失常，其内见无强化脓腔及明显强化分隔，精索增粗（图 E、F 黑箭头）

【分析思维导图】

思维导图见下页。

【扩展病例 8-1-2】 患者，男，38 岁，左侧阴囊疼痛 20 天，加重 1 天。CRP 72.88mg/L，WBC 7.59×10^9/L，NEU% 64.2%，单核细胞百分比 14.9%；结核抗体 IgG（+）；结核杆菌 T 细胞检测（+）；胸部 CT 示双肺继发型肺结核。CT 及 MRI 检查如图 8-1-4 所示。

【病理生理及临床】

睾丸及附睾感染为男性生殖系统常见病变，任何年龄均可发病，以青中年为主。且多为附睾感染，孤立性睾丸感染少见。最常见的致病菌为性传播的淋病奈瑟球菌或沙眼衣原体，其次为尿路感染常见病原体，如大肠埃希菌。病原体逆行上升是常见的感染途径，而血液传播是孤立性睾丸感染的主要途径。

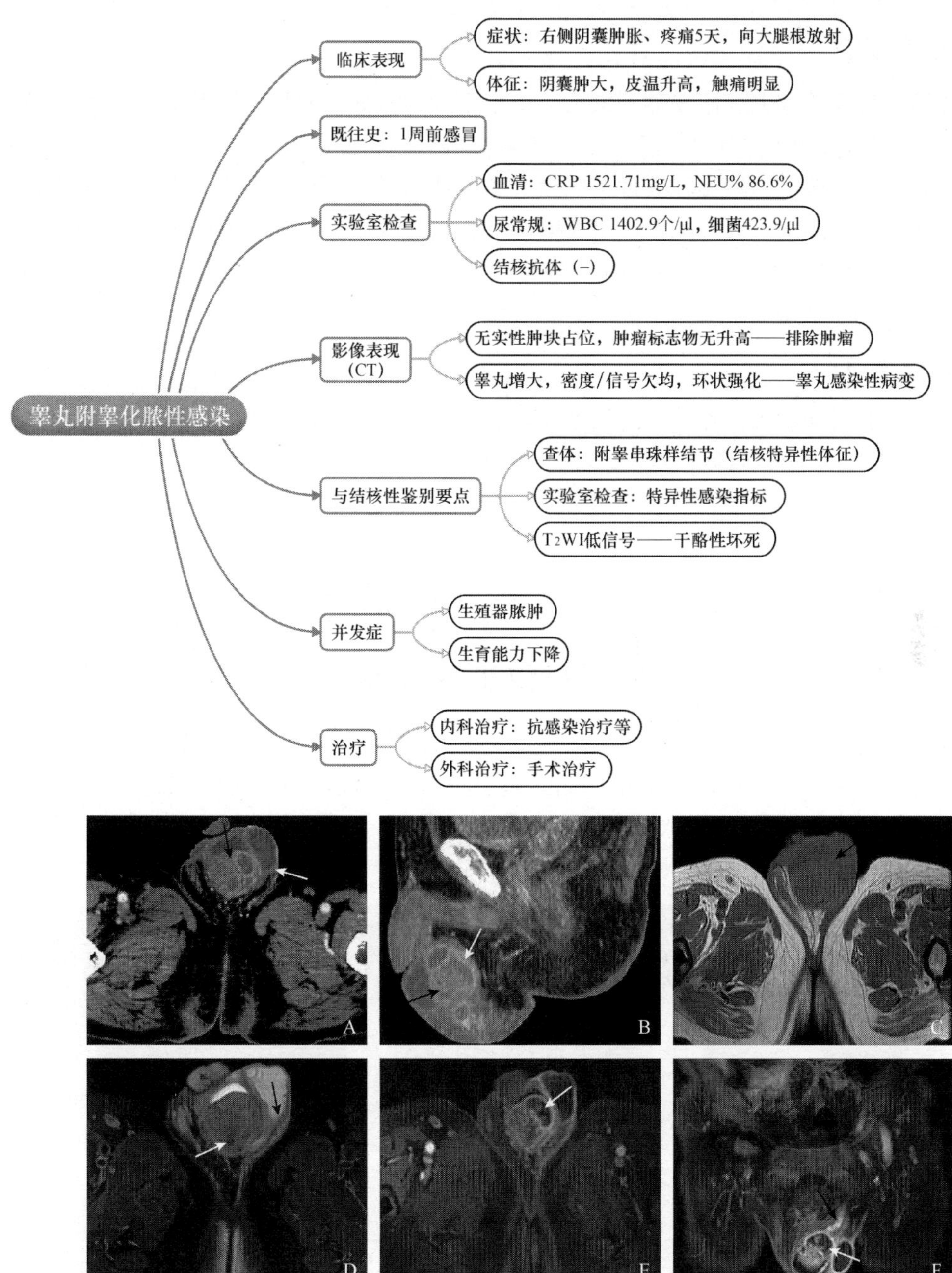
睾丸附睾化脓性感染
临床表现
症状：右侧阴囊肿胀、疼痛5天，向大腿根放射
体征：阴囊肿大，皮温升高，触痛明显
既往史：1周前感冒
实验室检查
血清：CRP 1521.71mg/L，NEU% 86.6%
尿常规：WBC 1402.9个/μl，细菌423.9/μl
结核抗体（-）
影像表现（CT）
无实性肿块占位，肿瘤标志物无升高——排除肿瘤
睾丸增大，密度/信号欠均，环状强化——睾丸感染性病变
与结核性鉴别要点
查体：附睾串珠样结节（结核特异性体征）
实验室检查：特异性感染指标
T2WI低信号——干酪性坏死
并发症
生殖器脓肿
生育能力下降
治疗
内科治疗：抗感染治疗等
外科治疗：手术治疗
A
B
C
D
E
F

图 8-1-4 睾丸附睾结核

CT 增强示左侧睾丸附睾密度不均并环状强化（图 A、B 黑箭头），鞘膜增厚（图 A 白箭头），附睾脓肿形成（图 B 白箭头）。MRI 平扫示睾丸附睾肿大且信号不均，T_2WI 低信号为干酪性坏死区（图 D 白箭头），鞘膜增厚（图 C、D 黑箭头）。MRI 增强示睾丸附睾环状强化，以附睾为甚（图 E、F 白箭头），左侧精索静脉增粗（图 F 黑箭头）

化脓性感染表现为阴囊肿胀、疼痛，疼痛点位于睾丸后部，偶尔会放射至下腹部。可能会出现下尿路感染的症状，如发热、尿频、尿急、血尿和排尿困难。

结核感染多以附睾无痛性肿物为首发症状，附睾可触及硬结，起病隐匿、病程较长、症状较轻，急性发作时阴囊局部出现红肿、疼痛。

【影像表现】

1. 化脓性感染 睾丸、附睾体积增大，密度不均匀减低，增强扫描不均匀强化。若脓肿形成，则表现为较均匀的环形强化。常伴有精索静脉增粗。

2. 结核感染 渗出、增殖期表现为附睾、睾丸体积增大，密度不均，增强扫描不均匀强化，病灶周围见渗出，部分可累及阴囊壁，与周围组织粘连明显。干酪坏死期表现为多发等及稍低密度结节，部分见点状钙化，增强扫描见分隔样或环形强化。T_2WI 低信号及环形强化是 MRI 特征性表现。

【鉴别诊断】

主要与睾丸扭转鉴别：高位、横向睾丸提示睾丸扭转的存在；睾丸扭转不伴睾丸、附睾体积增大；一般无脓肿形成。

（何晓静）

第二节　女性生殖系统

一、卵巢和卵巢肿瘤扭转

【病例 8-2-1】 患者，女，43 岁，右下腹隐痛 2 天，活动后加重，突发剧烈疼痛 2 小时，伴恶心、呕吐。查体：右下腹深压痛，宫体右侧压痛，子宫后方偏左扪及实性包块，表面不平整，固定，无确切压痛。实验室检查：血 WBC 10.64×10^9/L↑，CRP 6.70mg/L，CA125 217.20U/ml↑。CT 及 MRI 检查如图 8-2-1 所示。

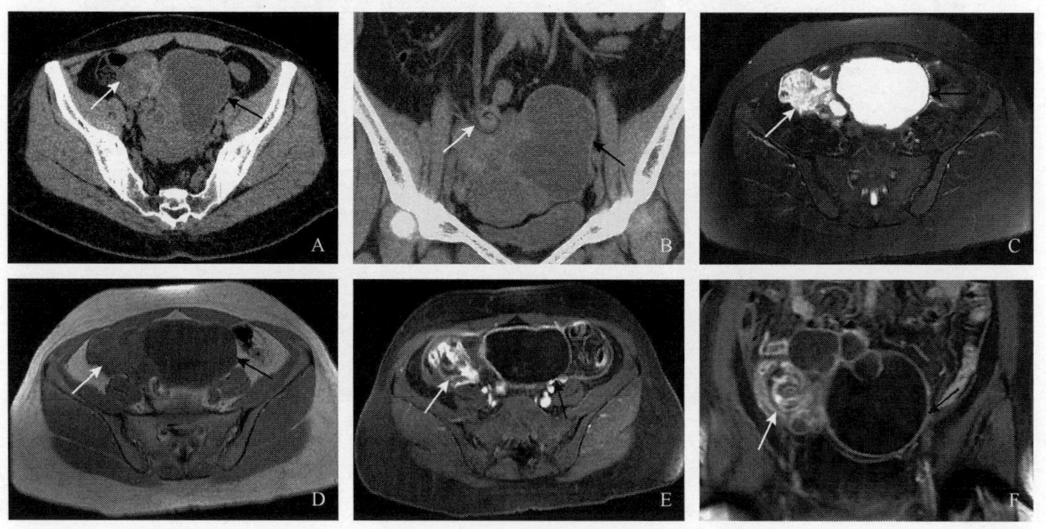

图 8-2-1　右侧卵巢肿瘤（浆液性囊腺瘤）伴蒂扭转

CT 平扫盆腔右侧见囊实性肿块样结构（图 A 白箭头），冠状面呈漩涡状改变（图 B 白箭头），为扭转的蒂，其内可见 T_2WI 高信号（图 C 白箭头），T_1WI 等信号（图 D 白箭头）影，增强呈漩涡状强化（图 E、F 白箭头）；蒂扭转区左侧为扭转的肿瘤，呈不规则囊性肿块影（图 A、B 黑箭头），T_2WI 以高信号为主（图 C 黑箭头），T_1WI 低信号（图 D 黑箭头），囊壁厚薄欠均匀呈轻度强化（图 E、F 黑箭头）

【分析思维导图】

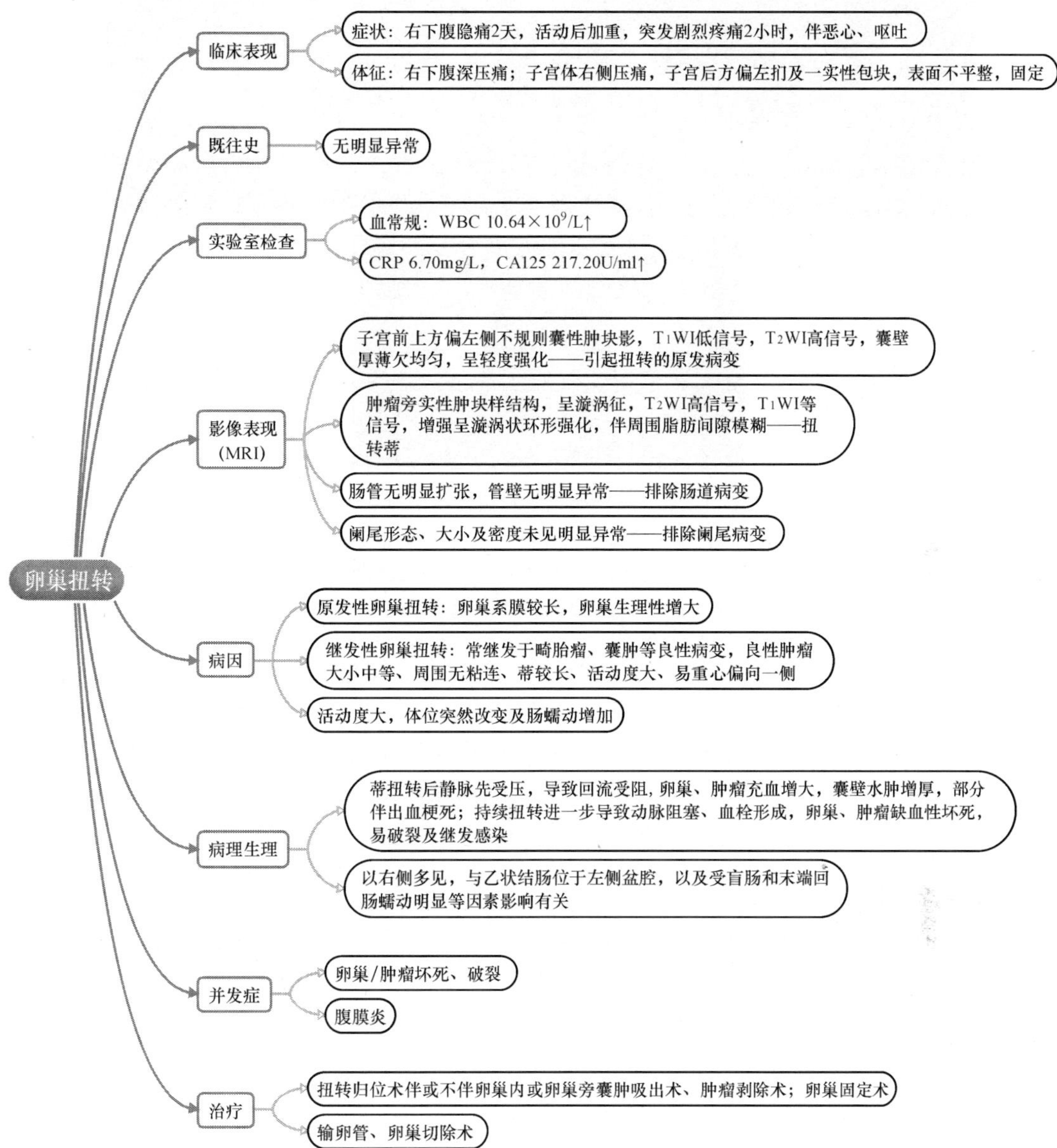
卵巢扭转
临床表现
症状：右下腹隐痛2天，活动后加重，突发剧烈疼痛2小时，伴恶心、呕吐
体征：右下腹深压痛；子宫体右侧压痛，子宫后方偏左扪及一实性包块，表面不平整，固定
既往史
无明显异常
实验室检查
血常规：WBC 10.64×10⁹/L↑
CRP 6.70mg/L，CA125 217.20U/ml↑
影像表现 (MRI)
子宫前上方偏左侧不规则囊性肿块影，T1WI低信号，T2WI高信号，囊壁厚薄欠均匀，呈轻度强化——引起扭转的原发病变
肿瘤旁实性肿块样结构，呈漩涡征，T2WI高信号，T1WI等信号，增强呈漩涡状环形强化，伴周围脂肪间隙模糊——扭转带
肠管无明显扩张，管壁无明显异常——排除肠道病变
阑尾形态、大小及密度未见明显异常——排除阑尾病变
病因
原发性卵巢扭转：卵巢系膜较长，卵巢生理性增大
继发性卵巢扭转：常继发于畸胎瘤、囊肿等良性病变，良性肿瘤大小中等、周围无粘连、蒂较长、活动度大、易重心偏向一侧
活动度大，体位突然改变及肠蠕动增加
病理生理
蒂扭转后静脉先受压，导致回流受阻，卵巢、肿瘤充血增大，囊壁水肿增厚，部分伴出血梗死；持续扭转进一步导致动脉阻塞、血栓形成，卵巢、肿瘤缺血性坏死，易破裂及继发感染
以右侧多见，与乙状结肠位于左侧盆腔，以及受盲肠和末端回肠蠕动明显等因素影响有关
并发症
卵巢/肿瘤坏死、破裂
腹膜炎
治疗
扭转归位术伴或不伴卵巢内或卵巢旁囊肿吸出术、肿瘤剥除术；卵巢固定术
输卵管、卵巢切除术

【扩展病例 8-2-1】 患者，女，40 岁，久坐后突感下腹疼痛 3 天，加重 1 小时余，伴恶心、呕吐。查体：子宫压痛，双附件区压痛明显，子宫上方扪及大小约 12cm×8cm 包块，边界欠清，表面光滑，活动度可，压痛明显。血常规：WBC 16.0×10^9/L↑，NEU% 80.2%↑，血 β-hCG＜1.2mU/ml。CT 检查如图 8-2-2 所示。

【病理生理及临床】

卵巢扭转是卵巢沿支持韧带轴部分或完全扭转导致血管阻塞引起的妇科常见急腹症之一，扭转以右侧多见，临床上以继发性卵巢肿瘤扭转多见。原发性卵巢扭转多因卵巢系膜较长发生扭转，继发性卵巢扭转多继发于卵巢囊肿及良性肿瘤，最常见于卵巢囊性病变，以卵巢囊肿、成熟畸胎瘤多见，其次为浆液性、黏液性囊腺瘤。扭转的蒂由骨盆漏斗韧带、

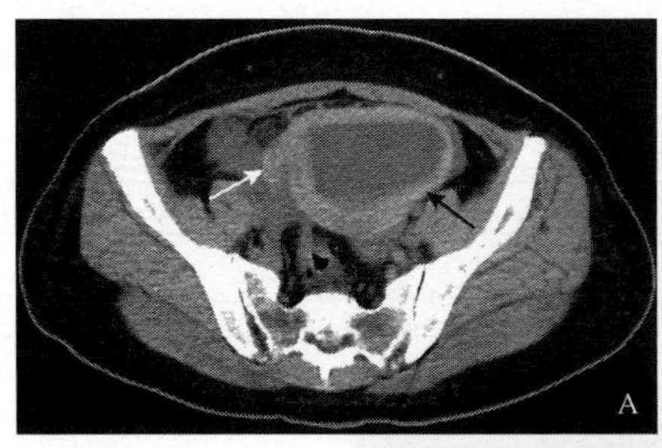

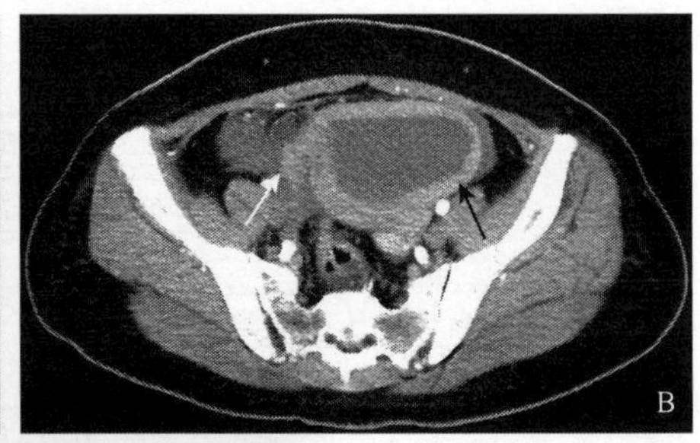

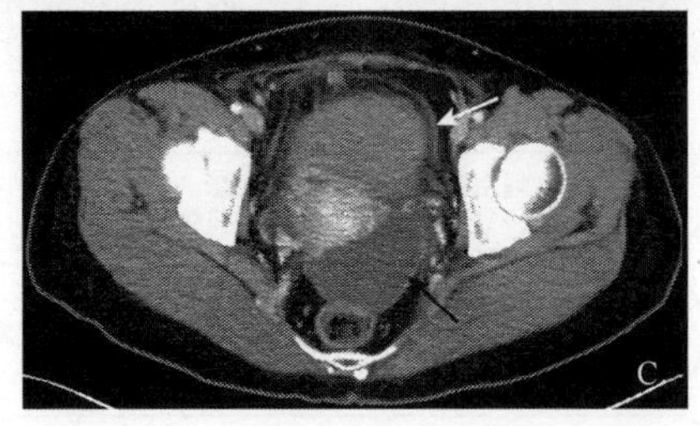

图 8-2-2 右侧卵巢囊肿扭转伴出血坏死

CT 平扫示盆腔内囊性团块影（图 A、B 黑箭头），囊壁明显增厚（大于 3mm），密度增高，增强后无强化（图 B 黑箭头），病变右侧见条状、结节状稍高密度影（图 A、B 白箭头）为扭转的蒂，盆腔前壁腹膜增厚、线状强化，提示周围炎症（图 C 白箭头），盆腔积液（图 C 黑箭头）

卵巢固有韧带、输卵管及其系膜构成。骨盆漏斗韧带内有卵巢动静脉走行，蒂扭转后静脉先受压，导致回流受阻，卵巢及肿瘤继发充血，囊壁水肿增厚，部分伴出血梗死，持续扭转进而导致动脉阻塞、血栓形成，卵巢及肿瘤发生缺血性坏死，发生破裂及继发感染。

临床表现为突发一侧下腹部持续性疼痛，且随活动而加剧，常伴恶心、呕吐；查体下腹有压痛及反跳痛，伴肌紧张；实验室检查可有轻度的白细胞及 C 反应蛋白升高。

【影像表现】

1. 卵巢肿瘤伴蒂扭转 位于子宫和受累卵巢之间，紧贴肿瘤或覆盖其表面，呈不规则结节或肿块状、条索状、发髻状及漩涡状等，形成“假肿瘤征”，覆盖在扭转的囊性肿瘤表面，形成“囊实性”改变，囊性部分为肿瘤。

2. 卵巢原发肿瘤扭转后继发改变 囊壁均匀增厚＞3mm 或偏心性增厚≥10mm；囊壁或囊腔出血密度增高，呈分层样改变；肿瘤破裂出血；囊内及囊壁无强化或强化减低。

3. 不伴肿瘤的卵巢扭转 扭转侧卵巢增大，间质水肿，呈囊性或混杂密度，增强不均匀强化或强化减弱；卵巢包膜下可见大小一致的圆形低密度影（水肿卵泡），增强后无或轻度强化。

4. MRI 检查 对显示卵巢和卵巢肿瘤伴蒂扭转更敏感，更容易显示扭转的蒂呈漩涡状改变，囊壁出血性梗死 T_1WI 呈高信号，DWI 呈高信号而 ADC 呈低信号，增强后囊壁无强化，囊内的出血 T_2WI 呈混杂信号。

5. 其他继发改变 子宫向扭转侧偏移；病变周围炎性改变；盆腔积液积血。

【鉴别诊断】

1. 浆膜下子宫肌瘤蒂扭转 突发腹部剧烈疼痛，伴恶心、呕吐，查体盆腔可扪及肿块，伴局部压痛、反跳痛及子宫压痛。盆腔肿块与子宫相连，内部可见出血坏死，强化程度降低；

双侧卵巢正常。

2. 卵巢过度刺激综合征　多发生于使用促排卵药物后；腹胀、尿量减少及体脂增加，可出现电解质紊乱、凝血功能障碍。双侧卵巢增大，多发黄体囊肿；可出现胸腹腔积液、心包积液。

【重要关注点】

1. 卵巢区域的“囊实性”改变，实性部分为扭转的蒂，呈不规则发髻状、漩涡状改变并偏向扭转侧的盆壁。观察囊壁是否增厚或偏心性增厚，密度/信号异常，增强是否强化程度很低或者无强化，囊内是否有分层出血等。

2. 同侧附件输卵管是否充血、渗出、水肿继而坏死，病变周围脂肪间隙模糊，子宫移位，盆腔积液和积血。

二、出血性卵巢囊肿

【病例 8-2-2】　患者，女，15 岁，睡间无诱因突感下腹胀痛 15 小时，平卧时疼痛加剧，行经周期 30 余天，距上次月经 28 天。查体：下腹部压痛、反跳痛明显，移动性浊音可疑阳性。宫颈举痛、摇摆痛，子宫后方可扪及直径约 6cm 包块，触痛明显。血常规：WBC 16.85×10^9/L↑，NEU% 81.4%↑，血 β-hCG（−）。腹腔穿刺抽出少许不凝血。CT 检查如图 8-2-3 所示。

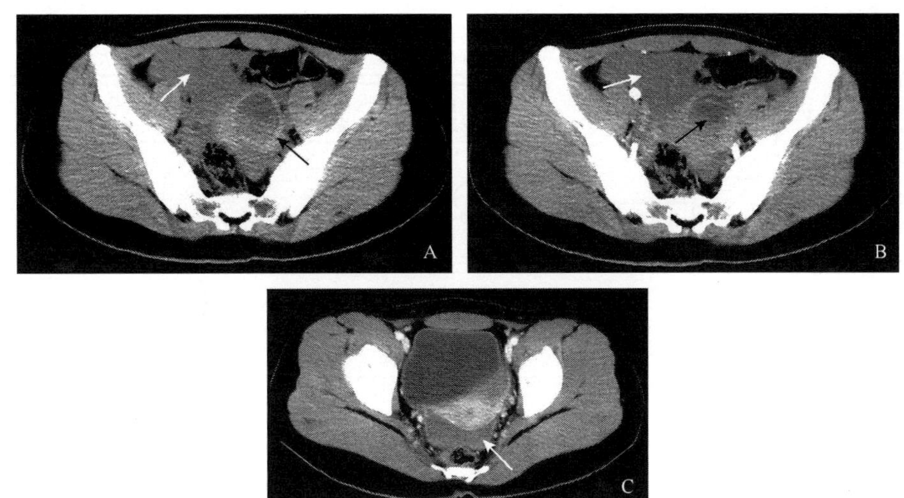

图 8-2-3　出血性卵巢囊肿

CT 平扫示左侧附件区囊样混杂密度影，囊壁和囊内密度增高（图 A 黑箭头），囊壁边缘模糊，密度增高，增强扫描囊壁部分不完整（图 B 黑箭头），盆腔积血（图 A ～ C 白箭头），提示囊肿出血后改变

【分析思维导图】

思维导图见下页。

【扩展病例 8-2-2】　患者，女，36 岁，下腹隐痛 10 小时，快步行走后加重 5 小时，伴肛门坠胀，有恶心感。查体：下腹压痛、反跳痛及肌紧张。宫颈举痛阳性；右侧附件区扪及直径约 8cm 包块，左侧附件区扪及直径约 5cm 包块，血常规：WBC 14.34×10^9/L↑，

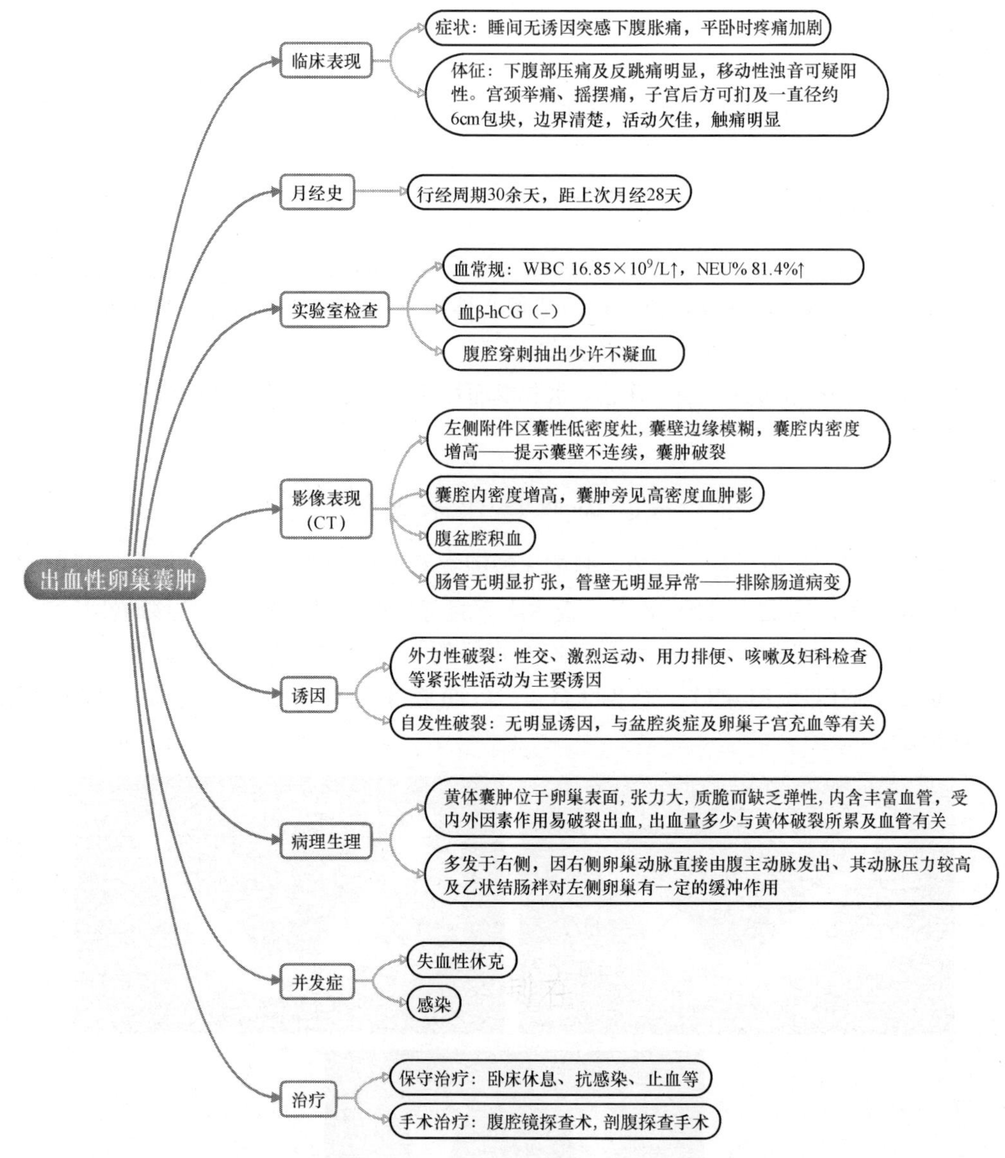

NEU% 92.1%↑。血 β-hCG＜0.6mU/ml。CT 及 MRI 检查如图 8-2-4 所示。

【病理生理及临床】

出血性卵巢囊肿包括卵泡囊肿和黄体囊肿。出血性卵巢囊肿破裂通常是指黄体囊肿破裂，其为妇科急腹症之一，多发生于卵巢功能旺盛的育龄期妇女右侧卵巢，与右侧卵巢动脉直接由腹主动脉发出，其动脉压力较高以及乙状结肠袢对左侧卵巢有一定的缓冲作用等原因有关。成熟卵泡排卵后在促黄体生成素等激素的作用下，颗粒层细胞及卵泡膜细胞等大量增生肥大而形成卵巢黄体，当其直径＞3cm 时，称为黄体囊肿。黄体囊肿位于卵巢表面，张力大，质脆而缺乏弹性，内含丰富血管，在自发或外力因素（性生活、排便、运动和妇科检查等）下易破裂出血。

临床上突发下腹剧痛，伴恶心、呕吐，肛门坠胀感，严重时可发生大出血，出现晕厥、

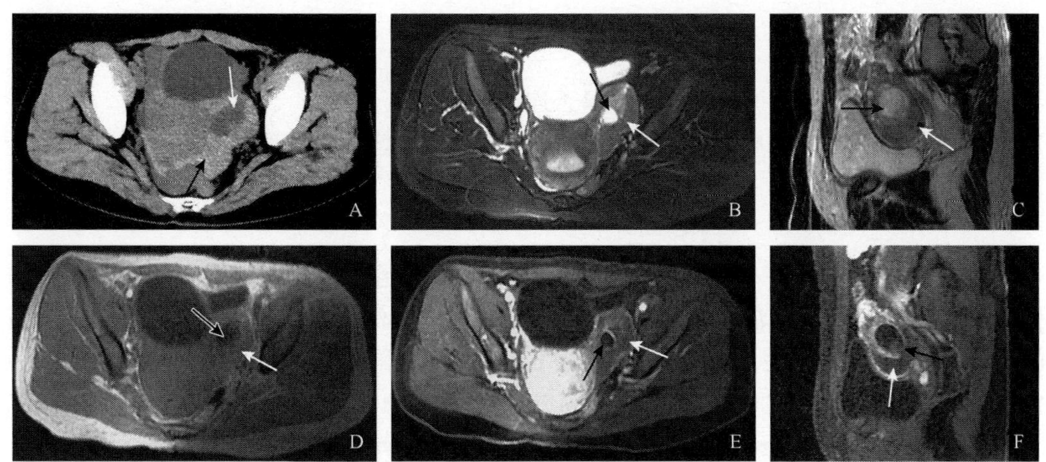

图 8-2-4 左侧卵巢黄体囊肿伴出血

CT 平扫左侧附件区囊性病变，囊内密度增高，囊肿旁高密度血肿影（图 A 白箭头和黑箭头），盆腔积血；MRI 示 T_2WI 及压脂序列轴位和矢状位囊肿呈高信号（图 B、C 黑箭头），T_1WI 呈低信号（图 D 黑箭头）；周围血肿 T_2WI 呈不均匀等/稍高信号（图 B、C 白箭头），T_1WI 呈等信号（图 D 白箭头），增强扫描呈囊壁不均匀强化，壁欠连续（图 E、F 黑箭头），周围血肿无强化（图 E、F 白箭头）

休克；无停经史、阴道出血及早孕体征。查体下腹压痛及反跳痛，宫颈举痛，后穹隆饱满，触痛阳性。实验室检查可有白细胞增高，C 反应蛋白升高，血 β-hCG 阴性。

【影像表现】

1. 单侧附件区厚壁囊性低密度灶，囊壁不规则，可见破裂口，增强囊壁环形强化连续性中断、塌陷或缺损，增强后对比剂外溢提示有活动性出血。

2. 囊腔内信号 出血急性期呈 T_1WI 低信号，T_2WI 高信号；亚急性期 T_1WI、T_2WI 均呈高信号。

3. 囊腔内或囊肿旁可见高密度血肿影（CT 值＞40Hu），称为哨兵血凝块征，系出血后血凝块沉积。

4. 腹盆腔积血，大量积血时上腹至盆腔 CT 值可逐渐升高。

【鉴别诊断】

1. 子宫内膜异位囊肿破裂 进行性加重痛经史；积血局限于盆腔，后穹隆穿刺检查可抽出暗褐色咖啡样液体。双侧附件区多发囊肿或囊内分隔，呈花瓣囊或大囊周围伴“卫星囊”表现；可见囊壁“缺口征”（囊壁含铁血黄素沉着形成的低信号环局部信号中断）。囊腔内容物为新鲜和陈旧血液，CT 为稍高密度；囊腔内容物 T_1WI 呈高信号，T_2WI 信号混杂，与出血的时间及病程长短相关；可出现液-液平面。囊壁可呈尖角样突起，与邻近结构分界不清。

2. 卵巢囊性畸胎瘤破裂 附件区含脂肪、软组织密度及钙化的混合密度肿块，形态不规整，肿块张力下降或缺如；囊壁模糊或局部凹陷、松弛、断裂。囊内容物外流，可发生腹腔脂肪种植。腹膜炎，腹盆腔脂肪间隙模糊，大网膜、腹膜增厚，可伴腹水。

3. 输卵管妊娠破裂 见第八章第二节异位妊娠。

【重要关注点】

1. 囊大小和囊壁是否光滑以及囊壁是否连续。

2. 囊腔内或囊旁高密度血肿，增强后是否有对比剂外溢以及腹盆腔出血量。

三、异位妊娠

【病例 8-2-3】 患者，女，35 岁，停经 50 余天，阴道流血 24 天，下腹坠痛 2 天。查体：下腹压痛，子宫稍饱满，左附件区压痛明显，双侧附件未扪及明显异常包块。血常规：Hb 106.0g/L↓。血凝检查：D-二聚体 1.90mg/L FEU↑，纤维蛋白（原）降解产物 7.5μg/ml↑。CRP 22.70mg/L↑，血 β-hCG 11243.55mU/ml↑。MRI 检查如图 8-2-5 所示。

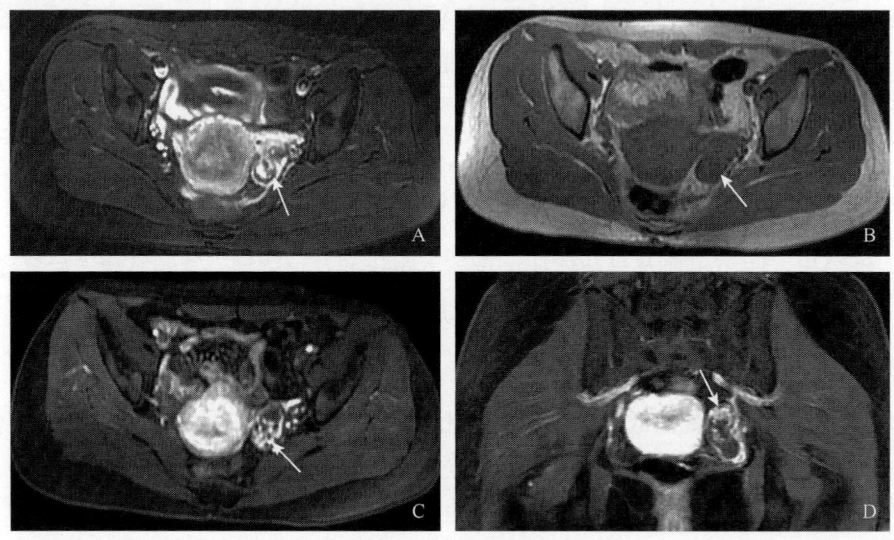

图 8-2-5 异位妊娠

左侧附件区长椭圆形混杂信号影，轴位 T_2WI 呈高低混杂信号，以高信号为主（图 A 白箭头），T_1WI 呈稍低信号（图 B 白箭头），增强扫描后轴位和冠状位均显示其内见条片状强化影，边缘环形明显强化，符合孕囊表现（图 C、D 白箭头）

【分析思维导图】

思维导图见下页。

【扩展病例 8-2-3】 患者，女，41 岁，停经 3 月余，阴道不规则流血伴下腹痛、腹胀 15 天。查体：下腹部轻压痛，无反跳痛及肌紧张。阴道见少量暗红色血性分泌物，左附件区增厚，压痛明显。血常规：WBC 2.95×10^9/L↓，NEU% 76.3%↑，Hb 106.0g/L↓。β-hCG＞15 000mU/ml↑。CT 检查如图 8-2-6 所示。

【病理生理及临床】

受精卵在子宫腔外着床发育的妊娠称为异位妊娠，是妇科常见急腹症之一，以输卵管壶腹部最为常见，其次为峡部、伞部和间质部。既往有异位妊娠病史、输卵管损伤史、盆腔炎性疾病史、盆腔或输卵管手术史等均为异位妊娠的危险因素，可引起输卵管炎及输卵管周围感染粘连，输卵管扭曲变形、管腔狭窄、纤毛缺损及蠕动减弱，从而导致异位妊娠。输卵管缺乏黏膜下组织且妊娠蜕膜反应弱，因此受精卵易穿透黏膜直接种植于肌壁层，绒

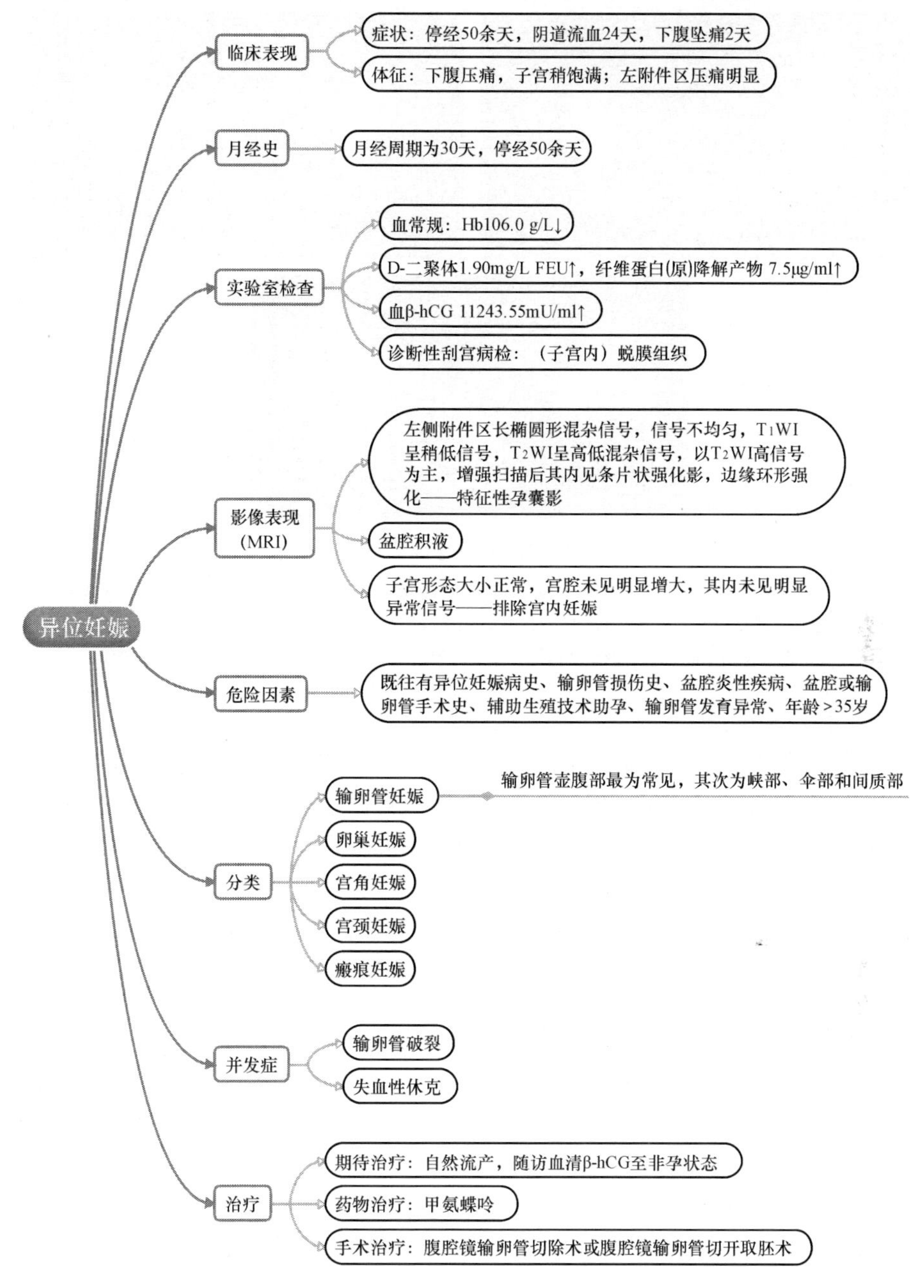
异位妊娠
临床表现
症状：停经50余天，阴道流血24天，下腹坠痛2天
体征：下腹压痛，子宫稍饱满；左附件区压痛明显
月经史
月经周期为30天，停经50余天
实验室检查
血常规：Hb106.0 g/L↓
D-二聚体1.90mg/L FEU↑，纤维蛋白(原)降解产物 7.5μg/ml↑
血β-hCG 11243.55mU/ml↑
诊断性刮宫病检：（子宫内）蜕膜组织
影像表现 (MRI)
左侧附件区长椭圆形混杂信号，信号不均匀，T1WI呈稍低信号，T2WI呈高低混杂信号，以T2WI高信号为主，增强扫描后其内见条片状强化影，边缘环形强化——特征性孕囊影
盆腔积液
子宫形态大小正常，宫腔未见明显增大，其内未见明显异常信号——排除宫内妊娠
危险因素
既往有异位妊娠病史、输卵管损伤史、盆腔炎性疾病、盆腔或输卵管手术史、辅助生殖技术助孕、输卵管发育异常、年龄>35岁
分类
输卵管妊娠
输卵管壶腹部最为常见，其次为峡部、伞部和间质部
卵巢妊娠
宫角妊娠
宫颈妊娠
瘢痕妊娠
并发症
输卵管破裂
失血性休克
治疗
期待治疗：自然流产，随访血清β-hCG至非孕状态
药物治疗：甲氨蝶呤
手术治疗：腹腔镜输卵管切除术或腹腔镜输卵管切开取胚术

毛在蛋白分解酶的作用下侵蚀输卵管壁肌层及浆膜，破坏微血管，可引发出血流产或输卵管破裂。

临床上突感一侧下腹撕裂样疼痛，阴道不规则出血，伴恶心、呕吐，可出现晕厥及休克，有停经史。常见体征为腹膜刺激征、盆腔及附件区压痛、宫颈举痛、后穹隆饱满。实验室检查血 β-hCG 增高，后穹隆穿刺可穿出不凝血。

【影像表现】

1. 附件区特征性孕囊影 囊性或囊实性肿块，呈 T_1WI 低信号 T_2WI 高信号或 T_1WI、T_2WI 均为高低混杂信号；因滋养血管植入，囊周见血管流空影，囊壁明显环形或结节状强

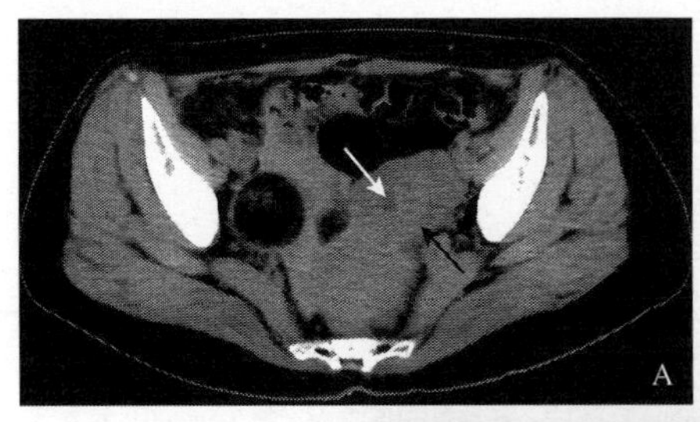

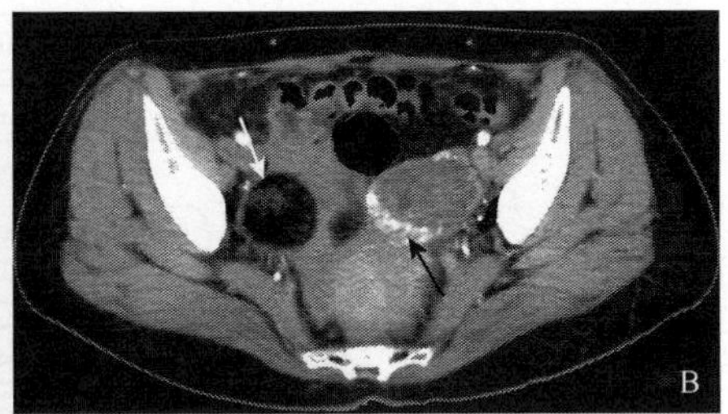

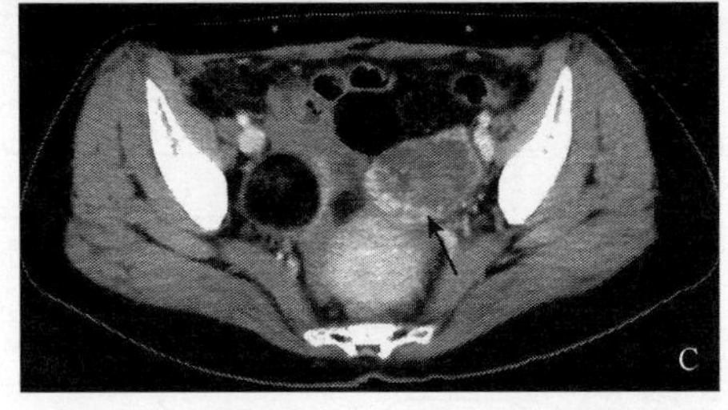

图 8-2-6 左侧输卵管妊娠伴右侧卵巢畸胎瘤

CT 平扫示左侧附件区域团块状软组织肿块影（图 A 黑箭头），边界尚清，密度不均匀，内可见结节状低密度影，符合孕囊表现（图 A 白箭头），增强扫描动脉期、静脉期病灶内见斑片、结节样明显强化影及边缘环形明显强化（图 B、C 黑箭头）。右侧附件区类圆形脂肪密度影，其内见片絮影，增强无强化，提示畸胎瘤（图 B 白箭头）

化；输卵管扩张，管壁强化。

2. 输卵管妊娠破裂出血 孕囊破裂变形或囊壁不完整；输卵管壁强化中断，伴周围血肿影，T_1WI、T_2WI 呈混杂信号，以 T_2WI 高信号新鲜出血多见，提示输卵管破裂；增强检查对比剂溢出并聚集在孕囊周围，提示活动性出血。

3. 腹盆腔血性腹水。

4. 子宫影稍大但与妊娠月份不符或形态、大小正常，内膜可增厚，子宫腔内无孕囊影。

【鉴别诊断】

1. 卵巢黄体破裂 见第八章第二节出血性卵巢囊肿。

2. 早期流产 下腹疼痛、停经及阴道不规则出血。子宫增大程度与妊娠月份相符；子宫下段可见变形妊娠囊。

3. 输卵管、卵巢绒毛膜癌 腹痛、停经及阴道不规则出血；停经后很短时间内血 β-hCG 即异常升高。单侧附件区实性富血供肿块，常伴出血、坏死及囊变，增强实性成分明显强化。

【重要关注点】

1. 孕囊着床部位，孕囊周围是否有急性期出血。

2. 输卵管壁强化是否完整。

四、盆腔炎性疾病

【病例 8-2-4】 患者，女，40 岁，腹部持续性胀痛 1 周，以右侧为著，胀痛阵发性加剧伴肛门坠胀，伴发热。查体：T 38℃，下腹部压痛，轻微反跳痛，宫颈轻微举痛；右附件区扪及一直径约 10cm 的包块，压痛明显。血常规：WBC 14.73×10^9/L↑，NEU% 81.5%↑。CRP 58.20mg/L↑。MRI 检查如图 8-2-7 所示。

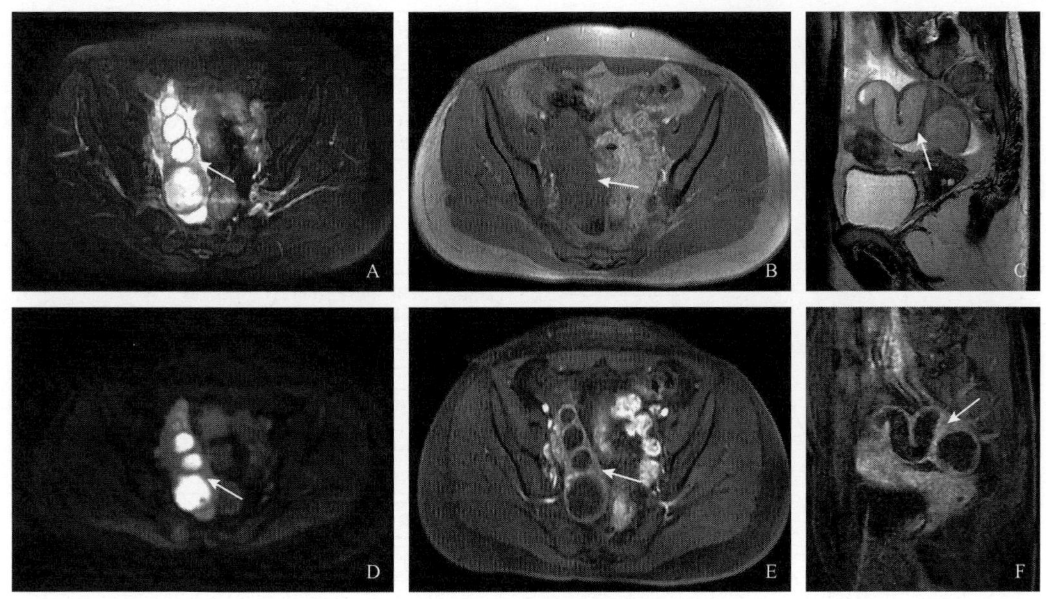

图 8-2-7 右侧输卵管积脓

MRI T_2WI 轴位和矢状位示右侧输卵管呈串珠样（图 A 白箭头）、管状扩张（图 C 白箭头），囊腔内容物 T_2WI 呈高信号（图 A 白箭头），轴位 T_1WI 呈等、稍低信号（图 B 白箭头），DWI 呈高信号（图 D 白箭头），增强轴位和矢状位示管壁及其内分隔明显持续性强化（图 E、F 白箭头）

【分析思维导图】

思维导图见下页。

【扩展病例 8-2-4】 患者，女，53 岁，下腹胀痛 6 天。查体：左侧附件区扪及一直径约 8cm 包块，边界欠清，活动欠佳，无压痛及反跳痛。CRP 35.90mg/L↑。CT 检查如图 8-2-8 所示。

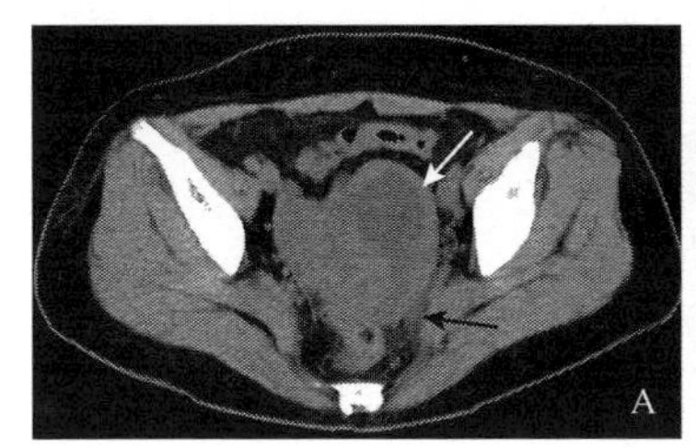

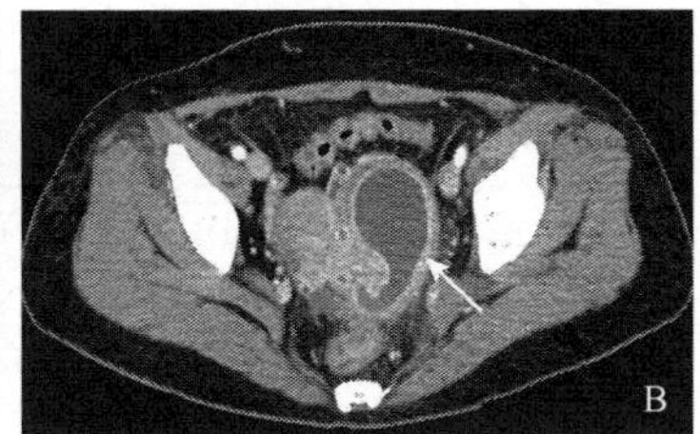

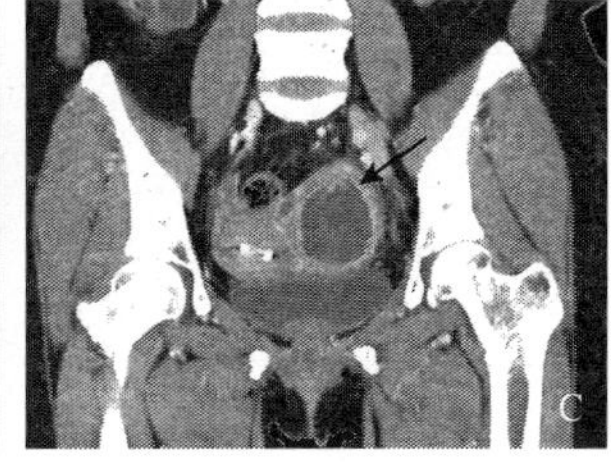

图 8-2-8 左侧输卵管卵巢脓肿

CT 平扫示左侧附件区团状厚壁囊状及管状影（图 A 白箭头），增强扫描厚壁明显强化，囊内壁光滑无结节（图 B 白箭头、图 C 黑箭头），周围脂肪间隙模糊（图 A 黑箭头）

【病理生理及临床】

盆腔炎性疾病是女性上生殖道感染引起的一组疾病，主要包括子宫内膜炎、输卵管炎、输卵管卵巢脓肿及盆腔腹膜炎等，是引起女性腹痛的常见原因之一。

微生物从阴道传播到子宫颈、子宫内膜，进一步通过输卵管入腹腔，沿生殖道黏膜上行蔓延，引起局部充血、水肿、渗出等炎性改变，造成子宫、输卵管及周围结缔组织、盆腔腹膜结构改变和功能损害。常见外源性病原体为沙眼衣原体和淋病奈瑟球菌，主要为性

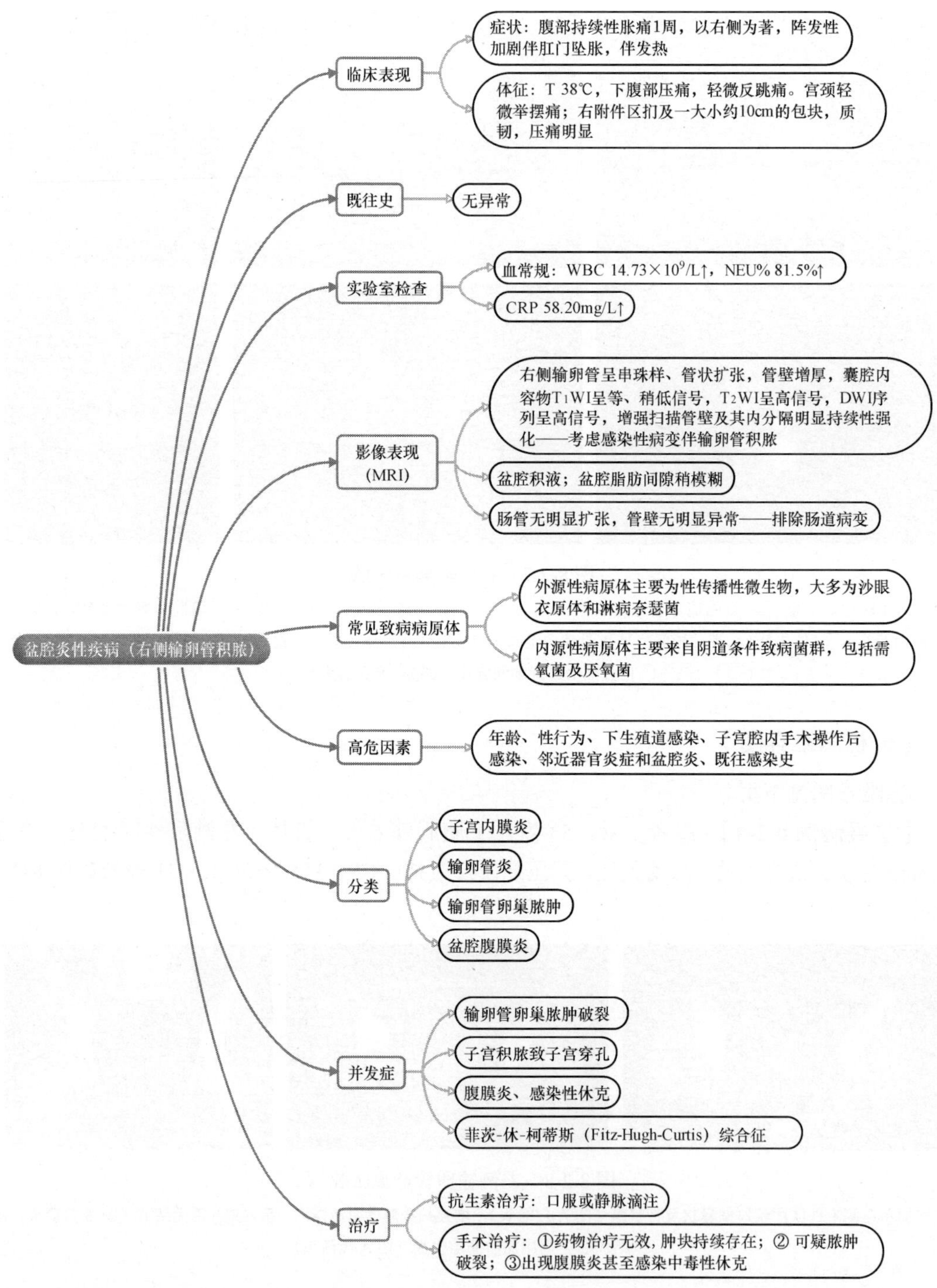

盆腔炎性疾病（右侧输卵管积脓）
临床表现
症状：腹部持续性胀痛1周，以右侧为著，阵发性加剧伴肛门坠胀，伴发热
体征：T 38℃，下腹部压痛，轻微反跳痛。宫颈轻微举摆痛；右附件区扪及一大小约10cm的包块，质韧，压痛明显
既往史
无异常
实验室检查
血常规：WBC 14.73×10⁹/L↑，NEU% 81.5%↑
CRP 58.20mg/L↑
影像表现（MRI）
右侧输卵管呈串珠样、管状扩张，管壁增厚，囊腔内容物T1WI呈等、稍低信号，T2WI呈高信号，DWI序列呈高信号，增强扫描管壁及其内分隔明显持续性强化——考虑感染性病变伴输卵管积脓
盆腔积液；盆腔脂肪间隙稍模糊
肠管无明显扩张，管壁无明显异常——排除肠道病变
常见致病病原体
外源性病原体主要为性传播性微生物，大多为沙眼衣原体和淋病奈瑟菌
内源性病原体主要来自阴道条件致病菌群，包括需氧菌及厌氧菌
高危因素
年龄、性行为、下生殖道感染、子宫腔内手术操作后感染、邻近器官炎症和盆腔炎、既往感染史
分类
子宫内膜炎
输卵管炎
输卵管卵巢脓肿
盆腔腹膜炎
并发症
输卵管卵巢脓肿破裂
子宫积脓致子宫穿孔
腹膜炎、感染性休克
菲茨-休-柯蒂斯（Fitz-Hugh-Curtis）综合征
治疗
抗生素治疗：口服或静脉滴注
手术治疗：①药物治疗无效，肿块持续存在；② 可疑脓肿破裂；③出现腹膜炎甚至感染中毒性休克

传播；内源性病原体主要来自阴道条件致病菌群，包括需氧菌及厌氧菌，厌氧菌感染加重可形成盆腔脓肿。

临床表现为下腹痛（持续性、活动性或性交后加重），阴道异常分泌物，可伴发热，直肠、膀胱刺激征等；常见体征为宫颈举痛，子宫、附件压痛，可伴后穹隆或侧穹隆有波动感肿块等；白细胞增高，红细胞沉降率升高，C 反应蛋白升高等。

【影像表现】

1. 急性输卵管炎，输卵管或卵巢积液或积脓 附件区见C形、S形腊肠样扩张的管状或串珠样结构，管壁明显增厚，强化明显；管腔内或囊内稍低密度，T_1WI呈低或等信号，T_2WI呈不均匀高信号，DWI呈高或低信号，管壁、囊壁及分隔均匀、分层样强化，静脉期强化最明显。

2. 子宫内膜炎 子宫肿胀，肌层水肿，T_2WI信号增高，子宫腔内积液，增强扫描子宫内膜异常强化。

3. 卵巢增大，短轴径线＞3cm，卵巢间质充血水肿，呈多囊样外观，可见多个小卵泡。

4. 盆腔炎其他征象 盆腔脂肪间隙可见条索状或网状密度增高影；子宫骶骨韧带增厚，邻近组织器官包括乙状结肠、小肠管壁水肿增厚和肠腔变窄，发生粘连、牵拉、移位；盆腔积液。

【鉴别诊断】

1. 原发性输卵管癌 多发于55岁左右绝经妇女；腹痛、阴道流血、排液。附件区梭形、腊肠样实性或囊实性肿物，伴附壁乳头状软组织密度结节，T_1WI等低信号、T_2WI呈等高信号，DWI呈明显高信号，增强后实性部分呈轻中度强化；伴同侧输卵管积液。

2. 卵巢囊腺瘤 盆腔单房或多房囊性肿块，囊壁光滑，内可见分隔，增强后囊壁及间隔明显强化。浆液性囊腺瘤囊液呈T_1WI低信号T_2WI高信号，黏液性囊腺瘤囊液呈T_1WI稍高信号、T_2WI高信号。

【重要关注点】

1. 输卵管形态及内容物信号。

2. 周围组织结构炎性改变及粘连程度。

五、卵巢静脉血栓

【**病例8-2-5**】 患者，女，28岁，顺产后3天，发热1天余，下腹疼痛10小时。查体：T 37.5℃，宫体饱满，有压痛，右侧附件区压痛明显。血常规：WBC 27.35×10^9/L↑，NEU% 85.3%↑。CRP＞90.0mg/L↑，D-二聚体3.39mg/L FEU↑。CT检查如图8-2-9所示。

卵巢静脉血栓

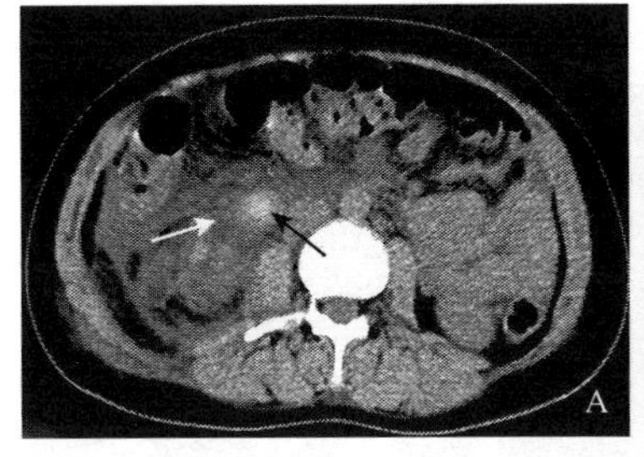

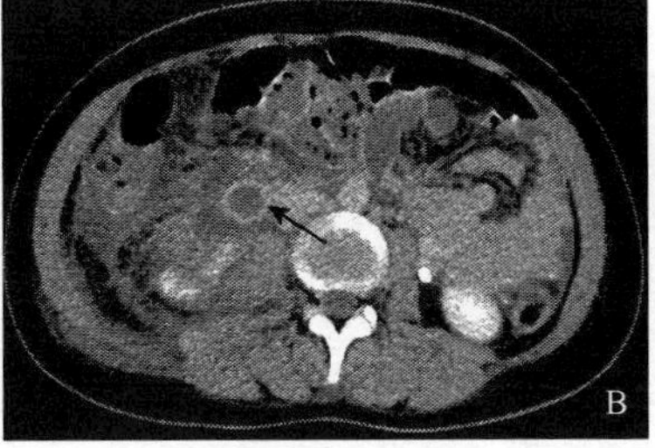

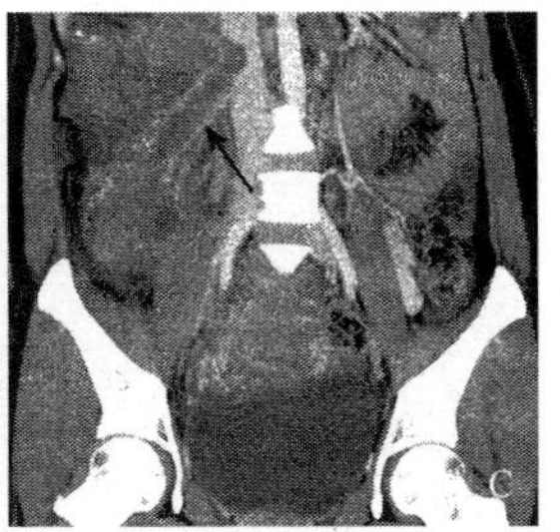

图8-2-9 右侧卵巢静脉血栓（1）

CT平扫示右侧腰大肌前方右侧卵巢静脉腔内密度增高（图A黑箭头），增强扫描示右侧卵巢静脉扩张、管壁增厚，其内可见条形充盈缺损，增强后充盈缺损无强化，提示血栓（图B、C黑箭头），向上延续至下腔静脉。右侧锥筋膜、结肠旁沟以及肾下极周围间隙脂肪密度增高、模糊（图A白箭头）

【分析思维导图】

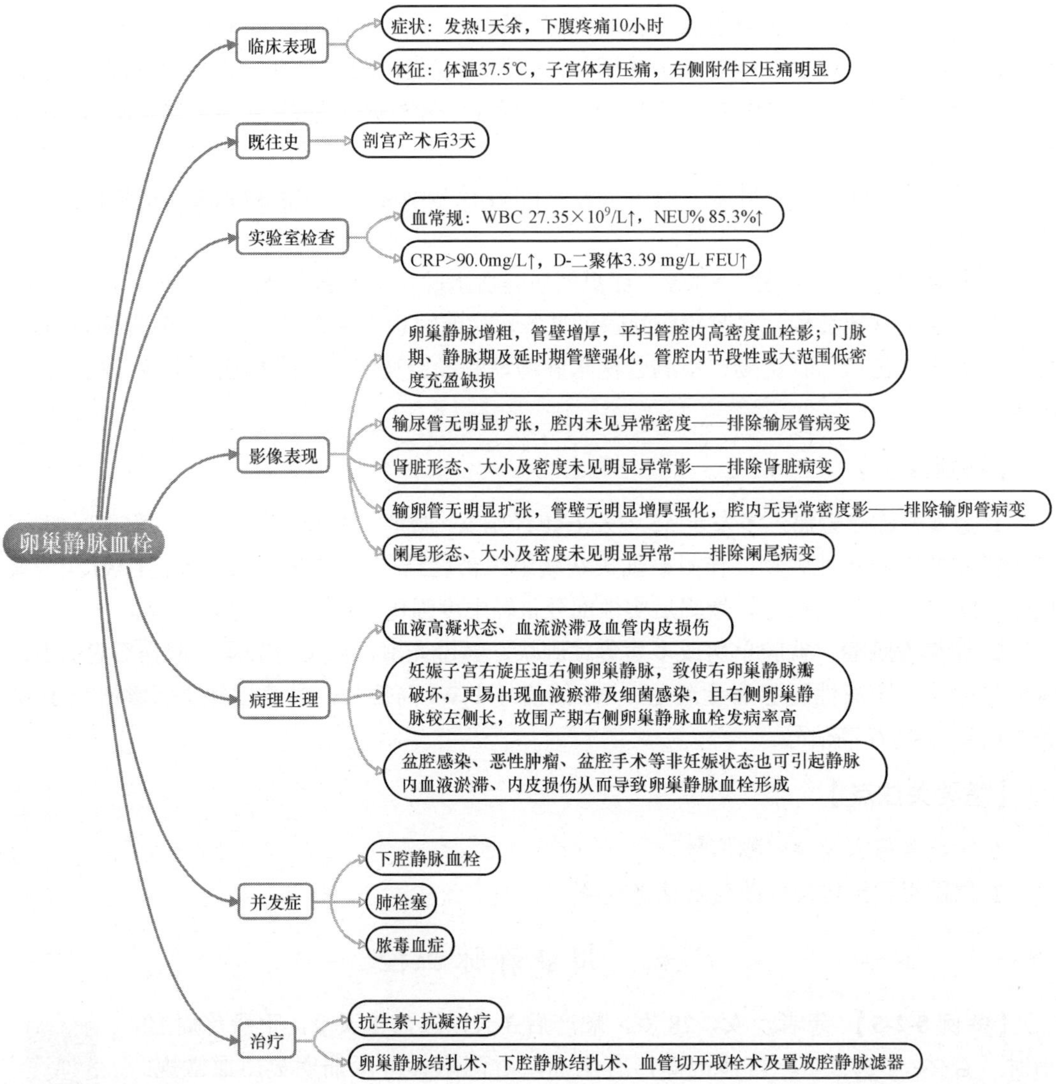

- 卵巢静脉血栓
  - 临床表现
    - 症状：发热1天余，下腹疼痛10小时
    - 体征：体温37.5℃，子宫体有压痛，右侧附件区压痛明显
  - 既往史
    - 剖宫产术后3天
  - 实验室检查
    - 血常规：WBC 27.35×10^9/L↑，NEU% 85.3%↑
    - CRP>90.0mg/L↑，D-二聚体3.39 mg/L FEU↑
  - 影像表现
    - 卵巢静脉增粗，管壁增厚，平扫管腔内高密度血栓影；门脉期、静脉期及延时期管壁强化，管腔内节段性或大范围低密度充盈缺损
    - 输尿管无明显扩张，腔内未见异常密度——排除输尿管病变
    - 肾脏形态、大小及密度未见明显异常影——排除肾脏病变
    - 输卵管无明显扩张，管壁无明显增厚强化，腔内无异常密度影——排除输卵管病变
    - 阑尾形态、大小及密度未见明显异常——排除阑尾病变
  - 病理生理
    - 血液高凝状态、血流淤滞及血管内皮损伤
    - 妊娠子宫右旋压迫右侧卵巢静脉，致使右卵巢静脉瓣破坏，更易出现血液瘀滞及细菌感染，且右侧卵巢静脉较左侧长，故围产期右侧卵巢静脉血栓发病率高
    - 盆腔感染、恶性肿瘤、盆腔手术等非妊娠状态也可引起静脉内血液淤滞、内皮损伤从而导致卵巢静脉血栓形成
  - 并发症
    - 下腔静脉血栓
    - 肺栓塞
    - 脓毒血症
  - 治疗
    - 抗生素+抗凝治疗
    - 卵巢静脉结扎术、下腔静脉结扎术、血管切开取栓术及置放腔静脉滤器

【扩展病例 8-2-5】 患者，女，37 岁，突发右下腹疼痛 2 天。查体：右侧肾区可疑叩痛，右下腹麦氏点压痛、反跳痛明显。CRP 11.90mg/L↑，D-二聚体 1.67mg/L FEU↑。CT 检查如图 8-2-10 所示。

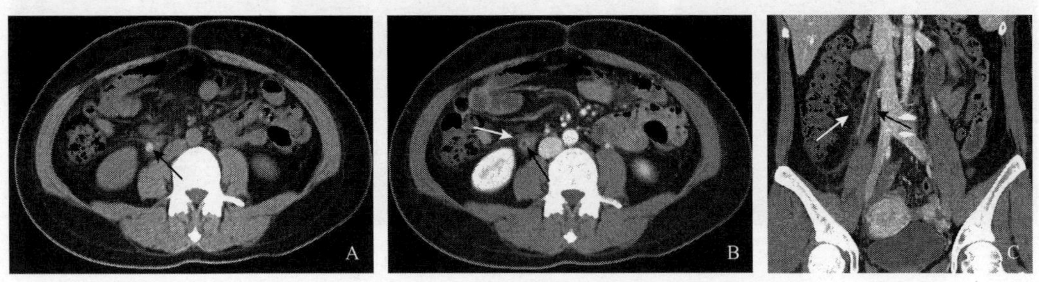

图 8-2-10 右侧卵巢静脉血栓（2）

CT 平扫示右侧卵巢静脉腔内密度增高（图 A 黑箭头），增强扫描后轴位和冠状面重组见充盈缺损（图 B、C 黑箭头），增强后无强化，充盈缺损延伸至下腔静脉，卵巢静脉周围脂肪间隙模糊，邻近腹膜稍增厚（图 B、C 白箭头）

【病理生理及临床】

卵巢静脉血栓是一种罕见的血栓性疾病，见于妊娠、分娩、流产、感染、恶性肿瘤、盆腔手术、创伤等患者中，以产褥期最常见，卵巢静脉血栓形成与血液高凝状态、血流淤滞及血管内皮损伤三大因素有关。围产期卵巢静脉血流量增加，血液淤滞，加上瓣膜功能不全可合并细菌感染引发血管内膜损伤，从而导致血栓形成；妊娠子宫右旋压迫右侧卵巢静脉，故右侧卵巢静脉血栓发病率高。盆腔感染、恶性肿瘤、盆腔手术等非妊娠状态也可引起静脉内血液淤滞、内皮损伤，从而导致卵巢静脉血栓形成。卵巢静脉血栓易继发下腔静脉血栓、肺栓塞、脓毒血症、感染性休克等严重并发症。

临床表现为腹痛，可放射至侧腰或背部；发热，同时可伴畏寒、寒战、呼吸心动过速、恶心、呕吐、腹泻等。查体下腹部压痛，或伴轻微反跳痛，常无肌紧张，偶可扪及绳索状或腊肠状压痛性肿块。白细胞增高，红细胞沉降率加快，C 反应蛋白、D-二聚体升高。

【影像表现】

1. 卵巢静脉增粗，管壁增厚，平扫管腔内见高密度血栓影。

2. 增强扫描 门脉期、静脉期及延迟期管壁强化，管腔内节段性或大范围低密度充盈缺损。

3. 血管周围炎性改变 周围脂肪间隙模糊，可见条索状增厚。

【鉴别诊断】

输卵管炎：见第八章第二节盆腔炎性疾病。

【重要关注点】

1. 血栓累及部位、范围及管腔栓塞程度。

2. 卵巢及周围脏器情况。

六、子宫破裂/穿孔

【病例 8-2-6】 患者，女，25 岁，剖宫产术后 2 天，腹痛明显，呈刀割样、针刺样疼痛，持续存在，阵发性加重，咳嗽、深呼吸时加重；伴发热、腹泻。查体：T 38.4℃，手术切口处有压痛，无明显反跳痛，移动性浊音可疑阳性。血常规：WBC 28.70×10^9/L↑，NEU% 78.7%↑，Hb 86.0g/L↓，PLT 433×10^9/L↑。CT 检查如图 8-2-11 所示。

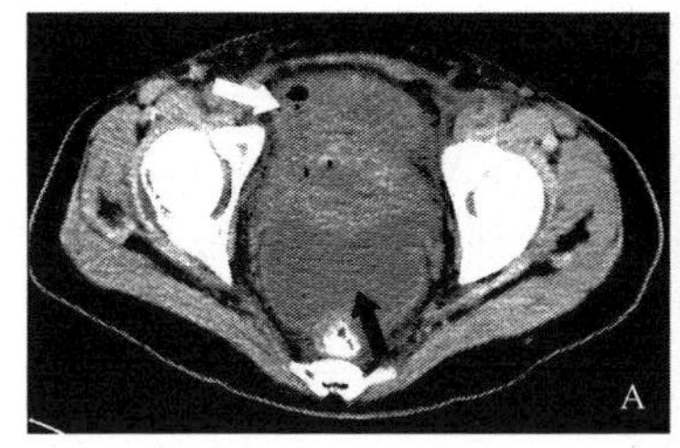

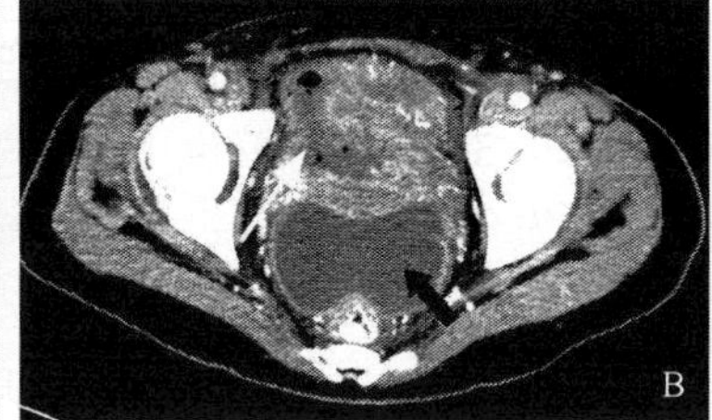

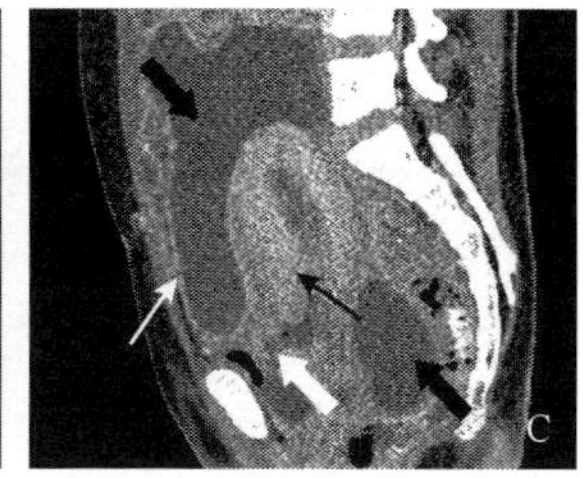

图 8-2-11 产后子宫破裂

CT 平扫子宫颈层面右侧壁欠连续，可见少许气体聚集，增强后子宫肌壁不完整更清楚（图 A、C 白粗箭头，图 B 白箭头），子宫体积明显增大，肌层明显增厚（图 C 黑箭头）。腹盆腔内大量液性密度影（图 A～C 黑粗箭头），大网膜增厚（图 C 白箭头）

【分析思维导图】

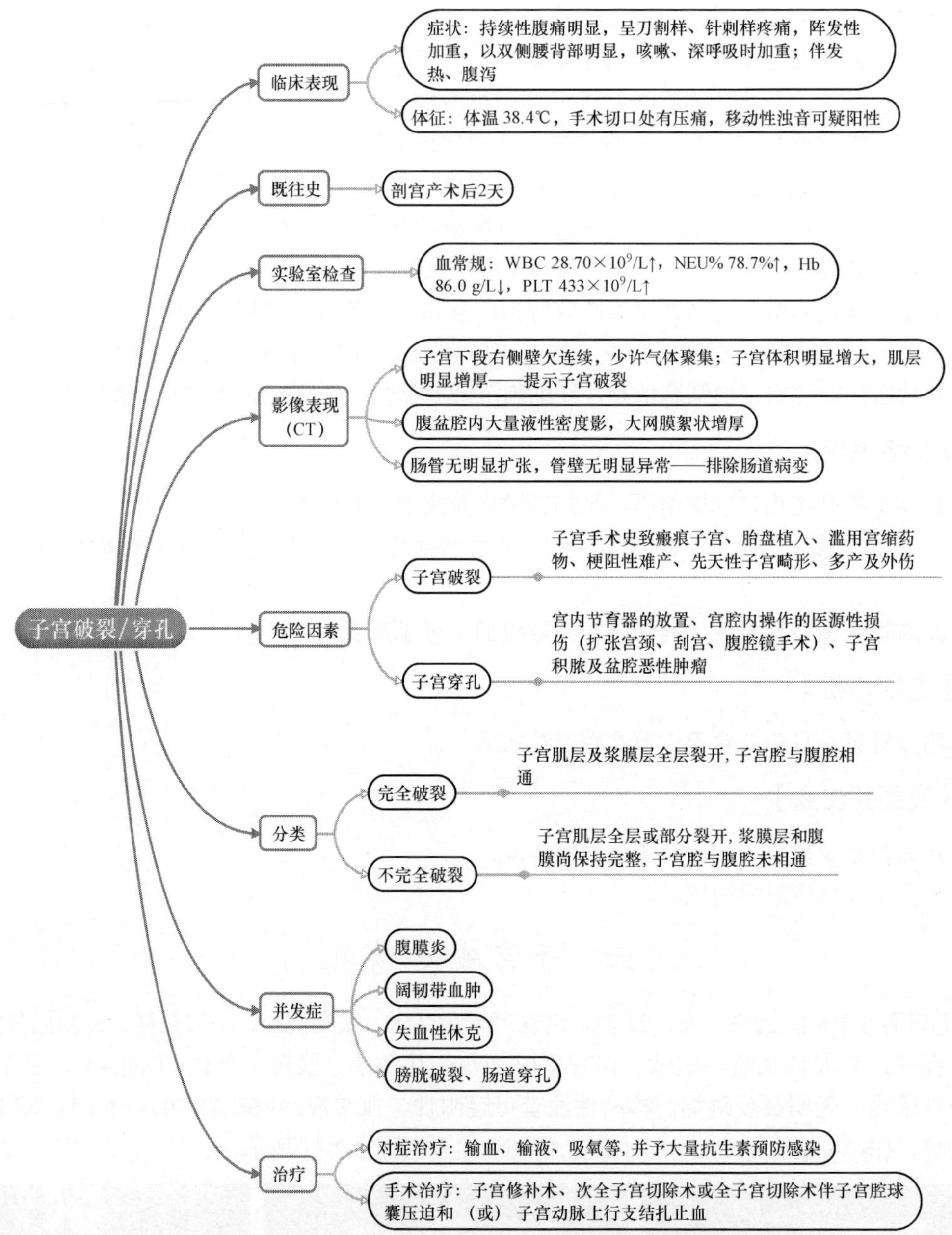

【扩展病例 8-2-6】 患者，女，31 岁，宫腔镜下清宫术后腹痛腹胀 10 小时，术后阴道流血多于平素月经量。查体：腹部膨隆，压痛、反跳痛，伴胸部反射性疼痛。宫颈肥大，7 点见一创面，宫颈管举痛（+）；宫体约 3 个月孕大，质中，轻压痛、反跳痛；两侧附件轻压痛伴反跳痛。血常规：WBC 11.43×10^9/L↑，NEU% 89.4%↑，Hb 110.0g/L↓，CRP 26.70mg/L↑。MRI 检查如图 8-2-12 所示。

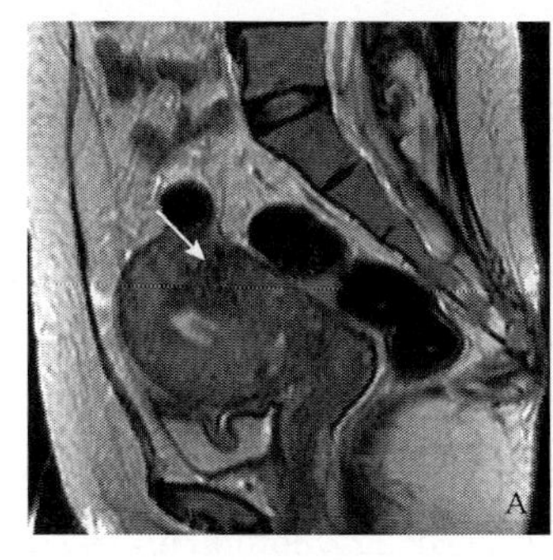
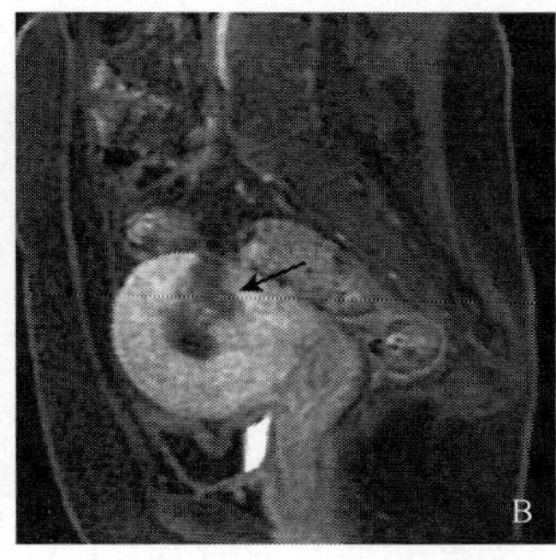
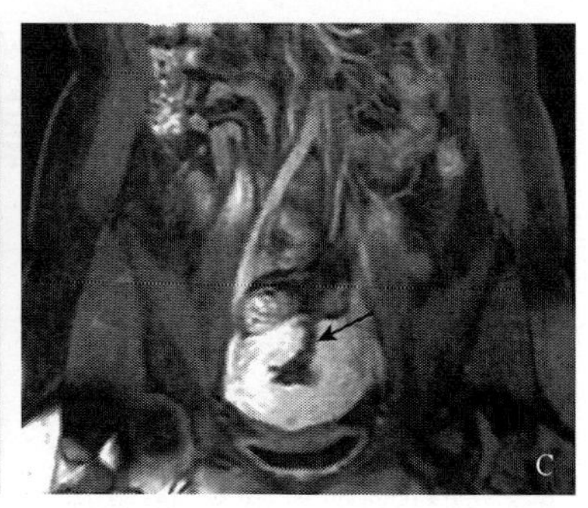

图 8-2-12　子宫破裂

MRI 矢状位 T_2WI 子宫后壁局部信号降低，肌壁不连续（图 A 白箭头），增强可见条状低信号达浆膜面，局部浆膜面不连续，提示子宫壁部分破裂（图 B、C 黑箭头）；子宫体积增大，子宫肌层信号不均匀

【病理生理及临床】

子宫破裂/穿孔是描述子宫壁部分或全层破裂的术语。子宫破裂是指妊娠期、分娩期及产后期子宫体部或子宫下段裂开；子宫穿孔则通常见于妇科或产科手术中医源性损伤及某些病理情况。子宫手术史、胎盘植入史、滥用宫缩药物、梗阻性难产史、先天性子宫畸形、多产及外伤史为子宫破裂的危险因素。其中，剖宫产、子宫肌瘤切除术等手术史所致的瘢痕子宫已成为子宫破裂的主要原因。

临床上突发下腹撕裂样疼痛或持续性腹痛进行性加剧，伴阴道出血，重者可出现失血性休克，可伴发热；查体可发现瘢痕部位压痛，或出现全腹压痛、反跳痛及肌紧张等表现；实验室检查血红蛋白下降。

【影像表现】

1. 子宫完全破裂　子宫内膜、肌层及浆膜层在内的子宫壁全层中断，子宫内膜腔与腹腔相通，子宫壁破裂口呈裂隙样无强化；破裂口周围及腹膜腔积气，可伴宫旁脓肿、宫旁组织进入破裂口、膀胱子宫血肿、腹腔积血及大量积液。

2. 子宫不完全破裂　子宫内膜、肌层不连续，浆膜层完整，正常强化子宫出现低密度缺损区，MRI 可显示浆膜层连续；可伴膀胱子宫血肿，肠管扩张，腹腔积液及胸腔积液。

【鉴别诊断】

胎盘早剥：阴道流血，伴或不伴腹痛，高张性子宫收缩；重型早剥者阴道出血程度与失血体征不符，伴剧烈腹痛。胎盘与子宫肌层间血肿形成，呈局限性异常隆起，呈 T_1WI 高信号，T_2WI 低信号。

【重要关注点】

1. 子宫壁破裂程度。
2. 子宫周围脏器情况。

（彭钰玲　谢艳君　李咏梅）

第九章　腹膜、肠系膜

一、腹腔脓肿

【病例 9-0-1】 患者，男，57 岁，腹痛、发热 10 天，伴寒战、乏力、腹胀、尿频、尿不尽。既往高血压病史 10 余年，有脑梗死病史。查体：T 37.3℃，BP 122/86mmHg，腹膨隆，右下腹压痛，反跳痛，有肌紧张，右下腹可扪及一 4cm×4cm 肿块。血常规：WBC 11.53×10^9/L↑，NEU% 86.3%↑。CRP 34.2mg/L↑，降钙素原 0.46ng/ml↑。CT 检查如图 9-0-1 所示。

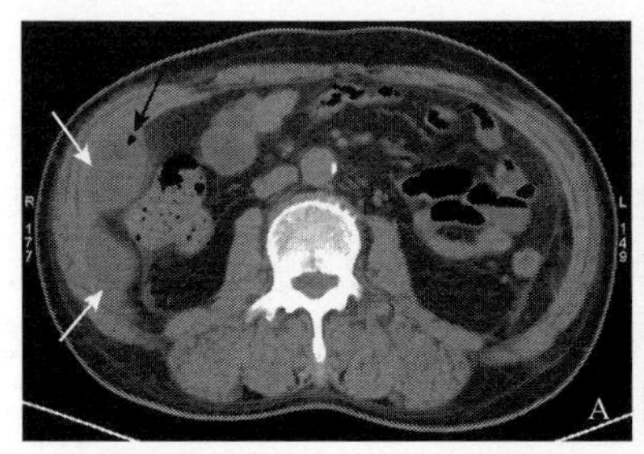
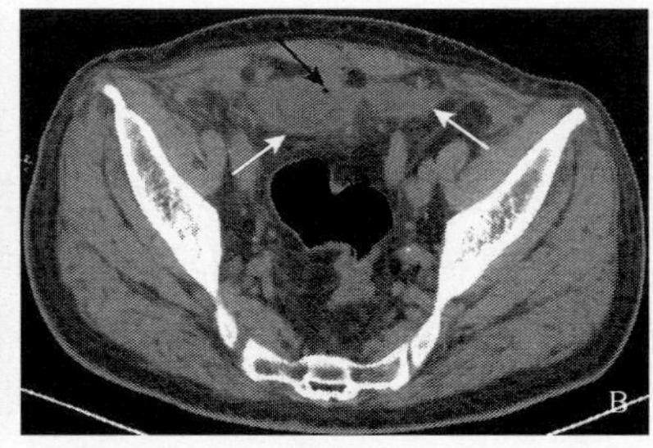
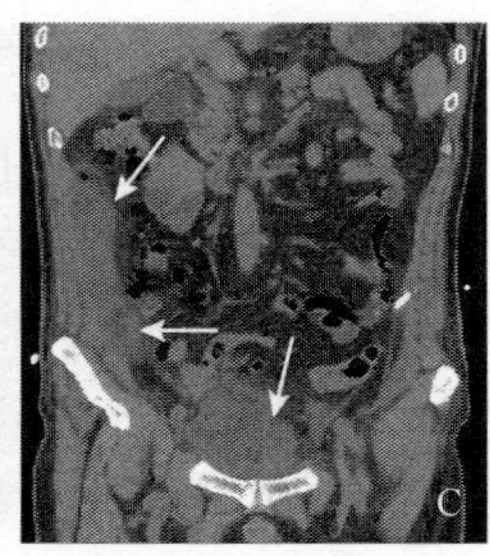

图 9-0-1　腹腔脓肿

右下腹近腹壁区及盆腔见多个梭形液性密度影（图 A～C 白箭头），CT 值 8～24Hu，边界清楚，呈包裹状，病灶内见少许积气（图 A、B 黑箭头）

【分析思维导图】

思维导图见下页。

【扩展病例 9-0-1】 患者，女，67 岁，反复腹痛 7 天，加重伴肛门停止排气排便 2 天。血常规：WBC 13.7×10^9/L↑。CRP 88.7mg/L↑，降钙素原 1.7ng/ml。CT 检查如图 9-0-2 所示。

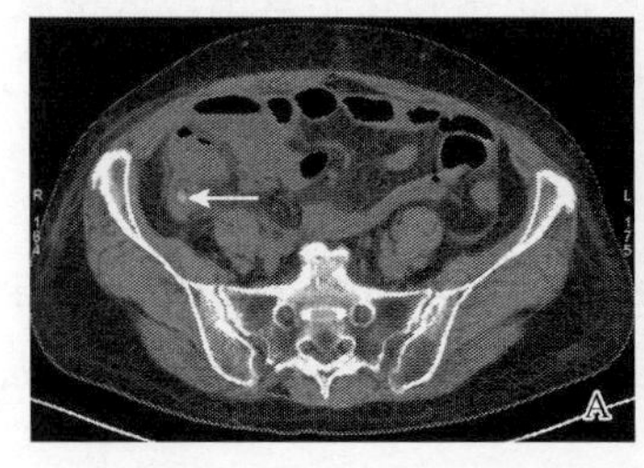
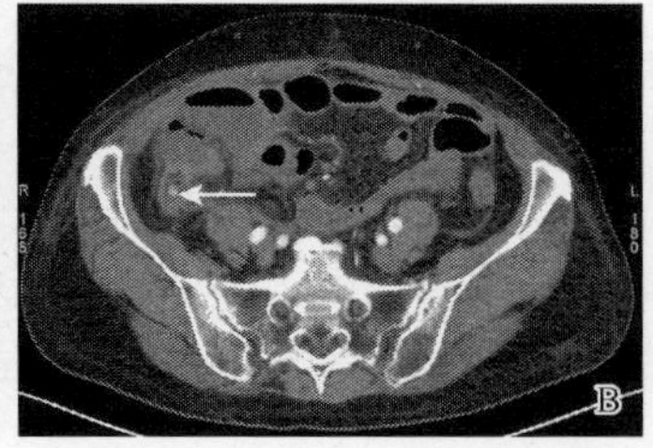
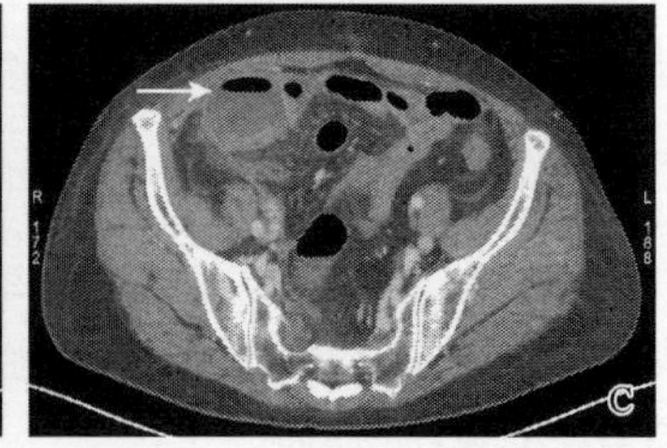

图 9-0-2　阑尾穿孔后腹腔脓肿

阑尾明显增粗，壁增厚，腔内见粪石（图 A、B 白箭头），其前方见囊状低密度影，内见气-液平面（图 C 白箭头），增强扫描囊壁见环形强化，与邻近肠管分界不清

【病理生理及临床】

腹腔脓肿常继发于腹部手术，创伤性腹膜炎，细菌性胃肠道炎症，胃肠道穿孔及肠坏死等，脓腔内含坏死组织、脓液、白细胞及细菌，易导致腹腔内肠曲、系膜、网膜及腹壁

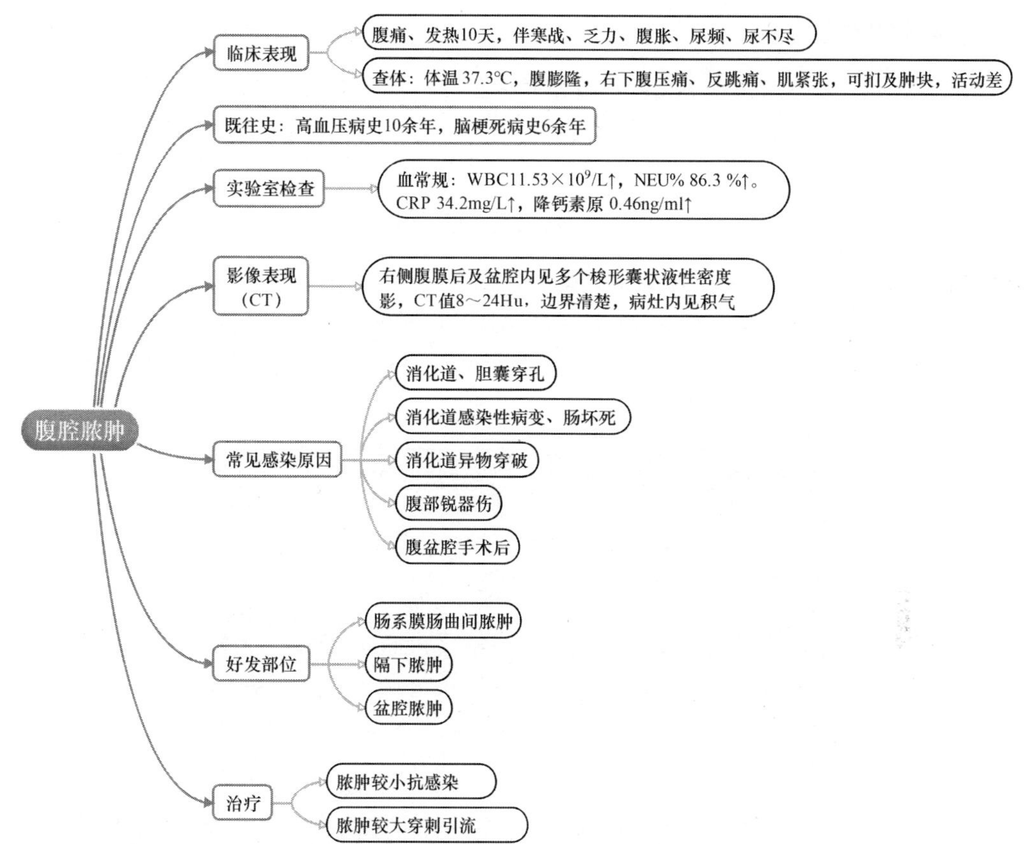

粘连包裹，并向与其相通的腹膜腔扩散。按其发病部位分为膈下脓肿、肠系膜肠曲间脓肿及盆腔脓肿。腹腔脓肿可单发亦可多发，具有起病急，病死率高等特点。

临床表现为寒战、发热、腹部钝痛、乏力、厌食，腰部下坠、尿频等。

【影像表现】

1. CT 平扫　腹腔脓肿表现为单个或多个软组织密度团块影或液性低密度区，类圆形或形态不规则，边缘模糊；其内可见气体影，多为小气泡，部分可表现为气-液平面。周围可见胃肠穿孔、胆道穿孔、肠炎或腹膜炎、腹腔积液等征象。

2. 增强扫描　脓肿壁较显著强化，壁可规则亦可厚薄不均，厚度0.1～1.0cm，病灶中心脓液未见强化，少数多房性脓肿内的分隔样强化具有特征性。

【鉴别诊断】

1. 胃肠间质瘤　肠道间质瘤坏死与肠腔穿通时中心区可见气-液平面，易误认为是腹腔脓肿，但囊壁一般较厚，可见与肠腔相通，增强扫描实性部分强化明显，恶变时可伴有腹水、淋巴结肿大及其他脏器转移。

2. 包裹性腹腔积液　临床症状相对较轻，积液密度较低，囊壁薄、边界清楚，增强扫描病灶无环形强化或弱强化。

【重要关注点】

注意病灶周围脏器及系膜等情况，观察有无空腔脏器破裂或原发感染病灶。

（杨明光　王忠睿　刘　军）

二、腹股沟疝

【病例 9-0-2】 患者，男，76 岁，右侧腹股沟区可复性包块 2 年，腹痛 1 天。查体：右侧腹股沟区扪及一大小约 8cm×7cm×7cm 的包块，质韧、稍压痛、入阴囊，不可回纳。实验室检查：血 WBC 17.15×10^9/L↑，NEU 15.25×10^9/L↑，NEU% 88.9%↑。CT 检查如图 9-0-3 所示。

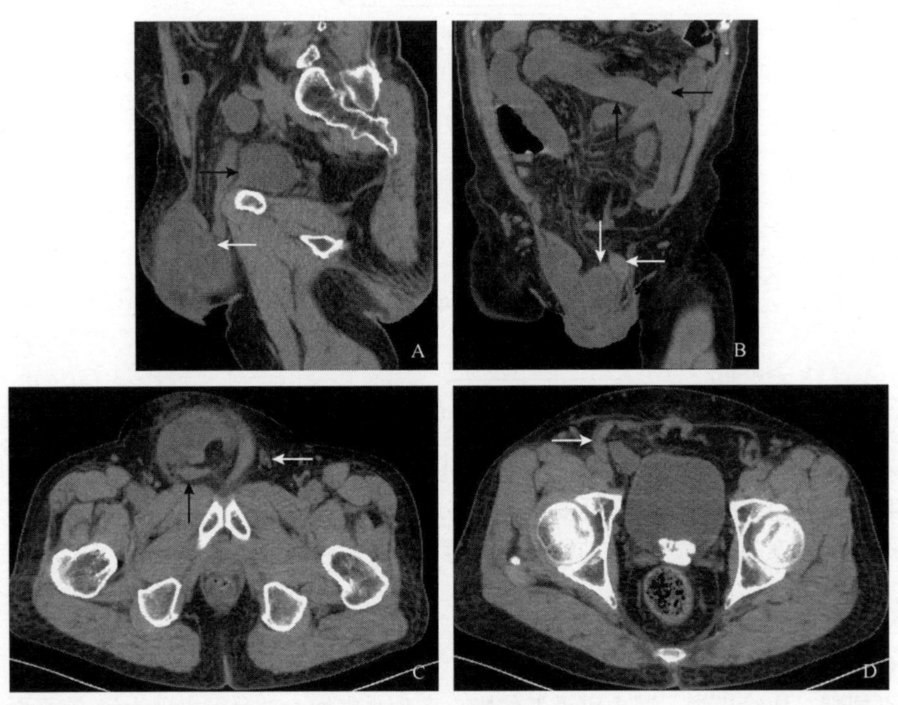

图 9-0-3　右侧腹股沟直疝

右侧腹股沟区包块，其内可见肠管及系膜疝（图 A、B 白箭头），伴小肠低位肠梗阻（图 A、B 黑箭头），疝囊颈位于腹壁下动静脉（图 D 白箭头）内侧，右侧腹股沟管内容物受压外后移形成“侧新月征”（图 C 黑箭头），左侧腹股沟管内容物显示正常（图 C 白箭头）

【分析思维导图】

思维导图见下页。

【扩展病例 9-0-2】 患者，男，69 岁，主诉为“右侧腹股沟可复性包块 4 年，不能回纳 1 天”。查体：右侧腹股沟区扪及一大小约 5cm×6cm×6cm 的包块，不能还纳，未入阴囊；腹部膨隆，腹部稍压痛。实验室检查无特殊。CT 检查如图 9-0-4 所示。

【病理生理及临床】

腹股沟疝可分为斜疝和直疝，以斜疝最为常见，腹壁肌肉强度降低，腹内压力增高是

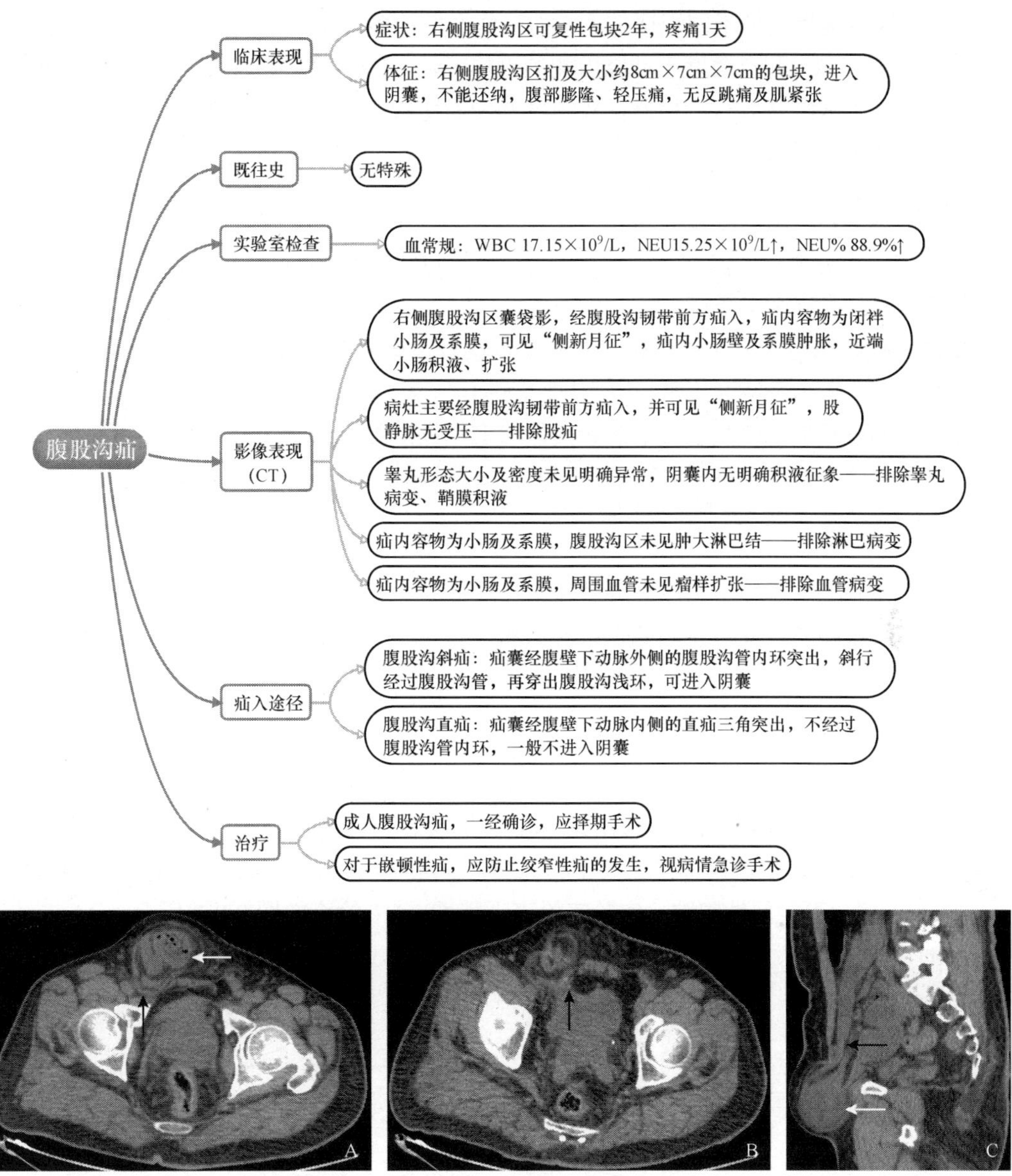

图 9-0-4　右侧腹股沟斜疝

右侧腹股沟区包块，其内可见肠管及肠系膜疝入（图 A、C 白箭头），疝囊位于腹壁下动脉（图 B 黑箭头）外侧，腹股沟韧带前方（图 A 黑箭头），伴肠梗阻（图 C 黑箭头）

引起腹股沟疝的主要原因。临床表现为腹股沟区肿块，当疝内容物为肠袢时，可出现肠梗阻症状，如腹痛、腹胀、恶心、呕吐等。合并嵌顿时上述症状加重，可表现为肿块突然增大，并伴有明显疼痛，如不及时处理，将成为绞窄性疝。

【影像表现】

1. 腹股沟区囊袋状影，疝内容物多为小肠、系膜、网膜、结肠等。形成嵌顿性或绞窄性疝时，可伴肠梗阻表现。

2. 腹股沟斜疝　疝囊突出于腹壁下动脉的外侧，经腹股沟韧带前方，无股三角填塞，斜疝会导致腹股沟管内环不同程度扩大，而直疝及股疝多为正常。

3. 腹股沟直疝 起自腹壁下动脉内侧的直疝三角，经腹股沟韧带前方，无股三角填塞，直疝大部分有“侧新月征”（指腹股沟管内容物和脂肪被直疝的疝囊向外、后侧压迫、拉伸），斜疝及股疝多无此征象。

【鉴别诊断】

1. 股疝 疝囊多位于腹壁下血管的后下方，经腹股沟韧带后方疝入股三角区，会出现股三角区填塞，股静脉可受压。

2. 睾丸鞘膜积液 易误认为是疝入的积液肠管，鞘膜积液位于睾丸鞘膜囊内、包绕睾丸，睾丸形态、大小及密度正常，透光试验（+）。

3. 精索鞘膜积液 睾丸上方沿精索液体积聚，位于腹股沟管内。

4. 隐睾 肿块较小，挤压时胀痛，阴囊内睾丸缺如。

【重要关注点】

1. 关注疝囊颈部与周围组织的解剖关系，评估疝出的途径。

2. 明确疝内容物，观察有无嵌顿及并发症。

（何昌银　王忠睿　刘　军）

三、股　疝

股疝

【病例 9-0-3】 患者，男，86 岁，右侧腹股沟可复性包块 20 年，不能还纳 2 天。查体：右侧腹股沟区扪及一大小约 8cm×6cm×10cm 的包块，未入阴囊，包块质韧，有压痛，不能回纳腹腔。实验室检查无特殊。CT 检查如图 9-0-5 所示。

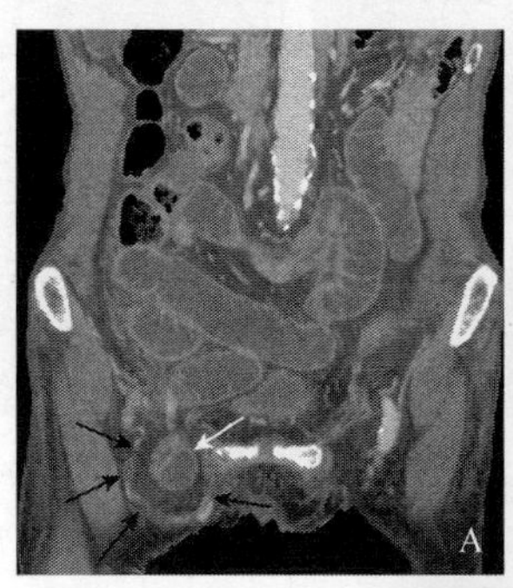

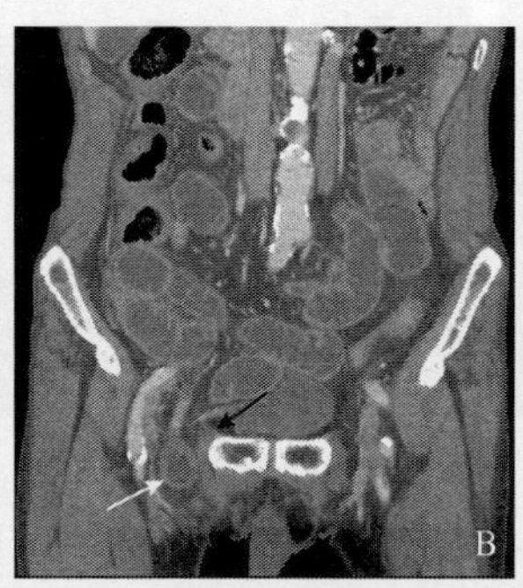

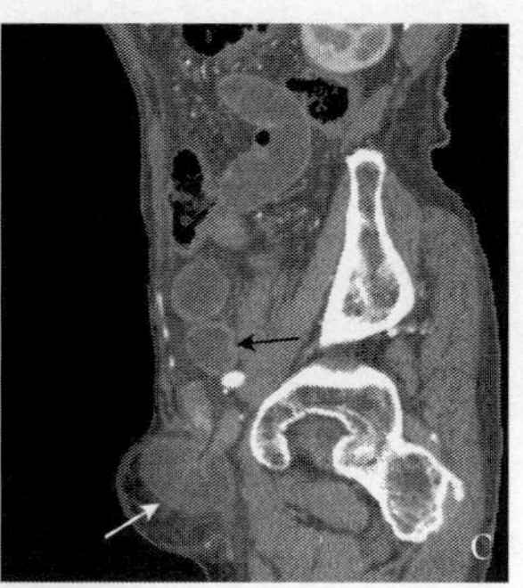

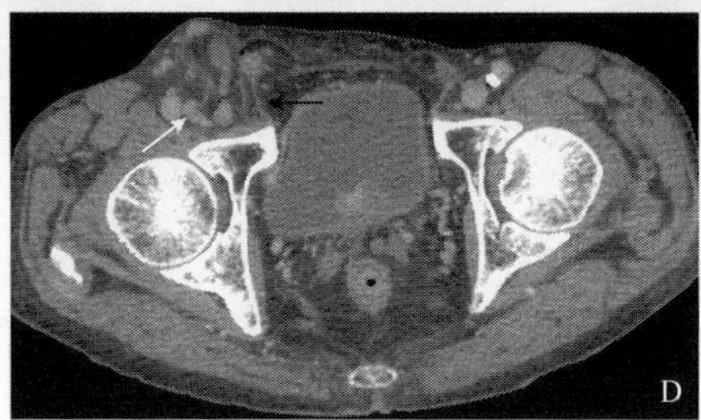

图 9-0-5　右侧股疝

右侧股根部包块，其内见肠管及系膜疝入（图 A～C 白箭头），疝囊位于腹股沟韧带（图 B、D 黑箭头）后下方，伴肠梗阻（图 C 黑箭头），右侧股三角填塞（图 A 黑箭头），右侧股静脉受压（图 D 白箭头）

【分析思维导图】

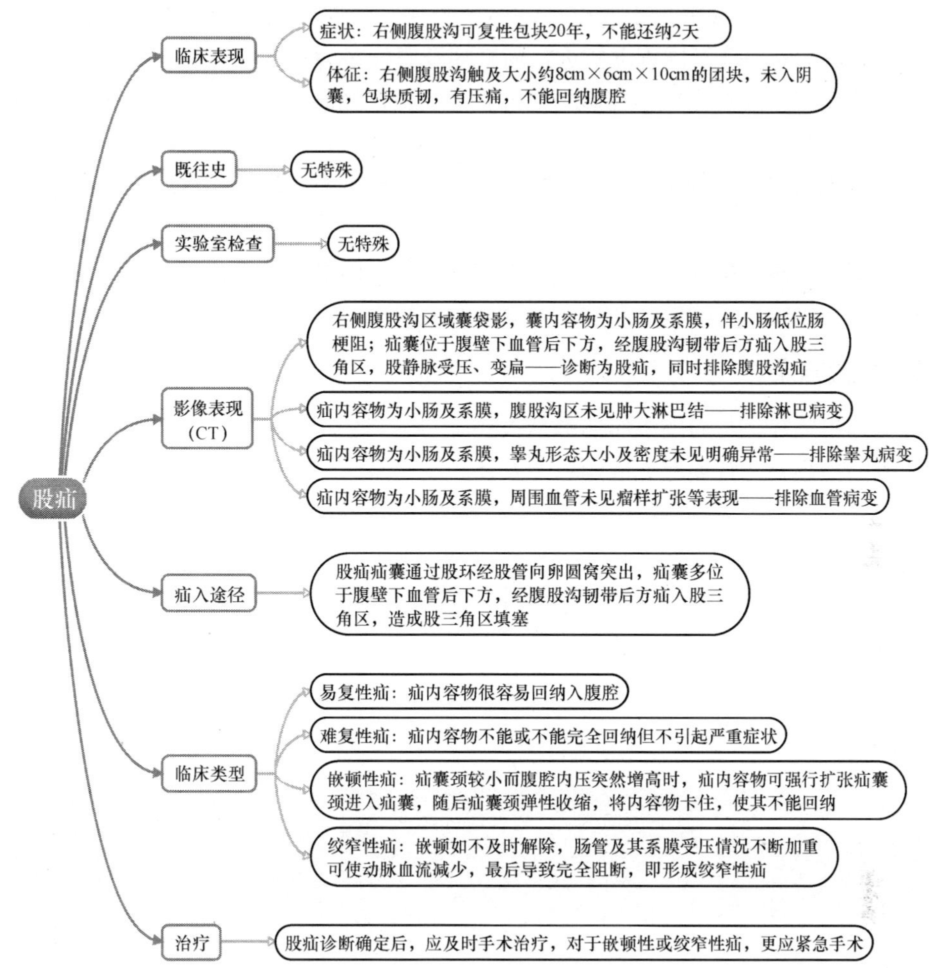

【病理生理及临床】

股疝为腹内压增高的情况下，腹腔内容物通过股环经股管向卵圆窝突出。疝内容物多为小肠、系膜及大网膜。由于股管几乎是垂直的，疝块在卵圆窝处向前转折时形成一锐角，并且股环本身较小，周围有较多坚韧的韧带，股疝容易发生嵌顿，是腹外疝中最容易发生嵌顿的疝，可迅速进展为绞窄性疝。

临床表现为腹股沟区团块，可复性疝往往症状轻，常不引起注意；若形成嵌顿性疝，可引起局部疼痛，甚至发生机械性肠梗阻，从而出现一系列严重的症状。

【影像表现】

1. 腹股沟区囊袋影，疝囊内容物多为小肠、系膜及大网膜等，嵌顿性疝往往伴有机械性肠梗阻表现。

2. 股疝疝囊多位于腹壁下血管的后下方，经腹股沟韧带后方疝入股三角区，出现股三角区填塞，股静脉可受压变形。

【鉴别诊断】

1. 腹股沟斜疝　疝囊突出于腹壁下动脉的外侧，经腹股沟韧带前方，无股三角填塞，斜疝会导致腹股沟管内环不同程度扩大，而直疝及股疝多为正常。

2. 腹股沟直疝　起自腹壁下动脉内侧的直疝三角，经腹股沟韧带前方，无股三角填塞，直疝大多有“侧新月征”。

3. 睾丸鞘膜积液　积液位于睾丸鞘膜囊内、包绕睾丸，睾丸形态、大小及密度正常，透光试验（+）。

4. 精索鞘膜积液　睾丸上方沿精索液体积聚，位于腹股沟管内，积液周围无肠壁。

5. 隐睾　肿块较小，挤压时胀痛，阴囊内睾丸缺如。

【重要关注点】

1. 评估疝出途径、与周围组织的解剖关系。

2. 明确疝内容物，观察有无嵌顿及并发症。

（何昌银　王忠睿　刘　军）

四、闭　孔　疝

【病例 9-0-4】 患者，女，69 岁，腹痛伴右下肢刺痛 4 天，以右腹股沟区为甚，伴肛门停止排气排便。育 1 儿 1 女。腹部触诊右腹股沟区压痛，伴轻度反跳痛及肌紧张。CT 检查如图 9-0-6 所示。

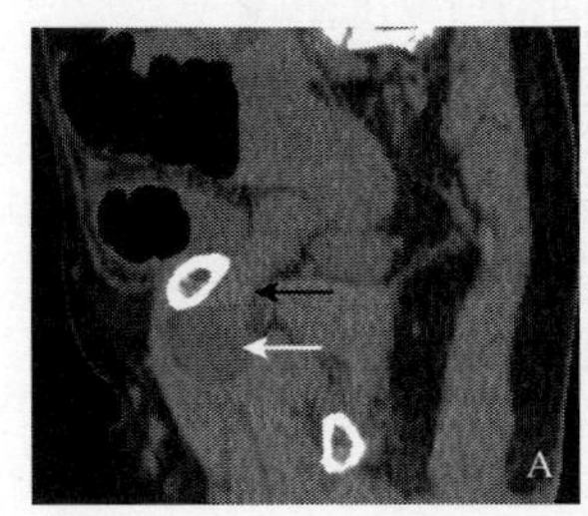

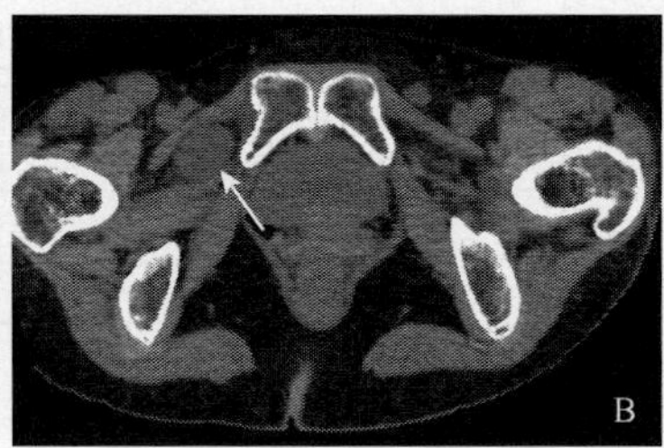

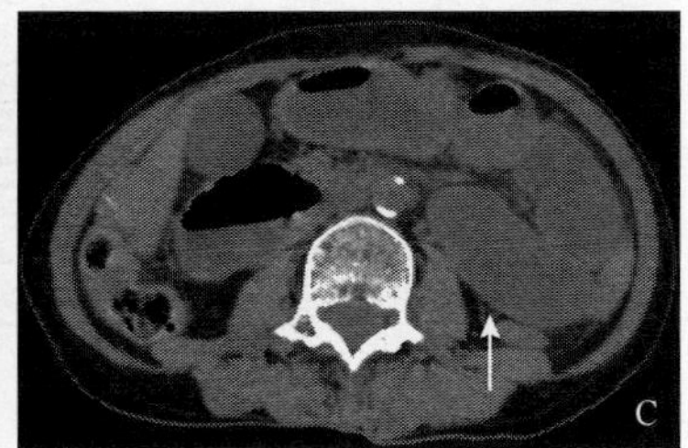

图 9-0-6　右侧闭孔疝伴小肠梗阻

右耻骨肌与闭孔外肌间类圆形低密度影（图 A、B 白箭头），与腹腔小肠延续（图 A 黑箭头），近端小肠扩张、积液，见气-液平面（图 C 白箭头）

【分析思维导图】

思维导图见下页。

【扩展病例 9-0-3】 患者，女，87 岁，下腹部疼痛 1 月余，加重 3 天。婚育史：育有 3 儿 2 女。查体：腹部膨隆、压痛，无反跳痛及肌紧张。实验室检查无特殊异常。CT 检查如图 9-0-7 所示。

【病理生理及临床】

闭孔疝指腹内容物经闭孔处突出形成的疝，临床少见，占腹部疝的 0.05%～0.14%，高龄、消瘦、腹内压高、经产及多产女性好发。

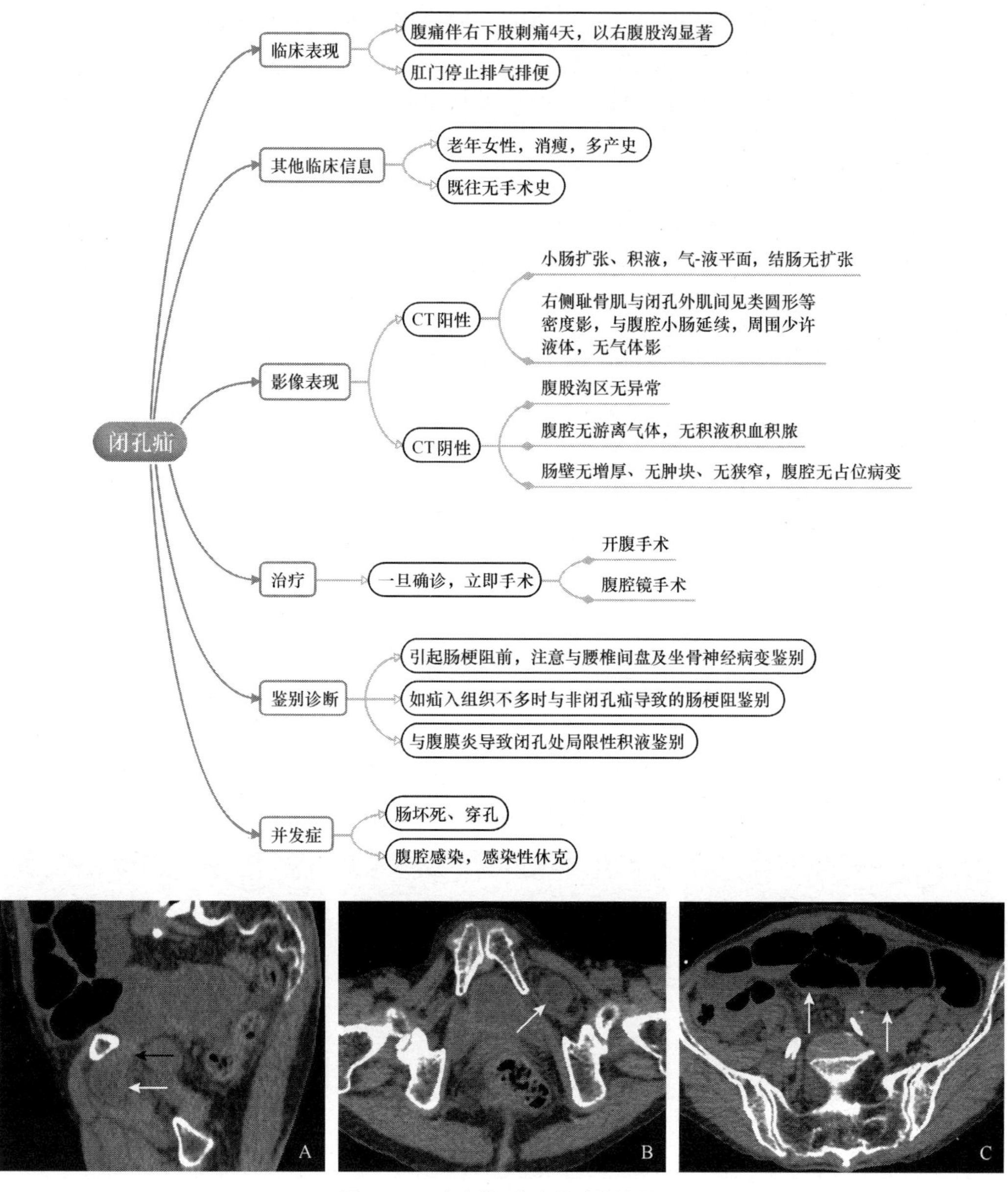

图 9-0-7　左侧闭孔疝伴小肠梗阻

左侧闭孔外肌肌束间见囊袋影（图 A、B 白箭头），并与腹腔小肠延续（图 A 黑箭头），近端小肠扩张、积液，见气-液平面（图 C 白箭头）

以 Howship-Romberg 征（大腿内侧及膝部放射性痛，咳嗽或腹部用力时加剧，平躺或屈曲、内收、内旋髋部时缓解甚至消失）为始发症状是该病特点，继而出现肠梗阻表现。约 20% 患者股三角上方、卵圆窝区可扪及肿块伴压痛；直肠或阴道检查可扪及盆腔前壁条索状肿块；发生嵌顿、肠坏死时，可出现腹膜炎体征。

【影像表现】

1. 闭孔处见疝囊，疝囊可出现在耻骨肌与闭孔外肌间、闭孔外肌肌束间、闭孔内外肌间，前者最常见。

2. 大部分疝内容物为肠管，多呈软组织结节或囊状，近闭孔疝处肠管突然塌陷呈鸟嘴征，近端肠管扩张、积液、气-液平面形成。

3. 闭孔疝小而深，极易发生嵌顿、绞窄导致肠坏死、穿孔。

【鉴别诊断】

1. 单纯肠梗阻 无 Howship-Romberg 征，CT 扫描闭孔管外口无肿块。

2. 腹膜炎 当为部分肠壁疝入嵌顿时，即肠壁疝（Richter 疝），可无明显肠梗阻表现，可有盆腔积液，易误诊为腹膜炎。

3. 腰椎间盘病变 闭孔疝发生肠梗阻前，出现疝侧大腿内侧和膝部放射性疼痛，临床症状注意与腰椎间盘病变鉴别。

【重要关注点】

1. 注意关注疝囊位置及疝内容物。

2. 是否有嵌顿及肠梗阻、有无肠坏死及穿孔。

（杨清宁 王忠睿 刘 军）

五、大网膜梗死

【病例 9-0-5】 患者，女，55 岁，突发腹痛 2 天，伴阵发性胀痛。查体：右上腹、脐周压痛，无反跳痛及肌紧张。实验室检查：血 WBC 8.83×10^9/L，NEU% 87%↑，CRP 98.7mg/L↑，IL-6 13.62pg/L↑，PCT 0.08ng/L↑。CT 检查如图 9-0-8 所示。

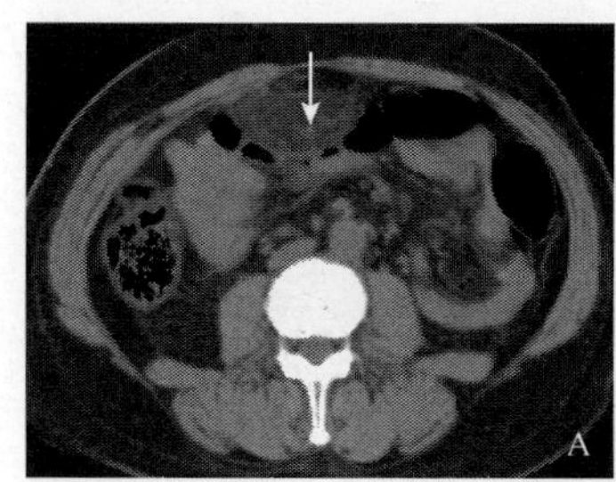

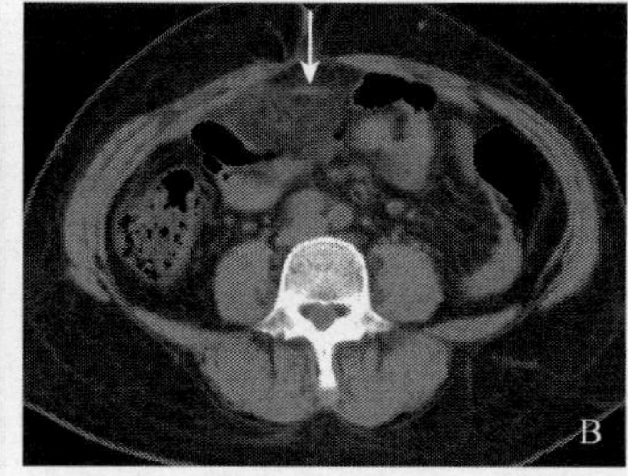

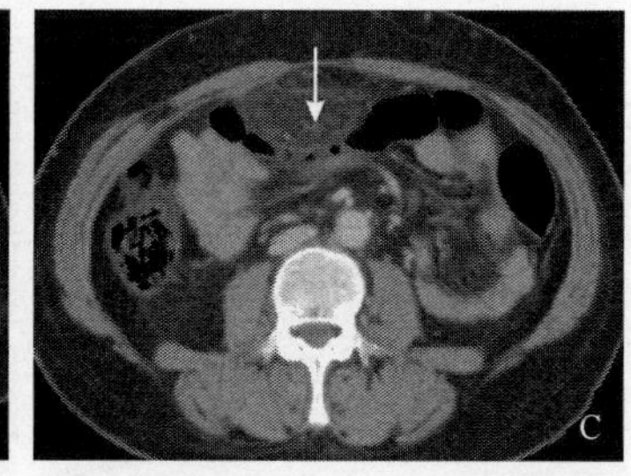

图 9-0-8 大网膜梗死（1）

CT 平扫中腹部偏右腹腔网膜区可见脂肪性包块，呈云雾状改变，边界较清，中心见点状稍高密度血管影（图 A 白箭头），邻近腹膜增厚（图 B 白箭头）。增强扫描门脉期病变无强化，中心血管未见强化（图 C 白箭头）

【分析思维导图】

思维导图见下页。

【扩展病例 9-0-4】 患者，女，43 岁，突发腹痛 1 天，呈持续性隐痛，查体：右侧中上腹压痛、反跳痛，无明显肌紧张。实验室检查：血 WBC 11.09×10^9/L↑，NEU% 87%↑，CRP 18mg/L↑，IL-6 20.99pg/L↑，PCT＜0.01ng/L。CT 检查如图 9-0-9 所示。

【病理生理及临床】

大网膜梗死为原因不明的急性网膜血管病变，临床少见，起病急、症状重，男性多发，因肥胖、腹腔内压力骤升（如咳嗽、呕吐等），腹部闭合伤等诱因引起大网膜静脉血栓形成、

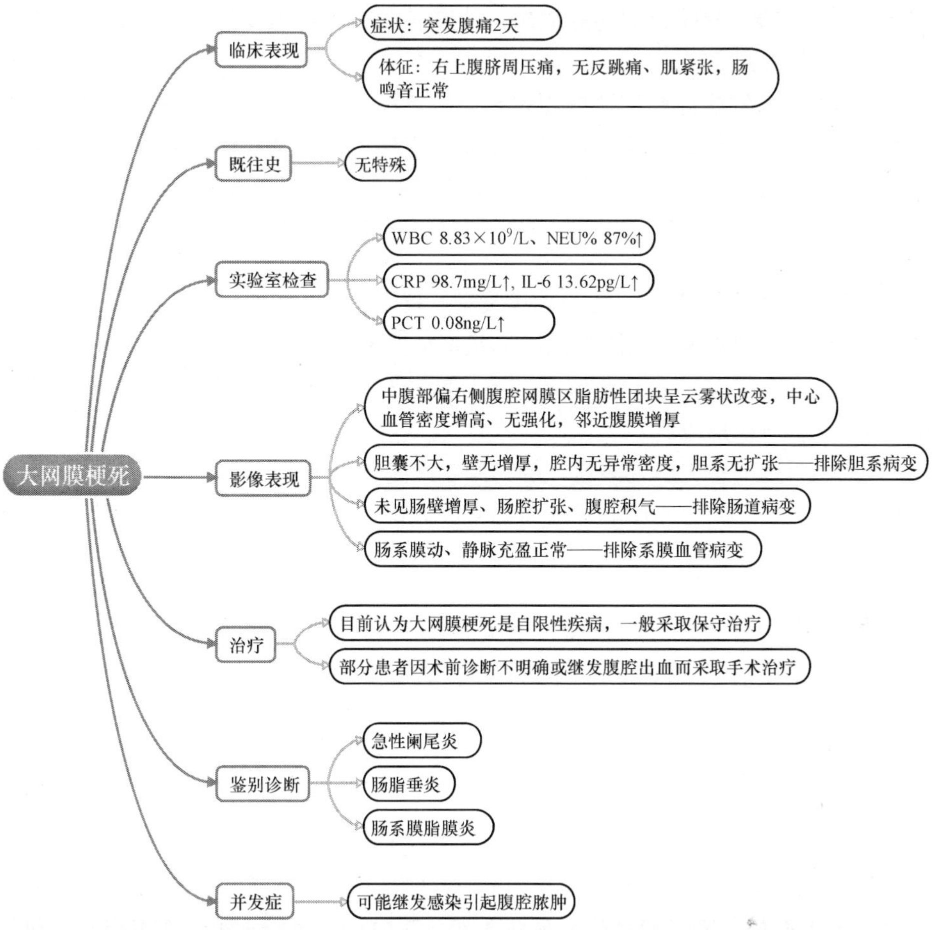

- 大网膜梗死
  - 临床表现
    - 症状：突发腹痛2天
    - 体征：右上腹脐周压痛，无反跳痛、肌紧张，肠鸣音正常
  - 既往史
    - 无特殊
  - 实验室检查
    - WBC 8.83×10^9/L、NEU% 87%↑
    - CRP 98.7mg/L↑, IL-6 13.62pg/L↑
    - PCT 0.08ng/L↑
  - 影像表现
    - 中腹部偏右侧腹腔网膜区脂肪性团块呈云雾状改变，中心血管密度增高、无强化，邻近腹膜增厚
    - 胆囊不大，壁无增厚，腔内无异常密度，胆系无扩张——排除胆系病变
    - 未见肠壁增厚、肠腔扩张、腹腔积气——排除肠道病变
    - 肠系膜动、静脉充盈正常——排除系膜血管病变
  - 治疗
    - 目前认为大网膜梗死是自限性疾病，一般采取保守治疗
    - 部分患者因术前诊断不明确或继发腹腔出血而采取手术治疗
  - 鉴别诊断
    - 急性阑尾炎
    - 肠脂垂炎
    - 肠系膜脂膜炎
  - 并发症
    - 可能继发感染引起腹腔脓肿

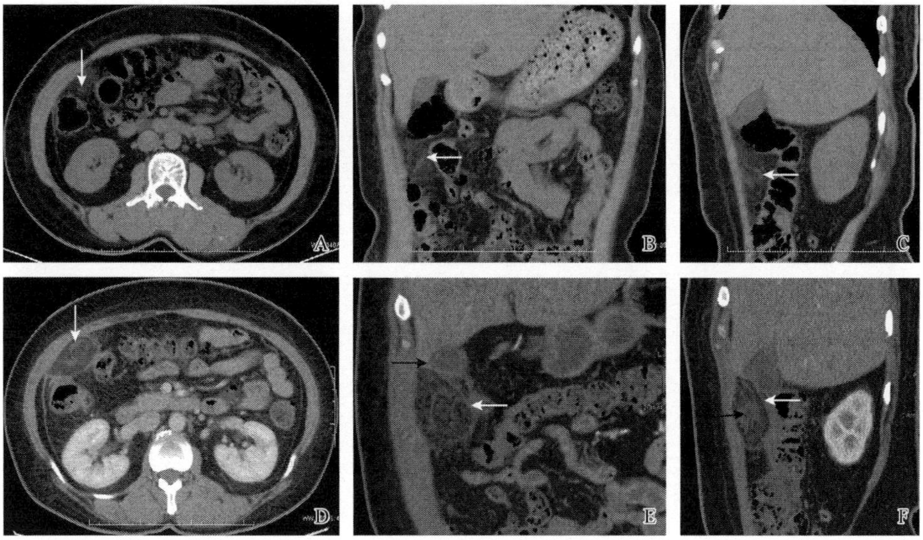

图 9-0-9　大网膜梗死（2）

CT 平扫右中腹部升结肠前方可见云雾状脂肪团块，边界不清，冠、矢状位病灶内见增粗、迂曲及密度增高血管影（图 B、C 白箭头），横轴位中心为点状稍高密度影（图 A 白箭头），为网膜小静脉内血栓形成。保守治疗 1 周后复查（D～F）病变体积增大、中心出现增多的片条状液体影（图 D 白箭头、图 F 黑箭头），冠、矢状位病变边界较清、边缘可见轻微强化的薄壁（图 E、F 白箭头），邻近胆囊受炎症波及呈现分层状强化（图 E 黑箭头）

管腔闭塞、回流障碍，继而影响动脉血供，造成供血区域网膜发生出血性梗死。大网膜动脉病变引起大网膜梗死罕见。

患者常表现为右侧腹部持续性剧烈疼痛，右下腹痛最为多见，活动时加剧，少有恶心呕吐，可伴有发热。查体右侧腹部局限性压痛、可伴有反跳痛及肌紧张，触及腹部包块或局部饱满。实验室检查感染指标明显升高，但降钙素原不升高或轻微升高。

【影像表现】

1. 腹部大网膜区脂肪团块，呈云雾状改变，范围常大于 5cm，边界清晰或不清晰，多位于右中下腹部结肠腹侧缘与前腹壁间，形状可呈卵圆形、饼状或条状。

2. 脂肪团块密度不均，内可见索条及点片状稍高密度影，中心区域可见点状稍高密度血管影，提示静脉血栓形成。

3. 病灶周围脏器通常无异常表现，邻近腹膜及肠管壁因炎症波及可增厚。

4. 增强扫描病变无强化，中心点状稍高密度血管无强化，多系大网膜静脉分支。

【鉴别诊断】

1. 急性阑尾炎 转移性右下腹痛、压痛、反跳痛及肌紧张，白细胞计数、中性粒细胞百分比升高；阑尾增粗（＞6mm），壁增厚（＞2mm），周围脂肪间隙模糊。

2. 肠脂垂炎 肠脂垂扭转或血供障碍引发的缺血梗死，与大网膜梗死临床症状相似；好发于盲肠、左半结肠及乙状结肠旁，多呈卵圆形脂肪团块、周围可见炎性浸润，病变通常局限、范围通常小于大网膜梗死。

3. 肠系膜脂膜炎 为一种非特异性炎症，发病机制尚不明确，主要表现为肠系膜脂肪的退变、坏死和纤维化，临床症状不典型，无或仅轻微腹痛，亦可伴有发热和消化系统症状；CT 多表现为肠系膜根部密度增高呈云雾状改变，其内可见多发大小不等淋巴结，可见假包膜及脂肪环征。

【重要关注点】

1. 病灶是否累及邻近器官。

2. 是否并发感染及出血。

（郑 伟 王忠睿 刘 军）

第十章　骨骼肌肉系统

第一节　创伤性病变

一、肩关节脱位

【病例 10-1-1】 患者，男，27 岁，不慎从 1.8 米高的斜坡滑下，外展外旋左肩关节支撑身体，伤后左肩疼痛伴活动受限 1 小时。专科检查：左肩方肩畸形，前下方膨隆，冈上窝空虚，左肩活动度（前屈 90°，外展 80°，体侧外旋 10°，外展位外旋 40°）。X 线片及 CT 检查如图 10-1-1 所示。

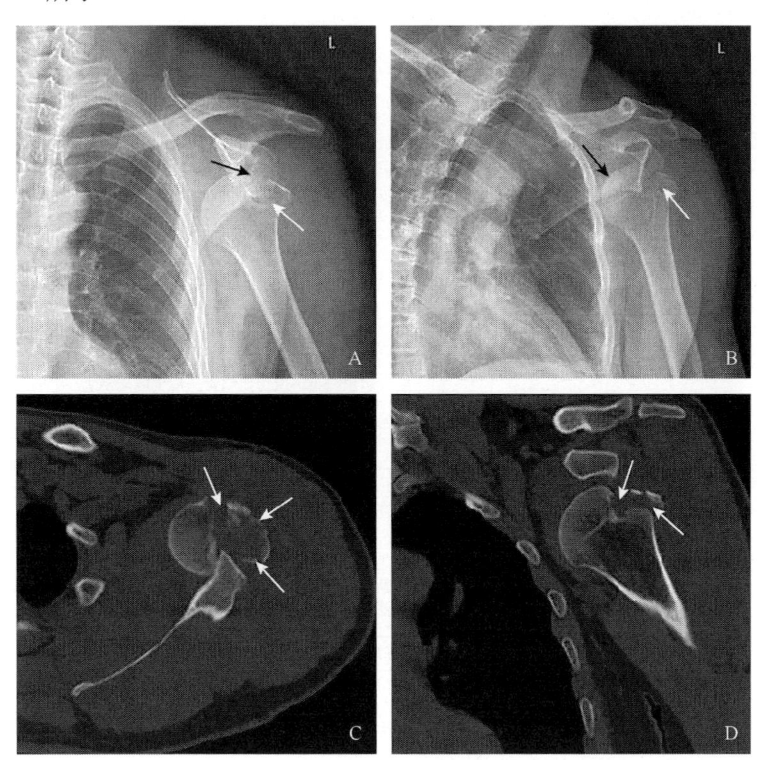

图 10-1-1　左肩关节前下脱位并肱骨大结节骨折

X 线片示左肱骨向前下移位（图 A、B 黑箭头），肱骨大结节内见透亮影（图 A、B 白箭头），CT 示肱骨大结节骨质不连续，周围多发碎骨片影（图 C、D 白箭头）

【分析思维导图】

思维导图见下页。

【扩展病例 10-1-1】 患者，女，73 岁，右肩反复脱位 9 年，跌倒致右肩疼痛伴活动受限 2 小时。专科检查：右肩关节轻度肿胀，方肩畸形，右侧肱骨大结节区、喙突区压痛（+），肱骨轴向叩击痛（+），右侧肩关节弹性固定，主动前屈 20°，后伸 0°，外展 45°，内收 0°，

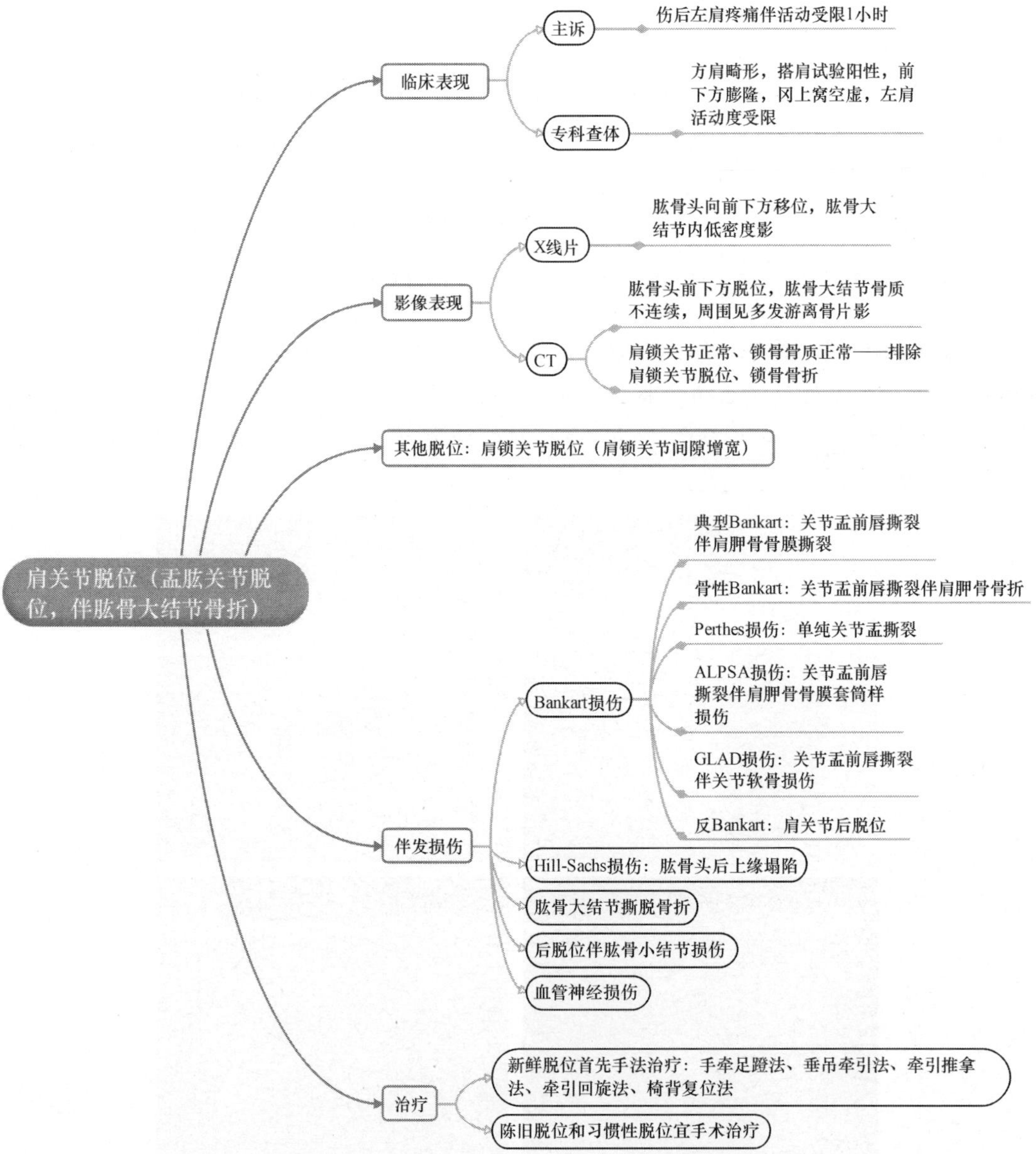

- 肩关节脱位（盂肱关节脱位，伴肱骨大结节骨折）
  - 临床表现
    - 主诉
      - 伤后左肩疼痛伴活动受限1小时
    - 专科查体
      - 方肩畸形，搭肩试验阳性，前下方膨隆，冈上窝空虚，左肩活动度受限
  - 影像表现
    - X线片
      - 肱骨头向前下方移位，肱骨大结节内低密度影
    - CT
      - 肱骨头前下方脱位，肱骨大结节骨质不连续，周围见多发游离骨片影
      - 肩锁关节正常、锁骨骨质正常——排除肩锁关节脱位、锁骨骨折
  - 其他脱位：肩锁关节脱位（肩锁关节间隙增宽）
  - 伴发损伤
    - Bankart损伤
      - 典型Bankart：关节盂前唇撕裂伴肩胛骨骨膜撕裂
      - 骨性Bankart：关节盂前唇撕裂伴肩胛骨骨折
      - Perthes损伤：单纯关节盂撕裂
      - ALPSA损伤：关节盂前唇撕裂伴肩胛骨骨膜套筒样损伤
      - GLAD损伤：关节盂前唇撕裂伴关节软骨损伤
      - 反Bankart：肩关节后脱位
    - Hill-Sachs损伤：肱骨头后上缘塌陷
    - 肱骨大结节撕脱骨折
    - 后脱位伴肱骨小结节损伤
    - 血管神经损伤
  - 治疗
    - 新鲜脱位首先手法治疗：手牵足蹬法、垂吊牵引法、牵引推拿法、牵引回旋法、椅背复位法
    - 陈旧脱位和习惯性脱位宜手术治疗

外旋 90°，内旋 100°，被动前屈 90°，后伸 0°，外展 90°，摸背不能，右上肢肌力减退 4～5 级；双上肢等长。CT 及 MRI 检查如图 10-1-2 所示。

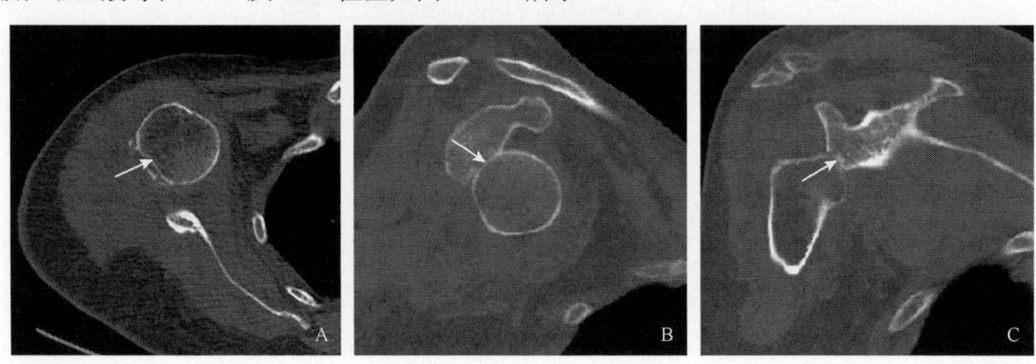

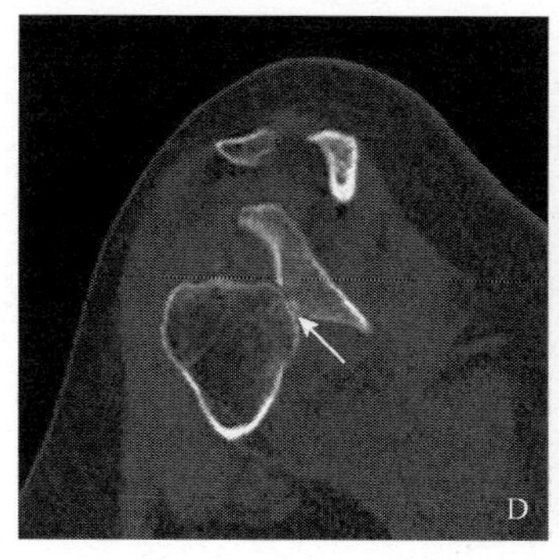
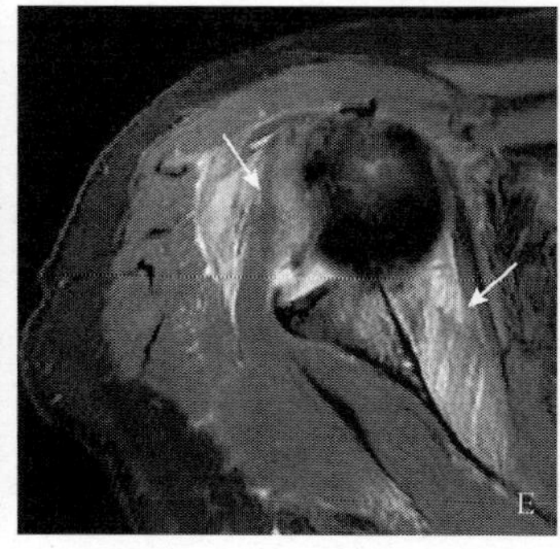
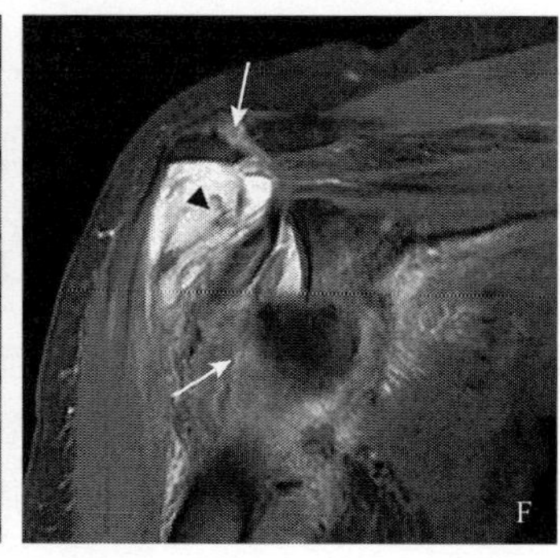

图 10-1-2 右肩关节前下脱位并发骨折及肩袖损伤

肱骨头后上份伊尔-萨克斯（Hill-Sachs）损伤即肱骨头后外侧的骨性撕脱性骨折和压缩性骨折（图 A 白箭头），关节盂前下份骨性班卡特（Bankart）损伤即关节盂前下方撕脱性骨折（图 B 为平行于盂肱关节面层面、图 C 为垂直于盂肱关节面层面），肱骨头后外侧与肩胛骨关节盂前下缘发生撞击（图 D 白箭头），MRI 示冈上肌、肩胛下肌肿胀伴部分撕裂（图 E 白箭头），肩锁关节囊及腋囊肿胀（图 F 白箭头），肩峰下-三角肌滑囊积液（图 F 黑▲）

【扩展病例 10-1-2】 患者，男，39 岁，骑自行车摔伤致右肩部疼痛伴活动受限 3 小时，肩部先着地。专科检查：右肩关节肿胀、局部皮肤擦伤，右肩关节上举 150°，后伸 20°，外展 160°，内收 50°，外旋 90°，内旋 80°，肩关节特殊检查，恐惧试验（+），Jobe 复位试验（+），摸背试验：左侧 T_3，右侧 T_5，双上肢等长。X 线片、CT 及 MRI 检查如图 10-1-3 所示。

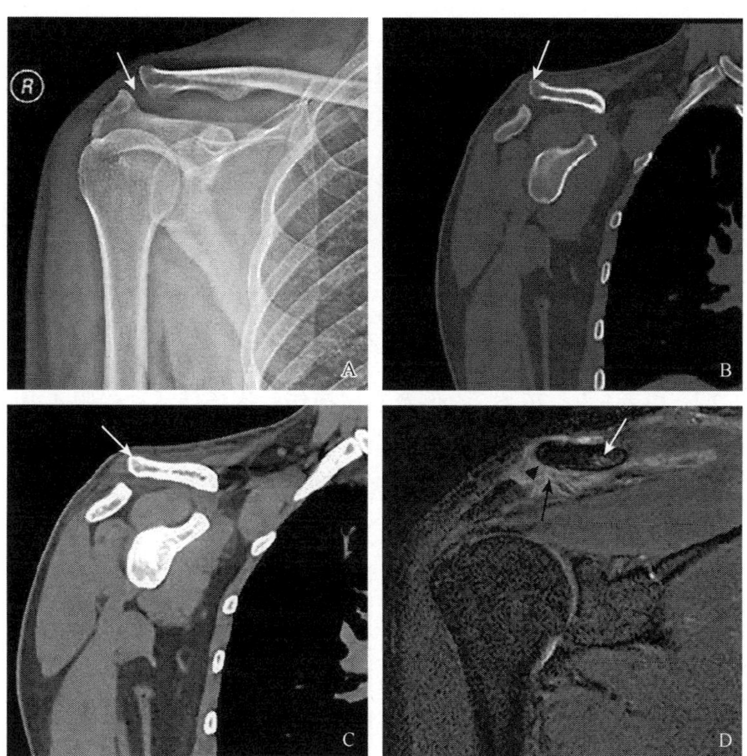

图 10-1-3 右肩锁关节脱位伴肩锁韧带及喙锁韧带断裂

X 线片示右肩锁关节间隙增宽（图 A 白箭头），CT 示锁骨肩峰端向上移位（图 B、C 白箭头），MRI 示锁骨肩峰端少许骨髓水肿（图 D 白箭头），周围软组织肿胀（图 D 黑箭头），肩锁韧带及喙锁韧带正常结构未见显示（图 D 黑▲）

【病理生理及临床】

最常见的肩关节脱位是盂肱关节脱位，盂肱关节为球窝关节，关节窝只覆盖了肱骨头的 1/4，活动性最大，也最容易脱位，以前脱位最多见，约占 90%。

患者在向后跌倒时，以肩部着地，或因后方的冲击力，使肱骨头向前脱位，因打击或冲撞等外力直接作用于肩关节而引起脱位极少见。肩关节后脱位损伤机制为上臂轻度内旋，肩关节屈曲，内收内旋，轴向暴力。

临床表现为受累肩关节剧痛、肿胀，查体可触及关节盂空隙，方肩畸形，搭肩试验阳性。

【影像表现】

1. 最常见为盂肱关节前下脱位，X 线片表现为肱骨头不在肩胛盂内，向前下方脱出移位，常伴有关节盂前下方撕脱性骨折。

2. 在很多创伤性肩关节前脱位的患者，最常见的损伤为下盂肱韧带－盂唇复合体（肱二头肌长头腱的起点、盂肱韧带的附着点）损伤，即经典的班卡特（Bankart）损伤，不伴有骨的撕裂为纤维性 Bankart 损伤，肩胛盂发生撕脱性骨折时，称为骨性 Bankart 损伤。

3. 肩关节反复前脱位时，肱骨头后外侧与肩胛盂前下缘发生撞击，形成肱骨头后外侧缘压缩性骨折和骨性缺损，称为伊尔-萨克斯（Hill-Sachs）损伤。

【鉴别诊断】

肩关节假性半脱位：肱骨头下移呈半脱位状态，当诊断出现疑虑时，应当行上臂悬吊上抬体位 X 线平片或关节腔抽吸后重新 X 线片检查，可能会有所帮助，或进一步 CT/MRI 检查。

【重要关注点】

1. 肩关节脱位是否合并肱骨头、肩胛骨骨折及骨髓水肿。

2. 关节盂唇有无损伤。

3. 肩锁韧带、喙锁韧带等有无损伤。

二、肱骨近端骨折

【病例 10-1-2】 患者，女，76 岁，滑倒致右肩撞伤后疼痛伴活动受限 4 小时。专科检查：右肩肿胀，右侧方肩畸形，局部无发红，无明显瘀血瘀斑，无皮肤破损，右侧肩关节喙突及冈上肌压痛，右肩关节周围叩痛，大结节区明显，右肩因痛拒按，双上肢等长。X 线片及 CT 检查如图 10-1-4 所示。

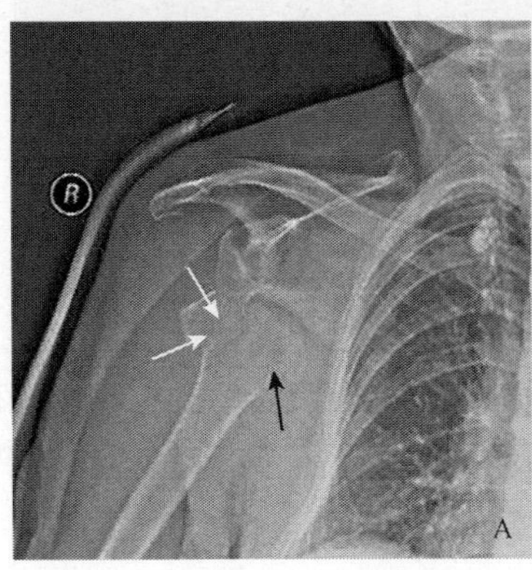

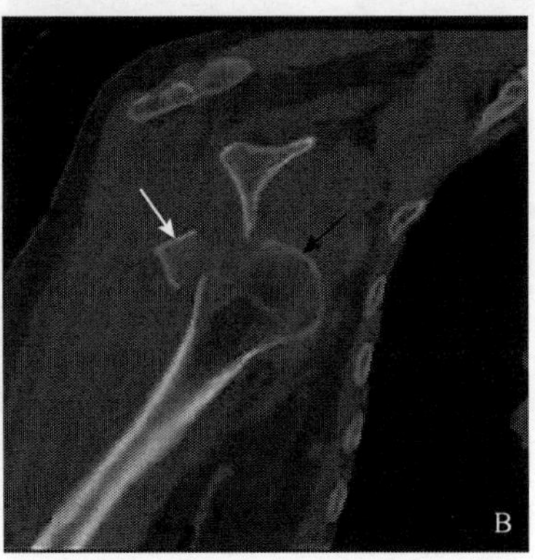

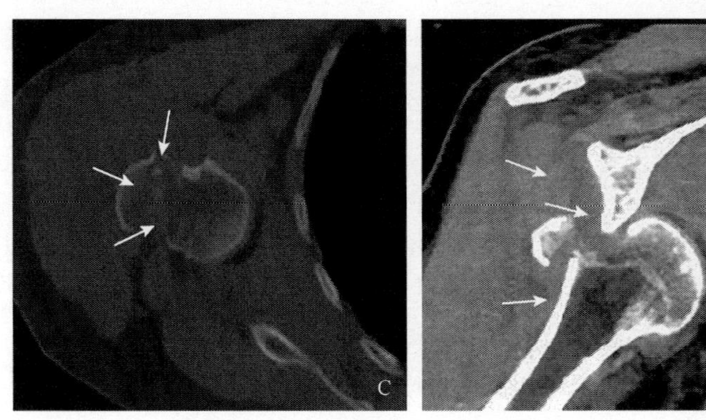

图 10-1-4　右侧肱骨大结节粉碎性骨折伴肱骨头向前下方完全性脱位

X 线片示肱骨大结节形态失常，其内见低密度（图 A 白箭头），向前下方移位（图 A 黑箭头），CT 示肱骨大结节骨质不连续，周围见分离骨片影（图 B、C 白箭头），肱骨头位于肩胛骨内下方（图 A 所示），周围软组织肿胀（图 D 白箭头）

【分析思维导图】

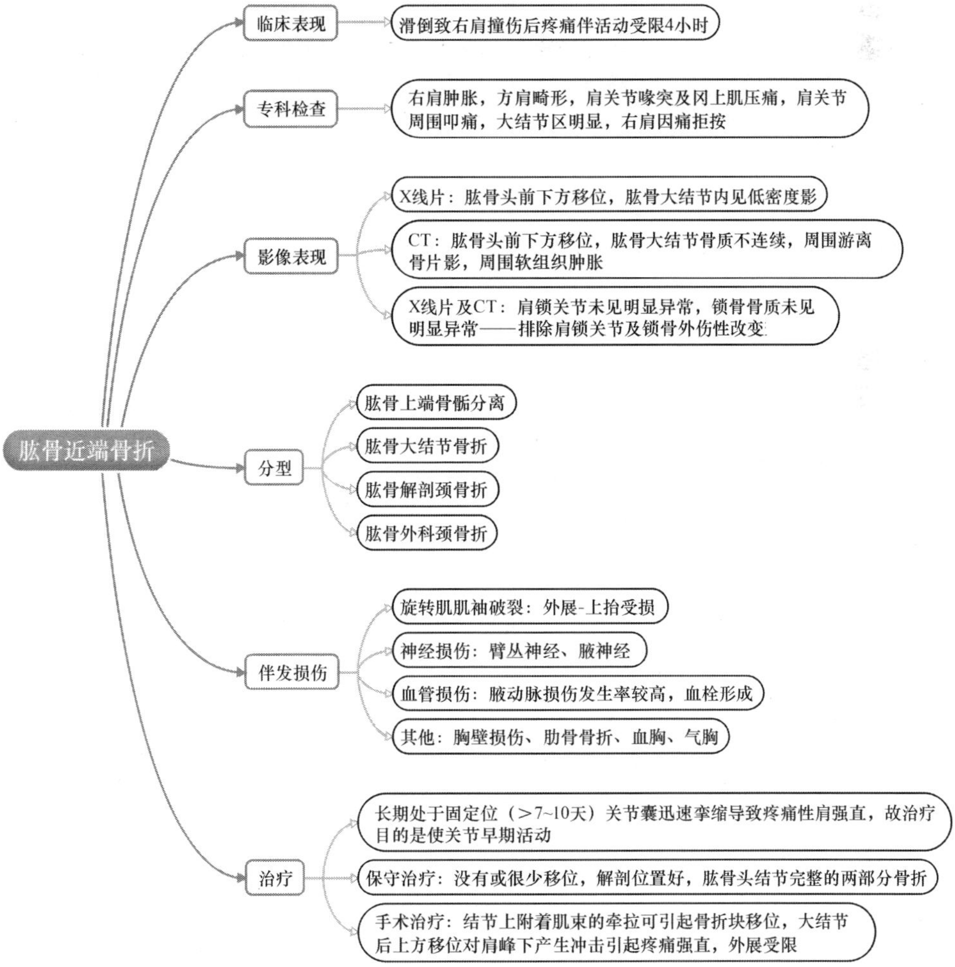

- 肱骨近端骨折
  - 临床表现
    - 滑倒致右肩撞伤后疼痛伴活动受限4小时
  - 专科检查
    - 右肩肿胀，方肩畸形，肩关节喙突及冈上肌压痛，肩关节周围叩痛，大结节区明显，右肩因痛拒按
  - 影像表现
    - X线片：肱骨头前下方移位，肱骨大结节内见低密度影
    - CT：肱骨头前下方移位，肱骨大结节骨质不连续，周围游离骨片影，周围软组织肿胀
    - X线片及CT：肩锁关节未见明显异常，锁骨骨质未见明显异常——排除肩锁关节及锁骨外伤性改变
  - 分型
    - 肱骨上端骨骺分离
    - 肱骨大结节骨折
    - 肱骨解剖颈骨折
    - 肱骨外科颈骨折
  - 伴发损伤
    - 旋转肌肌袖破裂：外展-上抬受损
    - 神经损伤：臂丛神经、腋神经
    - 血管损伤：腋动脉损伤发生率较高，血栓形成
    - 其他：胸壁损伤、肋骨骨折、血胸、气胸
  - 治疗
    - 长期处于固定位（>7~10天）关节囊迅速挛缩导致疼痛性肩强直，故治疗目的是使关节早期活动
    - 保守治疗：没有或很少移位，解剖位置好，肱骨头结节完整的两部分骨折
    - 手术治疗：结节上附着肌束的牵拉可引起骨折块移位，大结节后上方移位对肩峰下产生冲击引起疼痛强直，外展受限

【扩展病例 10-1-3】 患者，女，60 岁，摔伤致左肩疼痛 2 小时。CT 及 MRI 检查如图 10-1-5 所示。

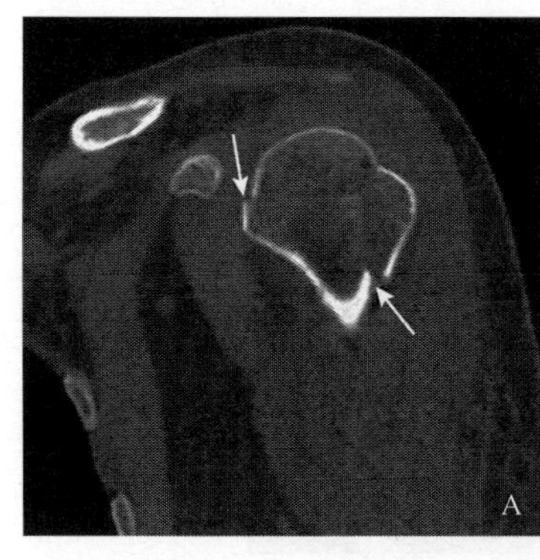

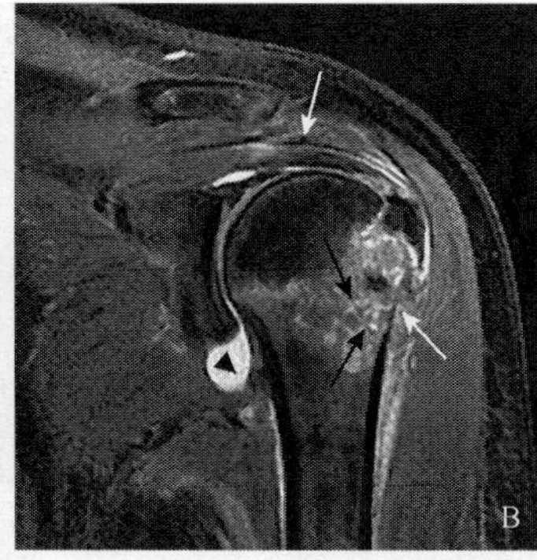

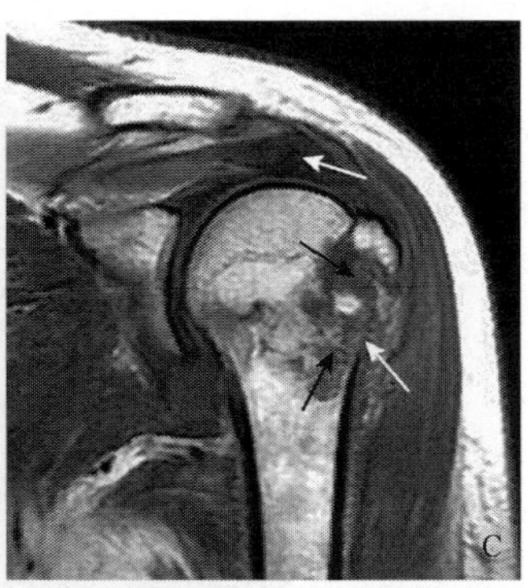

图 10-1-5　左侧肱骨外科颈骨折累及大小结节，伴骨髓水肿

肱骨外科颈骨质不连续，断端相互嵌入（图 A 白箭头），MRI 显示肱骨外科颈及其周围骨髓水肿（图 B、C 黑箭头），邻近软组织肿胀（图 B、C 白箭头）和腋囊积液（图 B 黑▲）

【病理生理及临床】

肱骨近端骨折在老年人可由轻微的直接创伤引起，或在平地摔倒所致；年轻人在车祸、坠落等高能量伤中也能见到；也见于轻微创伤引起的病理性骨折。

临床表现为骨折处疼痛，姿势固定，肩关节活动受限，局部瘀斑和肿胀等；外周血管搏动减弱，感觉异常，发绀等。

【影像表现】

发生在肱骨解剖颈下 2～3cm 处的骨折，肱骨近端局部骨皮质不连续，伴或不伴骨碎片，周围软组织肿胀。

【鉴别诊断】

有影像学证据支持时无须鉴别。

【重要关注点】

1. 青少年有无肱骨上端骨骺分离、肱骨大结节骨折、肱骨解剖颈骨折、肱骨外科颈骨折。

2. X 线片标准化。标准的肩胛前后位、侧位和腋位可以从三个互相垂直平面对骨折情况进行评估。对一些急性损伤患者，若不能外展上臂则采用 Velpeau 腋位片。

三、肩袖撕裂

【**病例 10-1-3**】 患者，女，59 岁，无明显诱因出现右侧肩关节及右上臂疼痛 1 个月，呈阵发性酸胀痛，左侧卧位时稍缓解，伴右肩关节活动受限。专科检查：右肩关节各项活动受限（上举 80°，后伸 20°，外展 80°），右肩关节外观正常，右侧冈上肌、肱二头肌长头肌腱、右上臂压痛明显。MRI 检查如图 10-1-6 所示。

【分析思维导图】

思维导图见下页。

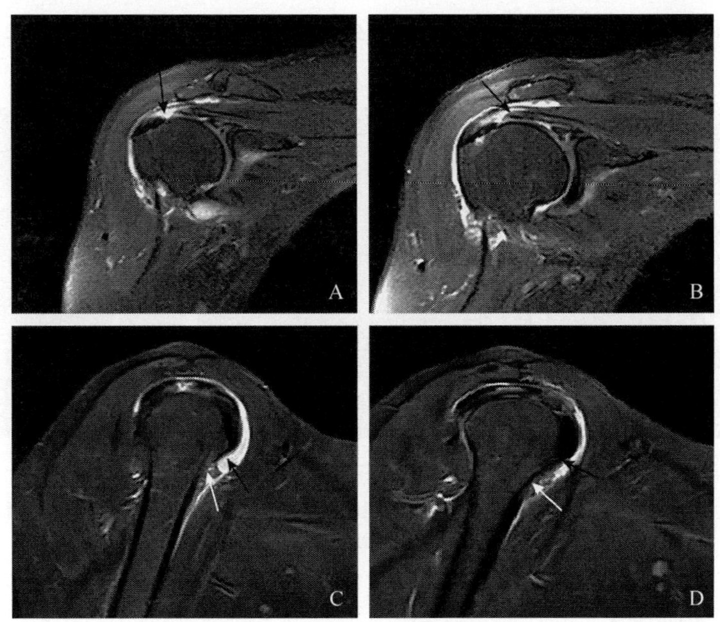

图 10-1-6　右肩冈上肌肌腱断裂

冈上肌肌腱不连续，断端回缩（图 A、B 黑箭头），关节囊积液（图 C、D 黑箭头）及滑膜增生（图 C、D 白箭头）

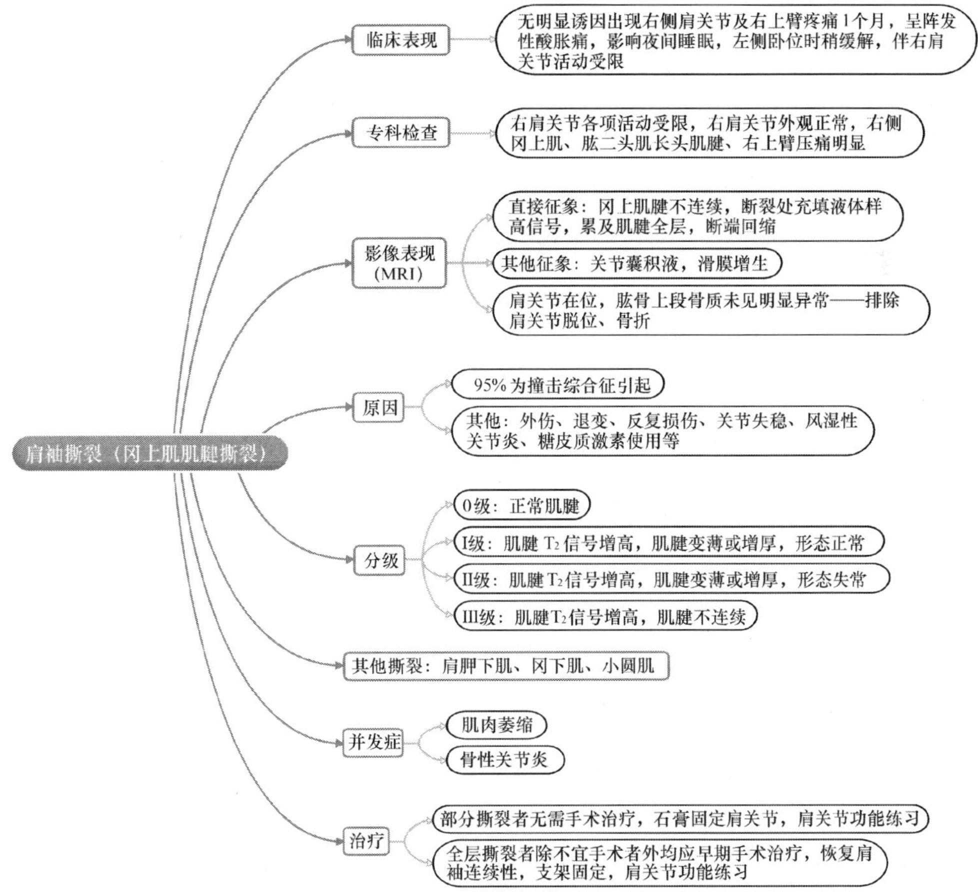

【扩展病例 10-1-4】 患者，男，78 岁，右肩关节疼痛，活动受限数天。MRI 检查如图 10-1-7 所示。

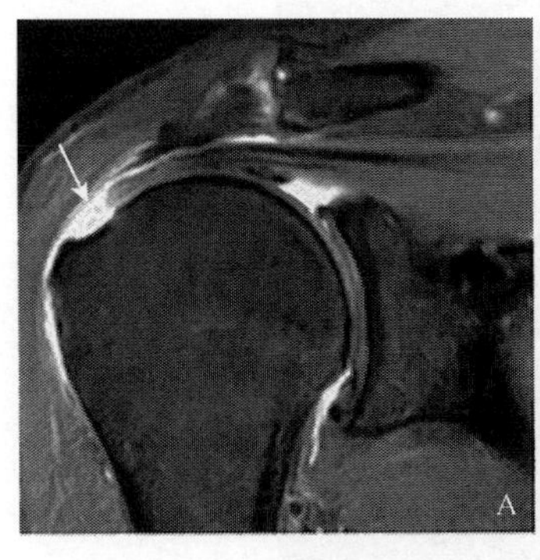
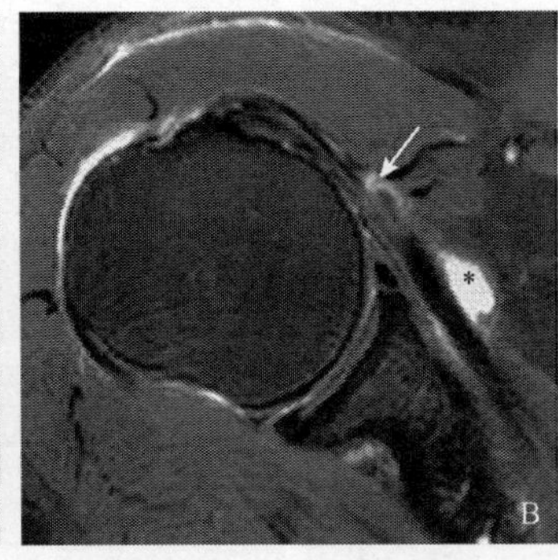
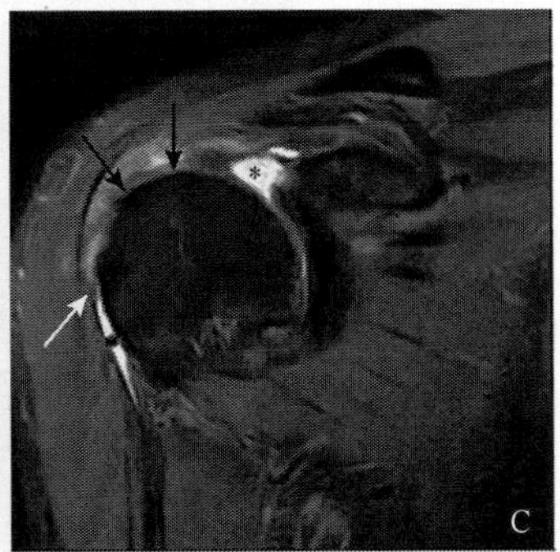

图 10-1-7　右侧肩袖撕裂

右肩冈上肌、肩胛下肌肌腱断裂（图 A、B 白箭头），肱二头肌长头腱断裂（图 C 白箭头），囊内段未见显示（图 C 黑箭头），长头肌肌腱周围及附着处积液（图 B、C*）

【病理生理及临床】

肩袖是覆盖于肩关节前、上、后方之肩胛下肌、冈上肌、冈下肌、小圆肌等肌腱组织的总称，位于肩峰和三角肌下方，与关节囊紧密相连。90% 的肩袖撕裂首发冈上肌腱，严重者可扩展到肩胛下肌及冈下肌，小圆肌腱的撕裂非常少见。肩袖撕裂是肩关节疼痛和功能障碍的常见原因，早期为肩袖局部水肿、出血，继之发展为肌腱炎，并伴局部纤维化，如果撞击因素长期存在，最终导致肩袖撕裂。多数慢性肩关节疼痛是肩袖在肩峰处反复撞击所致。

临床表现为肩关节僵硬、活动困难；肩关节乏力、不稳定，肩部活动时或负荷增加时症状加重，夜间症状加重，肱骨大结节或肩峰下间隙部位压痛。主动肩上举和外展受限，被动活动范围不受限。

【影像表现】

肩袖损伤，根据损伤程度，MRI 表现分为以下三种情况。

1. 冈上肌腱炎　急性期肌腱肿胀，肌腱内信号增高，但不累及滑膜面或关节囊面。

2. 冈上肌腱部分性撕裂　冈上肌腱连续性存在，但形态增厚或变薄或不规则，肌腱的滑膜面或关节面破损出现液体信号，或肌腱内部出现类似关节液样的高信号。

3. 冈上肌腱完全撕裂　斜冠状面为最佳显示方位，结合斜矢状位观察，肌腱厚度增粗或变薄，冈上肌腱连续性中断，肌腱纤维部分或全层中断，T_2WI 示肌腱断裂处液体高信号，肌肉、肌腱结合处有或无回缩。

【鉴别诊断】

1. 粘连性肩关节囊炎　全方向痛性活动受限，上举和外旋为主，区别于肩袖撕裂导致的特定方向运动受限，MRI 可见腋囊增厚（＞4mm），肩袖间隙和/或腋隐窝 T_2WI 信号增高，喙肱韧带增厚或显示不清，肌腱结构完整。

2. 钙化性肌腱病　X 线片示肩关节周围钙质沉积，MRI 示肌腱无断裂，肌腱的部位有 T_1WI 低 T_2WI 低信号。

3. 肌腱病或变性 肌腱增粗，肌腱 T_2WI 信号稍增高。

【重要关注点】

T_2WI 斜冠状位结合斜矢状位观察，肌腱信号是否改变，纤维是否中断，断端有无回缩。

四、半月板损伤

【病例 10-1-4】 患者，男，49 岁，右膝酸胀 1 个月，伤后加重半天。专科检查：右膝过屈试验（+），过伸试验（+），McMurray 试验（+）。X 线 CT 检查提示右膝关节未见确切骨折征象，膝关节周围软组织肿胀。MRI 检查如图 10-1-8 所示。

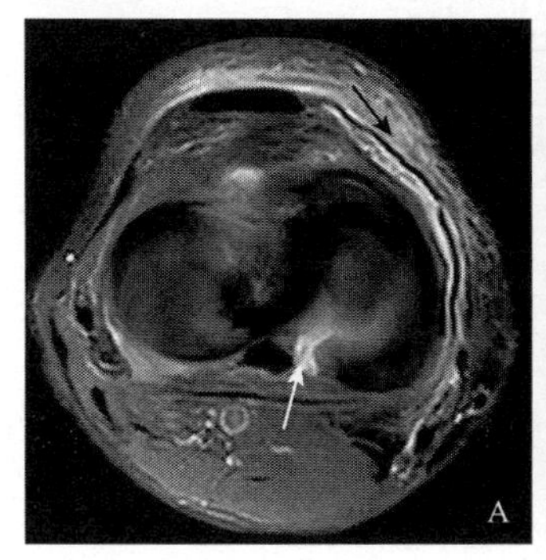

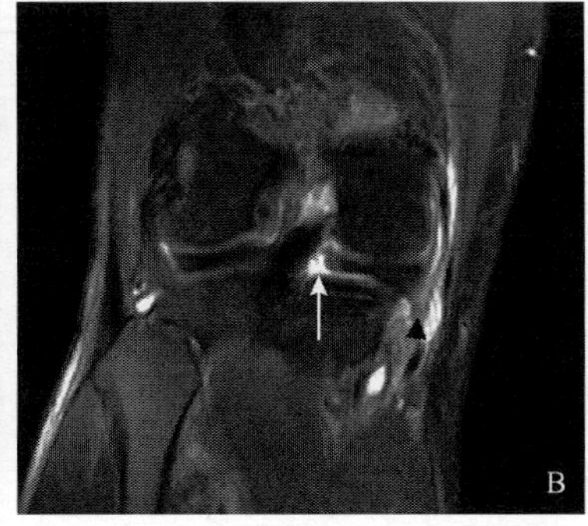

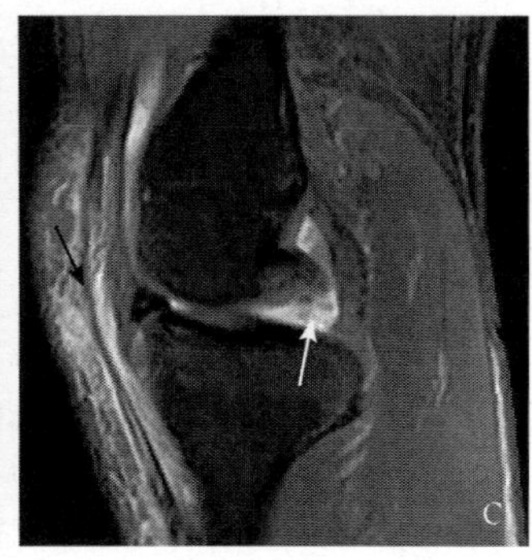

图 10-1-8 右膝内侧半月板后根部撕裂

轴位内侧半月板根部中断、出现液体信号（图 A 白箭头），冠状位内侧半月板领结裂隙征（图 B 白箭头）、半月板消失征（图 C 白箭头），周围筋膜间隙肿胀及积液（图 B 黑▲），皮下软组织肿胀（图 A、C 黑箭头）

【分析思维导图】

思维导图见下页。

【扩展病例 10-1-5】 患者，女，78 岁，因“左膝关节疼痛 7^+年，加重 5 月余”入院。MRI 检查如图 10-1-9 所示。

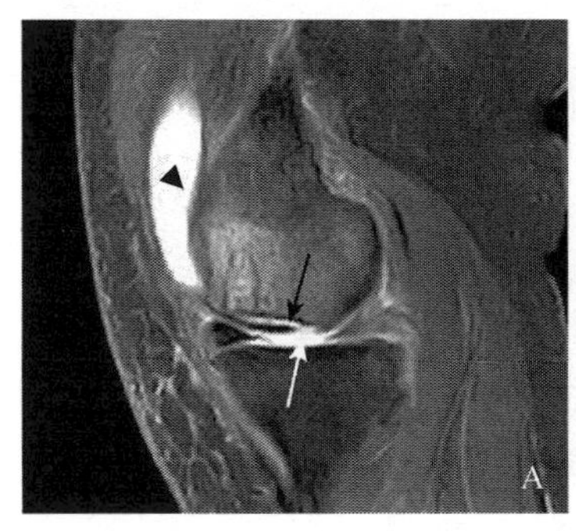

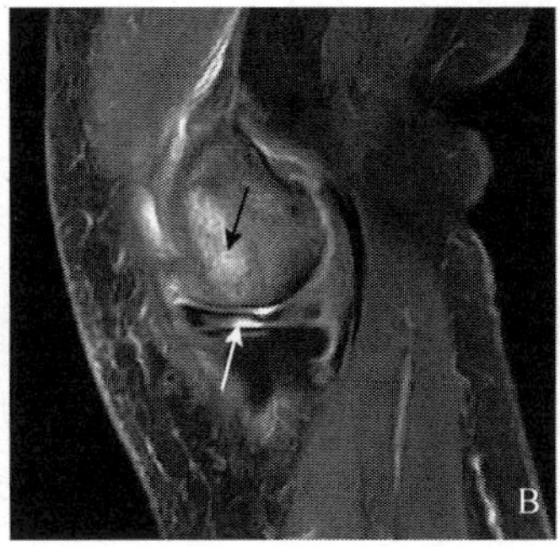

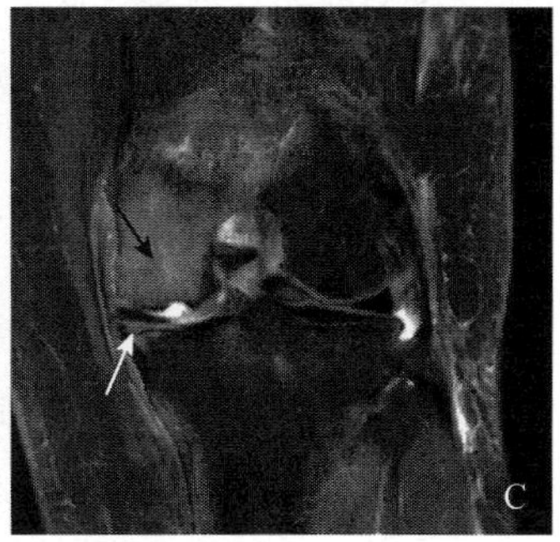

图 10-1-9 左膝内侧半月板体部撕裂

内侧半月板体部不连续（图 B、C 白箭头）、关节软骨及软骨下骨骨折（图 A 黑箭头），股骨内侧髁骨髓水肿（图 B、C 黑箭头），髌股关节间隙积液（图 A 黑▲）

【病理生理及临床】

半月板损伤多见于从事剧烈运动的青壮年，也常见于老年人，多数患者有膝关节扭伤史。内侧半月板后角撕裂最常见，前角撕裂罕见。膝关节多个韧带损伤或膝关节过度屈曲

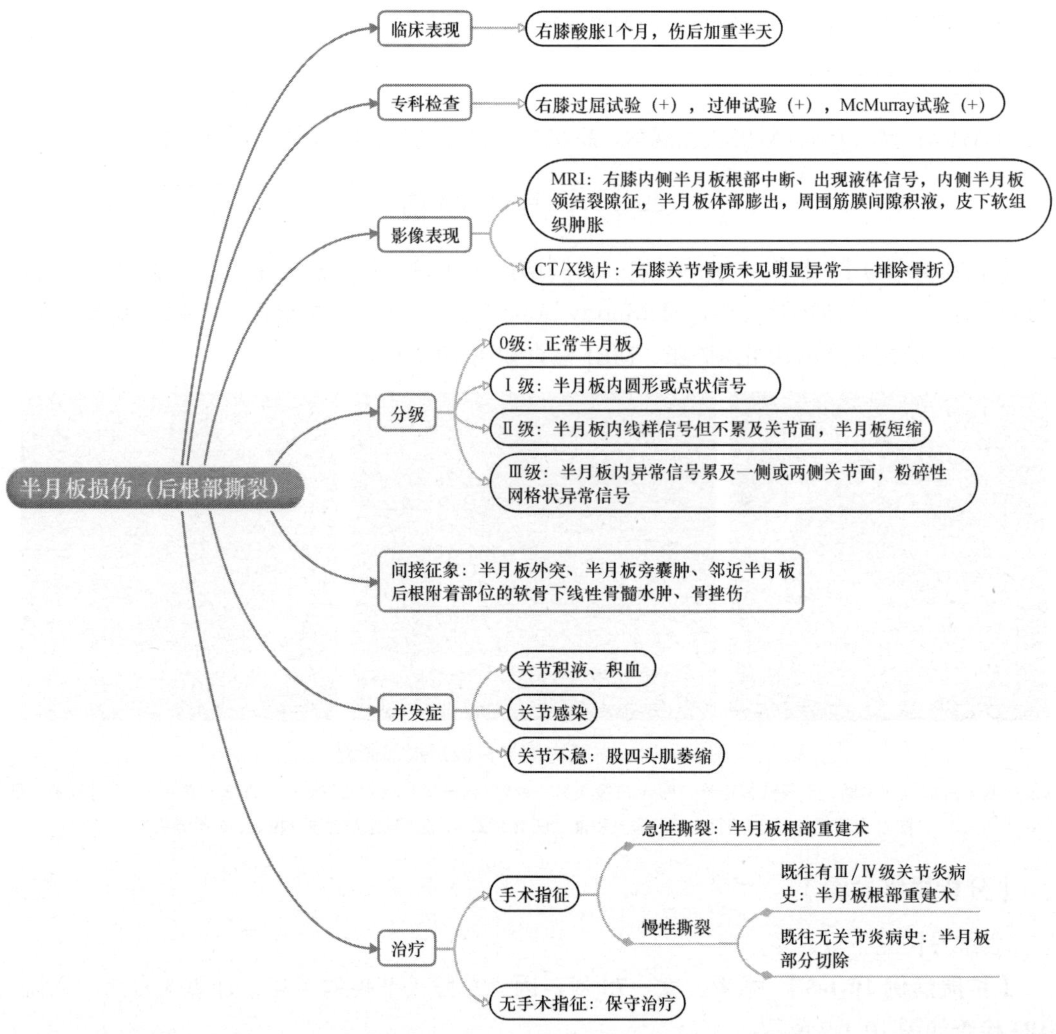

时所造成的创伤会导致半月板急性撕裂。

临床表现为患者在扭伤或深屈膝后突然疼痛，导致反复膝关节渗出积液、关节疼痛，不能屈膝或者深屈膝时疼痛。

【影像表现】

1. 正常半月板　呈均匀低信号，边缘锐利的三角形或领结状，后角比前角大。

2. 半月板损伤　MRI 可将其分成以下三级。Ⅰ级：局灶性球状高信号区，早期黏液样变性不与关节面接触；Ⅱ级：水平线状高信号，可达关节囊缘，未达关节面；Ⅲ级：高信号达关节面，且多个连续层面出现。

3. 半月板周围正常解剖结构　半月板股骨韧带容易误认为半月板后角损伤；膝横韧带易误认为半月板前角损伤；腘肌腱容易误认为外侧半月板体部损伤；外侧半月板前角部分前交叉韧带纤维植入和内侧半月板后角部分后交叉韧带纤维植入易误认为半月板损伤。

4. 半月板的变异　裙边样半月板误认为半月板损伤。

【重要关注点】

1. 半月板撕裂必须在矢状面和冠状面上都看到半月板内线形高信号延伸至其表面，而球形或线形高信号不延伸到表面的则提示变性。

2. 关注邻近软骨形态、信号有无变化，评估膝关节是否存在骨髓水肿、骨挫伤以及不全性骨折（T_1WI 结合 PD）。

3. 膝关节周围韧带形态、信号是否正常，关节腔积液程度。

五、膝关节交叉韧带损伤

【病例 10-1-5】 患者，男，28 岁，助跑起跳落地后致右膝疼痛伴活动受限 3 天。专科检查：右膝关节肿胀明显，右侧浮髌试验阳性，右膝关节因痛拒动，右膝关节伸直位 0°，屈曲位 20°，右膝关节稳定性减弱，右下肢叩击痛阴性，右膝关节外侧叩击痛阳性，双下肢等长。MRI 检查如图 10-1-10 所示。

前交叉韧带断裂

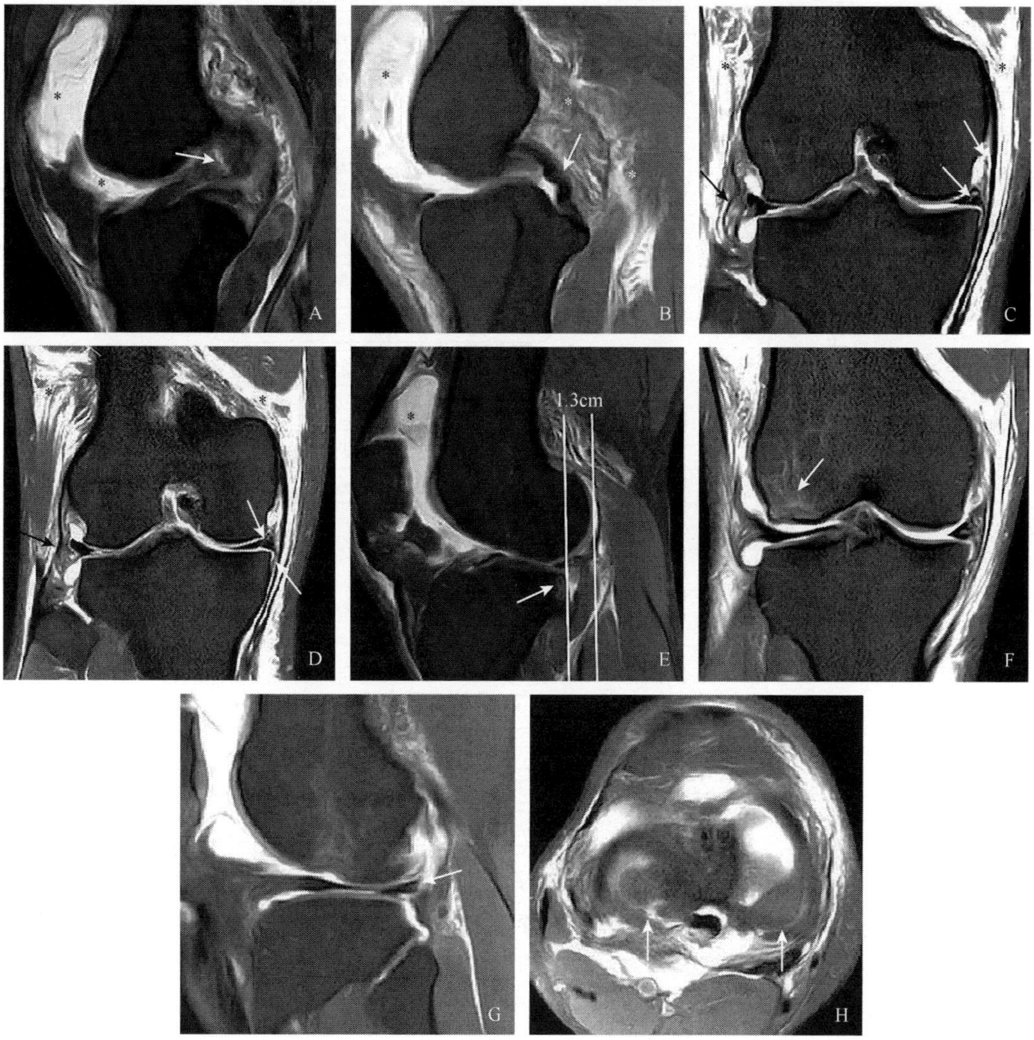

图 10-1-10　右膝前交叉韧带撕裂

右膝前交叉韧带增粗、不连续，内见线状 PD 高信号（图 A 白箭头），后交叉韧带成角卷曲（图 B 白箭头），右膝关节囊积液伴周围软组织肿胀（图 A～E*），右膝内后复合体 Ramp 区损伤（图 C、D 白箭头），外侧复合体损伤（图 C、D 黑箭头），股骨、胫骨对吻性骨挫伤（图 E、F 白箭头），胫骨前移（图 E 所示），外侧半月板后缘超出胫骨后缘（图 G 白箭头），内外侧半月板复杂撕裂（图 H 白箭头）

【分析思维导图】

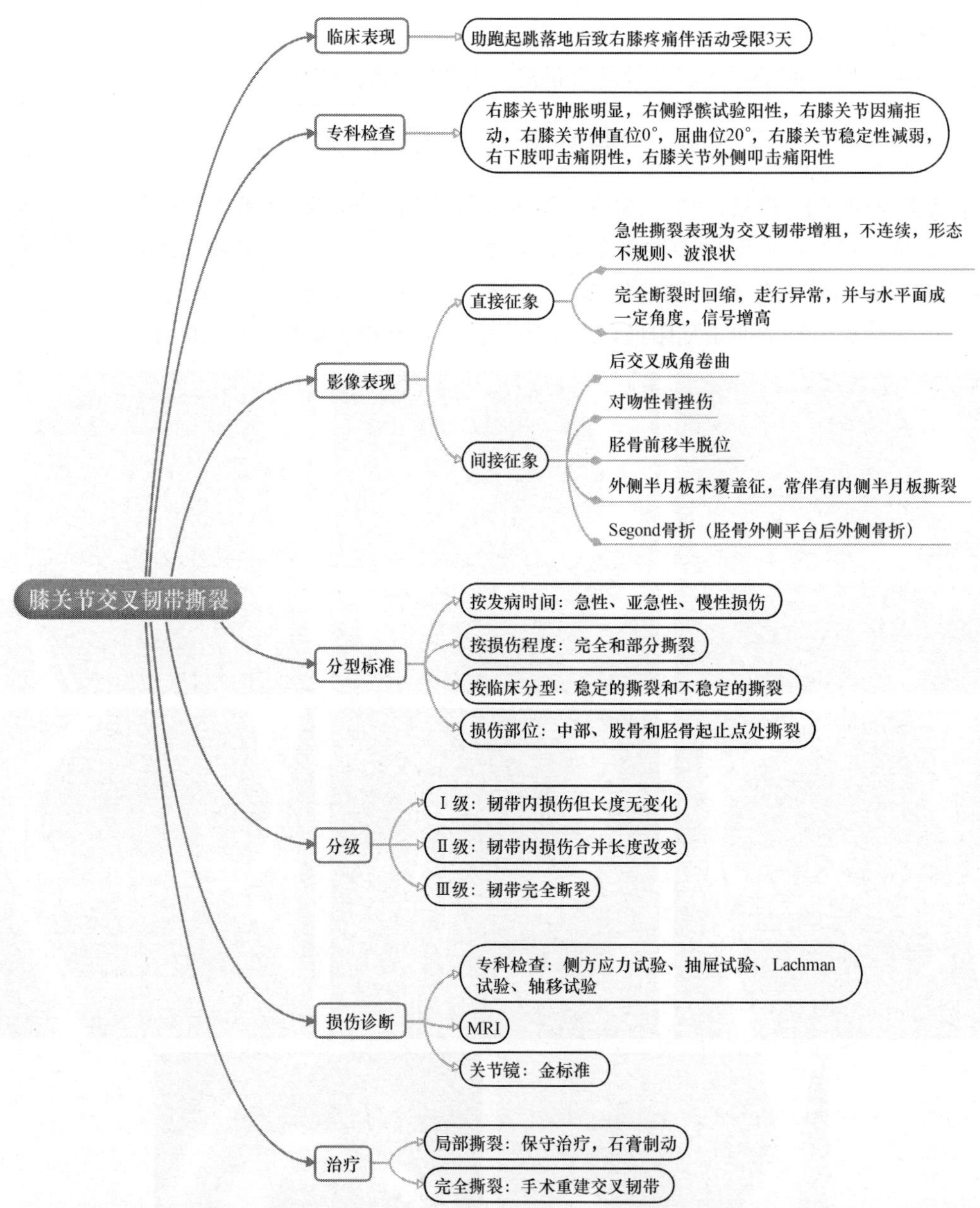
膝关节交叉韧带撕裂
临床表现
助跑起跳落地后致右膝疼痛伴活动受限3天
专科检查
右膝关节肿胀明显，右侧浮髌试验阳性，右膝关节因痛拒动，右膝关节伸直位0°，屈曲位20°，右膝关节稳定性减弱，右下肢叩击痛阴性，右膝关节外侧叩击痛阳性
影像表现
直接征象
急性撕裂表现为交叉韧带增粗，不连续，形态不规则、波浪状
完全断裂时回缩，走行异常，并与水平面成一定角度，信号增高
间接征象
后交叉成角卷曲
对吻性骨挫伤
胫骨前移半脱位
外侧半月板未覆盖征，常伴有内侧半月板撕裂
Segond骨折（胫骨外侧平台后外侧骨折）
分型标准
按发病时间：急性、亚急性、慢性损伤
按损伤程度：完全和部分撕裂
按临床分型：稳定的撕裂和不稳定的撕裂
损伤部位：中部、股骨和胫骨起止点处撕裂
分级
Ⅰ级：韧带内损伤但长度无变化
Ⅱ级：韧带内损伤合并长度改变
Ⅲ级：韧带完全断裂
损伤诊断
专科检查：侧方应力试验、抽屉试验、Lachman试验、轴移试验
MRI
关节镜：金标准
治疗
局部撕裂：保守治疗，石膏制动
完全撕裂：手术重建交叉韧带

【扩展病例 10-1-6】 患者，男，41 岁，摔伤致右侧膝关节疼痛伴活动受限。专科检查：右膝关节皮肤见瘀斑约 3cm×4cm 大小，右膝叩痛（+），右膝过屈试验（+），双下肢等长。MRI 检查如图 10-1-11 所示。

【病理生理及临床】

前交叉韧带主要是限制胫骨前移和辅助限制胫骨内旋，故股骨过度外旋、胫骨过度内旋、膝关节过伸位时，易造成前交叉韧带损伤，多见于足球、滑雪、跳远、高速蹬踢等运动，为关节损伤疾病中的常见疾病。后交叉韧带主要是防止胫骨后移，与前交叉韧带和内外侧副韧带协同限制膝关节的旋转运动，故膝关节屈曲位、重度外展或合并旋转时，易造成后

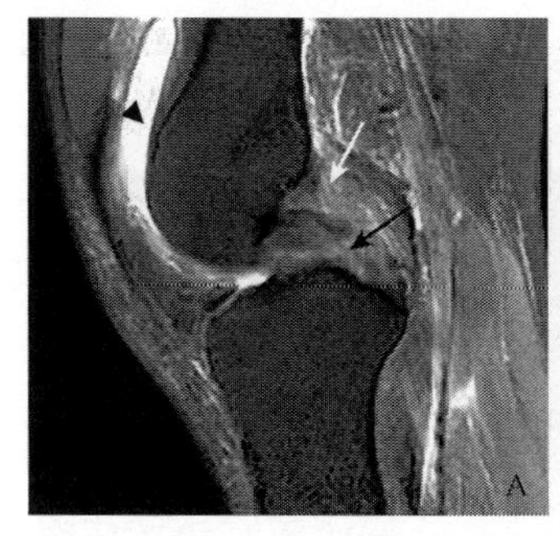

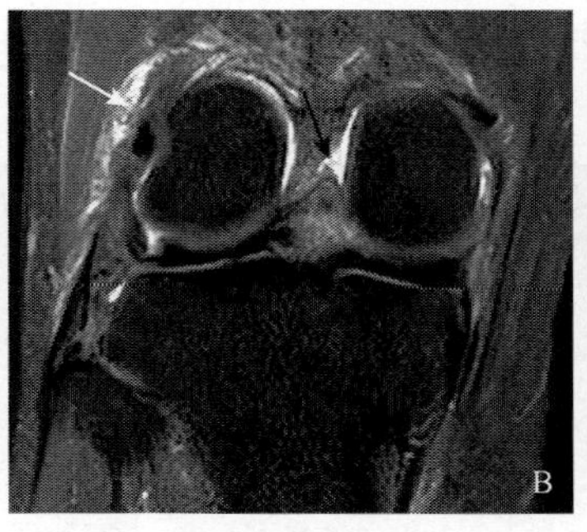

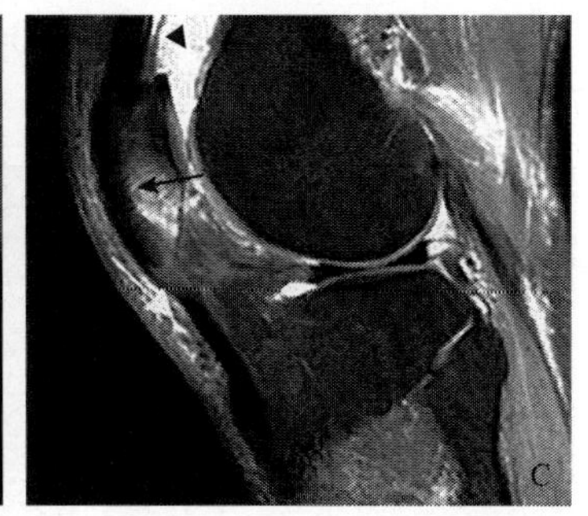

图 10-1-11　右膝后交叉韧带断裂

后交叉韧带肿胀、不连续（图 A、B 黑箭头），髌骨骨髓水肿（图 C 黑箭头），髌上囊积液（图 A、C 黑▲），周围软组织肿胀（图 A～B 白箭头）

交叉韧带损伤，多见于交通事故伤、压砸或屈膝位坠落伤，占门诊膝关节损伤的 3%。

临床表现为膝关节疼痛明显、肿胀，浮髌试验阳性。

【影像表现】

1. 直接征象　急性撕裂表现为交叉韧带增粗，不连续，形态不规则、波浪状，完全断裂时回缩，走行异常，并与水平面呈一定角度，信号增高。慢性撕裂表现为韧带增厚而无水肿，韧带松弛、纤维稀少，完全萎缩、消失。

2. 间接征象　前交叉韧带损伤的特殊征象：后交叉韧带卷曲，胫骨前移半脱位（间距＞5mm 为阳性）；特定部位骨挫伤（股骨外侧髁前中部/胫骨外侧平台后外侧骨挫伤即对吻性骨挫伤），Segond 骨折（胫骨外侧平台后外侧骨折），外侧半月板未覆盖征（外侧半月板后缘超过胫骨后缘垂直线内），常伴有内侧半月板撕裂。

【鉴别诊断】

1. 前交叉韧带黏液样变性　韧带信号增高，但连续性完整，无明显外伤史，MRI 表现为韧带弥漫性信号增高，形态增粗，韧带纤维连续，形态上类似“芹菜梗”样表现。

2. 腱鞘囊肿　组织黏液样变性所致，前交叉韧带黏液样变性可伴有腱鞘囊肿，MRI 表现为液体信号，边界清楚，前交叉韧带黏液样变性合并腱鞘囊肿形似“鼓槌”样表现。

【重要关注点】

前交叉韧带断裂时，走行角度的异常甚至消失，前交叉韧带纤维角度小于髁间窝连线角度；胫骨前移半脱位，一些患者会发生胫骨附着部撕脱骨折；后交叉韧带断裂，胫骨附着处的撕脱性骨折不常见。

第二节　非创伤性病变

一、坏死性筋膜炎

【病例 10-2-1】　患者，男，63 岁，发现血糖升高 40 多年，右足肿痛、破溃发黑 1 月余。专科检查：双下肢皮肤色素沉着，右足踝关节以下肿胀，皮温稍低，双足可见脱屑，边缘不整齐，有槌状趾；右足外侧及足底感觉减退；胫后动脉、足背动脉搏动不能扪及。实验室检查：血常规：WBC 7.15×10^9/L，NEU% 68.8%。X 线片、CT 及 MRI 检查如图 10-2-1 所示。

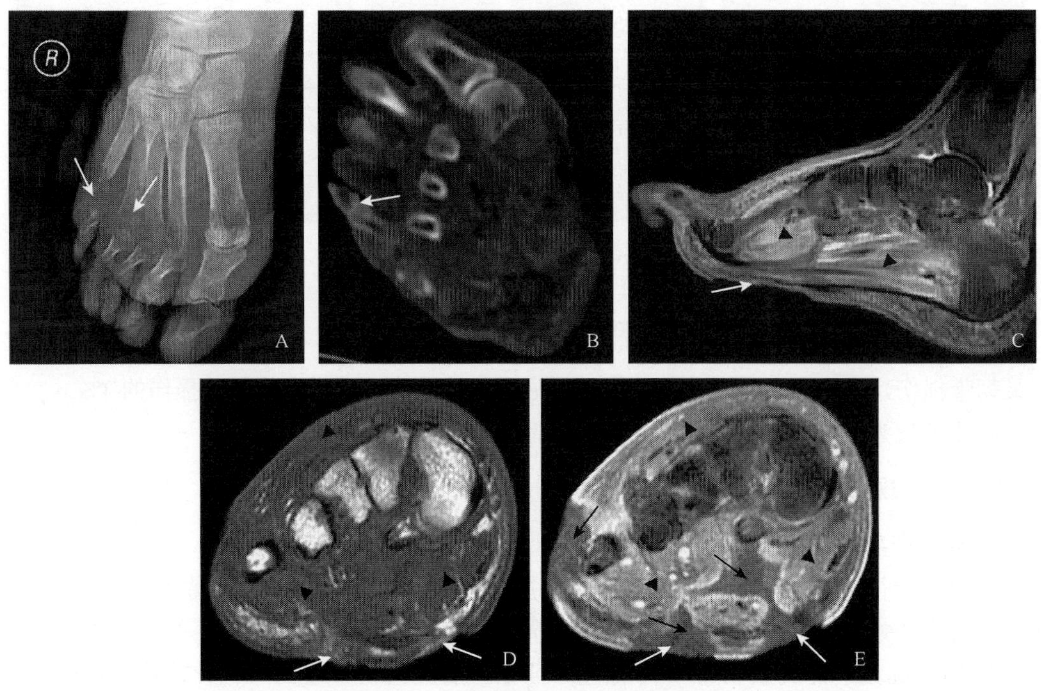

图 10-2-1 糖尿病足伴坏死性筋膜炎

X 线片、CT 示右足第 4、5 跖骨头体部骨质破坏（图 A、B 白箭头），MRI 右足多发皮肤破溃（图 C～E 白箭头），皮下软组织肿胀（图 C～E 黑▲），增强后呈地图样强化（图 E），伴大片无强化坏死区（图 E 黑箭头）

【分析思维导图】

思维导图见下页。

【扩展病例 10-2-1】 患者，男，65 岁，发现右肘关节包块 1 个月。MRI 检查如图 10-2-2 所示。

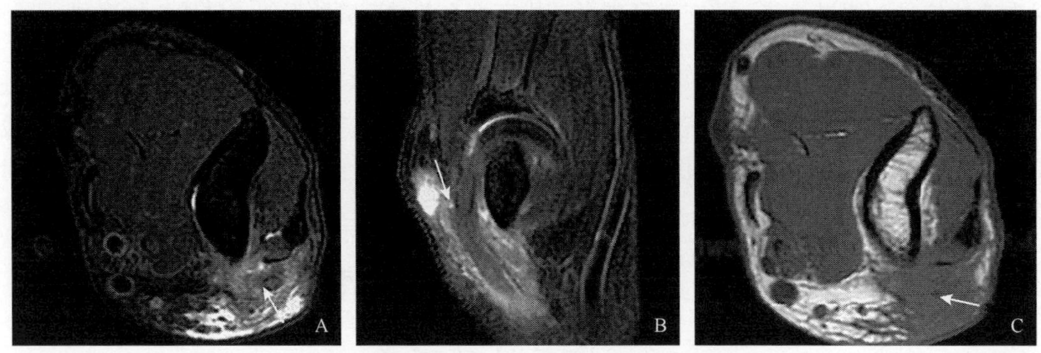

图 10-2-2 右肘关节皮下软组织感染

右肘关节皮下脂肪间隙内见片状 T_2WI 高信号、T_1WI 低信号影（图 A～C 白箭头），边界不清，邻近肌肉及骨质未见明显异常

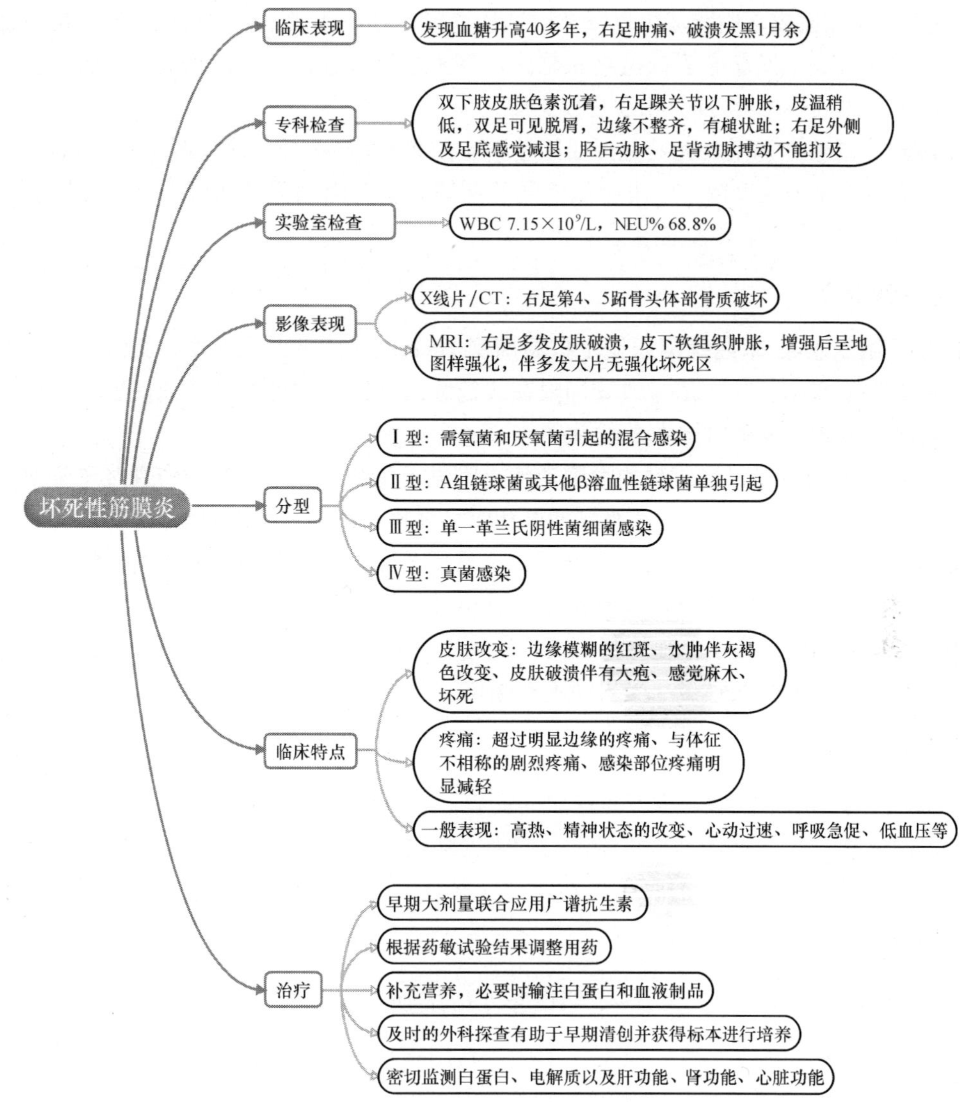
坏死性筋膜炎
临床表现
发现血糖升高40多年，右足肿痛、破溃发黑1月余
专科检查
双下肢皮肤色素沉着，右足踝关节以下肿胀，皮温稍低，双足可见脱屑，边缘不整齐，有槌状趾；右足外侧及足底感觉减退；胫后动脉、足背动脉搏动不能扪及
实验室检查
WBC 7.15×10⁹/L，NEU% 68.8%
影像表现
X线片/CT：右足第4、5跖骨头体部骨质破坏
MRI：右足多发皮肤破溃，皮下软组织肿胀，增强后呈地图样强化，伴多发大片无强化坏死区
分型
Ⅰ型：需氧菌和厌氧菌引起的混合感染
Ⅱ型：A组链球菌或其他β溶血性链球菌单独引起
Ⅲ型：单一革兰氏阴性菌细菌感染
Ⅳ型：真菌感染
临床特点
皮肤改变：边缘模糊的红斑、水肿伴灰褐色改变、皮肤破溃伴有大疱、感觉麻木、坏死
疼痛：超过明显边缘的疼痛、与体征不相称的剧烈疼痛、感染部位疼痛明显减轻
一般表现：高热、精神状态的改变、心动过速、呼吸急促、低血压等
治疗
早期大剂量联合应用广谱抗生素
根据药敏试验结果调整用药
补充营养，必要时输注白蛋白和血液制品
及时的外科探查有助于早期清创并获得标本进行培养
密切监测白蛋白、电解质以及肝功能、肾功能、心脏功能

【病理生理及临床】

坏死性筋膜炎是一种广泛而迅速的皮下组织和筋膜坏死为特征的软组织感染，常伴全身中毒性休克，可发生于任何年龄，以男性居多，可累及全身各部位软组织，腹部、会阴及臀部多见；无明确的病因，一般和慢性消耗性疾病（如糖尿病）、免疫抑制、周围血管性疾病和注射毒品等有关，其中糖尿病是一个重要的危险因素；皮下小动脉、小静脉纤维蛋白样血栓形成是坏死性筋膜炎的病理学标志。

临床可有败血症的症状，包括高热、低血压、器官衰竭，皮肤表现相对于全身症状不显著，可表现为红斑、水肿和疼痛，疼痛通常与皮肤受累程度不成比例，疾病进展皮肤变黑、小疱、大疱、褐色分泌物、坏死，50% 有捻发音。

【影像表现】

1. X 线　软组织肿胀、增厚；软组织内积气。

2. CT 局灶性皮下脂肪渗出以及非对称性筋膜增厚，伴或不伴软组织积气。皮下组织弥漫水肿增厚，皮下脂肪条索或网格状强化，筋膜增厚或强化，局部积液、积脓，肌肉不对称强化（对比剂外渗）；部分出现皮肤黏膜瘘。

3. MRI 沿着深筋膜（尤其是深肌间筋膜）的 T_2WI 高信号，筋膜增厚（≥3mm），可有强化，累及≥3 个肌间隔；T_2 压脂低信号的深筋膜区与增强无强化区一致，邻近肌肉弥漫性 T_2WI 高信号伴强化（较筋膜强化轻）。

【鉴别诊断】

1. 皮下组织感染/单纯蜂窝织炎（扩展病例 10-2-1） 皮下组织增厚、脂肪组织密度增高，伴条索状不规则强化；信号改变局限在浅筋膜或深筋膜的外周部分或仅累及小部分的连续肌间隔；多数病例单用抗生素可治愈。

2. 感染性腱鞘炎 包绕肌腱的滑膜炎症，常见于手和腕关节，穿刺伤直接感染或邻近感染蔓延；MRI 示腱鞘内积液、滑膜鞘增厚和明显强化，周围软组织肿胀。

3. 化脓性滑囊炎 细菌感染滑膜囊所致，易累及髌前或鹰嘴浅层滑膜囊，深层滑囊炎少见；滑囊壁增厚，明显强化，滑囊扩张伴感染性积液，部分滑囊内少许积气，邻近软组织水肿，若皮肤强化，提示伴随蜂窝织炎。

4. 非坏死性感染性筋膜炎 受累筋膜有强化。

【重要关注点】

1. 病灶主体沿着深筋膜，尤其是深肌间筋膜，非对称性筋膜增厚。

2. 筋膜坏死（T_2 压脂序列低信号区与增强无强化区一致）程度及范围。

3. 软组织有无积气；肌肉有无受累以及受累范围（信号改变，即弥漫 T_2WI 高信号伴轻度强化）。

二、化脓性骨髓炎

【病例 10-2-2】 患者，男，15 岁，无明显诱因出现右肩部疼痛 1 天，不伴右肩活动障碍，伴发热，口服布洛芬后右肩肿痛无改善，持续发热。专科检查：右肩关节轻度肿胀，局部皮温明显升高，右肩前方关节间隙压痛明显。实验室检查：血 RBC 3.92×10^{12}/L↓；Hb 118g/L↓；CRP 73.95g/L↑；血沉 59mm/h↑；D-二聚体 2.94mg/L↑；纤维蛋白（原）降解产物 10.0μg/ml↑；寒战、高热时血培养阳性。CT 及 MRI 检查如图 10-2-3 所示。

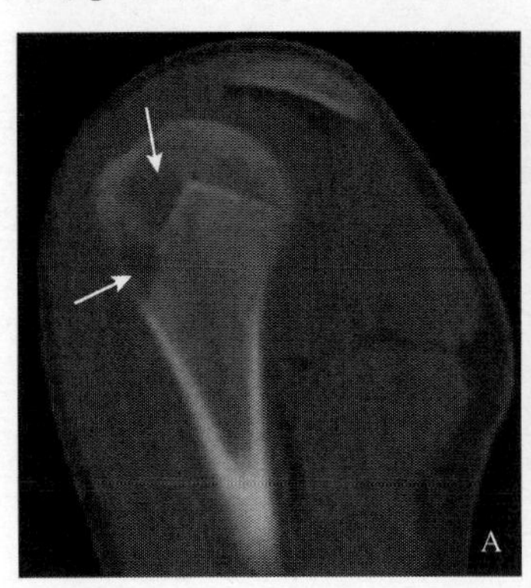

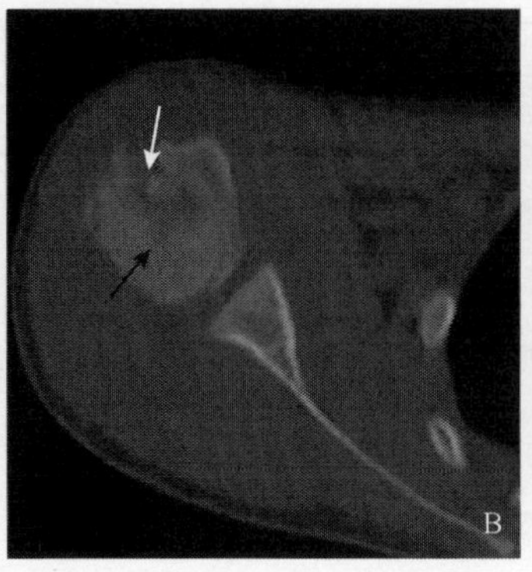

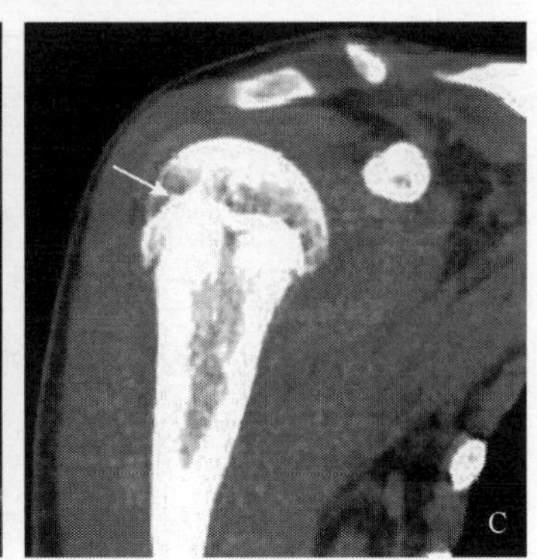

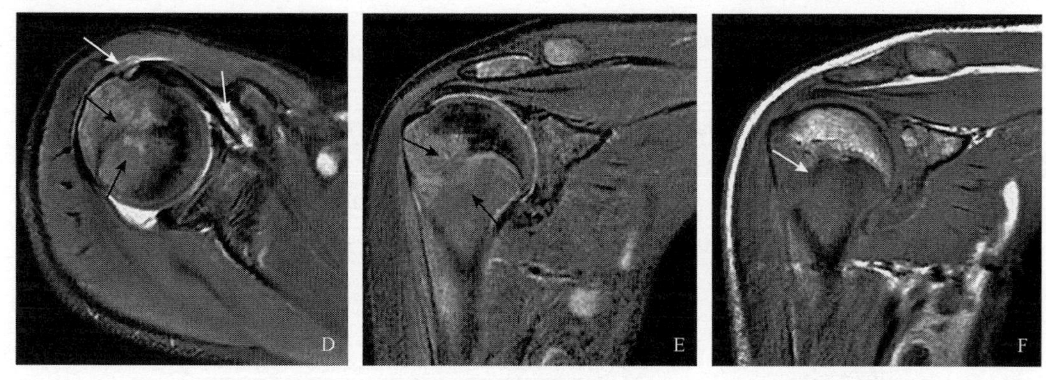

图 10-2-3　化脓性骨髓炎

CT 示右侧肱骨骨骺及邻近干骺端斑片低密度影（图 A～C 白箭头），肱骨骨骺低密度伴周围骨质密度增高（图 B 黑箭头）；MRI 质子密度加权像右侧肱骨骨骺及邻近干骺端见斑片状高信号（图 D、E 黑箭头），T_1WI 呈低信号（图 F 白箭头），周围软组织稍肿胀（图 D 白箭头）

【分析思维导图】

思维导图见下页。

【扩展病例 10-2-2】 患者，男，39 岁，右胫骨术后，右小腿流脓 2 年。右小腿中部见约 2mm×2mm 瘘口，挤压周围皮肤见黄白色脓液流出，其上方可见 1mm×1mm 皮肤凹陷，右小腿中段皮温稍高，局部可扪及胫骨增粗，双下肢等长。X 线片、CT 及 MRI 检查如图 10-2-4 所示。

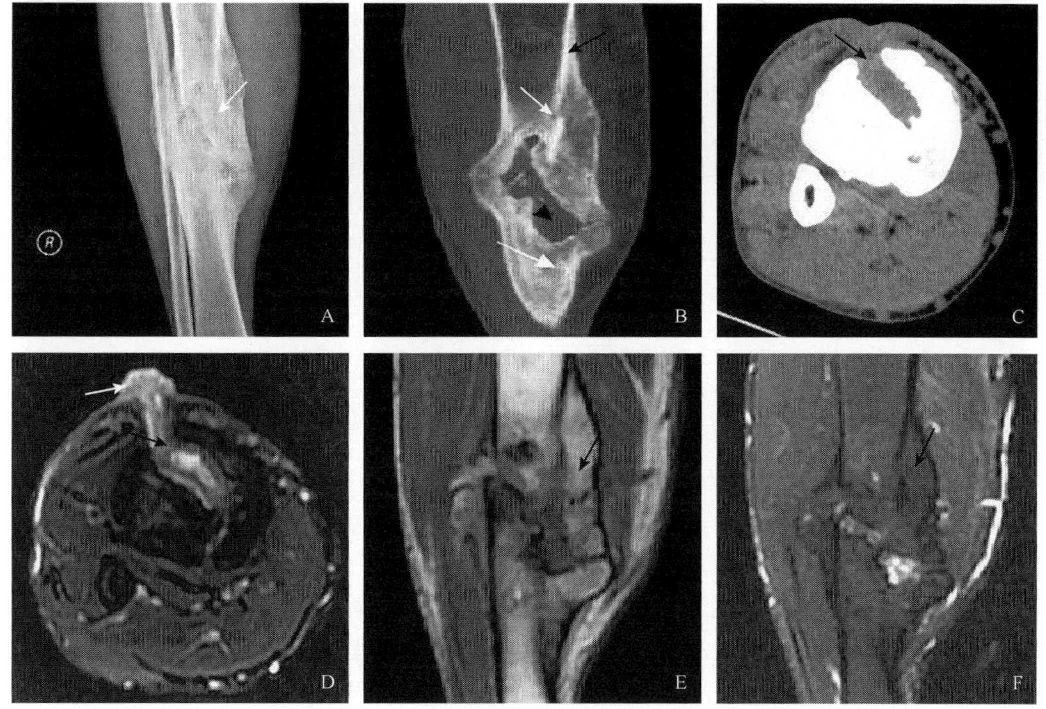

图 10-2-4　右侧胫骨中段慢性骨髓炎伴窦道形成

X 线片示胫骨中段膨大、骨质密度不均匀增高（图 A 白箭头），CT 示骨髓腔内密度增高（图 B 白箭头），其内见不规则低密度影，边界清（图 B 黑▲），邻近骨膜增生（图 B 黑箭头），相应区域骨质破坏、不连续（图 C 黑箭头），周围软组织内脓肿形成（图 D～F 黑箭头），脓肿达皮肤表面（图 D 白箭头）

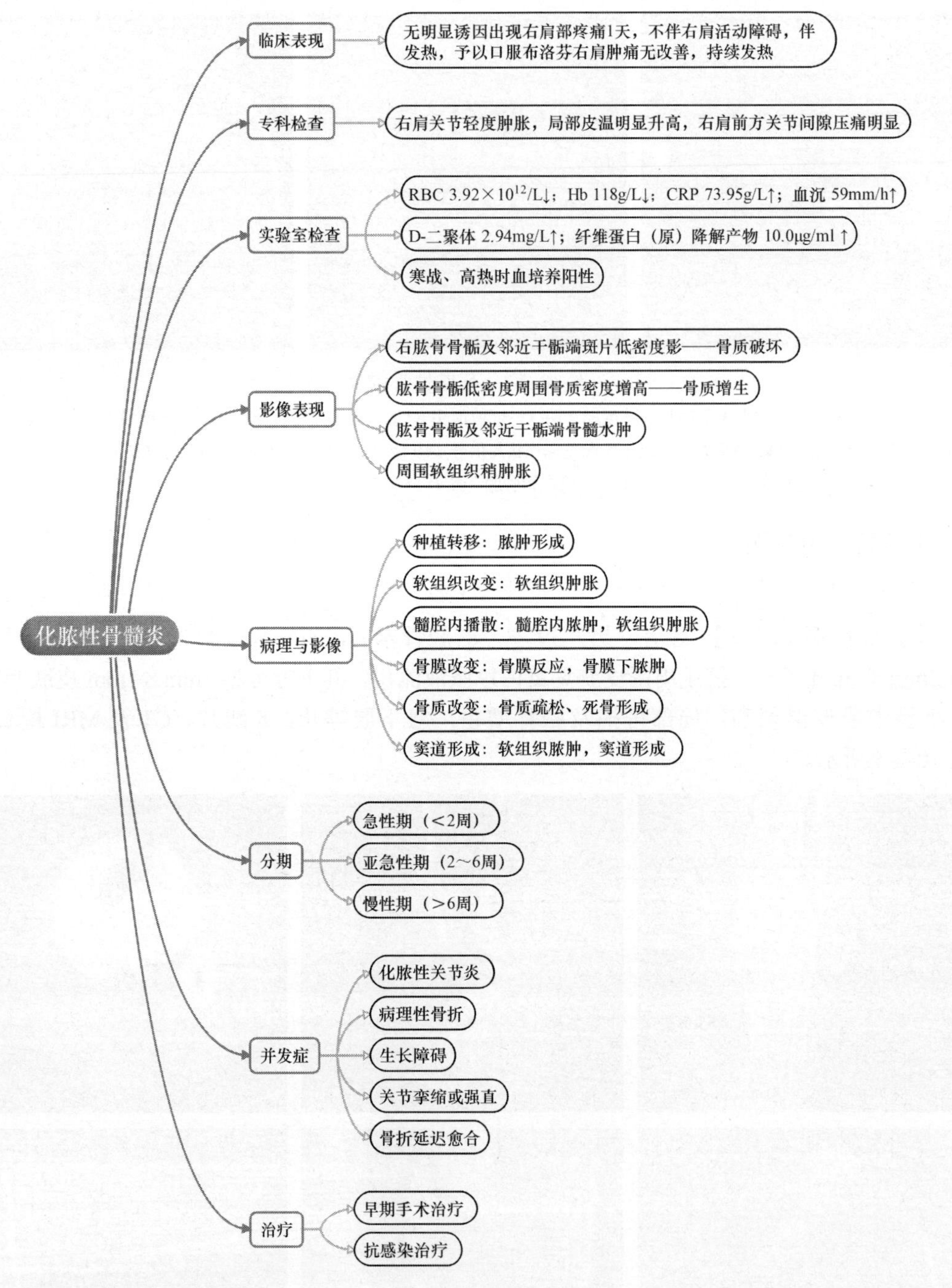
化脓性骨髓炎
临床表现
无明显诱因出现右肩部疼痛1天，不伴右肩活动障碍，伴发热，予以口服布洛芬右肩胛痛无改善，持续发热
专科检查
右肩关节轻度肿胀，局部皮温明显升高，右肩前方关节间隙压痛明显
实验室检查
RBC 3.92×10^12/L↓；Hb 118g/L↓；CRP 73.95g/L↑；血沉 59mm/h↑
D-二聚体 2.94mg/L↑；纤维蛋白（原）降解产物 10.0μg/ml ↑
寒战、高热时血培养阳性
影像表现
右肱骨骨骺及邻近干骺端斑片低密度影——骨质破坏
肱骨骨骺低密度周围骨质密度增高——骨质增生
肱骨骨骺及邻近干骺端骨髓水肿
周围软组织稍肿胀
病理与影像
种植转移：脓肿形成
软组织改变：软组织肿胀
髓腔内播散：髓腔内脓肿，软组织肿胀
骨膜改变：骨膜反应，骨膜下脓肿
骨质改变：骨质疏松、死骨形成
窦道形成：软组织脓肿，窦道形成
分期
急性期（<2周）
亚急性期（2～6周）
慢性期（>6周）
并发症
化脓性关节炎
病理性骨折
生长障碍
关节挛缩或强直
骨折延迟愈合
治疗
早期手术治疗
抗感染治疗

【病理生理及临床】

化脓性骨髓炎多为金黄色葡萄球菌引起的骨组织（骨膜、骨密质、骨松质、骨髓）血源性感染，好发于青少年和儿童，主要侵犯四肢长骨干骺端，干骺端终末动脉在生长板处弯曲排列，此处血流缓慢易淤滞，因此细菌易在此处种植繁殖。

干骺端感染可经不同途径向周围蔓延：穿过骨髓腔形成腔内脓肿，破坏骨髓、松质骨及内层 2/3 密质骨的血供，导致死骨形成；穿过骨皮质引起骨膜下脓肿，破坏骨外层 1/3 血供，导致软组织肿胀、死骨、窦道；穿过关节腔，导致化脓性关节炎。

临床起病急，高热，寒战，局部红、肿、热、痛；实验室检查白细胞计数升高、血培养阳性，局部分层穿刺可明确诊断。

【影像表现】

1. X 线

（1）软组织肿胀：软组织影增厚，层次模糊，皮下脂肪分界不清。

（2）骨质改变：早期局限性骨质疏松；进展期骨松质内见斑片状骨质破坏区，随着病程延长，骨质破坏区增大融合，可累及骨皮质侵犯骨干；晚期骨质增生、骨干稍增粗、髓腔密度增高，死骨形成。

（3）骨膜反应：层状、花边状、葱皮样新生骨，其密度不均匀、略高，与长骨平行，也可包绕病变骨形成包壳。

（4）其他：骨膜受累为主者，常有明显的骨膜增生但无明显的骨质破坏。

2. CT 更好显示骨质破坏和死骨、骨膜下脓肿、软组织肿胀。

3. MRI

（1）骨髓充血、水肿（T_1WI 呈低信号，T_2WI 高信号）。

（2）确定髓腔受累侵犯和软组织感染范围（T_2WI 高信号），是否有脓肿和窦道形成，脓肿壁明显强化。

（3）病变早期 T_2WI 上病变区与正常骨髓分界模糊，进展期出现骨质破坏后分界渐清，晚期可有死骨形成（T_2WI 低信号）。

（4）DWI 和 ADC 可明确骨髓水肿和骨髓炎，后者 DWI 呈高信号，ADC 呈低信号。

【鉴别诊断】

1. 尤因肉瘤 好发于骨干，以髓腔为中心的溶骨破坏，伴局限性软组织肿块，较少见骨质增生和肿瘤骨，病程发展慢。

2. 骨结核 好发于儿童骨骺、干骺端，起病慢，以骨质破坏或骨质疏松为主，多无骨膜反应，常伴关节腔积液和关节肿胀。

3. 骨嗜酸性肉芽肿 好发于骨干，囊状溶骨性骨质破坏，皮质膨胀变薄，周围可见层状骨膜增生且生长局限，无软组织肿胀，病程缓慢，症状较轻。

【重要关注点】

是否有死骨、窦道形成。

三、结核性关节炎

【病例 10-2-3】 患者，女性，20 岁，右肘关节疼痛伴活动障碍 2 天，活动后加重，伴右肘关节肿胀及屈曲、伸直活动障碍。专科检查：右肘关节稍肿胀，活动受限，屈曲 80°，伸直受限，160° 畸形。胸片提示双肺结核。实验室检查：结核杆菌抗体（+++）；PPD 试验（+++）。X 线片、CT 及 MRI 检查如图 10-2-5 所示。

【分析思维导图】

思维导图见第 305 页。

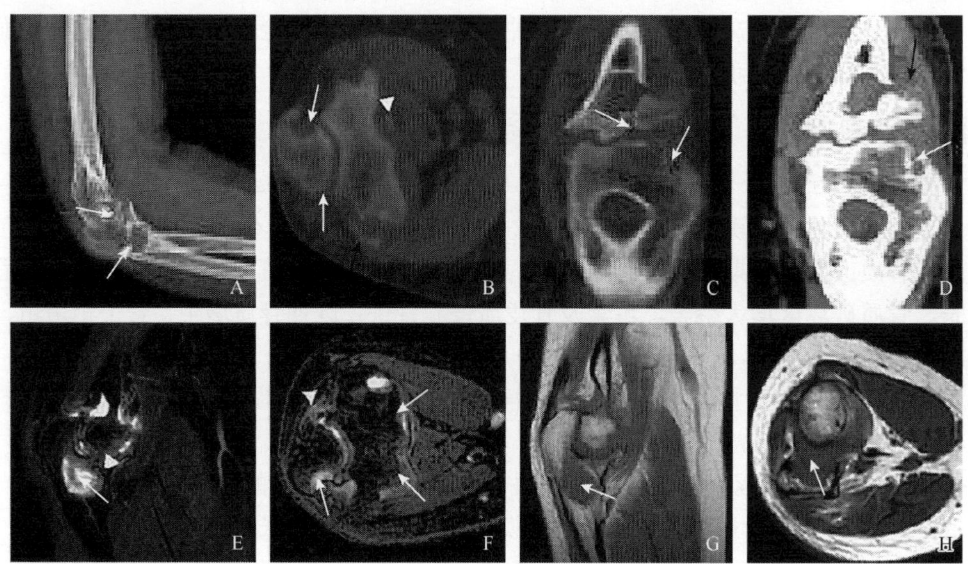

图 10-2-5　右肘关节结核性关节炎

X 线平片示右肘关节肱尺骨关节面骨质破坏（图 A 白箭头）；CT 示肱尺骨关节面多发虫蚀样骨质破坏（图 B～D 白箭头），死骨形成（图 B 白▲），周围软组织肿胀（图 D 黑箭头）；MRI 示肘关节周围滑膜增生（图 E、F 白▲），关节面边缘骨质破坏及骨髓水肿（图 F 白箭头），关节囊积液（图 E、G～H 白箭头）

【扩展病例 10-2-3】 患者，女，80 岁，左膝疼痛 4 年，红肿热痛 8 个月，加重 2 个月。专科检查：左膝皮肤发红，左膝远端颜色较深，左膝关节较右膝肿胀，皮温升高，左膝内外侧间隙压痛（+），双下肢等长。CT 及 MRI 检查如图 10-2-6 所示。

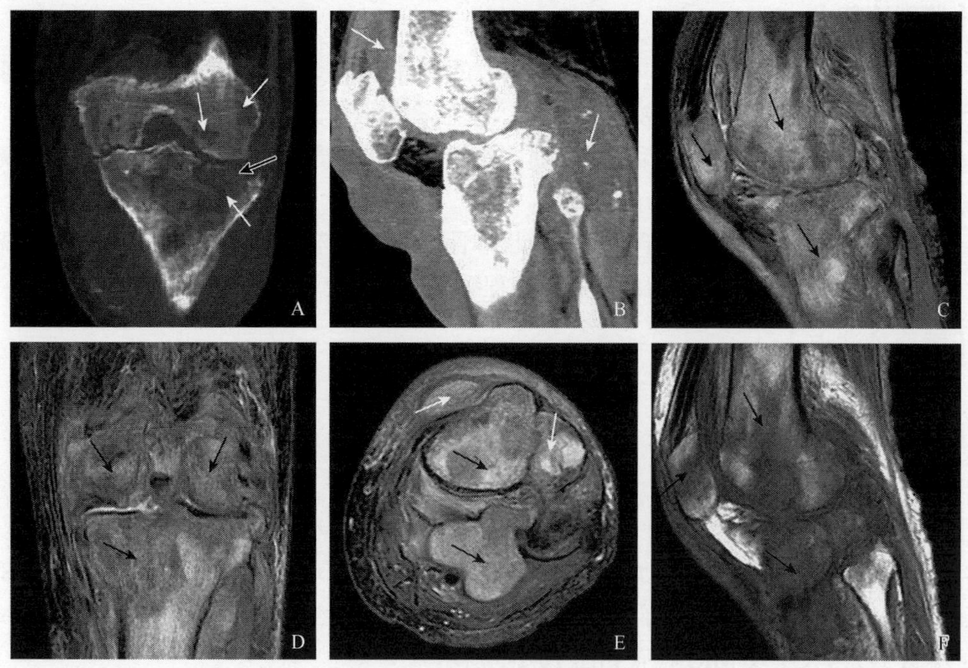

图 10-2-6　左膝结核性关节炎

CT 示左膝关节周围诸骨多发低密度骨质破坏区，周围无硬化边（图 A 白箭头），胫骨外侧平台稍塌陷（图 A 黑箭头），髌上囊、髌下囊及腘窝区软组织肿胀（图 B 白箭头），其内散在钙化灶；MRI 示股骨、胫骨及髌骨内大片骨髓水肿（图 C～F 黑箭头），周围软组织内脓肿（图 E 白箭头）

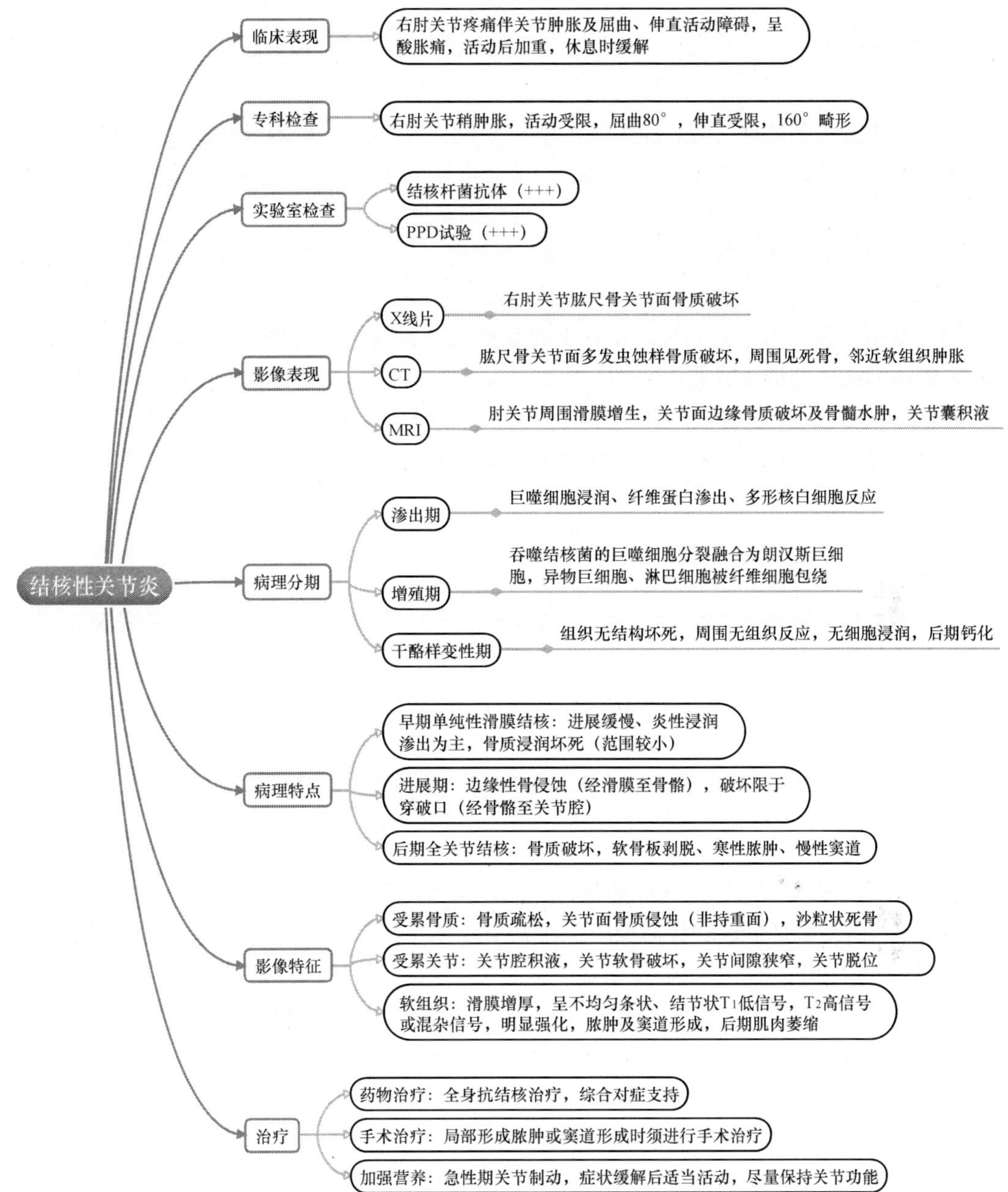

【病理生理及临床】

骨骼系统结核是最常见的肺外受累部位，其中关节结核以儿童、青少年多见，好发于膝关节，分为滑膜型和骨型。多数患者起病隐匿，症状轻微，部分患者全身症状较重，需要及时治疗。四肢干骺端是结核性骨髓炎典型感染部位，结核杆菌刺激形成以干酪样坏死为中心的肉芽肿性病变，早期滑膜明显肿胀充血，表面有纤维蛋白性渗出物或干酪样坏死物覆盖；晚期纤维组织增生致滑膜增厚，关节软骨破坏较晚。

临床上活动期可出现低热、盗汗、体重减轻、厌食等全身中毒症状；骨骼受累引起局部皮温增高、肿胀和压痛。

【影像表现】

1. X 线

（1）滑膜型关节结核（膝、踝关节多见）：早期关节肿胀，病变进展侵犯软骨和关节面，首先累及非承重面，上下骨面对称受累，关节间隙狭窄（关节软骨破坏）；晚期关节面及破坏边缘出现硬化边，关节周围骨质疏松，邻近肌肉萎缩。

（2）骨型关节结核（髋、肘关节多见）：有骨骺、干骺端结核的表现，又有关节周围软组织肿胀和关节间隙不对称性狭窄或关节骨质破坏。

（3）其他征象：短骨充气征，即骨干囊状扩张，周围软组织肿胀，最常见于手和脚的短骨，也称为结核性指关节炎。

2. CT

（1）清楚显示骨质破坏程度（早期骨质边缘破坏），是否存在死骨、关节积液和周围软组织受累。

（2）若关节周围脓肿形成，则表现为稍低密度影，增强脓肿壁和关节囊均匀强化。

3. MRI

（1）滑膜增生肿胀（T_1WI 低信号，T_2WI 高信号），结核肉芽组织形成，软骨及软骨下骨破坏。

（2）明确坏死区（T_2WI 上呈高信号，无增强）；增强扫描能更好地显示深部软组织瘘、窦道和脓肿。

（3）结核性骨髓炎（T_1WI 低信号和 T_2WI 高信号），增强病变区强化。

【鉴别诊断】

1. 化脓性关节炎 急性起病伴高热、寒战，关节局部红肿热痛。骨质破坏和关节间隙变窄出现早，骨质破坏同时伴骨质增生，常见于关节承重面下，关节周围软组织肿胀。

2. 骨髓炎 起病急，症状体征明显，广泛软组织肿胀，虫蚀样骨质破坏，骨质增生、骨膜反应、死骨形成。

3. 类风湿关节炎 沿关节边缘滑膜增厚，关节积液，关节软骨破坏，骨质侵蚀多出现在边缘，邻近骨骼出现骨髓水肿，骨质疏松。

4. 夏科特关节 早期表现为骨髓水肿、软组织水肿、关节积液，最后是软骨下微骨折；晚期表现为关节破坏、皮质骨折和关节脱位，伴或不伴骨髓水肿。

【重要关注点】

1. 有无骨膜反应，滑膜增生程度，关节周围有无窦道形成。

2. 胸部 CT 情况。

四、痛　　风

【病例 10-2-4】 患者，男，21 岁，无明显诱因出现左足跖趾关节胡豆大小结节 1 个月。有饮酒后左足第 1 跖趾关节反复疼痛病史。查体：左足第 1 跖趾关节明显肿胀，内侧皮肤破损一处，周围皮肤发红，局部结节隆起，左跖趾关节内侧创面周围皮肤触痛（+），因疼痛活动受限明显。实验室检查：血尿酸 700μmol/L↑。X 线片、CT 及 MRI 检查如图 10-2-7 所示。

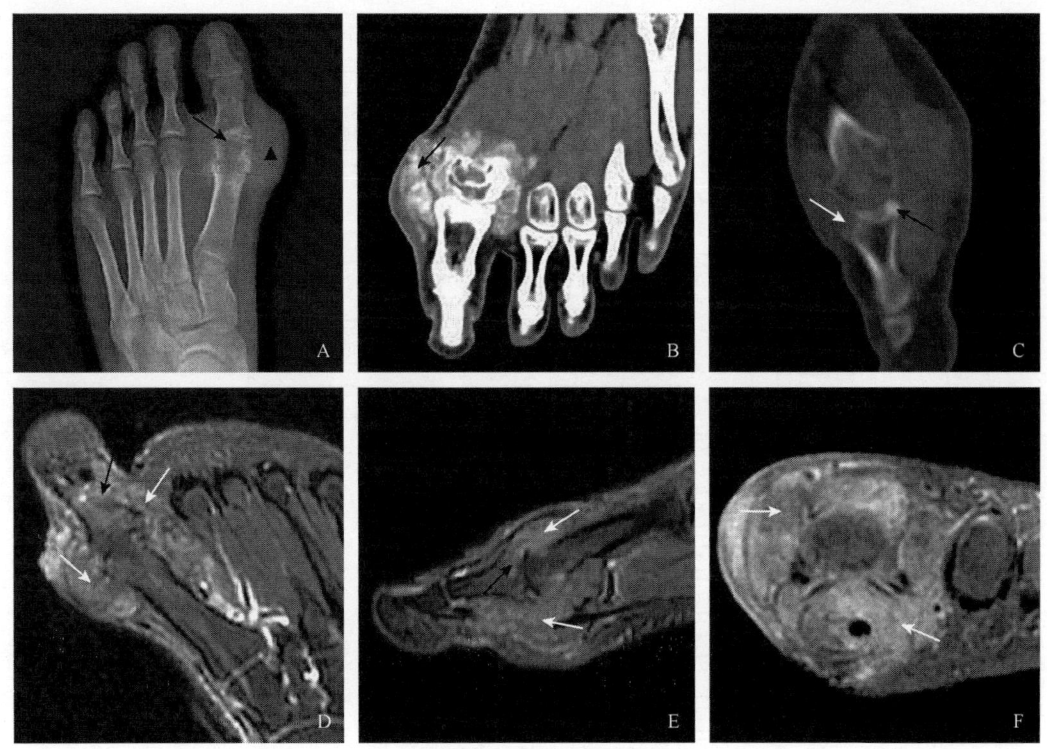

图 10-2-7　左足痛风

X 线片示左足第 1 跖趾关节轻度骨质增生、关节间隙狭窄（图 A 黑箭头），周围软组织肿胀，其内见密度增高影（图 A 黑▲）；CT 示第 1 跖趾关节周围软组织内多发高密度结节影（图 B 黑箭头），邻近穿凿样骨质破坏（图 C 白箭头），部分骨质增生硬化（图 C 黑箭头）；MRI 示第 1 跖趾关节周围软组织肿胀伴团片状异常信号（图 D～F 白箭头），邻近骨质侵蚀破坏伴骨髓水肿（图 D、E 黑箭头）

【分析思维导图】

思维导图见下页。

【病理生理及临床】

痛风是人体嘌呤代谢紊乱和（或）尿酸排泄减少所致的晶体性关节炎，95% 发生于男性，以第 1 跖趾骨关节受累最常见，其次为掌指关节。急性期针状尿酸盐结晶沉积在滑膜，致其充血，引起中性粒细胞、淋巴细胞、纤维蛋白渗出，滑膜表层细胞灶性增生；慢性期尿酸盐沉积在关节软骨使其破坏；此外，白细胞、淋巴细胞、成纤维细胞、多发巨细胞包裹痛风石和一些无定形蛋白性物质，形成痛风肉芽肿。

受累关节周围皮肤红肿热痛，常于夜间发作，起病急骤，疼痛进行性加剧。急性发作期多数患者有红细胞沉降率和 C 反应蛋白增快，血尿酸增高（＞420μmol/L）。

【影像表现】

1. X 线片/CT 表现

（1）早期：受累关节周围软组织轻微肿胀，其内见梭形密度增高影，皮下脂肪线模糊不清，骨关节边缘轻度增生。

（2）中期：病变关节周围软组织肿胀明显，其内见梭形密度增高影，关节面边缘出现

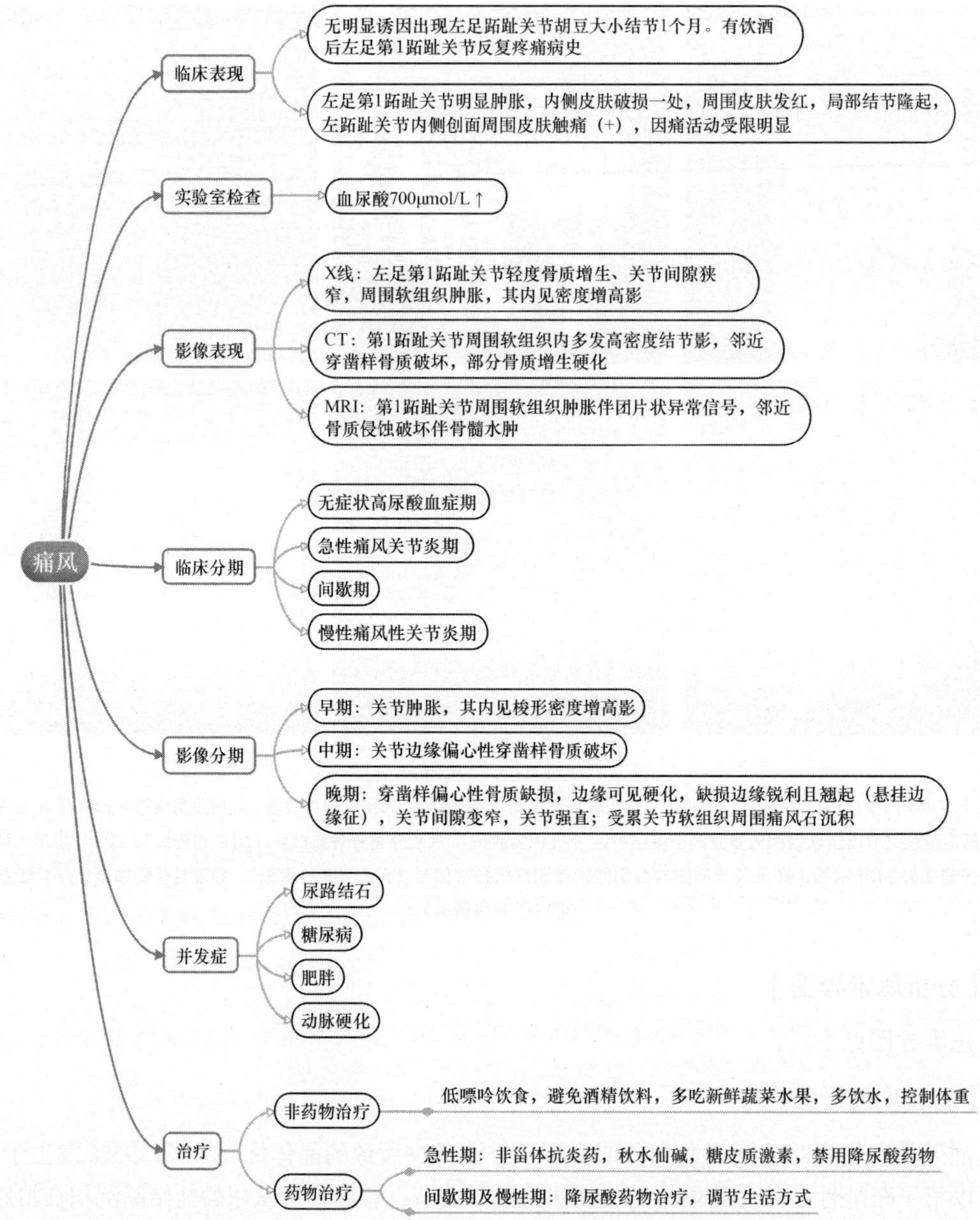

穿凿样骨质缺损（＜3mm），常呈偏心性，可伴有骨质局限性疏松。

（3）晚期：软组织肿胀更为明显，偏心性或中央性骨质缺损（3～12mm），同时伴有骨膨胀；穿凿样偏心性骨质缺损，边缘可见硬化，缺损边缘锐利且翘起（“悬挂边缘征”），关节间隙变窄，关节强直；受累关节软组织周围痛风石沉积。

2. MRI 表现

（1）局限性或弥漫性软组织肿胀，关节滑膜增厚，肌腱和韧带受累（出现条片状 T_2WI 高信号），增强扫描受累滑膜、肌腱及韧带强化。

（2）痛风结节信号多种多样，主要取决于钙盐的含量，一般 T_1WI 信号与肌肉相似或略低，T_2WI 可为低、等、高信号：纤维化组织、尿酸盐结晶、钙化、含铁血黄素等为等低信号，痛风石非结晶形态中的蛋白成分为高信号。

【鉴别诊断】

1. 类风湿关节炎 以年轻女性多见，晨僵，对称性手足小关节受累，好发于近侧指间及腕关节，早期软骨的边缘性侵蚀，晚期压迫性骨侵蚀，关节周围软组织呈对称性梭形肿胀，有明显广泛的骨质疏松，类风湿因子、抗 CCP 抗体强阳性。

2. 假性痛风 好发于全身大关节，以膝关节多见，对称性关节软骨线状钙化或关节旁钙化，可合并骨质破坏，可累及滑膜、半月板及周围软组织等，关节液含有焦磷酸二氢钙，尿酸不高。

3. 骨关节结核 关节肿胀，积液，滑膜增生，骨质疏松，关节面骨质侵蚀，首先累及非承重面，砂砾状死骨，关节软骨破坏，关节间隙狭窄、消失、融合，骨髓水肿；关节周围脓肿，窦道形成。

【重要关注点】

1. 是否为穿凿样偏心性骨质破坏，骨质破坏区有无悬挂边缘征。
2. 受累关节是否强直，关节有无脱位。
3. 受累关节周围软组织内有无痛风石沉积。
4. 滑膜、肌腱、韧带有无受累。

【拓展】

痛风的诊断依赖于滑液偏振光显微镜显示尿酸钠晶体，目前双能量 CT（dual-energy computed tomography，DECT）能够检测到微小的尿酸钠晶体（≥2mm）沉积物，故临床中应用该技术明确小关节周围尿酸钠晶体沉积情况更方便。但需要注意骨关节炎患者、关节成形术周围可出现 DECT 假阳性结果，而且部分健康的中老年男性肋软骨和椎间盘也可出现生理性沉积。

五、夏科特足

【病例 10-2-5】 患者，女，55 岁，烦渴、多尿 15 年，右足底破溃 5 个月，复发 1 个月。实验室检查：血糖 23.8mmol/L↑，WBC 17.7×10^9/L↑。查体：双足冰凉，双下胫前对称性凹陷性水肿，右足底可见皮肤溃口，伴肿胀，皮肤颜色苍白，右足底内侧关节畸形、肿胀，伴肢体活动障碍，足背动脉可扪及。MRI 检查如图 10-2-8 所示。

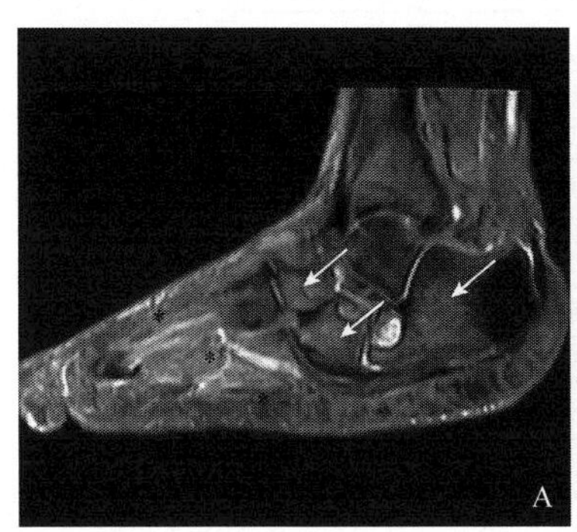

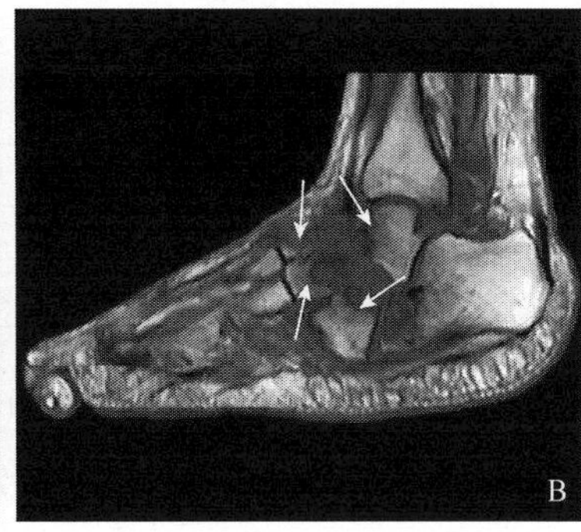

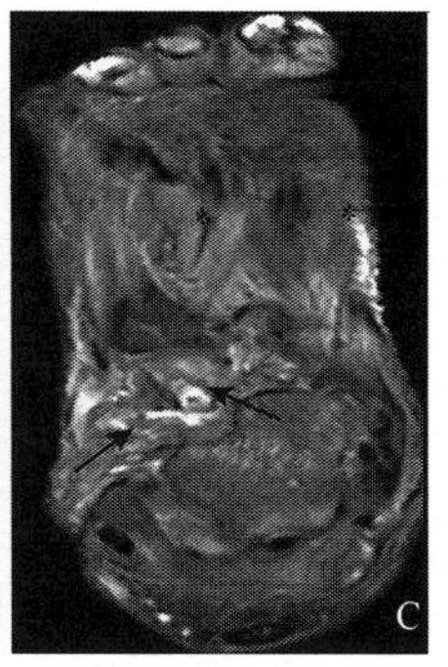

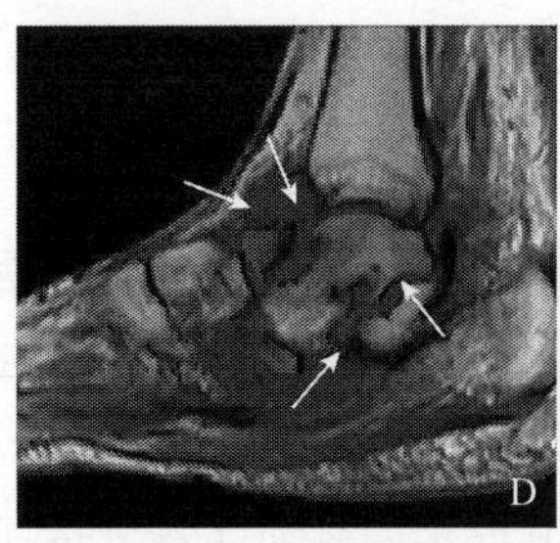

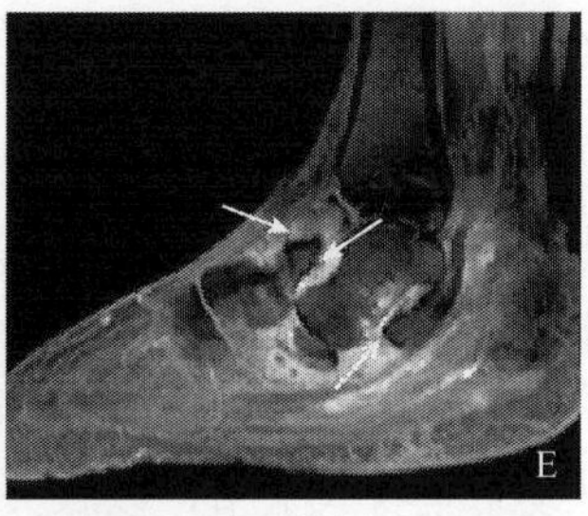

图 10-2-8 右侧夏科特足

右足足弓塌陷（图 A 所示），右足跗骨多发骨质破坏伴骨髓水肿（图 A～B 白箭头，图 C 黑箭头），相应关节面消失、关节间隙变窄，关节腔内滑膜增生（图 D、E 白箭头），关节周围及足底软组织肿胀（图 A、C*）

【分析思维导图】

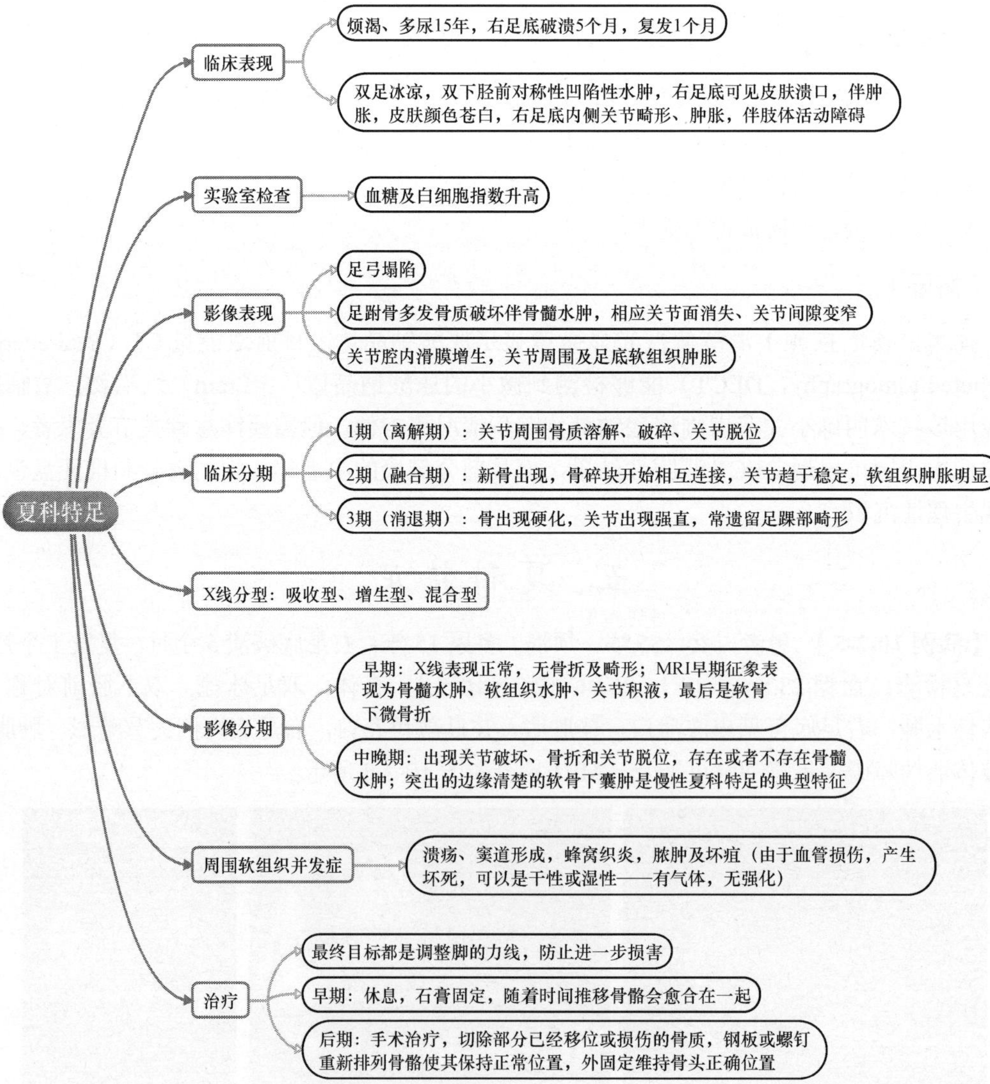

- 夏科特足
  - 临床表现
    - 烦渴、多尿15年，右足底破溃5个月，复发1个月
    - 双足冰凉，双下胫前对称性凹陷性水肿，右足底可见皮肤溃口，伴肿胀，皮肤颜色苍白，右足底内侧关节畸形、肿胀，伴肢体活动障碍
  - 实验室检查
    - 血糖及白细胞指数升高
  - 影像表现
    - 足弓塌陷
    - 足跗骨多发骨质破坏伴骨髓水肿，相应关节面消失、关节间隙变窄
    - 关节腔内滑膜增生，关节周围及足底软组织肿胀
  - 临床分期
    - 1期（离解期）：关节周围骨质溶解、破碎、关节脱位
    - 2期（融合期）：新骨出现，骨碎块开始相互连接，关节趋于稳定，软组织肿胀明显
    - 3期（消退期）：骨出现硬化，关节出现强直，常遗留足踝部畸形
  - X线分型：吸收型、增生型、混合型
  - 影像分期
    - 早期：X线表现正常，无骨折及畸形；MRI早期征象表现为骨髓水肿、软组织水肿、关节积液，最后是软骨下微骨折
    - 中晚期：出现关节破坏、骨折和关节脱位，存在或者不存在骨髓水肿；突出的边缘清楚的软骨下囊肿是慢性夏科特足的典型特征
  - 周围软组织并发症
    - 溃疡、窦道形成，蜂窝织炎，脓肿及坏疽（由于血管损伤，产生坏死，可以是干性或湿性——有气体，无强化）
  - 治疗
    - 最终目标都是调整脚的力线，防止进一步损害
    - 早期：休息，石膏固定，随着时间推移骨骼会愈合在一起
    - 后期：手术治疗，切除部分已经移位或损伤的骨质，钢板或螺钉重新排列骨骼使其保持正常位置，外固定维持骨头正确位置

【扩展病例 10-2-4】 患者，男，68 岁，口干、多饮 20 年，左足溃烂 3 个月。MRI 检查如图 10-2-9 所示。

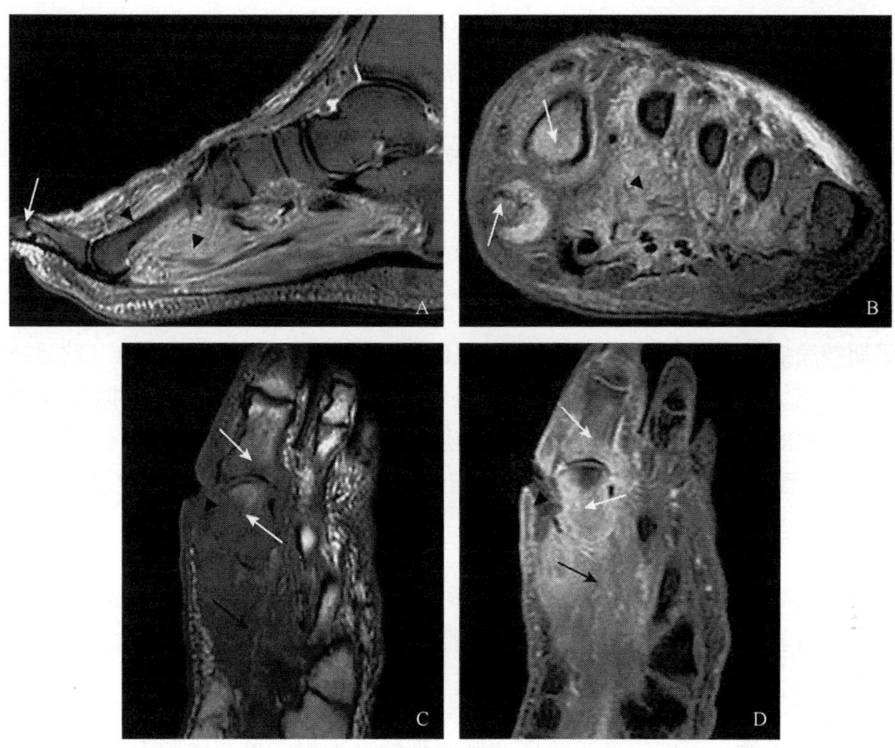

图 10-2-9　早期糖尿病足合并骨髓炎

跖趾骨骨质破坏、髓腔内片状 T_1WI 低信号、T_2WI 高信号（图 A～C 白箭头），增强明显强化（图 C、D 白箭头），周围软组织肿胀（图 A、B 黑▲），强化明显（图 C、D 黑箭头），病变区部分软组织缺损坏死伴窦道形成（图 C 黑▲），增强后无强化（图 D 黑▲）

【病理生理及临床】

夏科特（Charcot）足是一种非感染性、进展性的炎症性疾病，主要因周围神经病变导致其所支配的足部软组织、骨骼和关节受累，自主神经病变导致病灶区血流量增加，引起单核细胞和破骨细胞富集，导致骨吸收增加、骨质减少和局部骨质破坏，而患者由于感觉神经障碍常意识不到运动中足部发生的骨性破坏，由于缺乏保护，从而进一步加重足的创伤。夏科特足发病率为 0.1%～0.9%，以 50～60 岁多发，以单侧多见，约 10% 患者可双侧发病。其发生与糖尿病、骨代谢异常、感觉及自主神经病变等有关，其中糖尿病是最常见的原因。

临床表现为活动期：足部红、肿、热，但不伴疼痛，骨折、关节破坏（通常是跗跖关节）和足部纵弓塌陷；非活动期：足部发红消退，但一些软组织和骨髓水肿可能会持续存在；终末期：足部呈摇椅足畸形。

【影像表现】

1. 足负重位 X 线片　早期：表现正常；中晚期：骨质疏松、骨折、关节破坏、关节脱位、关节间隙狭窄。

2. CT　可清楚显示病变骨及关节：跗跖关节受累，跖骨向上和外侧脱位，导致足弓完全塌陷；距骨头典型的向足底倾斜，舟骨通常向内侧和上方移位，常伴有骨折和碎裂；骨质增生和硬化、碎片和关节内游离体，关节腔积液。

3. MRI　有助于早期诊断夏科特足，检测活动期病变和非活动期病变。

（1）早期：骨髓水肿、软组织水肿、关节积液，部分可出现软骨下微骨折。

（2）中晚期：关节破坏、皮质骨折、关节破坏和脱位，中期可出现骨髓水肿，非活动期可消失，慢性期出现典型的边缘清楚的软骨下囊肿。

4. 其他　部分患者可合并软组织感染和骨髓炎。

【鉴别诊断】

1. 早期糖尿病足合并骨髓炎（扩展病例 10-2-4）　常见于足底的压力点（前足或后足），与夏科特足不同（常见于中足），无明显足弓塌陷及足跗骨骨质破坏；早期 X 线不能显示骨质异常，但 MRI 可显示骨髓水肿以及周围软组织感染，部分可形成脓肿伴窦道形成。

2. 外伤性骨髓水肿　有明确外伤史，骨髓水肿及软组织肿胀，无骨膜反应。

【重要关注点】

1. 病变骨质是否存在骨折，关节有无破坏、脱位，足部是否存在变形以及变形程度。

2. 是否存在感染、溃疡、脓肿及窦道、骨髓炎、骨坏死。

【拓展】　其他扫描技术

1. 弥散加权成像　可能有助于诊断和监测骨髓炎进程：单纯水肿无水分子弥散受限，而感染中脓液和炎症细胞的存在导致水分子弥散受限，ADC 值低于单纯水肿。

2. 动态对比增强（DCE）　灌注有助于区分活组织和坏死组织。此外，DCE 灌注的增强模式在骨髓炎和骨关节病变之间似乎有所不同，从而可以通过不同骨髓水肿呈现形式来区分多种疾病。

3. CT　可用于晚期夏科特足，以更好地显示骨质增生和硬化。

4. PET-CT　可量化夏科特足部各个阶段的炎症过程，并可跟踪其随时间的演变。

（代林泉　谢艳君　李咏梅）

主要参考文献

毕新军, 张勤, 张学琴, 等, 2016. 异位妊娠的 CT 与 MRI 表现 [J]. 临床放射学杂志, 35(06): 903-907.

昌建明, 吕建阳, 刘晨波, 等, 2011. 急性肾盂肾炎合并肾脓肿 14 例 [J]. 中国感染与化疗杂志, 11(1): 10-12.

常娣, 居胜红, 2020. 腹腔局灶性脂肪坏死的典型影像学征象及其鉴别诊断 [J]. 中华放射学杂志, 54(1): 79-81.

陈大伟, 李君, 2016. 多排螺旋 CT 以及多重平面重组在腹股沟疝和股疝诊断中的应用 [J]. 中华疝和腹壁外科杂志 (电子版), 10(3): 164-167.

陈科科, 程佳艳, 潘海洲, 2021. 急性硬膜外血肿术后并发脑损伤危险因素分析 [J]. 浙江创伤外科, 26(3): 519-520.

陈孝平, 汪建平, 赵继宗, 等, 2018. 外科学. 9 版 [M]. 北京: 人民卫生出版社.

陈忠, 杨耀国, 2017. 颈动脉狭窄诊治指南 [J]. 中国血管外科杂志 (电子版), 9(03): 169-175.

崔志强, 毕国荣, 2018. 非外伤性脑凸面蛛网膜下腔出血的临床表现与影像学特 [J]. 中国神经精神疾病杂志, 44(6): 337-343.

邓乾, 吴杰, 吴红勇, 等, 2019. 婴儿颅骨骨膜下血肿不同时期的 CT 表现 [J]. 影像研究与医学应用, (10): 2.

杜娟娟, 李增晖, 刘威, 等, 2021. 急性胰腺炎病程的动态变化及影像学评价 [J]. 国际医学放射学杂志, 03: 303-309.

付艳伟, 王宝仁, 陈春有, 等, 2021. 腹腔镜与内镜联合治疗胆囊结石合并胆总管结石的 Meta 分析 [J]. 中国中西医结合外科杂志, 01: 106-111.

高建波, 岳松伟, 杨学华, 等, 2002. 小儿腐蚀性食管炎病因与 X 线表现的对比研究 [J]. 中华放射学杂志, 36(1): 58-61.

龚雪, 王晓莉, 蔡方荣, 2020. 眼眶爆裂性骨折 X 线平片、CT 检查影像学表现及诊断价值分析 [J]. 中国 CT 和 MRI 杂志, 18(11): 159-161.

谷遇伯, 宋鲁杰, 傅强, 2021. 2020 年 EAU 尿道损伤诊断治疗指南 (附解读)[J]. 现代泌尿外科杂志, 26(1): 69-74.

关键, 2017. 卵巢静脉血栓 [J]. 影像诊断与介入放射学, 26(04): 348-350.

郭春海, 吴永哲, 李华志, 等, 2021. 嵌顿性闭孔疝的早期诊断及腹腔镜治疗体会 [J]. 中华疝和腹壁外科杂志 (电子版), 15(3): 285-287.

郭建国, 徐卫平, 陈新龙, 2014. 急性阑尾炎的多层螺旋 CT 表现与病理对照研究 [J]. 中国医学影像学杂志, 22(2): 149-152.

韩新巍, 吴刚, 陈建立, 等, 2005. 过氧乙酸腐蚀性食管炎的 X 线和 CT 对照研究 [J]. 中华放射学杂志, 39(9): 971-973.

郝妮娜, 田超, 廉凯茜, 等, 2017. 95 例中重度急性一氧化碳中毒影像学诊断 [J]. 中华劳动卫生职业病杂志, 35(6): 463-467.

何占彪, 王宏伟, 2016. 脑内海绵状血管瘤的影像学诊断特点及治疗选择 [J]. 中华神经外科疾病研究杂志, 15(4): 378-380.

侯长浩, 宋鲁杰, 傅强, 2020. 2020 年欧洲泌尿外科学会输尿管损伤诊断治疗指南 (附解读)[J]. 现代泌尿外科杂志, 25(07): 638-640.

胡小艳, 汪悦, 杨阳, 等, 2017. 椎管内髓外硬膜下肿瘤的 MRI 诊断与鉴别 [J]. 中国 CT 和 MRI 杂志, 15 (11): 125-127.

黄远军, 韩永良, 周泽芳, 等, 2021. 包膜期脑脓肿的高场强 MRI 影像特点 [J]. 临床放射学杂志, 40(8): 60-64.

贾玉梅, 王德娟, 2020. 腹内疝 MSCT 典型征象探讨 [J]. 医学影像学杂志, 30(10): 1876-1879.

雷文婷, 2018. X 线及 CT 诊断消化道穿孔临床应用分析 [J]. 医学影像学杂志, 28(12): 2131-2132.

李放, 2016. 重视胸腰椎骨折分类方法的临床应用 [J]. 中国脊柱脊髓杂志, 26(5): 385-387.

李婷, 李俊峰, 毛小荣, 2021. 肝硬化门静脉血栓发生的危险因素及治疗进展 [J]. 中国实用内科杂志, 02: 159-162.

林家豪, 宋鲁杰, 傅强, 2020. 2020 EUA 膀胱损伤诊断治疗指南 (附解读)[J]. 现代泌尿外科杂志, 25(12): 1128-1130.

林乐, 2019. 消化道异物流行病学特点的回顾性分析 [J]. 现代医用影像学, 28(1): 37-40.

刘彩云, 李绍东, 张秀莉, 等, 2016. MSCT 联合食管造影对食管破裂的诊断价值 [J]. 放射学实践, 31(11): 1052-1056.

刘娜, 徐加平, 王引明, 等, 2021. 脊髓血管病的临床特点及预后分析 [J]. 临床神经病学杂志, 34(3): 199-203.

刘伟, 许克宁, 2019. 轻型创伤性脑损伤的功能磁共振成像研究进展 [J]. 实用放射学杂志, 35(4): 663-665.

龙书玉, 应德美, 2019. 阴道分娩后右侧卵巢静脉血栓性静脉炎 1 例 [J]. 中国实用妇科与产科杂志, 35(11): 1294-1296.

罗树存, 欧陕兴, 罗泽斌, 2014. 心脏创伤评价与研究进展 [J]. 中华临床医师杂志 (电子版), (13): 2506-2510.

罗亚西, 王静杰, 曾春, 等, 2015. 急性横贯性脊髓炎的临床及 MRI 特征分析 [J]. 磁共振成像, (2): 108-114.

骆明涛, 伍聪, 陶传元, 等, 2021.《高血压性脑出血中国多学科诊治指南》急救诊治解读 [J]. 中国急救医学, 41(3): 185-190.

马廉亭, 吴涛, 2019. 脊髓动静脉畸形、硬脊膜动静脉瘘、硬脊膜外动静脉瘘与脊髓周围动静脉瘘的鉴别 [J]. 中国临床神经外科杂志, 24(5).

毛益申, 谢志波, 傅德良, 2019.《2018 年国际胰腺病学会/美国胰腺学会/日本胰腺学会/欧洲胰腺俱乐部指南: 慢性胰腺炎截面影像学诊断和严重程度评分》摘译 [J]. 临床肝胆病志, 01: 72-76.
宁锋钢, 周新华, 侯代伦, 等, 2020. 成年血行播散性肺结核并发颅内结核的临床及头颅 MRI 表现特征 [J]. 中国防痨杂志, 42(1): 19-25.
《神经血管疾病复合手术规范专家共识》编写委员会, 2017. 神经血管疾病复合手术规范专家共识 [J]. 中华医学杂志, 97(11): 804-809.
孙美玉, 刘爱连, 2019. 结肠憩室炎的 CT 研究进展 [J]. 中国医学影像技术, 35(2): 290-293.
童成文, 罗小琴, 戢磊, 等, 2019. CT 在胰脏占位性病变诊断及鉴别诊断中的价值 [J]. 医学影像学杂志, 05: 868-870.
汪鸿波, 2011. 67 例外伤性小肠破裂的诊断及治疗策略 [J]. 吉林医学, 32(10): 1891-1892.
王创威, 李震. 原发性急性肾静脉血栓的诊断与治疗 [J]. 中华血管外科杂志, 2018, 3(2): 101-103.
王洪财, 童贻蕾, 陈茂送, 2019. 颅内良性肿瘤出血性卒中发病机制的研究进展 [J]. 中华神经外科杂志, 35(7): 746-749.
王玉东, 陆琦, 2019. 输卵管妊娠诊治的中国专家共识 [J]. 中国实用妇科与产科杂志, 35(07): 780-787.
温晓玲, 王丽, 宋晓琴, 等, 2018. 多层螺旋增强 CT 对轻度消化道出血性疾病的诊断价值 [J]. 中国医学科学院学报, 40(2): 139-145.
吴海卫, 孙磊, 张雷, 等, 2020. 创伤性主动脉损伤 30 例临床治疗分析 [J]. 中华外科杂志, 58(12): 929-935.
向元俤, 王陈荣, 李春丽, 等, 2016. 106 例成人急性会厌炎患者的回顾性研究 [J]. 临床急诊杂志, 17(10): 789-791.
薛国柱, 陈芦斌, 李长林, 2001. 外伤性小肠破裂 48 例诊治分析 [J]. 中国急救医学, 21(11): 666.
薛孟华, 闫小龙, 朱以芳, 等, 2019. 胸部钝性伤合并气管、支气管断裂的诊断与治疗 [J]. 创伤外科杂志, 21(9): 667-670.
杨家斐, 邢新博, 杨淑辉, 等, 2015. 非创伤性脊髓硬膜外血肿的 MRI 诊断及鉴别诊断 [J]. 中国 CT 和 MRI 杂志, (3): 107-109, 113.
杨先春, 陈莉, 吴汉斌, 等, 2019. 国人气肿性膀胱炎的 CT 影像表现荟萃分析 [J]. 中国 CT 和 MRI 杂志, 17(5): 4.
杨小春, 常龙, 尚雁冰, 等, 2017. 后路病灶清除、植骨融合治疗非特异性腰椎椎间隙感染 [J]. 中华骨科杂志, 37(18): 1136-1142.
袁雷红, 郑博隆, 郝定均, 等, 2017. 骶骨骨折的分型及治疗进展 [J]. 中华创伤骨科杂志, 19(6): 491-496.
张潮, 熊志, 余红蕾, 等, 2021. MSCT 在小儿气管、支气管异物诊断中的应用 [J]. 中国 CT 和 MRI 杂志, 19(6): 75-76, 92.
张家云, 宋亭, 陈永露, 等, 2017. 附件扭转的蒂扭曲形态影像表现 [J]. 临床放射学杂志, (11): 116-119.
张静, 朱树龙, 朱婷婷, 2017. 多排螺旋 CT 对急性肠梗阻诊断的临床价值分析 [J]. 医学影像学杂志, 27(5): 967-969.
张林山, 黄磊, 王丽琨, 等, 2021. 脑出血早期血肿扩大影像学特征研究进展 [J]. 中华脑血管病杂志 (电子版), 15(2): 104-107.
张苗, 卢洁, 2021. 急性脑梗死患者影像学缺血半暗带的临床评价策略 [J]. 中国脑血管病杂志, 18(4): 217-222.
张霞, 王军峰, 张德增, 等, 2020. 脊柱化脓性感染的影像学诊断与鉴别诊断 [J]. 医学影像学杂志, 30(8): 1539-1542.
张英俊, 陈宗桂, 聂婷, 等, 2021. 脑动静脉畸形 CT 与 MRI 的诊断价值比较 [J]. 影像研究与医学应用, 5(13): 23-24.
张展, 刘朝晖, 2019. 盆腔炎性疾病的诊治进 [J]. 中国实用妇科与产科杂志, 35(04): 473-477.
张正平, 牛建栋, 侯晓婧, 等, 2018. CT 征象诊断创伤性膈肌破裂 [J]. 中国医学影像技术, 34(2): 246-249.
郑卓肇, 田春艳, 尚瑶, 2011. 肩关节常见病变: MRI 诊断 [J]. 磁共振成像, 2(06): 456-464.
中国康复医学会脊柱脊髓专业委员会, 2015.《新鲜下颈段脊柱脊髓损伤评估与治疗》的专家共识 [J]. 中国脊柱脊髓杂志, 25(4): 378-384.
中国免疫学会神经免疫学分会, 中华医学会神经病学分会神经免疫学组, 中国医师协会神经内科分会神经免疫专业委员会, 2016. 中国视神经脊髓炎谱系疾病诊断与治疗指南 [J]. 中国神经免疫学和神经病学杂志, 23(3): 155-166.
中国研究型医院学会神经再生与修复专委会脑血管病学组, 2020. 中枢神经系统海绵状血管瘤的诊断和治疗: 专家观点和规范推荐 [J]. 中国血液流变学杂志, 30(1): 1-7.
中国医师协会骨科医师分会, 2016. 中国医师协会骨科医师分会骨科循证临床诊疗指南: 成人急性寰椎骨折循证临床诊疗指南 [J]. 中华创伤杂志, 32(7): 595-601.
中国医师协会骨科医师分会, 2018. 中国医师协会骨科医师分会骨科循证临床诊疗指南: 成人急性下颈段脊柱脊髓损伤循证临床诊疗指南 [J]. 中华外科杂志, 56(1): 5-9.
中国医师协会骨科医师分会, 2019. 中国医师协会骨科医师分会骨科循证临床诊疗指南: 成人急性胸腰段脊柱脊髓损伤循证临床诊疗指南 [J]. 中华外科杂志, 57(3): 161-165.
中国医师协会骨科医师分会脊柱创伤专业委员会, 2021. 过伸性颈脊髓损伤诊疗临床循证指南 [J]. 中华创伤杂志, 37(7): 586-592.
中国医师协会神经内科医师分会脑与脊髓损害专业委员会, 2021. CO 中毒迟发性脑病诊断与治疗中国专家共识 [J]. 中国神经免疫学和神经病学杂志, 28(3): 173-179.
中华医学会神经外科学分会介入学组,《脑动静脉畸形介入治疗中国专家共识》编写委员会, 2017. 脑动静脉畸形介入治疗中国专家共识 [J]. 中华神经外科杂志, 33(12): 1195-1203.
中华医学会外科学分会疝与腹壁外科学组, 中国医师协会外科医师分会疝和腹壁外科医师委员会, 2018. 成人腹股沟疝诊断和

治疗指南 (2018 年版)[J]. 中华疝和腹壁外科杂志 (电子版), 12(4): 244-246.

周福庆, 龚洪翰, 陈琪, 等, 2013. 磁敏感加权成像在弥漫性轴索损伤诊断和分级中的临床应用 [J]. 临床放射学杂志, 31(3): 6.

朱止平, 窦文广, 岳军艳, 等, 2018. 成人腹股沟斜疝与直疝和股疝的多排螺旋 CT 检查影像学特征 [J]. 中华消化外科杂志, 17(11): 1127-1133.

朱治凯, 宋亭, 陈永露，等, 2019. 子宫破裂的 CT 与 MRI 表现 [J]. 临床放射学杂志, 38(12): 2366-2370.

AAK AR, MUKHERJI S, 2017. Imaging of sialadenitis[J]. Neuroradiol J, 30(3): 205-215.

ABOUGHALIA H, BASAVALINGU D, REVZIN MV, et al, 2021. Imaging evaluation of uterine perforation and rupture[J]. Abdom Radiol (NY).

ADDEO G, BECCANI D, COZZI D, et al, 2019. Groove pancreatitis: a challenging imaging diagnosis[J]. Gland Surg, 8(Suppl 3): S178-S187.

BHANGU A, SϕREIDE K, Di Saverio S, et al, 2015. Acute appendicitis: modern understanding of pathogenesis, diagnosis, and management[J]. Lancet, 386(10000): 1278-1287.

BHATIA S, LAPRADE CM, ELLMAN MB, et al, 214. Meniscal root tears: significance, diagnosis, and treatment[J]. Am J Sports Med, 42(12): 3016-3030.

CAI XD, YANG Y, LI J, et al, 2019. Logistic regression analysis of clinical and computed tomography features of pulmonary abscesses and risk factors for pulmonary abscess-related empyema[J]. Clinics (Sao Paulo), 74: e700.

CHAWLA A, BOSCO JI, LIM TC, et al, 2015. Imaging of acute cholecystitis and cholecystitis-associated complications in the emergency setting [J]. Singapore Med J, 56(8): 438-444.

CHEN B, DENG M, YANG C, et al, 2021. High incidence of esophageal fistula on patients with clinical T4b esophageal squamous cell carcinoma who received chemoradiotherapy: A retrospective analysis[J]. Radiother Oncol, 158: 191-199.

CHILDERS BC, CATER SW, HORTON KM, et al, 2015. CT evaluation of acute enteritis and colitis: is it infectious, inflammatory, or ischemic: resident and fellow education feature[J]. Radiographics, 35(7): 1940-1941.

ÇICEK MT, YILDIRIM IO, GÜNDÜZ E, 2020. Endovascular treatment of carotid pseudoaneurysm bleeding due to parapharyngeal abscess[J]. Journal of Craniofacial Surgery, 31(4): 324-326.

CROSS MR, GREENWALD MF, DAHHAN A, 2015. Esophagealper perforation and acute bacterial mediastinitis: other causes of chest pain that can be easily missed[J]. Medicine (Baltimore), 94(32): el. 232.

DAWOOD MT, NAIK M, Bharwani N, et al, 2021. Adnexal torsion: review of radiologic appearances[J]. Radiographics, 41(2): 609-624.

DESAI J, STEIGER S, ANDERS HJ, 2017. Molecular pathophysiology of gout[J]. Trends Mol Med, 23(8): 756-768.

DOU L, YANG H, WANG C, et al, 2019. Adhesive and non-adhesive internal hernia: clinical relevance and multi-detector CT images[J]. Sci Rep, 9(1): 12847.

DREIZIN D, SAKAI O, CHAMP K, et al, 2021. CT of skull base fractures: classification systems, complications, and management[J]. Radiographics, (4): 200189.

ELENA P, MIGUEL M, 2017. Indications and radiological findings of acute otitis media and its complications[J]. Acta Otorrinolaringol Esp, 68: 29-37.

FEKI W, KETATA W, BAHLOUL N, et al, 2019. Lung abscess: diagnosis and management[J]. Rev Mal Respir, 36: 707-719.

FERRERA C, VILACOSTA I, CABEZA B, et al, 2020. Diagnosing aortic intramural hematoma: current perspectives[J]. Vasc Health Risk Manag, 16: 203-213.

GIAMBELLUCA D, CANNELLA R, CARUANA G, et al, 2019. CT imaging findings of epiploic appendagitis: an unusual cause of abdominal pain[J]. Insights Imaging, 10(1): 26.

GOU J, JIANG ZG, WANG P, et al, 2021. Diagnostic value of multi-slice spiral CT scan in lung compression ratio of patients with pulmonary contusion complicated by pneumothorax or hydropneumothorax[J]. Am J Transl Res, 13(4): 3004-3009.

GUNN ML, 2015. Pearls and Pitfals in Emergency Radiology[M]. 宋彬, 胡娜译. 北京: 人民军医出版社: 55-57.

HAQUE LYK, LIM JK, 2020. Budd-Chiari syndrome: an uncommon cause of chronic liver disease that cannot be missed[J]. Clin Liver Dis, 24: 453-481.

HAYASHI TY, MATSUDA I, HAGIWARA K, et al, 2016. Massive splenic infarction and splenic venous thrombosis observed in a patient with acute splenic syndrome of sickle cell traits on contrast-enhanced thin-slice computed tomography[J]. Abdom Radiol (NY), 41(9): 1718-1721.

HEIT JJ, SUSSMAN ES, Winter mark M, 2019. Perfusion computed tomography in acute ischemic stroke[J]. Radiol Clin NorthAm. 57(6): 09-16.

HERRAN FL, BANG TJ, RESTAURI N, et al, 2018. CT imaging of complications of aortic intramural hematoma: a pictorial essay[J]. Diagn Interv Radiol, 24: 342-347.

HONIG A, BARZILAY Y, BARZILAY Y et a1, 2016. Spinal epidural abscess with a rapid course in young healthy infantry recruits with multiple skin lacerations[J]. J Clin Neurosci, 31: 127-132.

ISIKBAY M, SUGI MD, BOWMAN MS, et al, 2021. Traumatic testicular rupture: multimodality imaging with intraoperative correlate[J]. Clin Imaging, 71: 13-16.

JAFFE TA, NELSON RC, 2016. Image-guided percutaneous drainage: a review[J]. Abdom Radiol (NY), 41: 629-36.

JEFFREY RB, MANASTER BJ, ANNE G. Osborn, 2018. Diagnostic imaging: emergency[M]. 2nd edition. 刘士远, 严福华译. 北京: 人民卫生出版社: 194-197.

JESSE K, SULZER MD, LEE M, et al, 2019. Cholangitis: causes, diagnosis, and management[J]. Surgical Clinics of North America, 99(2): 175-184.

KALTA J, SINGH VK, JAIN N, et al, 2019. Cerebral venous sinus thromhosis score and its correlation with clinical and MRI findings[J]. J Stroke Cerebro vaseD is, 28(11): 104324.

KAM CK, CHEE DW, PEH WC, 2010. Magnetic resonance imaging of cruciate ligament injuries of the knee[J]. Can Assoc Radiol J, 61(2): 80-89.

KAMAT AS, THANGO NS, HUSEIN MB, 2016. Proteus mirabilis abscess involving the entire neural axis[J]. J Clin Neurosci, 30: 127-129.

KASEMSIRI P, Mahawerawat K, RATANAANEKCHAI T, et al, 2017. The accuracy of digital radiography for diagnosis of fishbone foreign bodies in the throat[J]. Int Arch Otorhinolaryngol, 21: 255-258.

KAWASHIMA A, SANDLER CM, ERNST RD, et al, 2000. CT evaluation of renovascular disease[J]. Radiographics, 20(5): 1321-1340.

Kendigelen P, 2016. The anaesthetic consideration of tracheobronchial foreign body aspiration in children[J]. J Thorac Dis, 8(12): 3803.

KENNEDY MI, STRAUSS M, LAPRADE RF, 2020. Injury of the meniscus root[J]. Clin Sports Med, 39(1): 57-68.

KIM SK, KO JH, PARK JB, et al, 2021. Proposal of new radiological classification and treatment strategy for transverse fractures of the C2 axis body[J]. Orthop Surg, 13(4): 1378-1388.

Koeller KK, Shih RY, 2017. Viral and prion infections of the central nervous system: radiologic- pathologic correlation: from the radiologic pathology archives[J]. Radiographics, 37(1): 199-233.

KOZAR RA, CRANDALL M, Shanmuganathan K, et al, 2018. Organ injury scaling 2018 update: Spleen, liver, and kidney [J]. J Trauma Acute Care Surg, 85(6): 1119-1122.

LADA NE, GUPTA A, ANDERSON SW, 2021. Liver trauma: hepatic vascular injury on computed tomography as a predictor of patient outcome[J]. Eur Radiol, 31(5): 3375-3382.

LANGNER S, GINZKEY C, MLYNSKI R, et al, 2020. Differentiation of retropharyngeal calcific tendinitis and retropharyngeal abscess: a case series and review of the literature[J]. Eur Arch Otorhinolaryngol, 277(9): 2631-2636.

LEE J, LOH J, LEE TS, 2021. Double thumb sign in a case of epiglottitis[J]. Radiology Case Reports, 16(7): 1810-1814.

LEE V, JAIRAM V, YU JB, et al, 2020. Nationwide patterns of hemorrhagic stroke among patients hospitalized with brain metastases: influence of primary cancer diagnosis and anticoagulation. Sci Rep. 10: 10084.

LETO C, GIAMBELLUCA D, BRUNO A, et al, 2019. “Flip-flop enhancement” in renal infarction[J]. Abdom Radiol (NY), 44(4): 1625-1626.

LI S, CHEN B, FANG X, et al, 2021. A better understanding of testicular and/or epididymal tuberculosis based on clinical, ultrasonic, computed tomography, and magnetic resonance imaging features at a high-volume institute in the modern era[J]. Quant Imaging Med Surg, 11(6): 2465-2476.

LI S, WANG J, HU J, et al, 2018. Emphysematous pyelonephritis and cystitis: a case report and literature review[J]. J Int Med Res, 46(7): 2954-2960.

LIAO G, CHEN S, CAO H, et al, 2019. Review: acute superior mesenteric artery embolism: a vascular emergency cannot be ignored by physicians[J]. Medicine (Baltimore), 98(6): e14446.

LIM RK, TREMBLAY A, Shengjie LU SJ, 2021. Evaluating hemoptysis hospitalizations among patients with bronchiectasis in the

United States: a population-based cohort study[J]. BMC Pulm Med, 21: 392.

Matthijs C, Brouwer, Diederik, et al, 2017. Epidemiology, diagnosis, and treatment of brain abscesses [J]. Curr Opin Infect Dis, 30(1): 129-134.

MONICA J, VREDENBURGH Z, KORSH J, et al, 2016. Acute shoulder injuries in adults[J]. Am Fam Physician, 94(2): 119-127.

MOREY AF, BROGHAMMER JA, HOLLOWELL CMP, et al, 2021. Urotrauma Guideline 2020: AUA Guideline[J]. J Urol, 205(1): 30-35.

MOUAEAD NJ, PAULISIN J, HOFMEISTER S, et al, 2020. Blunt thoracic aortic injury-concepts and management[J]. J Cardiothorac Surg, 15(1): 62.

MURRAY N, DARRAS KE, WALSTRA FE, et al, 2019. Dual-Energy CT in evaluation of the acute abdomen[J]. Radiographics, 39(1): 264-286.

NAGARAJ UD, KOCH BL, 2021. Imaging of orbital infectious and inflammatory disease in children[J]. Pediatr Radiol, 51: 1149-1161.

NEPAL P, OJILI V, KUMAR S, et al, 2020. Beyond pyogenic liver abscess: a comprehensive review of liver infections in emergency settings[J]. Emergency Radiology, 27(3): 307-320.

NICHOLAS, ADAM, 2021. Surveillance imaging following liver trauma has a low detection rate of liver complications[J]. Injury, 53(1): 86-91.

NICOLA T, DI ALESSANDRA L, PASQUALE C, et al, 2020. Hemoperitoneum caused by spontaneous rupture of hepatocellular carcinoma in noncirrhotic liver. A case report and systematic review [J]. Open Med (Wars), 15: 739-744.

NISHIDA H, TABATA M, FUKUI T, et al, 2017. A systematic approach to improve the outcomes of type A aortic dissection[J]. J Thorac Cardiovasc Surg, 154(1): 89-96.

PATEL H, ABDELBAKI A, STEENBERGEN P, et al, 2018. Know the name: acute epiploic appendagitis-CT findings and review of literature[J]. AME Case Rep, 2: 8.

PATIL RA, NANDIKOOR S, REDDY CS, 2020. CT in the diagnosis of adnexal torsion: a retrospective study[J]. J Obstet Gynaecol, 2020, 40(3): 388-394.

PEERY AF, 2021. Management of colonic diverticulitis[J]. BRIT MED J, 372: n72.

PEIXOTO A, GONCALVES R, PAIVA D, et al, 2018. Ischemic enteritis with unusual presentation[J]. Gastroenterol Hepatol, 41(4): 264-266.

PROKAKIS C, KOLETIS EN, DEDEILAS P, et al, 2014. Airway trauma: a review on epidemiology, mechanisms of injury, diagnosis and treatment[J]. Cardiothorac Surg, 9(1): 117-124.

PULAPPADI VP, Manchanda S, Sk P, et al, 2021. Identifying corpus luteum rupture as the culprit for haemoperitoneum [J]. Br J Radiol, 94(1117): 20200383.

RALAPANAEA U, SIVAKANESAR R, 2021. Epidemiology and the magnitude of coronary artery disease and acute coronary syndrome: a narrative review[J]. J Epidemiol Glob Health, 11(2): 169-177.

ROMI F, NAESS H, 2016. Spinal cord infarction in clinical neurology: a review of characteristics and long-term prognosis in comparison to cerebral infarction[J]. European neurology, 76(3-4): 95-98.

ROSSKOPF AB, LOUPATATZIS C, PFIRRMANN CWA, et al, 2019. The Charcot foot: a pictorial review[J]. Insights Imaging, Aug 5; 10(1): 77.

SAHAI A, ALI A, BARRATT R, et al, 2021. British association of urological surgeons (BAUS) consensus document: management of bladder and ureteric injury[J]. BJU International, 128(5): 539-547.

SAKALIHASAN N, MICHEL JB, KATSARGYRIS A, et al, 2018. Abdominal aortic aneurysms[J]. Nat Rev Dis Primers, 4(1): 34.

SHARBIDRE KG, GALGANO SJ, MORGAN DE, 2020. Traumatic pancreatitis[J]. Abdominal radiology (New York), 45(5): 1265-1276.

SHIKHARE SN, SINGH DR, SHIMPI TR, et al, 2011. Tuberculous osteomyelitis and spondylodiscitis[J]. Semin Musculoskelet Radiol, 15(5): 446-458.

SHYU JY, SAINANI NI, SAHNI VA, et al, 2014. Necrotizing pancreatitis: diagnosis, imaging, and intervention[J]. Radiographics, 34(5): 1218-1239.

SPAIN J, RHEINBOLDT M, 2017. MDCT of pelvic inflammatory disease: a review of the pathophysiology, gamut of imaging findings, and treatment[J]. Emerg Radiol, 24(1): 87-93.

STREET EJ, JUSTICE ED, KOPA Z, et al, 2017. The 2016 European guideline on the management of epididymo-orchitis[J]. Int J STD AIDS, 28(8): 744-749.

SUDHEER B, SARA H, SRAVANTHI R, et al, 2020. Imaging review of ocular and optic nerve trauma[J]. Emerg Radiol, 27: 75-85.

SVETANOFF WJ, TALUKDAR N, DEKONENKO C, et al, 2020. Intra-abdominal abscess after appendectomy-are drains necessary in all patients[J]. J Surg Res, 254: 384-389.

TAMM EP, SILVERMAN PM, SHUMAN WP, 2003. Evaluation of the patient with flank pain and possible ureteral calculus[J]. Radiology, 228(2): 319-329.

TEH J, MCQUEEN F, ESHED I, et al, 2018. Advanced imaging in the diagnosis of gout and other crystal arthropathies[J]. Semin Musculoskelet Radiol, 22(2): 225-236.

TONERINI M, CALCAGIN F, LORENZI S, et al, 2015. Omental infarction and its mimics: imaging features of acute abdominal conditions presenting with fat stranding greater than the degree of bowel wall thickening[J]. Emergency Radiology, 22(4): 431-436.

TRAN J, HAUSSNER W, SHAH K, 2021. Traumatic pneumothorax: a review of current diagnostic practices and evolving management[J]. J Emerg Med, 61(5): 517-528.

TRIEB K, 2016. The Charcot foot: pathophysiology, diagnosis and classification[J]. Bone Joint J, 98-B(9): 1155-1159.

TSUCHIYA N, GRIFFIN L, YABUUCHI H, et al, 2020. Imaging findings of pulmonary edema: Part 1. Cardiogenic pulmonary edema and acute respiratory distress syndrome[J]. Acta Radiol, 61(2): 184-194.

VALENCIA RP, 2021. Radiological findings of orbital blowout fractures: a review[J]. Orbit, 40(2): 98-109.

WELLS ML, HANSEL SL, BRUINING DH, et al, 2018. CT for evaluation of acute gastrointestinal bleeding[J]. Radiographics, 38(4): 1089-1107.

ZANTONELLI G, COZZI D, BINDI A, et al, 2020. Acute pulmonary embolism: prognostic role of computed tomography pulmonary angiography (CTPA)[J]. Tomography, 8(1): 529-539.

ZULFIQAR M, UBILLA CV, NICOLA R, et al, 2020. Imaging of renal infections and inflammatory disease[J]. Radiol Clin North Am, 58(5): 909-923.